Fehlgeburten Totgeburten Frühgeburten

Bettina Toth
Hrsg.

Fehlgeburten Totgeburten Frühgeburten

Ursachen, Prävention und Therapie

Mit 48 Abbildungen

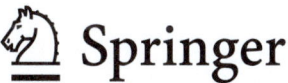

Herausgeber
Prof. Dr. Bettina Toth
Gynäkologische Endokrinologie
und Reproduktionsmedizin
Medizinische Universität Innsbruck
Anichstr. 35
A-6020 Innsbruck
Österreich

ISBN 978-3-662-50423-9   ISBN 978-3-662-50424-6   (eBook)
DOI 10.1007/978-3-662-50424-6

Die Deutsche Nationalbibliothek verzeichnet diese Publikation in der Deutschen Nationalbibliografie;
detaillierte bibliografische Daten sind im Internet über http://dnb.d-nb.de abrufbar.

© Springer-Verlag Berlin Heidelberg 2017
Das Werk einschließlich aller seiner Teile ist urheberrechtlich geschützt. Jede Verwertung, die nicht
ausdrücklich vom Urheberrechtsgesetz zugelassen ist, bedarf der vorherigen Zustimmung des Verlags.
Das gilt insbesondere für Vervielfältigungen, Bearbeitungen, Übersetzungen, Mikroverfilmungen und
die Einspeicherung und Verarbeitung in elektronischen Systemen.
Die Wiedergabe von Gebrauchsnamen, Handelsnamen, Warenbezeichnungen usw. in diesem Werk
berechtigt auch ohne besondere Kennzeichnung nicht zu der Annahme, dass solche Namen im Sinne der
Warenzeichen- und Markenschutz-Gesetzgebung als frei zu betrachten wären und daher von jedermann
benutzt werden dürften.
Der Verlag, die Autoren und die Herausgeber gehen davon aus, dass die Angaben und Informationen in
diesem Werk zum Zeitpunkt der Veröffentlichung vollständig und korrekt sind. Weder der Verlag, noch
die Autoren oder die Herausgeber übernehmen, ausdrücklich oder implizit, Gewähr für den Inhalt des
Werkes, etwaige Fehler oder Äußerungen.

Umschlaggestaltung: deblik Berlin
Fotonachweis Umschlag: © Dennis Hinaris / istockphoto

Gedruckt auf säurefreiem und chlorfrei gebleichtem Papier

Springer ist Teil von Springer Nature
Die eingetragene Gesellschaft ist Springer-Verlag GmbH Berlin Heidelberg
Die Anschrift der Gesellschaft ist: Heidelberger Platz 3, 14197 Berlin, Germany

Vorwort

Die Betreuung und Behandlung von Paaren mit Fehl-, Tot- und Frühgeburten stellt aufgrund der starken emotionalen und körperlichen Belastung der Betroffenen eine besondere Herausforderung für Ärzte, Psychologen sowie Gesundheits- und Krankenpfleger dar. Im Umgang mit den Patienten ermöglicht eine strukturierte Vorgehensweise einzelne differentialdiagnostische Aspekte zu beleuchten und die Patientenbindung zu stärken. Daher legen die Autorinnen und Autoren in den einzelnen Kapiteln einen besonderen Fokus auf die detaillierte Darstellung der diagnostischen Abklärung.

Die Aufteilung der Kapitel von den der physiologischen Grundlagen, über die fetale Programmierung, die anatomische Entwicklung bis hin zu zentralen Immunprozessen in der Früh- und Spätschwangerschaft, soll dabei helfen, pathologische Prozesse bei Fehl-, Tot- und Frühgeburten besser zu verstehen. Darüber hinaus werden im Kapitel „Frühgeburten" die aktuellen Versorgungsstrukturen und rechtliche Aspekte bei der Betreuung von Patientinnen mit Frühgeburten bzw. der Betreuung von Frühchen dargestellt.

In den letzten Jahren hat sich ein Wandel bei der Behandlung von Frauen mit Fehl-, Tot- und Frühgeburten hin zu einem individuellen Vorgehen vollzogen. Das Prinzip des „Viel hilft viel oder kann zumindest nicht schaden" – sei es durch die Gabe von Acetylsalicylsäure, Heparin oder Progesteron – wurde verlassen. An dessen Stelle sind eine differenzierte diagnostische Abklärung und eine individuelle therapeutische Herangehensweise getreten. Randomisierte Placebo-kontrollierte Studien sind rar und aufgrund der Heterogenität der Krankheitsbilder und des multifaktoriellen Geschehens oftmals nur eingeschränkt aussagekräftig. Daher stellen die Autorinnen und Autoren neben einer Vielzahl von etablierten Therapien auch neue Behandlungskonzepte vor.

Die Gestaltung der einzelnen Kapitel erfolgte durch ein hochspezialisiertes Autorenteam, welches aus Kolleginnen und Kollegen der verschiedensten Bereiche wie Ärzte, Psychologen und Seelsorger zusammengesetzt ist. Die Besonderheit des vorliegenden Buches liegt in der Verzahnung von Wissenschaft und Klinik, so dass Sie am Ende beides haben: einen Einblick in die aktuellen Forschungsergebnisse und eine Übersicht über deren gegenwärtigen Einsatz in der Klinik bzw. neue Behandlungsmöglichkeiten.

Allen Autorinnen und Autoren gilt mein herzlicher Dank für das große Engagement, bei der Entwicklung und Darstellung neuer diagnostischer und therapeutischer Konzepte. Unser Ziel war und ist es die Betreuung von Paaren mit Fehl-, Tot- und Frühgeburten weiter zu optimieren.

Bettina Toth
Innsbruck, Oktober 2016

Autorenporträt

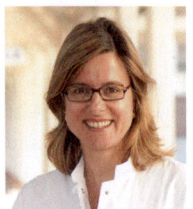

Frau Prof. Dr. med. Bettina Toth, Direktorin der Abteilung für Gynäkologische Endokrinologie und Reproduktionsmedizin der Universität Innsbruck, beschäftigt sich seit vielen Jahren intensiv mit der Betreuung von Paaren mit einer Fehl-, Früh- und Totgeburt und war federführend an der Erstellung der Leitlinie der Deutschen Gesellschaft für Gynäkologie und Geburtshilfe (DGGG) zum Thema „Diagnostik und Therapie beim wiederholten Spontanabort" beteiligt. Das vorliegende Buch ist auf Grundlage der langjährigen Arbeit als Leitende Oberärztin in der Abteilung für Gynäkologische Endokrinologie und Fertilitätsstörungen der Universität Heidelberg entstanden.

Inhaltsverzeichnis

I Grundlagen

1 Definitionen und Inzidenzen 3
Cordula Franz
1.1 Definitionen 4
1.2 Inzidenzen 5
     Literatur.. 5

2 Fetale Programmierung 7
Petra Clara Arck, Kurt Hecher
2.1 Einleitung.. 8
2.2 Umwelteinflüsse und fetale Programmierung 9
2.3 Zusammenfassung 10
     Literatur... 10

3 Die fetomaternale Grenzzone 13
Udo R. Markert, Theresa Wagner, Stephanie Biennek, Sebastian Grosse
3.1 Plazentation 14
3.2 Aufbau der Plazenta... 15
3.3 Extravillöse Trophoblasten 15
3.4 Immunologische Reaktionen in der Schwangerschaft 15
3.5 Trophoblastäre extrazelluläre Vesikel.. 16
     Literatur... 17

4 Embryonale Entwicklung 19
Helga Fritsch, Elisabeth Pechriggl, Romed Hörmann
4.1 Einleitung... 20
4.2 Stadium 1–3 (Woche 1).. 20
4.3 Stadium 4–6 (etwa Woche 2) 20
4.4 Stadium 7–9 (etwa Woche 3) 22
4.5 Stadium 10–12 (etwa Woche 4).. 22
4.6 Stadium 13–15 (etwa Woche 5).. 22
4.7 Stadium 16–18 (etwa Woche 6).. 23
4.8 Stadium 19–20 (etwa Woche 7).. 23
4.9 Stadium 21–23 (etwa Woche 8).. 23
4.10 Beginn Fetalperiode (Woche 9–12) 23
     Literatur... 24

5 Immunologie der Frühschwangerschaft 25
Christoph Scholz
5.1 Einführung.. 26
5.2 Fetaler Trophoblast 26
5.3 Spezifische Immunmechanismen... 26
5.4 Lösliche Immunmodulatoren der Mutter 28

5.5	Lokale immunregulatorische Mechanismen	29
5.6	Fetales Immunsystem	31
	Literatur	32

6 Bedeutung immunologischer Prozesse im 2./3. Trimenon ... 35
Aurelia Vattai, Udo Jeschke

6.1	Einleitung	36
6.2	Zytokine und T-Zellen	36
6.3	Glycodelin A (GdA)	37
6.4	Galektine und Makrophagen	38
6.5	Corticotropin-releasing Hormon	38
6.6	Progesteron	40
6.7	Progesteron-induzierter Blockierungsfaktor (PIBF)	40
6.8	sFlt-1/PlGF-Quotient und Präeklampsie	40
6.9	Zusammenfassung	41
	Literatur	41

7 Transplantationsimmunologische Aspekte ... 45
Volker Daniel

7.1	Einleitung	46
7.2	HLA-Merkmale und Schwangerschaft	46
7.3	Modulation des Immunsystems in der Schwangerschaft	48
7.4	Zusammenfassung	49
	Literatur	49

8 Präkonzeptionelle Risikoberatung ... 53
Maren Goeckenjan

8.1	Präkonzeptionelle Beratung als gesundheitsfördernde Maßnahme	54
8.2	Präkonzeptionelle Beratung zu Einzelaspekten in Bezug auf das Abortrisiko	56
8.3	Präkonzeptionelle Risikoberatung nach wiederholten Fehl-, Früh- und Totgeburten	60
	Literatur	62

9 Essstörungen und Stress als Risikofaktoren für geburtshilfliche Komplikationen ... 65
Stephanie Wallwiener

9.1	Einleitung	66
9.2	Potenzielle geburtshilfliche Komplikationen	66
9.3	Stress	67
9.4	Zusammenfassung	67
	Literatur	67

10 Psychologische Aspekte von Fehl-, Tot- und Frühgeburten ... 69
Tewes Wischmann

10.1	Psychologische Auswirkungen von Fehlgeburten	70
10.2	Psychologische Auswirkungen von Totgeburten	71
10.3	Psychologische Auswirkungen von Frühgeburten	72
	Literatur	74

Inhaltsverzeichnis

II Sporadische Fehlgeburten

11 Diagnostik und Therapie bei sporadischen Fehlgeburten 79
Catherine Knieper
11.1 Einleitung 80
11.2 Chromosomale Störungen 80
11.3 Anatomische Faktoren 81
11.4 Mikrobiologische Faktoren 81
11.5 Endokrine Faktoren 81
11.6 Thrombophile Faktoren 82
11.7 Immunologische Faktoren 82
11.8 Umweltfaktoren und Ernährung 82
11.9 Zusammenfassung: Vorgehen nach Spontanabort 83
Literatur 84

III Rezidivierende Aborte

12 Genetik 89
Christina Evers
12.1 Einleitung 90
12.2 Chromosomenaberrationen 90
12.3 Monogene Erkrankungen 95
Literatur 97

13 Anatomische Veränderungen des Uterus 101
Frank Nawroth
13.1 Hereditäre anatomische Veränderungen 102
13.2 Erworbene anatomische Veränderungen 107
Literatur 108

14 Endokrinologie 111
Thomas Strowitzki
14.1 Einleitung 112
14.2 Diabetes mellitus 112
14.3 PCOS 112
14.4 Schilddrüsenfunktionsstörungen 113
14.5 Hyperprolaktinämie 115
14.6 Luteale Insuffizienz 115
Literatur 116

15 Vorzeitiger Blasensprung und Amnioninfektionssyndrom 119
Ioannis Mylonas
15.1 Vorzeitiger Blasensprung 120
15.2 Amnioninfektionssyndrom (AIS) 120
15.3 Therapie bei vorzeitigem Blasensprung bzw. AIS 123
Literatur 126

16	**Rezidivierende Aborte und chronische Endometritis** 129
	Lars Ismail, Bettina Toth
16.1	Einleitung 130
16.2	Therapie 131
	Literatur 131

17	**Hämostaseologie** 133
	Michael K. Bohlmann
17.1	Einleitung 134
17.2	Thrombophilie 134
17.3	Hereditäre Thrombophilie 134
17.4	Hämophilie 137
17.5	Therapeutische Vorgehensweisen 138
	Literatur 138

18	**Immunologie: Diagnostik und Therapie** 141
	Ruben-J. Kuon, Bettina Toth
18.1	Einleitung 142
18.2	Immunologische Diagnostik bei RSA 142
18.3	Immunmodulierende Therapie bei RSA 145
18.4	Zusammenfassung 148
	Literatur 149

19	**Idiopathische rezidivierende Aborte** 153
	Clemens Tempfer
19.1	Häufigkeit von idiopathischen Spontanaborten 154
19.2	Definition und Prävalenz idiopathischer RSA 155
19.3	Therapie idiopathischer RSA 156
19.4	Schwangerschaftsrisiken bei Frauen nach idiopathischen RSA 159
	Literatur 160

20	**Chinesische Medizin bei RSA** 163
	Karin Bervoets
20.1	Einleitung 164
20.2	Allgemeine Physiologie aus der Sicht der chinesischen Medizin 164
20.3	Empfängnis und Schwangerschaft aus der Sicht der chinesischen Medizin 164
20.4	Ätiologie, Pathologie und Therapie RSA 165
20.5	Vorgehen in der Praxis vor und während einer erneuten Schwangerschaft 169
20.6	RCT zur Behandlung der RSA mit chinesischer Arzneimitteltherapie 170
	Literatur 170

21	**Neuraltherapie bei gefährdeter Schwangerschaft** 173
	Stefan Weinschenk
21.1	Einleitung 174
21.2	Definition Neuraltherapie 174
21.3	Geschichte der Neuraltherapie bei gefährdeter Schwangerschaft 174

21.4	Die pleiotrope Wirkung von Lokalanästhetika	175
21.5	Fünf Zugänge zur therapeutischen Anwendung von Lokalanästhetika	175
21.6	Therapie	177
21.7	Forschung, Aus- und Weiterbildung	179
	Literatur	180

22 Konservatives Vorgehen bei Abort ... 183
Catherine Knieper

22.1	Abwartendes Vorgehen	184
22.2	Medikamentöse Abortinduktion	184
22.3	Abortinduktion > 12. SSW	185
22.4	Zusammenfassung	185
	Literatur	186

23 Operatives Vorgehen bei Abort ... 187
Joachim Rom

23.1	Einleitung	188
23.2	Vergleich von operativem und medikamentösem Vorgehen	188
23.3	Patientenaufklärung	188
23.4	Operation	189
23.5	Zusammenfassung	189
	Literatur	189

IV Frühgeburten

24 Versorgungsmöglichkeiten: Perinatalzentren unterschiedlicher Versorgungsstufe ... 193
Sven Seeger

24.1	Einleitung	194
24.2	Perinatalzentren – Ein fester Begriff?	194
24.3	Die vier Stufen der perinatalen Versorgung laut GBA-Richtlinie	195
24.4	Die Wahl des richtigen Geburtsortes	196
24.5	Zertifizierte Perinatalzentren	196
	Literatur	197

25 Rechtliche Aspekte bei Frühgeburten ... 199
Bernd Gerber, Dirk Olbertz

25.1	Grenzen der Frühgeburtlichkeit (22.–28. SSW)	200
25.2	Rechtliche und ethische Aspekte der „sehr frühen" Frühgeburtlichkeit	200
25.3	Vorgehen bei „sehr früher" drohender Frühgeburt	204
25.4	Sonstiges	208
25.5	CTG-Schreibung	208
25.6	Verlegung in ein Perinatalzentrum	208
25.7	Entbindungsmodus	208
	Literatur	209

26	**Infektionen**	211
	Ioannis Mylonas	
26.1	Einleitung	212
26.2	Virale Infektionen	213
26.3	Bakterielle Infektionen	215
	Literatur	219
27	**Frühgeburten – Anatomie und Zervixlängenmessung**	221
	Florian Schütz	
27.1	Primäre anatomische Anomalien	222
27.2	Sekundäre anatomische Anomalien	224
	Literatur	225
28	**Nicht-medikamentöse Frühgeburtsprävention: Cerclage, totaler Muttermundverschluss, Pessar**	229
	Ina Rühl	
28.1	Cerclage	230
28.2	Totaler Muttermundverschluss (TMMV)	232
28.3	Pessar	232
	Literatur	233
29	**Progesterontherapie zur Prävention der Frühgeburt**	235
	Ruben-J. Kuon	
29.1	Einleitung	236
29.2	Wirkmechanismen von Progesteron	236
29.3	Progesteronderivate für den therapeutischen Einsatz	236
29.4	Indikationen für eine Progesterontherapie	236
29.5	Nebenwirkungen und Sicherheit einer Progesterontherapie in der Schwangerschaft	238
	Literatur	239
30	**Besonderheiten der Frühgeburtsprävention bei Zwillingen und höhergradigen Mehrlingen inklusive selektiver Mehrlingsreduktion**	241
	Holger Maul	
30.1	Einleitung	242
30.2	Prädiktion der Frühgeburt bei Mehrlingen	243
30.3	Maßnahmen zur Prävention oder Hemmung vorzeitiger Wehen	243
30.4	Lungenreifeinduktion mit Kortikosteroiden	247
30.5	Früher vorzeitiger Blasensprung (PPROM)	247
30.6	Selektive Mehrlingsreduktion	247
	Literatur	248
31	**Vorgehen bei PPROM**	251
	Yves Garnier, Julia Yassin	
31.1	Einleitung	252
31.2	Diagnose	253
31.3	Management	253

31.4	Prävention	257
	Literatur	257

32	**Biochemische Tests zur Prädiktion der Frühgeburt**	**259**
	Julia Spratte, Christoph Sohn	
32.1	Einleitung	260
32.2	Biochemische Testverfahren	260
	Literatur	263

33	**Medikamentöse Therapie bei drohender Frühgeburt**	**265**
	Ekkehard Schleußner	
33.1	Einleitung	266
33.2	Indikation und Kontraindikation	266
33.3	Medikamente zur Wehenhemmung	267
33.4	Off-Label-Use	269
	Literatur	270

34	**Lungenreifeinduktion**	**271**
	Andreas W. Flemmer	
34.1	Einleitung	272
34.2	Physiologische Rationale einer pränatalen Glukokortikoidgabe	272
34.3	Wahl des Präparates für eine antenatele Glukokortikoidgabe	272
34.4	Evidenz für Empfehlungen einer antenatalen Glukokortikoidgabe	272
34.5	Terminierung und Frequenz einer pränatalen Glukokortikoidgabe	273
34.6	Pränatale Glukokortikoide bei moderater Frühgeburtlichkeit	274
34.7	Zusammenfassung	274
	Literatur	275

35	**Geburtsmodus bei Frühgeburt**	**277**
	Harald Abele, Markus Hoopman, Karl-Oliver Kagan	
35.1	Einleitung	278
35.2	Ort der Entbindung	278
35.3	Präpartale Risikoeinschätzung	279
35.4	Präpartale interdisziplinäre Beratung und Absprache	279
35.5	Sectio oder vaginale Entbindung	279
35.6	Vaginal operative Entbindung	281
35.7	Rückenmarksnahe Anästhesie	281
35.8	„Ausmelken" der Nabelschnur bzw. Spätabnabeln	282
35.9	Postpartaler Zugang zum Kind	282
35.10	Fazit	282
	Literatur	282

36	**Neuroprotektion**	**285**
	Richard Berger, Carolin Kienast	
36.1	Einleitung	286
36.2	Intra-/periventrikuläre Hirnblutung und periventrikuläre Leukomalazie	286

36.3	Magnesium	286
36.4	Spätes Abnabeln	288
36.5	Fazit für die Praxis	289
	Literatur	289

37	**Moderne Neonatologie: Frühgeburten**	**291**
	Johannes Pöschl	
37.1	Einleitung	292
37.2	Risiken	292
37.3	Beratungsgespräch	292
37.4	Frühe Förderung	294
	Literatur	294

V Totgeburten

38	**Totgeburten: Risikofaktoren und Klassifikationen**	**297**
	Bettina Toth	
38.1	Ursachen	298
38.2	Klassifikationen	298
38.3	Mütterliche Risikofaktoren	300
	Literatur	300

39	**Diagnostische Abklärung bei Totgeburten**	**301**
	Riku Togawa, Florian Schütz, Bettina Toth	
39.1	Diagnostische Abklärung der Mutter	302
39.2	Diagnostische Abklärung des Fetus	303
39.3	Diagnostische Abklärung der Plazenta	304
	Literatur	304

40	**Plazentationsstörungen und fetale Wachstumsretardierung**	**307**
	Julia Spratte, Herbert Fluhr	
40.1	Plazentationsstörungen	308
40.2	Fetale Wachstumsretardierung	308
	Literatur	309

41	**Management von Fehlbildungen und kindlichen Wachstumsstörungen mit erhöhtem Früh-, Fehl- und Totgeburtsrisiko**	**311**
	Esther Rieger-Fackeldey	
41.1	Intrauterine Wachstumsretardierung	312
41.2	Fetale Fehlbildungen bei Früh-, Fehl- und Totgeburten	312
41.3	Fehlbildungen aufgrund von Chromosomenanomalien	315
	Literatur	316

42   Gerinnungsphysiologie bei Totgeburten 317
Michael K. Bohlmann
- 42.1   Einleitung 318
- 42.2   Hereditäre Thrombophilien und intrauteriner Fruchttod 318
- 42.3   Erworbenen Thrombophilien und intrauteriner Fruchttod 319
- 42.4   Prophylaxe 320
-         Literatur 321

43   Ethische Aspekte und Möglichkeiten der seelsorglichen Begleitung von Paaren mit tot geborenen Kindern 323
Martina Reiser

44   Psychosozialmedizinische Betreuung – Hilfestellung für Eltern und Angehörige 327
Christine Klapp
- 44.1   Einleitung 328
- 44.2   Besonderheit der Situation 328
- 44.3   Planung und Ablauf bei bekanntem oder zu erwartendem Tod des Kindes 328
- 44.4   Krankschreibung oder Mutterschutz 330
- 44.5   Geschwisterkinder einbeziehen 330
- 44.6   Ausblick 331
- 44.7   Zusammenfassung 332
-         Literatur 332

45   Bestattung 335
Cordula Franz

46   Vorgehen im Z.n. Totgeburt (Prävention) 339
Franziska Müller, Bettina Toth
- 46.1   Risikofaktoren 340
- 46.2   Interkonzeptionelle Phase 340
- 46.3   Mütterliche Erkrankungen und Störungen 340
-         Literatur 341

VI   Fallsammlung

47   Fälle Fehlgeburt und Totgeburt 345
Franziska Müller, Frank Nawroth, Ruben Kuon, Bettina Toth
- 47.1   Einleitung 346
- 47.2   Fallsammlung Fehlgeburt 346
- 47.3   Fallsammlung Totgeburt 350

Serviceteil 355
A Anhang: Vorlagen 356
Stichwortverzeichnis 363

Autorenverzeichnis

Abele, Harald, Priv. Doz. Dr. med.
Universitäts-Frauenklinik
Mutter-Kind-Zentrum
Calwerstrasse 7
72074 Tübingen

Arck, Petra, Prof. Dr. med.
Geburtshilfe und Pränatalzentrum
Feto-Maternale Medizin
Universitätsklinikum Hamburg-Eppendorf
Martinistr. 52
20246 Hamburg

Berger, Richard, Prof. Dr. med.
Klinik für Gynäkologie und Geburtshilfe
St. Elisabeth Neuwied
Friedrich-Ebert-Straße 59
56564 Neuwied

Bervoets, Karin, Dr. med.
Rotlinstrasse 68H
60316 Frankfurt

Biennek, Stephanie, Dr. med.
Placentalabor Jena
Klinik für Frauenheilkunde und
Geburtshilfe - Abteilung für Geburtshilfe
Bibliotheksweg 1
07743 Jena

Bohlmann, Michael, Prof. Dr. med.
Frauenklinik
Universitätsklinikum Mannheim
Theodor-Kutzer-Ufer 1-3
68167 Mannheim

Evers, Christina, Dr. med.
Insitut für Humangenetik
Universitätsklinikum Heidelberg
Im Neuenheimer Feld 366
69120 Heidelberg

Flemmer, Andreas, Prof. Dr.
Frauenklinik Perinatalmedizin-Neonatologie
Klinikum der Universität München-Großhadern
Marchioninistr. 15
81377 München

Fluhr, Herbert, Priv. Doz. Dr. med.
Allgemeine Frauenheilkunde und Geburtshilfe
Universitätsklinikum Heidelberg
Im Neuenheimer Feld 430
69120 Heidelberg

Franz, Cordula, Dr. med.
Klinik für Gynäkologie und Geburtsmedizin
Uniklinik der RWTH Aachen
Pauwelsstraße 30
52074 Aachen

Fritsch, Helga, Univ. Prof. Dr. med. univ.
Sektion für klinisch-funktionelle Anatomie
Medizinische Universität Innsbruck
Müllerstraße 59
A-6020 Innsbruck

Garnier, Yves, Priv. Doz. Dr. Dr. med.
Frauenklinik
Klinikum Osnabrück GmbH
Am Finkenhügel 1
49076 Osnabrück

Gawlik, Stephanie, Dr. med.
Allgemeine Frauenheilkunde und Geburtshilfe
Universitätsklinikum Heidelberg
Im Neuenheimer Feld 440
69120 Heidelberg

Gerber, Bernd, Prof. Dr. med.
Universitätsfrauenklinik und Poliklinik
Klinikum Südstadt Rostock
Südring 81
18059 Rostock

Goeckenjan-Festag, Maren, Dr. med.
Klinik und Poliklinik für Gynäkologie und
Geburtshilfe
Fetscherstraße 94
1307 Dresden

Grosse, Sebastian, Dr. med.
Praxis für Allgemeinmedizin
Ahornstraße 2a
7549 Gera

Hecher, Kurt, Prof. Dr. med.
Geburtshilfe und Pränatalmedizin
Universitätsklinikum Hamburg-Eppendorf
Martinistr. 52
20246 Hamburg

Hörmann, Romed
Sektion für klinisch-funktionelle Anatomie
Medizinische Universität Innsbruck
Müllerstraße 59
A-6020 Innsbruck

Hoopman, Markus, PD. Dr. med.
Universitäts-Frauenklinik
Calwerstrasse 7
72076 Tübingen

Ismail, Lars
Gynäkologische Endokrinologie und
Fertilitätsstörungen
Im Neuenheimer Feld 440
69120 Heidelberg

Jeschke, Udo, Prof. Dr. med.
Klinik und Poliklinik für Frauenheilkunde und
Geburtshilfe
Klinikum der Universität München-Maisstraße
und Großhadern
Maistrasse 11
80337 München

Kagan, Karl-Oliver, Prof. Dr. med.
Universitäts-Frauenklinik
Calwerstrasse 7
72076 Tübingen

Kienast, Carolin
Klinik für Gynäkologie und Geburtshilfe
St. Elisabeth Neuwied
Friedrich-Ebert-Straße 59
56564 Neuwied

Klapp, Christine, Dr. med.
Frauenklinik Charité, Virchow Klinikum
Virchow Klinikum
13353 Berlin

Knieper, Catherine Linn, Dr. med.
Frauenklinik Marienkrankenhaus
Alfredstrasse 9
22087 Hamburg

Kuon, Ruben, Dr. med.
Gynäkologishe Endokrinologie und
Fertilitätsstörungen
Im Neuenheimer Feld 440
69120 Heidelberg

Markert, Udo, Prof. Dr. med.
Placentalabor
Universität Jena
Klinik für Frauenheilkunde und Geburtshilfe
Abteilung für Geburtshilfe
Bachstraße 18
07743 Jena

Maul, Holger, Priv. Doz. Dr. med.
Frauenklinik, Marienkrankenhaus
Alfredstraße 9
22087 Hamburg

Müller, Franziska
Abteilung für Gynäkologische Endokrinologie
und Fertilitätsstörungen
Im Neuenheimer Feld 440
69120 Heidelberg

Mylonas, Ioannis, Prof. Dr.
Klinik und Poliklinik für Frauenheilkunde und
Geburtshilfe
Klinikum der Universität München
Maistrasse 11
80337 München

Autorenverzeichnis

Nawroth, Frank, Prof. Dr. med.
Pränatale Medizin, Endokrinologie u. Osteologie
Mönckebergstraße
20095 Hamburg

Olbertz, Dirk, Dr. med.
Klinikum Südstadt der Hansestadt Rostock
Südring 81
18059 Rostock

Pechriggl, Elisabeth, Dr. inmed. univ.
Sektion für klinisch-funktionelle Anatomie
Medizinische Universität Innsbruck
Müllerstraße 59
A-6020 Innsbruck

Pöschl, Johannes, Prof. Dr. med. Dipl. chem.
Neonatologie
Universitätsklinik Heidelberg
Im Neuenheimer Feld 430
69120 Heidelberg

Reiser, Martina
Seelsorge
Universitätsklinik Heidelberg
Im Neuenheimer Feld 440
69120 Heidelberg

Rieger-Fackeldey, Esther, Priv. Doz. Dr. med.
Neonatologie
Klinikum Rechts der Isar
Kölner Platz 1
80804 München

Rom, Joachim, Priv. Doz. Dr. med.
Allgemeine Frauenheilkunde und Geburtshilfe
Im Neuenheimer Feld 440
69120 Heidelberg

Rühl, Ina, Dr. med.
Rotkreuzklinikum München
Taxisstraße 3
80637 München

Schleussner, Ekkehard, Prof. Dr. med.
Klinik für Frauenheilkunde und Geburtshilfe-
Abteilung für Geburtshilfe
Universität Jena
Bachstraße 18
07740 Jena

Sohn, Christof, Prof. Dr. med. Prof. h. c.
Allgemeine Frauenheilkunde und Geburtshilfe
Im Neuenheimer Feld 440
69120 Heidelberg

Scholz, Christoph, Prof. Dr. med.
Frauenheilkunde und Geburtshilfe
Universitätsklinikum Ulm
Prittwitzstr. 43
89075 Ulm

Spratte, Julia, Dr. med.
Allgemeine Frauenheilkunde und Geburtshilfe
Im Neuenheimer Feld 430
69120 Heidelberg

Schütz, Florian, Prof. Dr. med.
Allgemeine Frauenheilkudne und Geburtshilfe
Im Neuenheimer Feld 440
69120 Heidelberg

Seeger, Sven, Dr. med.
MVZ Elisabeth Ambulant GmbH
Mauerstraße 5
06110 Halle

Strowitzki, Thomas, Prof. Dr. med.
Gynäkologishe Endokrinologie und
Fertilitätsstörungen
Im Neuenheimer Feld 440
69120 Heidelberg

Tempfer, Clemens, Prof. Dr. med.
Marienhospital Herne
Frauenheilkunde
Hölkeskampring 40
44625 Herne

Togawa, Rigu
Gynäkologische Endokrinologie und
Fertilitätsstörungen
Im Neuenheimer Feld 440
69120 Heidelberg

Toth, Bettina, Prof. Dr. med.
Gynäkologische Endokrinologie und
Reproduktionsmedizin
Medizinische Universität Innsbruck
Anichstrasse 35
A-6020 Innsbruck

Vattai, Aurelia, Dr. med.
Klinik und Poliklinik für Frauenheilkunde
und Geburtshilfe
Klinikum der Universität München
Maistrasse 11
80337 München

Volker, Daniel, Prof. Dr. med.
Abteilung für Transplantationsimmunologie
Universitätsklinik Heidelberg
Im Neuenheimer Feld
69121 Heidelberg

Wagner, Theresa, Dr. med.
Placentalabor
Universität Jena
Klinik für Frauenheilkunde und Geburtshilfe
Abteilung für Geburtshilfe
Bachstraße 18
07740 Jena

Wallwiener, Stephanie, Dr. med.
Allgemeine Frauenheilkunde und Geburtshilfe
Im Neuenheimer Feld 430
69120 Heidelberg

Weinschenk, Stefan, Dr. med.
Praxis für Frauenheilkunde u. Naturheilverfahren
Bahnhofsplatz 8
76137 Karlsruhe

Wense, Axel, Dr. med.
AKK Altonaer Kinderkrankenhaus gGmbH
Bleickenallee 38
22763 Hamburg-Altona

Wischmann, Tewes, Priv. Doz. Dr. sc. hum.
Zentrum für psychosozial Medizin Insitut für
Medizinische Psychologie
Universitätsklinikum Heidelberg
Bergheimer Str. 20
69115 Heidelberg

Yassin, Julia, Dr. med.
Frauenklinik
Klinikum Osnabrück
Am Finkenhügel 1
49076 Osnabrück

Grundlagen

Kapitel 1	Definitionen und Inzidenzen – 3	
	Cordula Franz	
Kapitel 2	Fetale Programmierung – 7	
	Petra Clara Arck, Kurt Hecher	
Kapitel 3	Die fetomaternale Grenzzone – 13	
	Udo R. Markert, Theresa Wagner, Stephanie Biennek, Sebastian Grosse	
Kapitel 4	Embryonale Entwicklung – 19	
	Helga Fritsch, Elisabeth Pechriggl, Romed Hörmann	
Kapitel 5	Immunologie der Frühschwangerschaft – 25	
	Christoph Scholz	
Kapitel 6	Bedeutung immunologischer Prozesse im 2./3. Trimenon – 35	
	Aurelia Vattai, Udo Jeschke	
Kapitel 7	Transplantationsimmunologische Aspekte – 45	
	Volker Daniel	
Kapitel 8	Präkonzeptionelle Risikoberatung – 53	
	Maren Goeckenjan	
Kapitel 9	Essstörungen und Stress als Risikofaktoren für geburtshilfliche Komplikationen – 65	
	Stephanie Wallwiener	
Kapitel 10	Psychologische Aspekte von Fehl-, Tot- und Frühgeburten – 69	
	Tewes Wischmann	

Definitionen und Inzidenzen

Cordula Franz

1.1 Definitionen – 4

1.2 Inzidenzen – 5

Literatur – 5

© Springer-Verlag Berlin Heidelberg 2017
B. Toth (Hrsg.), *Fehlgeburten Totgeburten Frühgeburten*,
DOI 10.1007/978-3-662-50424-6_1

1.1 Definitionen

Fehl-, Früh- und Totgeburten sind anhand der einzelnen Begrifflichkeiten klar zu differenzieren. In §31 Personenstandsverordnung (PStV), der zugehörigen Ausführungsverordnung zum Personenstandsgesetz, wird die Definition möglicher Schwangerschaftsverläufe dargelegt:

1. Eine **Lebendgeburt** liegt vor, wenn bei einem Kind nach der Scheidung vom Mutterleib entweder das Herz geschlagen oder die Nabelschnur pulsiert oder die natürliche Lungenatmung eingesetzt hat.
2. Hat sich keines der in Absatz 1 genannten Merkmale des Lebens gezeigt, beträgt das Gewicht der Leibesfrucht jedoch mindestens 500 Gramm, gilt sie (…) als ein tot geborenes Kind (**Totgeburt**).
3. Hat sich keines der in Absatz 1 genannten Merkmale des Lebens gezeigt und beträgt das Gewicht der Leibesfrucht weniger als 500 Gramm, handelt es sich um eine **Fehlgeburt**. Sie wird in den Personenstandsregistern nicht (regulär) beurkundet. (…)
4. Eine Fehlgeburt ist abweichend von Absatz 3 als ein tot geborenes Kind zu beurkunden, wenn sie Teil einer Mehrlingsgeburt ist, bei der mindestens ein Kind nach Absatz 1 oder 2 zu beurkunden ist; (…).

Medizinisch gesehen wird binnen der Fehlgeburten wiederum zwischen **Frühaborten** (bis zum Abschluss der 12. SSW) und **Spätaborten** (ab der 13. SSW) unterschieden.

Die WHO-Definition für **habituelle Aborte** umfasst drei aufeinanderfolgende Fehlgeburten vor der 24. SSW, wohingegen die Amerikanische Gesellschaft für Reproduktionsmedizin (ASRM) bereits nach zwei aufeinanderfolgenden Fehlgeburten von einem rezidivierenden Abortgeschehen spricht (Toth et al. 2013).

Diese werden, aus dem englischen Sprachraum kommend, auch als **RSA** („recurrent spontaneous abortion") oder **RPL** („recurrent pregnancy loss") bezeichnet. Hat die Frau bereits eine Lebendgeburt und erleidet erst danach RSA, werden diese als sekundäre RSA in Abgrenzung zu primären RSA, ohne vorangegangene Lebendgeburt, definiert.

Kommt es in der Frühschwangerschaft zu einem Abortgeschehen, so kann dieses wie folgt beschrieben werden:

- **Abortus imminens:** Drohender Abort (z.B. bei vaginaler Blutung), die Schwangerschaft ist noch intakt, die fetale Herzaktion, sofern bereits vorhanden, kann weiterhin regelrecht dargestellt werden.
- **Abortus incipiens:** Das Abortgeschehen hat bereits begonnen, die Schwangerschaft kann nicht mehr erhalten werden. Der Übergang vom Abortus imminens zum Abortus incipiens wird durch eine negative Herzaktion, den Abgang von embryonalem Gewebe oder eine Muttermundseröffnung charakterisiert.
- **Abortus completus:** Das Abortgeschehen ist abgeschlossen, das embryonale Gewebe wurde vollständig ausgestoßen, das Cavum zeigt sich sonografisch leer.
- **Abortus incompletus:** Im Gegensatz zum Abortus completus können beim Abortus incompletus sonografisch weiterhin Residuen embryonalen oder plazentaren Gewebes in utero dargestellt werden.
- **Missed abortion:** Abort ohne klinische Symptomatik, der Embryo wird nicht selbstständig ausgestoßen, es kommt zu keiner Blutung. Sonografisch zeigt sich eine negative Herzaktion und ein nicht zeitgerecht entwickelter Embryo.
- **Abortus febrilis:** Abort mit konsekutiver Endomyometritis bis hin zur fulminanten Sepsis.

Wenn ein Lebendgeborenes vor Abschluss der 37. SSW („post menstruationem") zur Welt kommt, handelt es sich um eine **Frühgeburt**. Vereinzelt wird zudem von „frühen Frühchen" oder „Extremfrühchen" bei Kindern mit einem Geburtsalter < 30. SSW gesprochen. Die ICD-10 klassifiziert Kinder mit Geburt vor der 29. SSW als „Neugeborene mit extremer Unreife".

Von all diesem abzugrenzen sind Kinder, die zu unterschiedlichen Zeitpunkten im Schwangerschaftsverlauf in Folge eines Schwangerschaftsabbruchs zur Welt kommen und oft als „Ungeborene" bezeichnet werden. Sie nehmen in vielen Definitionen und Verordnungen eine Sonderrolle ein.

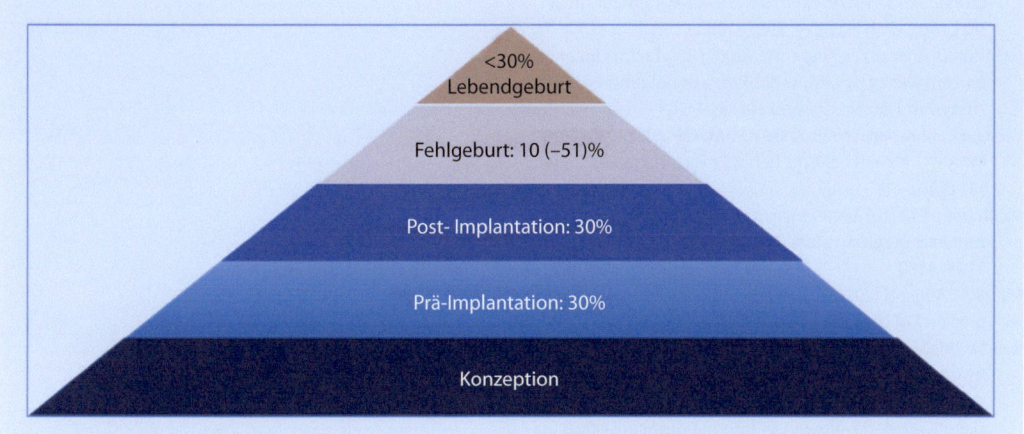

Abb. 1.1 Von der Konzeption bis zur Lebendgeburt: jeweiliger Anteil an Verlusten vor und nach der Implantation (modifiziert nach Larsen et al. 2013)

1.2 Inzidenzen

Die Häufigkeit von Aborten (= Abortrate) hängt sowohl vom betrachteten Kollektiv als auch vom Zeitpunkt des Abortgeschehens ab und kann zwischen 20–80% schwanken. Diese Variabilität ist vor allem darauf zurückzuführen, dass insbesondere frühe Aborte oft nicht bemerkt und als verspätete Menstruationsblutung gedeutet werden (◘ Abb. 1.1). Patientinnen, die bereits Kinder geboren haben, weisen insgesamt ein deutlich geringeres Risiko auf, einen Abort zu erleiden, wohingegen Frauen mit Aborten, in der Anamnese oder unter reproduktionsmedizinischer Behandlung, höhere Abortraten zeigen sind (► Kap. 2). Abhängig von der angewandten Definition für RSA beträgt die Inzidenz 1–3% (WHO) bzw. 1–5% (ASRM).

Die Rate an Frühgeburten hat in den letzten Jahrzehnten weltweit zugenommen und liegt bei aktuell ca. 10% (World Health Organization 2012). Dieser Anstieg ist unter anderem auf die Weiterentwicklung der Medizin sowie auf die Verbesserung der präkonzeptionellen Beratung zurückzuführen. Er scheint momentan jedoch zu stagnieren. Mit dem medizinischen Fortschritt sind Morbidität und Mortalität der Frühgeborenen gesunken, dennoch ist die Frühgeburtlichkeit (und die daraus erwachsenden Konsequenzen) immer noch die häufigste Todesursache bei Neonaten.

Totgeburten stellen eine schwere geburtshilfliche Komplikation dar. Abweichend von der oben dargestellten Definition der PStV spricht die WHO von einer Totgeburt bereits ab der vollendeten 22. SSW, bei unbekanntem Schwangerschaftsalter ab einem Geburtsgewicht ≥ 500 g oder einer Länge von ≥ 25 cm (World Health Organization 2006). Weltweit gibt es jährlich etwa 3 Mio. Totgeburten (Blencowe et al. 2016; Reddy et al. 2009). In den USA treten ca. 26.000 Totgeburten jährlich auf (Getahun et al. 2007; Reddy et al. 2009; Stanton et al. 2006). In Deutschland wurden in 2014 gemäß dem Statistischen Bundesamt 714.927 Kinder geboren, und im gleichen Zeitraum traten 2.597 Totgeburten auf, was einer Inzidenz von 0,36% entspricht. Die weltweite Inzidenz liegt mit knapp 2% deutlich darüber. Insbesondere in Entwicklungs- und Schwellenländern ist eine höhere Inzidenz zu verzeichnen (Blencowe et al. 2016). Der Zeitpunkt des intrauterinen Versterbens variiert stark. Hierbei sind jedoch neben der Schwangerschaftswoche weitere (Risiko-)Faktoren wie das Vorliegen einer Mehrlingsgravidität oder maternaler (schwangerschaftsassoziierter) Erkrankungen zur berücksichtigen (Naimi u. Auger 2016).

Literatur

Blencowe H, Cousens S, Jassir FB, Say L, Chou D, Mathers C, Hogan D, Shiekh S, Qureshi ZU, You D, Lawn JE (2016) National, regional, and worldwide estimates of stillbirth rates in 2015, with trends from 2000: a systematic analysis. Lancet Glob Health 4: e98–e108

Getahun D, Ananth CV, Kinzler WL (2007) Risk factors for antepartum and intrapartum stillbirth: a population-based study. Am J Obstet Gynecol 196: 499–507

Larsen EC, Christiansen OB, Kolte AM, Macklon N (2013) New insights into mechanisms behind miscarriage. BMC Med 11: 154

McPherson E (2016) Recurrence of stillbirth and second trimester pregnancy loss. Am J Med Genet A 170: 1174–1180

Naimi AI, Auger N (2016) Cumulative risk of stillbirth in the presence of competing events. BJOG 123(7): 1071–1074

Reddy UM, Goldenberg R, Silver R, Smith GC, Pauli RM, Wapner RJ, Gardosi J, Pinar H, Grafe M, Kupferminc M, Hulthen Varli I, Erwich JJ, Fretts RC, Willinger M (2009) Stillbirth classification -developing an international consensus for research: executive summary of a National Institute of Child Health and Human Development workshop. Obstet Gynecol 114: 901–914

Stanton C, Lawn JE, Rahman H, Wilczynska-Ketende K, Hill K (2006) Stillbirth rates: delivering estimates in 190 countries. Lancet 367: 1487–1494

World Health Organization (2006) Neonatal and perinatal mortality: country, regional and global estimates. WHO Libr Cat Data

World Health Organization (2012) Born too soon: the global action report on preterm birth.

Fetale Programmierung[1]

Petra Clara Arck, Kurt Hecher

2.1 Einleitung – 8

2.2 Umwelteinflüsse und fetale Programmierung – 9

2.3 Zusammenfassung – 10

Literatur – 10

---

1 Dieses Kapitel ist eine leicht modifizierte Version eines von den Autoren in der Fachzeitschrift „Bundesgesundheitsblatt – Gesundheitsforschung – Gesundheitsschutz" publizierten Artikels (DOI 10.1007/s00103-014-2015-3), dessen Reproduktion durch den Verlag genehmigt wurde.

© Springer-Verlag Berlin Heidelberg 2017
B. Toth (Hrsg.), *Fehlgeburten Totgeburten Frühgeburten*,
DOI 10.1007/978-3-662-50424-6_2

2.1 Einleitung

Charles Darwin hat Mitte des 18. Jahrhunderts die These aufgestellt, dass ein verbessertes Überleben der „Fittesten" eine natürliche Selektion von (genetischen) Eigenschaften induziert (Darwin 1859). Diese Selektion bestimmter Gene setzt sich somit langsam und beständig durch. Anpassungen an aktuell herrschende Umwelteinflüsse finden bei dieser These nur sehr wenig Berücksichtigung, da kurzfristige, durch natürliche Selektion verursachte Veränderungen des Genoms als unwahrscheinlich galten. Seit wenigen Jahrzehnten ist eine Veränderung des Krankheitsspektrums mit deutlicher Zunahme von immunologischen, metabolischen und kardiovaskulären Erkrankungen zu beobachten (Bach 2002; Renz et al. 2011; Epstein 1996; Go et al. 2002). Die veränderten Krankheitsprävalenzen beruhen zu einem gewissen Grad auf der kontinuierlichen Verbesserung der Diagnostik und einer ständig steigenden Lebenserwartung. Als hauptursächlich werden jedoch Veränderungen bei den Umwelteinflüssen gesehen (Renz et al. 2011; Epstein 1996; Go et al. 2002). Hierzu zählt die Inzidenz von immunologischen Erkrankungen wie Allergien, entzündlichen Darmerkrankungen, Diabetes Typ 1 oder Multiple Sklerose welche im Verlauf der letzten 50 Jahre stetig zunehmen. Als mögliche Ursachen hierfür werden Gen-Umwelt-Interaktionen diskutiert. Vorgeburtliche Umwelteinflüsse und assoziierte epigenetische Prozesse können das Risiko für Erkrankungen im späteren Leben erhöhen. Dieses Phänomen der „pränatale Programmierung" steht derzeit im Fokus zahlreicher klinischer und grundlagenwissenschaftlicher Untersuchungen, welche nachfolgend dargestellt werden. Jean-Baptiste de Lamarck (frühes 18. Jahrhundert) war der Meinung, dass ein Organismus Eigenschaften an seine Nachkommen vererben kann, die er während des eigenen Lebens aufgrund von Umwelteinflüssen erworben hat.[2] Dies impliziert, dass eine werdende Mutter ihr ungeborenes Kind direkt auf die zu erwartenden Lebensbedingungen vorbereitet. Allerdings muss man zwischen der Prägung des Fetus im Mutterleib und der Vererbung einer erworbenen Eigenschaft von einer Generation zur anderen unterscheiden. Epigenetische Prozesse spielen bei der Prägung des Fetus im Mutterleib eine wichtige Rolle. Derzeit gibt es Hinweise, dass die vorgeburtliche Prägung eines Krankheitsrisikos eventuell weitervererbt werden kann, z.B. ein erhöhtes Asthmarisiko durch vorgeburtliches Rauchen der Großmütter (Gilbert 2001).

Aktuelle Studien zeigen, dass Umwelteinflüsse, die vor und während der Schwangerschaft ihre Wirkung entfalten, die vorgeburtliche Entwicklung des Kindes beeinflussen können (Gilbert 2001, 2002; Szyf 2013). Die Interaktion zwischen der mütterlichen Umwelt und dem heranwachsenden Feten scheint eher die Regel als die Ausnahme zu sein (McFall-Ngai 2002).

2.1.1 Die Ursprünge des Konzepts der fetalen Programmierung

Erste fundierte epidemiologische Erkenntnisse datieren auf die 1930er-Jahre zurück (Kermack et al. 2001), als zunehmend zuverlässige demografische Informationen in Europa zur Verfügung standen, auf deren Grundlage eine Assoziation von frühkindlichem Gesundheitszustand und späterer Sterblichkeitsrate identifiziert werden konnte. Eine direkte Verknüpfung von Umweltfaktoren während der Schwangerschaft und dem späteren Risiko für Übergewicht und Herz-Kreislauf-Erkrankungen im Erwachsenenalter der Nachkommen wurde zehn Jahre später postuliert (Ravelli et al. 1976; Forsdahl 1977). Die in den Kriegsjahren vorherrschende Mangelernährung galt als prägender Umweltfaktor, welcher mit einem erniedrigten Geburtsgewicht assoziiert war. Dieses Konzept der fetalen Programmierung wurde jedoch erst Mitte der 1980er-Jahre im Sinne eines „developmental origin of health and disease" postuliert (Barker et al. 1989). Im weiteren Verlauf wurde das Konzept der fetalen Programmierung stetig weiter entwickelt und konsolidiert (Barker u. Thornburg 2013; Jaddoe et al. 2014; Langley-Evans u. McMullen 2010). So gibt es Studien, die belegen, dass bei normalem oder erhöhtem Geburtsgewicht eine pränatale Programmierung

---

2 Deutsche Übersetzung: Jean-Baptiste de Lamarck (2002) Zoologische Philosophie. Deutsch Harri

z.B. des Immunsystems bzw. der metabolischen oder humoralen Regulation erfolgt (Arck u. Hecher 2013; Plagemann 2011; Lawlor et al. 2011; Seckl u. Holmes 2007).

Die biomedizinische und klinische Relevanz der pränatalen Programmierung findet zunehmend Anerkennung in der Wissenschaft. Um diese Mechanismen der pränatalen Programmierung weiter aufzudecken, werden in wissenschaftlichen und klinischen Ansätzen eine Vielzahl von Modellen benutzt. So wird der Einfluss von mütterlichen intrinsischen (z.B. Alter, Body-Mass-Index) und extrinsischen Umweltfaktoren (z.B. Unter-/Überernährung, Stressbelastung, Rauchen, Medikamenteneinnahme, Umweltverschmutzung während der Schwangerschaft) auf die spätere Gesundheit bzw. das Krankheitsrisiko der Nachkommen untersucht (Plagemann 2011; Thiele et al. 2013; Andersson et al. 2009; Shankar et al. 2008; Reynolds 2010; Hickey et al. 1978; Gore 2008).

Kernergebnisse aus diesen Studien lassen sich wie folgt zusammenfassen: Ein erniedrigtes Geburtsgewicht erhöht das spätere Risiko für Erkrankungen. Das Spektrum der Erkrankungen ist hierbei vielschichtig und beinhaltet kardiovaskulare Erkrankungen, aber auch metabolische Störungen wie Glukoseintoleranz, Typ 2 Diabetes, Dyslipidämie und Übergewicht, sowie kognitive und psychische Erkrankungen wie Depressionen, Angststörungen und Anfälligkeit für Stress (Cottrell u. Seckl 2009; Gale u. Martyn 2004; Jones et al. 2006; Prior u. Armitage 2009; Nuyt u. Alexander 2009; Plagemann 2008). Zudem gibt es zahlreiche Hinweise, dass eine pränatale Stressbelastung das Risiko für allergische und eine Vielzahl von anderen Erkrankungen bei den Nachkommen erhöht, wobei das Geburtsgewicht hierbei eine untergeordnete Rolle spielt (Plagemann 2011; Pincus u. Arck 2012; Hartwig et al. 2014). Interessanterweise werden auch Veränderungen des bakteriellen Umweltmilieus, beispielsweise das Leben auf einem Bauernhof im Vergleich zur Großstadt, als prägend für eine spätere Kindergesundheit erkannt, da Kinder, die in einem ländlichen Umfeld zur Welt kamen, ein erniedrigtes Allergierisiko haben (von Mutius u. Vercelli 2010). Der pränatale Einfluss dieses bakteriellen Umweltmilieus wird besonders deutlich, da Kinder aus ländlichen Gebieten zum Zeitpunkt der Geburt im Nabelschnurblut bereits Marker für ein erniedrigtes Allergierisiko ausweisen (Schaub et al. 2009).

Einen möglichen Erklärungsansatz für die Pathogenese pränatal geprägter Erkrankungsrisiken stützt sich auf epigenetische Mechanismen. Dies bedeutet, dass durch Umwelteinflüsse indizierte Veränderungen der pränatalen Entwicklung über epigenetische Veränderungen der Genomfunktion erfolgen. Epigenetische Veränderungen treten ohne eine Änderung der DNA-Sequenz auf. Die Information dieser erblichen Veränderungen wird im Epigenom gespeichert. Zu den epigenetischen Mechanismen zählen die DNA-Methylierung und die Modifikation von Histonen. Durch diese Veränderungen bleibt die Abfolge der Basen – also die Sequenz des Genoms – unverändert, jedoch können Gene langfristig stabil abgeschaltet werden. Es wird diskutiert, ob diese epigenetischen Veränderungen vererbt werden können bzw. transgenerationell stabil sind. Epigenetische Prozesse sind reversibel, was die hochgradige Plastizität des Epigenoms wiederspiegelt, da eine Reaktion auf Umwelteinflüsse unmittelbar umgesetzt werden kann (McFall-Ngai 2002; Johnstone 2010). Durch diese epigenetischen Mechanismen können verschiedene Organisationsebenen beeinflusst werden, die die Entwicklung von Rezeptoren, die Organentwicklung und die Funktion und Organisation der hormonellen Achsen verändert.

2.2 Umwelteinflüsse und fetale Programmierung

Extreme Umweltbedingungen, denen Säugetiere während der Schwangerschaft bzw. Tragzeit ausgesetzt sind, scheinen die Geburt von weiblichen Nachkommen zu begünstigen (Trivers u. Willard 1973), vermutlich um hierdurch den Erhalt der jeweiligen Spezies nachhaltig zu sichern. Eine fundierte Bestätigung eines derartigen Zusammenhangs bei der humanen Schwangerschaft steht jedoch noch aus. Ein weitreichender Einfluss von pränatalen Umweltfaktoren auf das spezifische Erkrankungsrisiko lebend geborener männlicher und weiblicher Nachkommen lässt sich anhand der Pilotdaten vorerst nur erahnen. Unterschiedliche Wachstumsmuster sind bei weiblichen und männlichen Embryonen und

Feten beschrieben (Lampl u. Jeanty 2003; Ray et al. 1995), so dass Umwelteinflüsse, die während eines umschriebenen Zeitfenster während der Schwangerschaft auftreten, theoretisch einen unterschiedlichen Effekt auf weibliche bzw. männliche Nachkommen haben könnten.

Jedoch zeigen Tiermodelle, dass eine pränatale mütterliche Mangelernährung, Hypoxie oder Glucocorticoid (GC)-Anstieg z.B. nach mütterlicher Stressbelastung das Risiko für langfristige kardiovaskulare Veränderungen und kardiale Ischämie primär bei männlichen Nachkommen erhöht (Hemmings et al. 2005; Xue u. Zhang 2009; O'Regan et al. 2004). Dahingegen scheint eine hohe pränatale Fettaufnahme der Mutter bei weiblichen Nachkommen zu einem erhöhten Risiko für Bluthochdruck zu führen (Khan et al. 2003).

Männliche Nachkommen von Frauen, die während des zweiten Trimesters einer akuten Stressbelastung ausgesetzt waren, scheinen ein erhöhtes Risiko für Schizophrenie, Depression und Autismus aufzuweisen (van Os u. Selten 1998; Beversdorf et al. 2005; Gerardin et al. 2011; Mueller u. Bale 2008).

Die zugrundeliegenden Mechanismen für diese Beobachtungen werden derzeit kontrovers diskutiert, da auch nach pränataler Stressbelastung bei weiblichen Nachkommen eine Risikoveränderung im Hinblick auf immunologische Erkrankungen beschrieben wird, wie z.B. ein erhöhtes Risiko für Allergien (O'Regan et al. 2004; Pincus et al. 2010).

Zudem gibt es Hinweise auf den Einfluss von Hormonen im Hinblick auf fetales Wachstum und der damit verbundenen pränatalen Programmierung. Es scheint ein Zusammenhang zwischen der Konzentration des mütterlichen Progesteronspiegels während der Frühschwangerschaft und dem Geburtsgewicht von Mädchen zu bestehen. So wurde pro Nanogram/Milliliter Progesteron im Serum der Mutter ein höheres Geburtsgewichtes bei weiblichen Nachkommen von mehr als 10 g beschrieben (Hartwig et al. 2013).

2.3 Zusammenfassung

Pränatale Umweltfaktoren scheinen die Entwicklung des ungeborenen Kindes nicht nur zu beeinflussen, sondern können auch einen differentiellen geschlechtsspezifischen Effekt entfalten. Dennoch hat dieses Wissen noch keinen Einzug in die heutige Diagnostik bzw. in die präkonzeptionelle Risikoberatung erhalten, u.a. aufgrund des noch unzureichenden Wissens über Biomarker, die indikativ für ein erhöhtes Risiko von pränatal programmierten Erkrankungen sein könnten. Epigenetische Untersuchungen, aber auch die Erforschung des Proteoms und Genoms in mütterlichem und fetalem Gewebe wie Blut, Plazentagewebe und Fruchtwasser werden derzeit im Tiermodell und in translationalen Studien durchgeführt, um Biomarker für die Früherkennung eines potenziell erhöhten Krankheitsrisikos bei dem noch ungeborenem Kind zu identifizieren. Insbesondere bei den epigenetischen Untersuchungen stehen die Erfassung von Methylierungsstatus und Histonmodifikation z.B. bei Immunzellen im Vordergrund, um hierdurch Einblicke in die langfristige Stabilität von Zellpopulationen zu gewinnen. Angesichts der hohen Prävalenz von chronischen Erkrankungen in der heutigen Zeit ist es von entscheidender Bedeutung, ein derartiges Risiko frühzeitig zu erkennen, um Ansätze zur primären Prävention zu erarbeiten.

Literatur

Andersson IJ, Jiang YY, Davidge ST (2009) Maternal stress and development of atherosclerosis in the adult apolipoprotein E-deficient mouse offspring. Am J Physiol Regul Integr Comp Physiol 296: R663–R671

Arck PC, Hecher K (2013) Fetomaternal immune cross-talk and its consequences for maternal and offspring's health. Nat Med 19: 548–556

Bach JF (2002) The effect of infections on susceptibility to autoimmune and allergic diseases. N Engl J Med 347: 911–920

Barker DJ, Osmond C, Law CM (1989) The intrauterine and early postnatal origins of cardiovascular disease and chronic bronchitis. J Epidemiol Community Health 43: 237–240

Barker DJ, Thornburg KL (2013) Placental programming of chronic diseases, cancer and lifespan: a review. Placenta 34: 841–845

Beversdorf DQ, Manning SE, Hillier A, Anderson SL, Nordgren RE, Walters SE, Nagaraja HN, Cooley WC, Gaelic SE, Bauman ML (2005) Timing of prenatal stressors and autism. J Autism Dev Disord 35: 471–478

Cottrell EC, Seckl JR (2009) Prenatal stress, glucocorticoids and the programming of adult disease. Front Behav Neurosci 3: 19

Darwin C (1859) On the origins of species by means of natural selection or the preservation of favoured races in the struggle for life. http://en.wikisource.org/wiki/The_Origin_of_Species_(1872) (Zugriff: 16.01.2014)

Epstein FH (1996) Cardiovascular disease epidemiology: a journey from the past into the future. Circulation 93: 1755–1764

Forsdahl A (1977) Are poor living conditions in childhood and adolescence an important risk factor for arteriosclerotic heart disease? Br J Prev Soc Med 31: 91–95

Gale CR, Martyn CN (2004) Birth weight and later risk of depression in a national birth cohort. Br J Psychiatry 184: 28–33

Gerardin P, Wendland J, Bodeau N, Galin A, Bialobos S, Tordjman S, Mazet P, Darbois Y, Nizard J, Dommergues M, Cohen D (2011) Depression during pregnancy: Is the developmental impact earlier in boys? a prospective case-control study. J Clin Psychiatry 72: 378–387

Gilbert SF (2001) Ecological developmental biology: developmental biology meets the real world. Dev Biol 233: 1–12

Gilbert SF (2002) The genome in its ecological context: philosophical perspectives on interspecies epigenesis. Ann N Y Acad Sci 981: 202–218

Go AS, Mozaffarian D, Roger VL, Benjamin EJ, Berry JD, Blaha MJ, Dai S, Ford ES, Fox CS, Franco S, Fullerton HJ, Gillespie C, Hailpern SM, Heit JA, Howard VJ, Huffman MD, Judd SE, Kissela BM, Kittner SJ, Lackland DT, Lichtman JH, Lisabeth LD, Mackey RH, Magid DJ, Marcus GM, Marelli A, Matchar DB, McGuire DK, Mohler ER 3rd, Moy CS, Mussolino ME, Neumar RW, Nichol G, Pandey DK, Paynter NP, Reeves MJ, Sorlie PD, Stein J, Towfighi A, Turan TN, Virani SS, Wong ND, Woo D, Turner MB; on behalf of the American Heart Association Statistics Committee and Stroke Statistics Subcommittee (2002) Heart disease and stroke statistics - 2014 update: a report from the American Heart Association. Circulation 129: e28–e292

Gore AC (2008) Developmental programming and endocrine disruptor effects on reproductive neuroendocrine systems. Front Neuroendocrinol 29: 358–374

Hartwig IR, Pincus MK, Diemert A, Hecher K, Arck PC (2013) Sex-specific effect of first-trimester maternal progesterone on birthweight. Hum Reprod 28: 77–86

Hartwig IR, Sly PD, Schmidt LA, van Lieshout R, Bienenstock J, Holt PG, Arck PC (2014) Prenatal adverse life events increase the risk for atopic diseases in children, which is enhanced in the absence of a maternal atopic predisposition. J All Clin Immunol (in press)

Hemmings DG, Williams SJ, Davidge ST (2005) Increased myogenic tone in 7-month-old adult male but not female offspring from rat dams exposed to hypoxia during pregnancy. Am J Physiol Heart Circ Physiol 289: H674–H682

Hickey RJ, Clelland RC, Bowers EJ (1978) Maternal smoking, birth weight, infant death, and the self-selection problem. Am J Obstet Gynecol 131: 805–811

Jaddoe VW, de Jonge LL, Hofman A, Franco OH, Steegers EA, Gaillard R (2014) First trimester fetal growth restriction and cardiovascular risk factors in school age children: population based cohort study. BMJ 348: g14

Johnstone S (2010) Stress and the epigenetic landscape: a link to the pathobiology of human diseases? Nature Rev Gen 11: 806–812

Jones A, Godfrey KM, Wood P, Osmond C, Goulden P, Phillips DI (2006) Fetal growth and the adrenocortical response to psychological stress. J Clin Endocrinol Metab 91: 1868–1871

Kermack WO, McKendrick AG, McKinlay PL (1934) Death rates in Great Britain and Sweden; some general regularities and their significance. Lancet 31: 698–703

Kermack WO, McKendrick AG, McKinlay PL (2001) Death-rates in Great Britain and Sweden. Some general regularities and their significance. Int J Epidemiol 30: 678–683

Khan IY, Taylor P D, Dekou V, Seed PT, Lakasing L, Graham D, Dominiczak AF, Hanson MA, Poston L (2003) Gender-linked hypertension in offspring of lard-fed pregnant rats. Hypertension 41: 168–175

Lampl M, Jeanty P (2003) Timing is everything: a reconsideration of fetal growth velocity patterns identifies the importance of individual and sex differences. Am J Hum Biol 15: 667–680

Langley-Evans SC1, McMullen S (2010) Developmental origins of adult disease. Med Princ Pract 19: 87–98

Lawlor DA, Lichtenstein P, Langstrom N (2011) Association of maternal diabetes mellitus in pregnancy with offspring adiposity into early adulthood: sibling study in a prospective cohort of 280,866 men from 248,293 families. Circulation 123: 258–265

McFall-Ngai MJ (2002) Unseen forces: the influence of bacteria on animal development. Dev Biol 242: 1–14

Mueller BR, Bale TL (2008) Sex-specific programming of offspring emotionality after stress early in pregnancy. J Neurosci 28: 9055–9065

von Mutius E, Vercelli D (2010) Farm living: effects on childhood asthma and allergy. Nat Rev Immunol 10: 861–868

Nuyt AM, Alexander BT (2009) Developmental programming and hypertension. Curr Opin Nephrol Hypertens 18: 144–152

O'Regan D, Kenyon CJ, Seckl JR, Holmes MC (2004) Glucocorticoid exposure in late gestation in the rat permanently programs gender-specific differences in adult cardiovascular and metabolic physiology. Am J Physiol Endocrinol Metab 287: E863–E870

van Os J, Selten JP (1998) Prenatal exposure to maternal stress and subsequent schizophrenia: The May 1940 invasion of the Netherlands. Br J Psychiatry 172: 324–326

Pincus M, Arck P (2012) Developmental programming of allergic diseases. Chem Immunol Allergy 98: 70–84

Pincus M, Keil T, Rücke M, Bruenahl C, Magdorf K, Klapp BF, Douglas AJ, Paus R, Wahn U, Arck P (2010) Fetal origin of atopic dermatitis. J Allergy Clin Immunol 125: 273–275

Plagemann A (2008) A matter of insulin: developmental programming of body weight regulation. J Matern Fetal Neonatal Med 21: 143–148

Plagemann A (2011) Maternal diabetes and perinatal programming. Early Hum Dev 87: 743–747

Prior LJ, Armitage JA (2009) Neonatal overfeeding leads to developmental programming of adult obesity: you are what you ate. J Physiol 587: 2419

Ravelli GP, Stein ZA, Susser MW (1976) Obesity in young men after famine exposure in utero and early infancy. N Engl J Med 295: 349–353

Ray PF, Conaghan J, Winston RML, Handyside AH (1995) Increased number of cells and metabolic activity in male human preimplantation embryos following in vitro fertilization. J Reprod Fertil 104: 165–171

Renz H, von Mutius E, Brandtzaeg P, Cookson WO, Autenrieth IB, Haller D (2011) Gene-environment interactions in chronic inflammatory disease. Nat Immunol 12: 273–277

Reynolds RM (2010) Corticosteroid-mediated programming and the pathogenesis of obesity and diabetes. J Steroid Biochem Mol Biol 122: 3–9

Schaub B, Liu J, Höppler S, Schleich I, Huehn J, Olek S, Wieczorek G, Illi S, von Mutius E (2009) Maternal farm exposure modulates neonatal immune mechanisms through regulatory T cells. J Allergy Clin Immunol 123: 774–782

Seckl JR, Holmes MC (2007) Mechanisms of disease: glucocorticoids, their placental metabolism and fetal 'programming' of adult pathophysiology. Nat Clin Pract Endocrinol Metab 3: 479–488

Shankar K, Harrell A, Liu X, Gilchrist JM, Ronis MJ, Badger TM (2008) Maternal obesity at conception programs obesity in the offspring. Am J Physiol Regul Integr Comp Physiol 294: R528–R538

Szyf M (2013) Lamarck revisited: epigenetic inheritance of ancestral odor fear conditioning. Nat Neurosci 17: 2–4

Thiele K, Kessler T, Arck P, Erhardt A, Tiegs G (2013) Acetaminophen and pregnancy: short- and long-term consequences for mother and child. J Reprod Immunol 97: 128–139

Trivers RL, Willard DE (1973) Natural selection of parental ability to vary the sex ratio of offspring. Science 179: 90–92

Xue Q, Zhang L (2009) Prenatal hypoxia causes a sex-dependent increase in heart susceptibility to ischemia and reperfusion injury in adult male offspring: role of protein kinase C epsilon. J Pharmacol Exp Ther 330: 624–632

Die fetomaternale Grenzzone

Udo R. Markert, Theresa Wagner, Stephanie Biennek, Sebastian Grosse

3.1 Plazentation – 14

3.2 Aufbau der Plazenta – 15

3.3 Extravillöse Trophoblasten – 15

3.4 Immunologische Reaktionen in der Schwangerschaft – 15

3.5 Trophoblastäre extrazelluläre Vesikel – 16

Literatur – 17

Tab. 3.1 Die fetomaternalen Kontaktflächen

Fetale Kontaktzone	Mütterliche Kontaktzone	Hauptfunktionen
Synzytiotrophoblast - Zottenumkleidung	Blut, zirkulierende Immunzellen	bidirektionaler Stoffaustausch, Hormonproduktion
Extravillöse invadierende Zytotrophoblastzellen	Dezidua, gewebeständige Immunzellen	Verankerung, Regulation des Plazentawachstums
Vaskuläre Trophoblastzellen	Blut, Dezidua	Weitstellung der Spiralarterien, Sicherstellung der Blutversorgung der Plazenta
Synzytiale Knoten, trophoblastäre Mikrovesikel und Exosomen	Blut, gesamter Organismus	Einfluss auf den mütterlichen Organismus, z.B. auf das Immunsystem und Endothelien
Chorion	Dezidua capsularis	Bildung der Eihaut, Hülle für Fruchtwasser, geringer Stoffaustausch
fetale Zellen	Blut	unklar

Während der gesamten Schwangerschaft bilden verschiedene Subtypen von Trophoblastzellen die fetale Grenzschicht zur Mutter. Sie haben dabei im Laufe der Schwangerschaft zu verschiedenen mütterlichen Zellen direkten Kontakt, z.B. in der Präimplantationsphase zunächst zum Epithel der Tuba uterina und des Uterus. Während der Implantation, bei der der Embryo hochinvasiv in das Endometrium eindringt, erweitert sich der Kontakt auf die vielfältigen Zellen des Endometriums, zu denen neben Stromazellen, Drüsenzellen, Blutgefäßendothelien vor allem auch verschiedene Immunzellen gehören. Ab der Implantation bildet sich das Endometrium zur Dezidua um, in der Embryo und Fetus durch Trophoblastzellen verankert sind und die den mütterlichen Teil der Plazenta bildet (Tab. 3.1).

3.1 Plazentation

Nach der Invasion in das endometriale Epithel proliferieren die trophoblastären Zellen des embryonalen Pols der Blastozyste, wobei sich histologisch zwei Schichten aus Trophoblastzellen zeigen. Die äußere stellt den Synzytiotrophoblast (STB) dar, welcher durch Fusion benachbarter Trophoblastzellen entsteht und direkten Kontakt zum mütterlichen Gewebe hat. Der STB übt eine endokrine Funktion aus, indem er humanes Choriongonadotropin (hCG) sezerniert und für den Austausch von Nährstoffen, Gasen und Stoffwechselendprodukten an der embryo-/feto-maternalen Grenzfläche verantwortlich ist (Armant 2005; Benirschke 2006). Die innere Schicht besteht aus Zytotrophoblastzellen, die proliferieren und somit ein stetiges Wachstum des STB garantieren, welcher infolge von gesteigerter Proliferation und Invasion kontinuierlich wächst und somit die Plazentaanlage bildet. Am 12.–18. Tag p.c. beginnt die Entwicklung der Plazentazotten. Ausgehend von der synzytiotrophoblastären Plazentaanlage beginnt die Proliferation und Bildung von fingerförmigen trophoblastären Protrusionen (primäre Zotten) in mit mütterlichem Blut gefüllte Lakunen, die durch die Arrondierung von Kapillarblutgefäßen im STB bereits ab dem 8.–9. Tag p.c. entstanden sind (Benirschke 2006; Moore u. Persaud 1996). Die sekundären Zotten entstehen durch Einwachsen von extraembryonalem Mesenchym, in welchem sich bereits ab dem 18.–20. Tag p.c. fetale Kapillargefäße bilden und somit die tertiären Zotten bilden, welche die Grundlage für die embryo-/feto-maternale Zirkulation darstellen, die etwa ab der fünften Woche p.c. vollständig ausgebildet ist (Benirschke 2006). An verschiedenen Stellen durchbrechen einige Zellen die Schicht des STB und bilden vielschichtige Zellsäulen verankernder, nichtpolarisierter Trophoblastzellen, die sich von den villösen Strukturen der Plazenta abheben und die extravillösen Trophoblastzellen darstellen (Kaufmann u. Castelluci 1997).

3.2 Aufbau der Plazenta

Ab dem vierten Monat besteht die Plazenta aus einem mütterlichen Teil, der von der Dezidua basalis (Basalplatte) abstammt, und einem fetalen Anteil, der mit Amnionepithel bedeckten Chorionplatte. Dazwischen befindet sich der intervillöse Raum, in welchen Zottenbäumchen (Chorionzotten) aus der Chorionplatte einsprießen und somit fetale Blutgefäße enthalten. Die Dezidua wird von endometrialen Spiralarterien durchbrochen, die durch Zytotrophoblastzellen eröffnet werden, so dass mütterliches Blut in den intervillösen Raum strömt (Moore u. Persaud 2007).

Die Zotten (Villi) werden vom STB gegen das mütterliche Blut abgegrenzt (Salafia u. Shiverick 1999). Diese Grenzfläche bildet die Plazentaschranke, an der der größte Teil des Stoffaustausches stattfindet und die verschiedenen Zelltypen des mütterlichen Blutes direkten Kontakt zu fetalen Trophoblastzellen haben (Moore u. Persaud 2007).

3.3 Extravillöse Trophoblasten

Die extravillösen Trophoblasten wurden erstmals durch Scipiades und Burg 1930 beschrieben und stellen den Überbegriff für eine Gruppe von Trophoblastzellen dar, welche sich außerhalb der Zottenstrukturen befinden (Scipiades u. Burg 1930). Wie alle Trophoblastzellen stammen sie vom Trophektoderm der Blastozyste ab und sind damit epithelialen Ursprungs, was unter anderem durch ihre Expression von Zytokeratinmarkern belegt wird (Khong et al. 1986; Daya u. Sabet 1991).

Die Proliferation der extravillösen Trophoblastzellen ist auf eine im Laufe der Schwangerschaft abnehmende Stammzellpopulation an der Grenze zum embryo-/feto-plazentaren Stroma einer Plazentazotte begrenzt (Bulmer et al. 1988). Wenn diese proliferierenden Zellen ihre Basalmembran verlassen, formen sie Komplexe von Zellsäulen und differenzieren zu invasiven extravillösen Trophoblastzellen, die lichtmikroskopisch eine spindelförmige Struktur aufweisen und anhand ihrer Expression von Integrinen und Proteasen invasive Eigenschaften zeigen. Diese Zellen nehmen mit fortschreitendem Verlauf der Schwangerschaft ab. Extravillöse Trophoblastzellen, welche uterine Spiralarterien invadieren, werden als vaskuläre extravillöse Trophoblastzellen bezeichnet. Durch die Invasion der inneren Gefäßabschnitte verändern sie deren Gefäßelastizität und führen zu einer Dilatation der Gefäße und den Verlust der vasomotorischen Kontrolle durch die Mutter, so dass diese die Blutzufuhr zur Plazenta nicht reduzieren kann (Haig 1993). Somit stellt der wachsende Fetus den steigenden Bedarf an Sauerstoff und Nährstoffen sicher. Störungen in diesem Bereich werden mit intrauteriner Wachstumsretardierung und Präklampsie in Verbindung gebracht (Huppertz 2008; De Wolf et al. 1980; Labarrere u. Althabe 1987).

3.4 Immunologische Reaktionen in der Schwangerschaft

Im Endometrium erhöht sich die Zahl der maternalen Leukozyten bereits am Ende des Menstruationszyklus, insbesondere ab dem Zeitpunkt einer möglichen Implantation der Blastozyste. Den größten Anteil der Immunzellen bilden uterine natürliche Killerzellen (uNK-Zellen; ◘ Abb. 3.1).

Erfolgt die Implantation, steigt ihre Anzahl weiter (Mincheva-Nilsson et al. 1994; Trundley u. Moffett 2004). Ca. 70% der endometrialen und dezidualen Immunzellen (der Frühschwangerschaft) sind CD45-positive Leukozyten (Kammerer et al. 2004). Davon sind wiederum ca. 70% uNK-Zellen (Bulmer et al. 1988), 20–30% Makrophagen (Kabawat et al. 1985; Mor et al. 2006) und ca. 2% dendritische Zellen (Gardner u. Moffett 2003). Weniger häufig liegen T- und B- Zellen sowie neutrophile Granulozyten und Mastzellen vor (Bulmer et al. 1988). Somit bilden uNK-Zellen und Makrophagen die zwei größten Zellpopulationen der endometrialen Leukozyten. Die Funktionen der verschiedenen Immunzellen sind vielfältig. uNK-Zellen und Makrophagen regulieren die Trophoblastzellinvasion und formen Spiralarterien um, wobei T-Zellen und dendritische Zellen für eine adäquate Immuntoleranzentwicklung und Immunantwort gegenüber uterinen Infektionen sorgen (Gardner u. Moffett 2003; Bulmer et al. 2010). In einigen Studien wurde gezeigt, dass Verschiebungen des immunologischen Gleichgewichts im Endometrium, wie z.B. durch eine Erhöhung

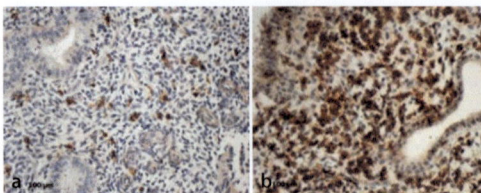

Abb. 3.1a,b Mit anti-CD56 braun markierte uterine Killerzellen im Endometrium der Lutealphase; (a) links: normale Konzentration; (b) rechts: deutlich erhöhte Konzentration

der uNK-Zellen, die Implantation und frühe Plazentation negativ beeinflussen können (Tuckerman et al. 2010). Die möglichen Auswirkungen werden momentan noch kontrovers diskutiert (Seshadri u. Sunkara 2014).

Während des ersten Trimesters akkumulieren Makrophagen, dendritische Zellen und uNK-Zellen in der Dezidua um die eindringenden Trophoblastzellen (Shimada et al. 2006). Diese exprimieren toll-like-Rezeptoren, mittels derer sie Bakterien, Viren und Schadstoffe erkennen und daraufhin Zytokine freisetzen können, welche mit den Immunzellen der Dezidua interagieren (Abrahams et al. 2005). Somit hängt eine erfolgreiche Schwangerschaft sowie plazentare Entwicklung von der Funktion und der Interaktion von Trophoblastzellen und maternalen uterinen Immunzellen ab (Trundley u. Moffett 2004).

Der Kontakt zwischen fetalen Trophoblastzellen, die in die Dezidua eindringen, und mütterlichen immunkompetenten Zellen der Dezidua deutet eine Immunreaktion gegen den Fetus an (Mor 2008), aber gleichzeitig werden Toleranzmechanismen induziert (Kammerer et al. 2000), die bewirken, dass es trotz des Anstieges der Immunzellen nicht zu einer Abstoßung des Fetus kommt.

Obwohl die Schwangerschaft als anti-inflammatorischer Th2-Zustand definiert wird, ähnelt die Implantation der Blastozyste einer inflammatorischen Reaktion mit einer Erhöhung pro-inflammatorischer Zytokine (z.B. TNF-α) und Chemokine im Endometrium (Mor 2008; Redman et al. 1999; Wira et al. 2005). Dies dient möglicherweise dem Schutz vor einer extensiven Trophoblastinvasion zu Beginn der Schwangerschaft (Houser 2012). Die zweite immunologische Phase der Schwangerschaft ist geprägt von rasantem fetalem Wachstum und einem anti-inflammatorischem Zustand. Die anfangs hohe Konzentration an NK-Zellen geht dabei zurück, während die Konzentration an T-Lymphozyten steigt. Während der vorgeburtlichen Phase überwiegen pro-inflammatorische Zytokine, die in die Wehenentwicklung, Uteruskontraktion, Geburt und in die Abstoßung der Plazenta involviert sind (Mor u. Cardenas 2010).

3.5 Trophoblastäre extrazelluläre Vesikel

Trophoblastäre Vesikel von über 2 μm Durchmesser wurden als Abschnürungen oder Knoten des Synzytiotrophoblasten bereits Ende des 19. Jahrhunderts beschrieben und in der Lunge verstorbener Schwangerer entdeckt (Schmorl 1893). Diese fetalen Vesikel stellen somit im mütterlichen Organismus eine weitere Grenz- bzw. Kontaktfläche dar.

Mikrovesikel bzw. Ektosomen (Durchmesser: ca. 100–1000 nm), die von der Synzytiotrophoblastmembran abgegeben werden, sowie Exosomen (Durchmesser ca. 30–100 nm), die aus intrazellulären multivesikulären Strukturen freigesetzt werden, dienen der Kommunikation des Fetus bzw. der Plazenta mit dem mütterlichen Organismus. Die Vesikel bestehen aus Proteinen, microRNA, RNA oder DNA (Chamley et al. 2014). Trophoblastäre Mikrovesikel exprimieren unter anderem plazentare alkalische Phosphatase (PLAP), wodurch sie gut identifizierbar und von Vesikeln anderer Herkunft abgrenzbar sind (Gohner et al. 2015). Exosomen tragen dagegen Oberflächenmerkmale aus dem Zellinnern ihrer Ursprungszellen.

Es konnte in vitro gezeigt werden, dass Faktoren, wie z.B. Proteine oder nicht-codierende RNA, die in Trophoblastzellen produziert werden, über extrazelluläre Vesikel transportiert werden können. Wenn diese Vesikel mit T-Lymphozyten inkubiert werden, sind die trophoblastären RNA-Moleküle anschließend in diesen detektierbar und können z.B. die Proliferation der Zielzellen beeinflussen (Ospina-Prieto et al. 2016). Die Konzentration sowie die Komposition trophoblastärer extrazellulärer Vesikel ist bei Schwangerschaftspathologien häufig verändert. Bei der Präeklampsie ist ihre Konzentration im Blut der Schwangeren deutlich erhöht (VanWijk et al. 2002).

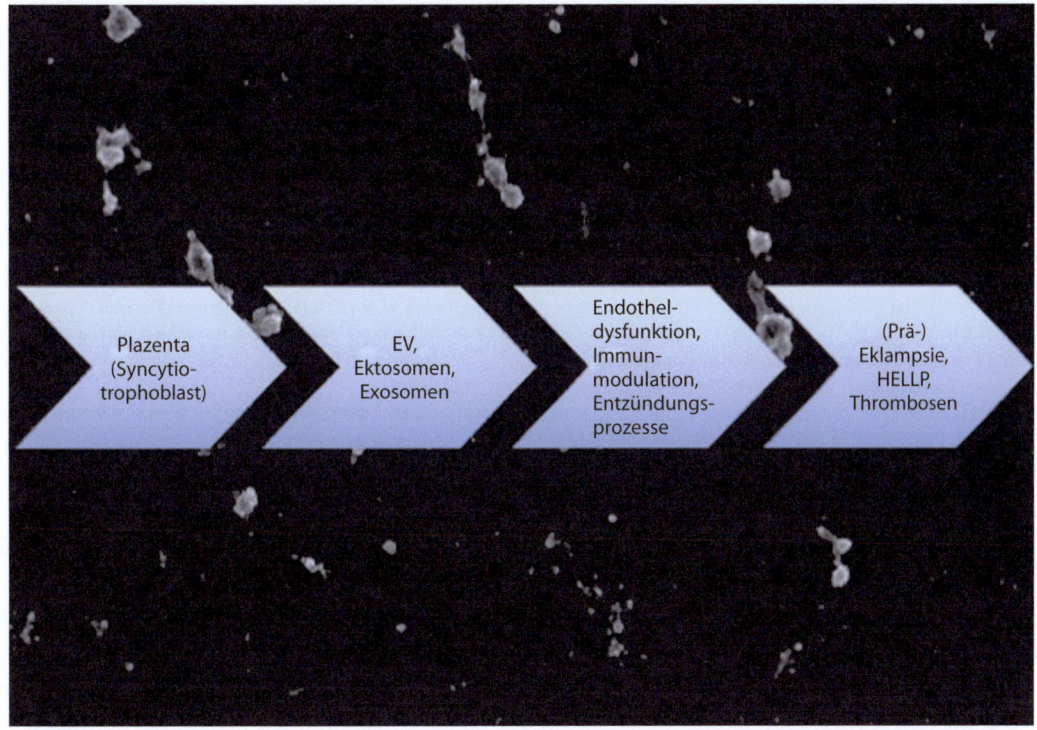

Abb. 3.2 Potenzielle (patho-)physiologische Mechanismen von trophoblastären extrazellulären Vesikeln in der Schwangerschaft; EV = extrazelluläre Vesikel; HELLP = hemolysis, elevated liver enzymes, low platelets

Sie können von Immunzellen aufgenommen werden und somit das mütterliche Immunsystem in der Schwangerschaft beeinflussen (Ospina-Prieto et al. 2016; Delorme-Axford et al. 2013). Die Tatsache, dass große Mengen an extrazellulären Vesikeln vom STB in die mütterliche Zirkulation gelangen, ist einhellig akzeptiert, jedoch gibt es insbesondere über ihre Zusammensetzung bei verschiedenen Erkrankungen teilweise kontroverse Ergebnisse, die großenteils von den technischen Schwierigkeiten der Isolierung und Analyse herrühren (Morales-Prieto 2014; Abb. 3.2).

Literatur

Abrahams VM et al. (2005) A role for TLRs in the regulation of immune cell migration by first trimester trophoblast cells. J Immunol 175(12): 8096–8104

Armant DR (2005) Blastocysts don't go it alone. Extrinsic signals fine-tune the intrinsic developmental program of trophoblast cells. Developmental Biology 280(2): 260–280

Benirschke K (2006) Pathology of the human placenta. Springer, New York

Bulmer JN, Morrison L, Johnson PM (1988) Expression of the proliferation markers Ki67 and transferrin receptor by human trophoblast populations. J Reprod Immunol 14(3): 291–302

Bulmer JN, Pace D, Ritson A (1988) Immunoregulatory cells in human decidua: morphology, immunohistochemistry and function. Reprod Nutr Dev 28(6B): 1599–1613

Bulmer JN, Williams PJ, Lash GE (2010) Immune cells in the placental bed. Int J Dev Biol 54(2-3): 281–294

Chamley LW et al. (2014) Review: where is the maternofetal interface? Placenta 35 (suppl): S74–80

Daya D, Sabet L (1991) The use of cytokeratin as a sensitive and reliable marker for trophoblastic tissue. Am J Clin Pathol 95(2): 137–141

Delorme-Axford E et al. (2013) Human placental trophoblasts confer viral resistance to recipient cells. Proc Natl Acad Sci U S A 110(29): 12048–12053

De Wolf F, Brosens I, Renaer M (1980) Fetal growth retardation and the maternal arterial supply of the human placenta in the absence of sustained hypertension. Br J Obstet Gynaecol 87(8): 678–685

Gardner L, Moffett A (2003) Dendritic cells in the human decidua. Biol Reprod 69(4): 1438–1446

Gohner C et al. (2015) A new enzyme-linked sorbent assay (ELSA) to quantify syncytiotrophoblast extracellular vesicles in biological fluids. Am J Reprod Immunol 73(6): 582–588

Haig D (1993) Genetic conflicts in human pregnancy. Quarterly Review of Biology 68(4): 495–532

Houser BL (2012) Decidual macrophages and their roles at the maternal-fetal interface. Yale J Biol Med 85(1): 105–118

Huppertz B (2008) Placental origins of preeclampsia - Challenging the current hypothesis. Hypertension 51(4): 970–975

Kabawat, S.E., et al., Implantation site in normal pregnancy. A study with monoclonal antibodies. Am J Pathol, 1985. 118(1): p. 76–84.

Kammerer U et al. (2000) Human decidua contains potent immunostimulatory CD83(+) dendritic cells. Am J Pathol 157(1): 159–169

Kammerer U, von Wolff M, Markert UR (2004) Immunology of human endometrium. Immunobiology 209(7): 569–574

Kaufmann P, Castellucci M (1997) Extravillous trophoblast in the human placenta. Trophoblast Research 10: 21–65

Khong TY, Lane EB, Robertson WB (1986) An immunocytochemical study of fetal cells at the maternal-placental interface using monoclonal antibodies to keratins, vimentin and desmin. Cell Tissue Res 246(1): 189–195

Labarrere CA, Althabe OH (1987) Inadequate maternal vascular response to placentation in pregnancies complicated by preeclampsia and by small-for-gestational-age infants. Br J Obstet Gynaecol 94(11): 1113–1116

Lunghi L et al. (2007) Control of human trophoblast function. Reproductive Biology and Endocrinology 5

Mincheva-Nilsson L et al. (1994) Immunomorphologic studies of human decidua-associated lymphoid cells in normal early pregnancy. J Immunol 152(4): 2020–2032

Moore KL, Persaud TVN (1996, 2007) Embryologie. Schattauer, Stuttgart

Mor G (2008) Inflammation and pregnancy: the role of toll-like receptors in trophoblast-immune interaction. Ann N Y Acad Sci 1127: 121–128

Mor G, Cardenas I (2010) The immune system in pregnancy: a unique complexity. Am J Reprod Immunol 63(6): 425–433

Mor G, Straszewski-Chavez SL, Abrahams VM (2006) Macrophage-trophoblast interactions. Methods Mol Med 122: 149–163

Morales-Prieto DM et al. (2014) Elsevier Trophoblast Research Award Lecture: origin, evolution and future of placenta miRNAs. Placenta 35(suppl): S39–45

Ospina-Prieto S et al. (2016) MicroRNA-141 is upregulated in preeclamptic placentae and regulates trophoblast invasion and intercellular communication. Transl Res

Redman CW, Sacks GP, Sargent IL (1999) Preeclampsia: an excessive maternal inflammatory response to pregnancy. Am J Obstet Gynecol 180(2 Pt 1): 499–506

Salafia C, Shiverick K (1999) Cigarette smoking and pregnancy II: vascular effects. Placenta 20(4): 273–279

Schmorl G (1893) Pathologisch-anatomische Untersuchungen über Puerperal-Eklampsie. Vogel

Scipiades E, Burg E (1930) Über die Morphoiogie der menschlichen Placenta mit besonderer Rücksicht auf unsere eigenen Studien. Arch Gynecol, 577–619

Seshadri S, Sunkara SK (2014) Natural killer cells in female infertility and recurrent miscarriage: a systematic review and meta-analysis. Hum Reprod Update 20(3): 429–438

Shimada S et al. (2006) Natural killer, natural killer T, helper and cytotoxic T cells in the decidua from sporadic miscarriage. Am J Reprod Immunol 56(3): 193–200

Trundley A, Moffett A (2004) Human uterine leukocytes and pregnancy. Tissue Antigens 63(1): 1–12

Tuckerman E. et al. (2010) Uterine natural killer cells in peri-implantation endometrium from women with repeated implantation failure after IVF. J Reprod Immunol 87(1–2): 60–66

VanWijk MJ et al. (2002) Microparticle subpopulations are increased in preeclampsia: possible involvement in vascular dysfunction? Am J Obstet Gynecol 187(2): 450–456

Wira CR, Grant-Tschudy KS, Crane-Godreau MA (2005) Epithelial cells in the female reproductive tract: a central role as sentinels of immune protection. Am J Reprod Immunol 53(2): 65–76

Embryonale Entwicklung

Helga Fritsch, Elisabeth Pechriggl, Romed Hörmann

4.1 Einleitung – 20

4.2 Stadium 1–3 (Woche 1) – 20

4.3 Stadium 4–6 (etwa Woche 2) – 20

4.4 Stadium 7–9 (etwa Woche 3) – 22

4.5 Stadium 10–12 (etwa Woche 4) – 22

4.6 Stadium 13–15 (etwa Woche 5) – 22

4.7 Stadium 16–18 (etwa Woche 6) – 23

4.8 Stadium 19–20 (etwa Woche 7) – 23

4.9 Stadium 21–23 (etwa Woche 8) – 23

4.10 Beginn Fetalperiode (Woche 9–12) – 23

Literatur – 24

© Springer-Verlag Berlin Heidelberg 2017
B. Toth (Hrsg.), *Fehlgeburten Totgeburten Frühgeburten*,
DOI 10.1007/978-3-662-50424-6_4

4.1 Einleitung

In einer kurzen Übersicht zur „Humanembryologie" können die wichtigsten Fakten nur fragmentarisch wiedergegeben werden. Daher liegt der Fokus dieses Kapitels auf dem gegenwärtigen Wissensstand der humanen Ontogenese, die durch aufwendige Differenzierungs- und Wachstumsprozesse geprägt ist. Diese werden aus anatomischer Sicht in die zwei Wochen dauernde *Präembryonalperiode* von der Fertilisation bis zur Implantation und in die eigentliche *Embryonalperiode* der Entwicklungswochen drei bis acht gegliedert. Mit Beginn der neunten Woche schließt sich die *Fetalperiode* an. Während in der Embryonalperiode die Körperachsen festgelegt werden und die Organanlagen entstehen, ist die Fetalperiode durch Fortschreiten der Differenzierungsprozesse innerhalb der Organanlagen und insgesamt durch Wachstum und Gewichtszunahme geprägt.

Durch den nunmehr möglichen Einsatz verfeinerter, moderner Methoden an humanem Gewebe können in der Humanembryologie zunehmend direkte Erkenntnisse gewonnen werden.

Die Entwicklungsstadien der (Prä-)Embryonalperiode werden entsprechend des Carnegie-Staging-Systems in 23 Stadien eingeteilt (Streeter 1920, 1942). Diese basieren auf morphologischen Beschreibungen der äußeren und inneren Strukturen des sich entwickelnden Keimes und der Plazenta und sind nach wie vor akzeptierte Grundlage für die menschliche Frühentwicklung (O'Rahilly u. Müller 1984, 2010). Aus morphologischer Betrachtung werden pränatale Altersbestimmungen ab der Ovulation bzw. der Fertilisation berechnet. Diese Altersbestimmung weicht mindestens 14 Tage verkürzend von der Methode ab, die in der Geburtshilfe verwendet wird. Letztere fixiert den ersten Tag der letzten Regelblutung (Menstruationsalter), um so das Datum der Ovulation/Fertilisation in einem „regelkonformen" Zyklus zwei Wochen später festzulegen und hierauf basierend die „Schwangerschaftsdauer" voraus zu berechnen. Im vorliegenden Kapitel wird die (prä-)embryonale Entwicklung morphologisch dargelegt und wenn möglich mit sonografischen Darstellungsmöglichkeiten korreliert. Abschließend werden wichtige klinische und teratologische Aspekte zusammengefasst.

4.2 Stadium 1–3 (Woche 1)

Innerhalb von 24 Stunden nach der Ovulation findet am Übergang der Pars ampullaris tubae uterinae zum Isthmus (Croxatto et al. 1978; Diaz et al. 1980) die Fertilisation (Stadium 1) statt. Hierauf folgen im Stadium 2 mitotische Zellteilungen, die als *Furchung* bezeichnet werden. Zunächst bilden die Tochterzellen, *Blastomere*, einen Zellhaufen, der – wenn er zwölf oder mehr Zellen erreicht – als *Morula* bezeichnet wird (Ort: Tuba uterina). Diese ist nicht größer als die Eizelle und wird noch von der Zona pellucida umgeben. Frühe Blastomere sind totipotent. Im Stadium 3 kommt es durch Konfluieren von interzellulärer Flüssigkeit zur Ausbildung einer Höhle; aus der Morula wird so die *Blastozyste* (Ort: Cavum uteri). Dabei führt die Differenzierung der Zellen zur Unterscheidung einer äußeren Zellmasse (*Trophoblast*) und einer inneren Zellmasse (*Embryoblast*), die auf einer Seite der Bastozyste innen anliegt. Während aus dem Trophoblasten Teile der Plazenta und der Eihäute hervorgehen, entwickelt sich der menschliche Keim aus dem Emryoblast (◘ Abb. 4.1a).

4.3 Stadium 4–6 (etwa Woche 2)

Im Stadium 4 heftet sich die Blastozyste, nachdem sie aus der Zona pellucida „geschlüft" ist, dem Endometrium an. Die darauffolgende Implantation (Stadium 5) vom 7.–12. Tag umfasst das vollständige Eindringen und die Orientierung der Blastozyste innerhalb der Uterusschleimhaut. Der Trophoblast differenziert sich in den dem Keim direkt anliegenden *Zytotrophoblasten* und den peripheren *Synzytiotrophoblasten*. Dieser enthält Lakunen, die mit maternalen Gefäßen im Endometrium, das jetzt *Dezidua* genannt wird, in Verbindung stehen, so dass der Plazentakreislauf entstehen kann. Unter dem Begriff *Chorion* werden Zytotrophoblast, Synzytiotrophoblast und extraembryonales Mesoderm (Mesenchym) zusammengefasst.

Aus dem Embryoblast entsteht die nunmehr zweiblättrige Keimscheibe: der pluripotente *Epiblast* (primitives Ektoderm) und der *Hypoblast*, der dazu bestimmt ist, sich zum Entoderm zu entwickeln. Der menschliche Keim besitzt eine dorso-ventrale Polarität.

4.3 · Stadium 4–6 (etwa Woche 2)

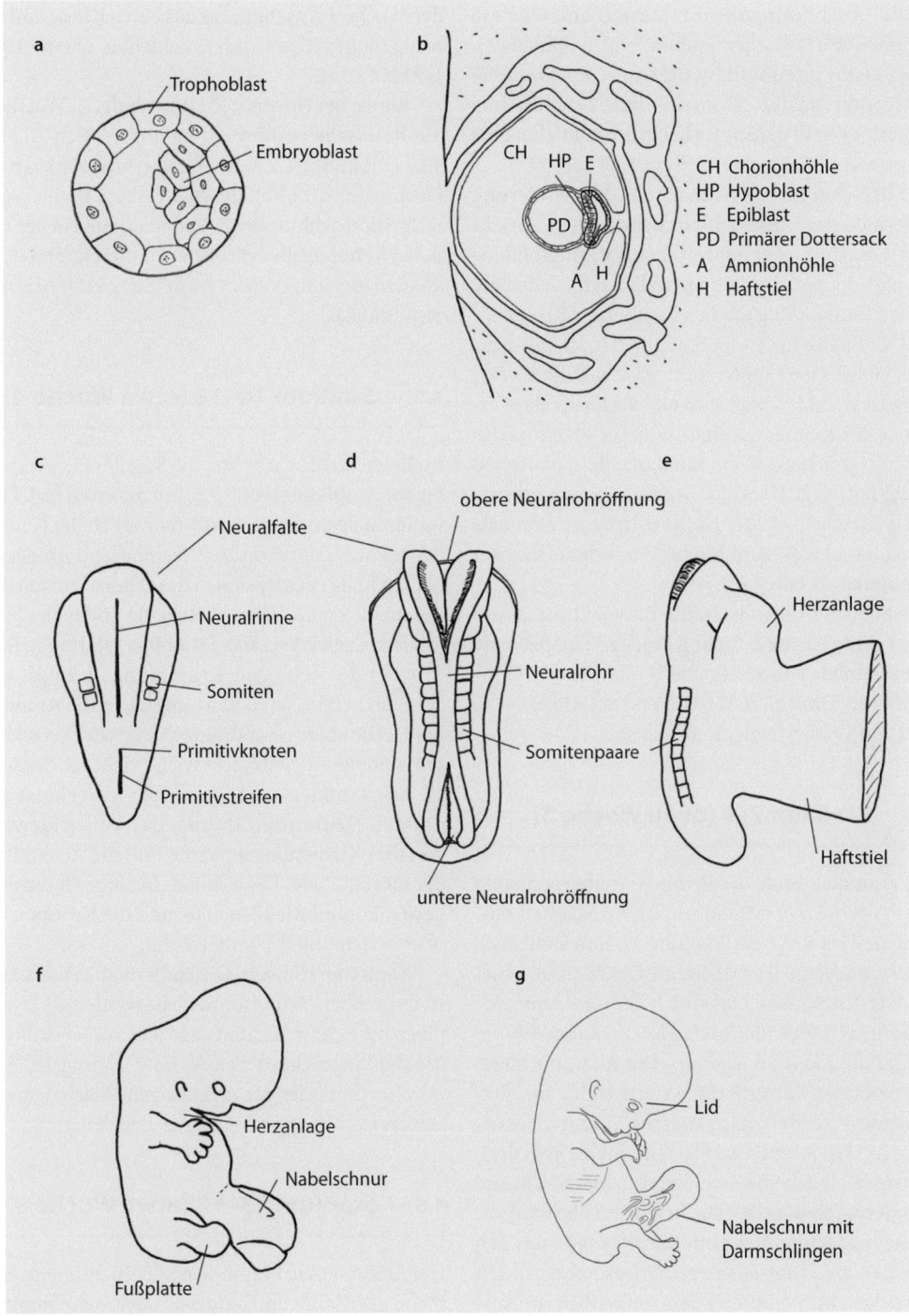

Abb. 4.1a-g   Entwicklungsstadien

Bei Ausbildung des Epiblasten entsteht die *Amnionhöhle* (zwischen Epiblast und Trophoblast). Die Blastozystenhöhle wird nun *Chorionhöhle* (extraembryonales Zölom, klinisch: Fruchthöhle, Gestationssack) genannt. Hierin entsteht zunächst der primäre *Dottersack* (Stadium 5; ◘ Abb. 4.1b).

Klinischer Hinweis: Findet eine Implantierung außerhalb der Uterusschleimhaut statt, so spricht man von ektopischer Implantation. Zwillingsbildungen und Doppelmissbildungen fallen zeitlich in diese frühen Entwicklungsstadien (Collins 2008).

Der Epiblast weist im Stadium 6 in kranio-kaudaler Achse eine Proliferationszone auf, die als *Primitivstreifen* bezeichnet wird und die bilaterale Symmetrie des Keimes anzeigt. In dieser Phase ist das zukünftige Schicksal von Epiblastzellpopulationen bereits festgelegt. Über eine Brücke aus extraembryonalem Mesenchym, dem *Haftstiel*, ist der embryonale Bereich inklusive Amnion breit mit dem Chorion verbunden (◘ Abb. 4.1c).

Klinischer Hinweis: In die Entwicklungsphase gegen Ende Woche 2/Anfang Woche 3 fällt der erste transvaginale sonografische Nachweis von Chorionhöhle (Oh et al. 2002), Dottersack (Janiaux et al. 1991) und embryonaler Keimscheibe.

4.4 Stadium 7–9 (etwa Woche 3)

Am kranialen Ende des Primitivstreifens entsteht der *Primitivknoten* (Stadium 7), im Streifen entsteht die *Primitivgrube* (Stadium 8). Nun kann auch kranial und kaudal an der Keimscheibe unterschieden werden. Kranial bilden sich der *Chordafortsatz* (Stadium 7) und die *Bukkopharyngealmembran*, kaudal die *Kloakenmembran*. Die Allantois bildet als Hypoblastendivertikel die vierte Höhle aus. Epiblastzellen wandern nach lateral und ventral, ersetzen den Hypoblasten und so entsteht die sog. dreiblättrige Keimscheibe aus Ektoderm, Mesoderm und Entoderm (Stadium 8). Die Primitivgrube wird zur Rinne und schließlich zum *Chordakanal*, um den sich die *Chorda dorsalis* als primitives Achsenskelett entwickelt. Im Stadium 9 kommt es seitlich zur Ausbildung von *Neuralplatte* und *-falten* und der unpaaren medianen *Neuralrinne*, um welche die ersten drei *Somitenpaare* entstehen. Die embryonale Herzanlage besteht aus Schläuchen und bekommt Ende der Woche 3 Anschluss an das entstehende embryonale Blutgefäßsystem (Hesseldahl u. Larson 1971; ◘ Abb. 4.1d,e).

Klinischer Hinweis: Zu Beginn der 3. Woche ist die Keimscheibe für eine teratogene Schädigung sehr empfindlich. Zu den Teratogenen zählen hohe Dosen von Alkohol, durch welche z.B. die regelrechte Entwicklung der Zellpopulationen in der vorderen Keimscheibe erheblich beeinträchtigt werden können (Schädigung der Ausbildung kraniofacialer Strukturen).

4.5 Stadium 10–12 (etwa Woche 4)

In diesen Stadien schreitet die Somitenentwicklung bis zur Ausbildung von 29 Somitenpaaren fort. Desweiteren beginnen sich im Stadium 10 die Neuralfalten zum *Neuralrohr* zu verschmelzen. An dessen oberen Ende entwickelt sich das Gehirn, am unteren das Rückenmark, dabei bleiben die Enden des Neuralrohres zunächst offen (◘ Abb. 4.1e). Im Stadium 11 weist der Keim eine Krümmung im Kopf- und Schwanzbereich auf und wölbt sich in die Amnionhöhle. Die obere Neuralrohröffnung wird verschlossen, und die Augenbläschen sind sichtbar. Stadium 12 ist charakterisiert durch den Verschluss der unteren Neuralrohröffnung, das Vorhandensein von drei Kiemenbogenpaaren und die Ausbildung der Ohrbläschen. Die schleifenförmige Herzanlage besitzt kontraktile Elemente, und die Knospen der oberen Extremität „sprossen" aus.

Klinischer Hinweis: Die embryonale Herzaktion ist feststellbar. Neuralrohrdefekte werden als Dysraphien bezeichnet. Sie umfassen jene vorgeburtlichen Missbildungen, bei denen die Entwicklung des Neuralrohrs und/oder der zugehörigen Skelettelemente gestört ist (u.a. Spina bifida, Anenzephalie).

4.6 Stadium 13–15 (etwa Woche 5)

Der Embryo ist in kranio-kaudaler Richtung zunehmend gekrümmt und besitzt 30 oder mehr Somiten. Im Stadium 13 kann man vier Kiemenbogenpaare erkennen, und die Knospen der unteren Extremität treten auf. Charakteristisch für Stadium 14 sind Augenbecher und Linse sowie die Nasengrube. Im

Stadium 15 sind die Hirnbläschen aus dem oberen Ende des Neuralrohrs entstanden. Die obere Extremität besitzt die Handplatte. Im Inneren des Embryos wird das Darmrohr, dessen epitheliale Auskleidung aus dem Entoderm stammt, in Vorder,- Mittel- und Enddarm gegliedert. Aus dem unteren Vorderdarm gehen Trachea und Lungen hervor. Im Enddarm trennen sich Harnblasen- und Harnröhrenanlage von der Kloake. Die Harnblase setzt sich in die Allantois fort (Fritsch et al. 2010).

4.7 Stadium 16–18 (etwa Woche 6)

Diese Stadien sind insbesondere durch die weitere Differenzierung im Gesichts- und Gehirnbereich (Gliederung der Hirnbläschen in Prosencephalon, Mesencephalon und Rhombencephalon), die Ausbildung der Fußplatte sowie die weitere Differenzierung der oberen Extremität gekennzeichnet (◘ Abb. 4.1f). Letzteres wird u.a. durch Ausbildung der Ellenbeuge angezeigt. In den desmalen Knochenanlagen (z.B. Clavicula) beginnt die Ossifikation (und damit Mineralisation).

Klinischer Hinweis: Erste Extremitätenbewegungen des Embryos sind erkennbar.

4.8 Stadium 19–20 (etwa Woche 7)

Die Verlängerung des Rumpfes verändert das äußere Erscheinungsbild des Embryos. Der Kopf vergrößert sich gegenüber dem Rumpf. Die Extremitäten werden länger, d.h. die obere Extremität wächst über die Herzanlage hinaus. Die Knie zeigen nach lateral, und die Fußanlagen sind nach ventral gerichtet (supiniert). Im Inneren des Herzens differenzieren sich die vier Räume für Vorhöfe und Kammern (ventral gerichtet). Die Hirnanlage lässt die C-förmigen Hemisphären mit deren Seitenventrikeln erkennen. Charakteristisch für diese Stadien ist die Verlagerung der rasch wachsenden Darmschlingen des Mitteldarms, die in der noch unvollständig ausgebildeten Körperhöhle keinen Platz finden, in die kurze Nabelschnur (physiologischer Nabelbruch).

Klinischer Hinweis: Die Herzfrequenz erreicht mit 175 Schlägen/min einen Höhepunkt (DuBose et al. 1990).

4.9 Stadium 21–23 (etwa Woche 8)

In diesen Stadien ist eine Differenzierung der äußeren Merkmale zu menschlichen Erscheinungsform typisch, z.B. entwickeln sich das äußere Ohr und die Augenlider (◘ Abb. 4.1g). Die Finger sind mehrgliedrig und getrennt, die Zehen differenzieren sich, und die Ossifikation der Langknochen beginnt (Initiation: Humerus). An den äußeren Geschlechtsorganen deuten sich geschlechtsspezifische Unterschiede an.

Am Ende der Embryonalperiode weitet sich die *Amnionhöhle* auf Kosten der Chorionhöhle aus, Amnion und Chorion verschmelzen, und die Chorionhöhle obliteriert.

Klinischer Hinweis: Eine sonografische Geschlechtsbestimmung ist noch verfrüht.

4.10 Beginn Fetalperiode (Woche 9–12)

Aus anatomischer Sicht endet die Embryonalperiode mit Stadium 23. Aus klinischer Sicht gibt es hierfür keinen eindeutigen Nachweis, daher werden die Wochen 9 und 12 mit in die Beschreibung aufgenommen.

Die frühe Fetalperiode ist durch ein schnelles Größenwachstum charakterisiert, insbesondere nehmen Hals und Extremitäten gegenüber dem Rumpf an Länge zu. Die Ohren erreichen ihre endgültige Position, die Augenlider verkleben.

In Woche 11/12 verlagern sich die Darmschlingen in die nunmehr ausgebildete Bauchhöhle (Ende physiologischer Nabelbruch!). Die Nabelschnur reift und enthält die Nabelgefäße, das gallertige Grundgewebe und den Rest des obliterierten Dottergangs (Rest Dottersack). Sie ist von Amnionepithel überzogen.

Die Differenzierung der äußeren Geschlechtsorgane erfolgt etwa in der 12. Woche.

Klinischer Hinweis: In diese Wochen fällt die sonografische Erkennbarkeit nahezu aller Knochen. Als Omphalozele wird jene Nabelhernie bezeichnet, bei der die Darmschlingen nicht in die – vermutlich zu klein gebliebene Bauchhöhle – zurückkehren.

Eine sonografische Geschlechtsbestimmung sollte möglich sein.

Literatur

Collins P (2008) Embryogenesis. In: Standring S (ed) Gray´s Anatomy (14th ed.). Elsevier, Churchill Livingston, pp 165–221

Croxatto HB, Ortis ME, Diaz S, Hees R, Balmaceda J, Croxatto HD (1978) Studies on the duration of egg transport by the human oviduct. II. Ovum location at various intervals following luteinizing hormone peak. Am J Obstet Gynecol 132: 629–634

Diaz S, Ortis ME, Croxatto HB (1980) Studies on the duration of egg transport by the human oviduct. III. Time interval between the luteinizing hormone peak and recovery of ova by transcervical flushing of the uterus in normal woman. Am J Obstet Gynecol 137: 116-121

DuBose TJ, Cunyus JA, Johnson LF (1990) Embryonic heart rate and age. J Diagn Med Sonogr 6: 151–157

Fritsch H, Zehm S, Illig R, Moser P, Aigner F (2010) New insights into the development and differentiation oft he human anorectal epithelia. Are there clinical consequences? Int J Colorectal Dis 25: 1231–1242

Hesseldahl H, Falck Larsen J (1971) Hemopoiesis and blood vessels in human yolk sack. An electron microscopy study. Acta Anat 78: 274-294

Jauniaux E, Jurkovic D, Henriet Y, Rodesch F, Hustin J (1991) Development of the secondary yolk sac: correlation of sonographic and anatomic features. Hum Reprod 6: 1160-1166

Oh JS, Wright G, Coulam CB (2002) Gestational sac diameter in very early pregnancy as a predictor of fetal outcome. Ultrasound Gynecol Obstet 20: 267-269

O'Rahilly R, Müller F (1984) Embryonic length and cerebral landmarks in staged human embryos. Anat Rec 209: 265–271

O'Rahilly R, Müller F (2010) Developmental stages in human embryos: revised and new measurements. Cells Tissues Organs 192: 73–84

Streeter GL (1920) Weight, sitting height, head size, foot length, and menstrual age of the human embryo. Contr Embryol Carneg Instn 11: 143-170

Streeter GL (1942) Developmental horizons in human embryos. Description of age groups XI, 13 to 20 somites and age group XII, 21 to 29 somites. Contrib Embryol Carnegie Inst Washington 30: 211–245

Immunologie der Frühschwangerschaft

Christoph Scholz

5.1 Einführung – 26

5.2 Fetaler Trophoblast – 26

5.3 Spezifische Immunmechanismen – 26

5.4 Lösliche Immunmodulatoren der Mutter – 28

5.5 Lokale immunregulatorische Mechanismen – 29

5.6 Fetales Immunsystem – 32

Literatur – 32

© Springer-Verlag Berlin Heidelberg 2017
B. Toth (Hrsg.), *Fehlgeburten Totgeburten Frühgeburten*,
DOI 10.1007/978-3-662-50424-6_5

5.1 Einführung

Die lokale Anpassung des mütterlichen Immunsystems an der Grenzfläche zwischen Mutter und Kind (der sog. fetoplazentaren Interphase) ermöglicht die erfolgreiche Koexistenz zwischen Mutter und Fet, welcher ja genetisch einem Semi-Allograft entspricht, während allen Phasen der Schwangerschaft. Der Fet bzw. die Plazenta exprimieren mütterliche (Selbst-) und väterliche (Nicht-Selbst-) Gene. Die zytotoxischen Funktionen der adaptiven Immunantwort werden während der Schwangerschaft vermindert, umgangen oder sogar teilweise ganz aufgehoben, während Regulierungsfunktionen andererseits gestärkt werden. Dieser Adaptationsprozess beginnt bereits in der zweiten Woche einer Schwangerschaft, in der die kindliche Blastozyste in das mütterliche Gewebe eindringt. Im Gegensatz zu adaptiven Immunmechanismen bleibt die angeborene (natürliche) Immunität intakt und hat zwei Hauptfunktionen: (1) weiterhin Wirtsabwehr gegen Infektionen zu gewährleisten, (2) mit fetalem Gewebe zu interagieren, sodass eine erfolgreiche Plazentation und Schwangerschaft immunologisch möglich werden.

Kindliches plazentares Gewebe hat direkten Kontakt mit mütterlichem Blut und Gewebe.

Die Zellen, die diese Kontaktstelle bilden, haben die bemerkenswerte Fähigkeit, dem genetisch differenten fötalen Gewebe für die Dauer der Schwangerschaft Aufnahme im eigenen Zellverband und dort auch Entwicklungsmöglichkeiten zu bieten.

5.2 Fetaler Trophoblast

Der fetale Trophoblast ist jene schwangerschaftsspezifische Zellschicht, welche die sog. innere Zellmasse wie einen Hülle umgibt (◘ Abb. 5.1). Sie schützt diese Zellmasse und den sich daraus entwickelnden Embryo vor jenen Komponenten des mütterlichen Immunsystems, welche ansonsten Fremdgewebe zuverlässig zerstören.

Die Trophoblastzellen stammen von der äußeren trophektodermalen Zellschicht des Blastozysten und entwickeln sich im weiteren Schwangerschaftsverlauf zur Plazenta.

Die Vorläufer der Trophoblastenzellen schlagen in der Frühschwangerschaft einen von drei Entwicklungspfaden ein:
- Als **villöser Zytotrophoblast** bilden sie in den Plazentazotten einen Pool von Zellen, welche den künftigen Wachstumsnotwendigkeiten gerecht werden.
- Als **extravillöser Zytotrophoblast** können sie sich vermehren und dringen dann tief in die mütterliche Dezidua ein und bilden letztlich die zelluläre Grundlage des Chorions. Die extravillösen Trophoblastzellen sind es auch, die in die mütterlichen Spiralarterien einwandern, deren Endothelschicht ersetzen und für den Umbau des Plazenta-Gefäßsystems von einem Hochdruck zu einem Niederdrucksystem verantwortlich sind.
- Als **Synzytiotrophoblast** verschmelzen sie und bilden die externe mehrkernige Schicht ohne Zellgrenzen, die in vorderster Linie in die mütterliche Dezidua implantiert.

Diese Subpopulationen sind aufgrund ihrer anatomischen Lage in unterschiedlichem Ausmaß mütterlichem Blut und damit dem mütterlichen Immunsystem ausgesetzt. Sie haben daher auch unterschiedliche Mechanismen der Immunmodulation. So haben der extravillöse Zytotrophoblast, die Zytotrophoblasten des Chorions, der endovaskuläre Trophoblast sowie der Synzytiotrophoblast engen Kontakt zum mütterlichen Blut. Wohingegen beispielsweise der villöse Zytotrophoblast nur selten mütterlichem Blut ausgesetzt ist.

5.3 Spezifische Immunmechanismen

5.3.1 Veränderte HLA-Expression fetaler Zellen

Die primäre zelluläre Immunantwort, die sich gegen transplantiertes Gewebe entwickelt, ist gegen die Haupt-Histokompatibilitäts-Komplex (MHC)-Proteine auf Spendergewebe gerichtet. Beim Menschen werden die MHC-Proteine als Humane-Leukozyten-Antigene (HLA) bezeichnet. Trophoblasten haben

5.3 · Spezifische Immunmechanismen

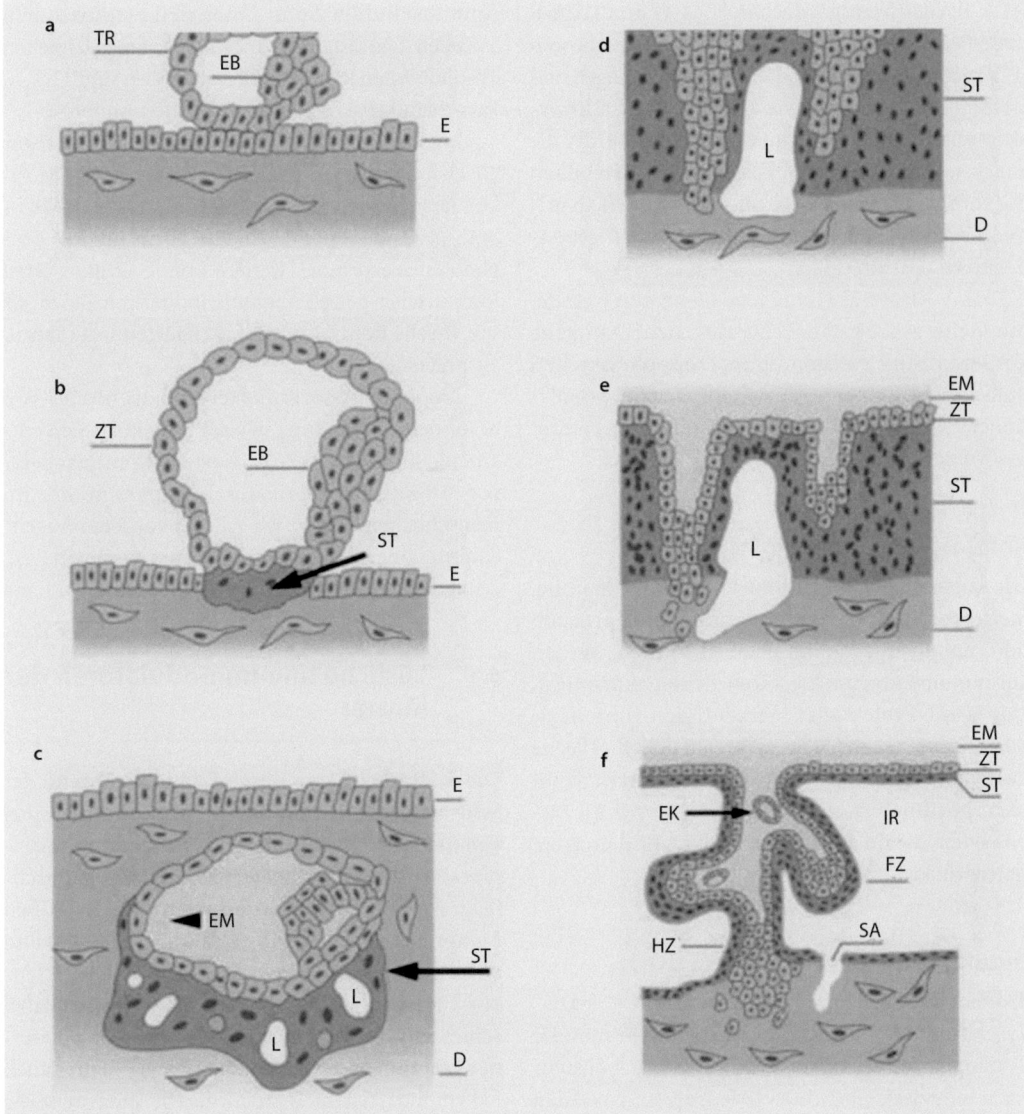

Abb. 5.1 Histologie der Implantation; TR = Trophoblast, E = Epithel, ST = Synzytiotrophoblast, EB = Embryoblast, ZT = Zytotrophoblast, D = Dezidua, IR = intervillöser Raum, L = Lakune, EM = extraembryonales Mesenchym, EK = embryonale Kapillare, FZ = flottierende Zotte, HZ = Haftzotte, SA = Spiralarterie (Schneider u. Husslein 2000)

ein im menschlichen Körper einmaliges Expressionsmuster an HLA-Proteinen.

HLA Klasse I und Klasse II

Der extravillöse Trophoblast, der in die Dezidua einwächst, exprimiert keine der HLA-A und HLA-B-Klasse-Ia-Moleküle, welche primäre Stimulatoren der Transplantatabstoßung sind. Stattdessen zeigt er ein spezifisches Muster von HLA-Klasse-Molekülen, bei dem HLA-E, HLA-F und HLA-G dominieren. Hierbei ist entscheidend, dass die Gene, welche für HLA-G und HLA-E codieren, nur äußerst wenige Allele haben im Vergleich zu HLA-A und

HLA-B. Gleichzeitig sprechen HLA-G und HLA-E diejenigen Leukozyten-Inhibierenden-Rezeptoren (LIR) auf natürlichen Killerzellen, Makrophagen und CD8$^+$ T-Zellen an, welche zytotoxische Pathways aktiv unterbinden. Der Synzytiotrophoblast, der die äußerste Zellschicht der plazentaren Zotten bildet, die vom mütterlichen Blut umspült werden, exprimiert schließlich überhaupt keine membrangebundenen HLA-I-Moleküle.

HLA-Klasse-II-Gene, jene Gene, die fremde, möglicherweise gefährliche, väterliche Antigene kodieren, sind vollständig in Trophoblastzellen unterdrückt. Keiner der Trophoblasten Subpopulationen exprimiert HLA-Klasse-II-Antigene, weder in vivo noch in vitro.

Kostimulatorische Moleküle

Die kostimulatorischen Moleküle der B7-Familie, die sowohl Lymphozyten-stimulierende als auch und -hemmende Funktion haben können, werden auf humanen trophoblastären Zellen exprimiert. Das B7H1-Protein, das Lymphozyten-inhibitorische Eigenschaften hat, wird nur auf der Oberfläche des Synzytiotrophoblasten exprimiert und ist damit ideal positioniert, um die Aktivierung von Lymphozyten, die im mütterlichen Blut zirkulieren, zu unterdrücken.

Indolamin-2,3-Dioxygenase (IDO)

Trophoblastzellen produzieren Indolamin-2,3-Dioxygenase (IDO), welche die essentielle Aminosäure Tryptophan durch die Förderung ihres Katabolismus lokal reduziert. Über diesen Mechanismus werden T-Zellen lokal inaktiviert, da sie Tryptophan benötigen. Während dieser Mechanismus offenbar in vitro und im Mausmodell eine große Bedeutung hat, bleibt seine exakte Rolle in der humanen Schwangerschaft letztlich noch ungeklärt. IDO-knock-out-Mäuse haben normale Schwangerschaften.

TNF-Superfamilie

Die apoptoseinduzierenden Mitglieder der Tumor Nekrose Faktor- (TNF-)Superfamilie spielen ebenfalls eine wichtige Rolle beim Schutz der implantierenden Frühschwangerschaft durch Apoptoseinduktion in potenziell zytotoxischen T-Zellen. Die bislang in und/oder auf menschlichen Trophoblasten identifizierten Liganden sind TNF-α, Fas-Ligand (FasL) und TNF-Related Apoptose-Inducing Ligand (TRAIL) sowie eine Reihe weniger gut charakterisierter Mitglieder dieser großen Molekülklasse. Alle diese Moleküle, die sowohl in Membran-gebundener und löslicher Form auf dem Trophoblasten exprimiert werden, können in aktivierten Immunzellen gezielt Apoptose induzieren, indem sie spezifische Rezeptoren auf aktivierten Leukozyten ansprechen.

Trophoblast-sezernierter FasL ist hierbei von besonderer Bedeutung. Dieses Molekül ist ein entscheidender Faktor in der Herstellung auch anderer sog. immunpriviligierter Kompartimente im menschlichen Körper, wie z.B. der vorderen Augenkammer oder des Hodens. Die Sekretion von FasL erfolgt auf Mikrosomen und Mikropartikel.

5.4 Lösliche Immunmodulatoren der Mutter

Die mütterliche Immunmodulation während der Schwangerschaft wird durch das Zusammenspiel von maternal produzierten, löslichen immunsuppressiven Molekülen gewährleistet. Die menschliche Plazenta produziert beispielsweise in großen Mengen Progesteron, Prostaglandin E2 (PGE2) und entzündungshemmende Zytokine, wie Interleukin-10 (IL-10) und IL-4. Progesteron fördert dabei seinerseits die plazentare Produktion von entzündungshemmenden Zytokinen, so wie es dies auch in Lymphozyten tut. IL-10 fördert beispielsweise die Expression von HLA-G und nimmt damit Einfluss auf das immunologische Gleichgewicht an der fetomaternalen Grenzfläche. Schwangerschaften von IL-10-/-knock-out-Mäusen sind schwerwiegend beeinträchtigt, was die zentrale Bedeutung dieses löslichen Immunmodulators unterstreicht.

5.4.1 Komplement

Trophoblastzellen exprimieren in großer Anzahl das Komplement regulierende Proteine. Hierzu gehören CD46 (Membran Cofaktor Protein, MCP),

CD55 (Decay Accelerating Factor, DAF) und CD59 (Membran Inhibitor of reactive Lysis, MIRL). Komplement-Regulationsproteine sind unerlässlich zum Schutz des extraembryonalen fetalen Mesenchyms (aus dem sich später der intervillöse Raum entwickelt, in welchem sich das mütterliche Blut aus den Spiralarterien ergießt) vor mütterlichen antipaternalen zytotoxischen Antikörpern. Eine Komplement-Aktivierung führt zur Opsonisierung und damit zur Zerstörung immunologischer Zielzellen.

Im mütterlichen Organismus lassen sich hohe Antikörper-Titer gegen väterliche HLA sowie spezifische Trophoblast-Antigene nachweisen. Während der Schwangerschaft kommt daher einer Verhinderung der Komplement-vermittelten Lyse eine große Bedeutung zu. Im Mausexperiment konnte nachgewiesen werden, dass allein das Fehlen eines einzigen Komplement-Regulator-Gens (Crry) zu einer frühen Plazentaschädigung im Sinne einer massiven Entzündungsreaktion und zu einem Frühabort führt.

5.5 Lokale immunregulatorische Mechanismen

Während einer Schwangerschaft finden in der Gebärmutter lokal dramatische Veränderungsprozesse statt, die eine lokale immun-privilegierte Nische aufbauen. Dieser Prozess beginnt im Moment der Implantation.

5.5.1 Unterschiede in Lymphozytenpopulationen

Die erste histologisch nachweisbare Veränderung einer lokalen Immunanpassung während einer Schwangerschaft ist eine dramatische Verschiebung der Lymphozyten-Subpopulationen in der Gebärmutter.

Eindringende fetale Trophoblasten sind umgeben von einem dichten Hof an mütterlichen Immunzellen. Diese setzen sich zusammen aus dezidualen NK-Zellen (70%), dezidualen Makrophagen (20%) und dezidualen dendritischen Zellen (2%). Außerdem vergrößert sich die uterine T-Zellpopulation und ändert ihr zytotoxisches Markerprofil zu einem vor allem regulierenden Charakter.

Deziduale natürliche Killerzellen (NK-Zellen; $CD56^{bright}$, CD16-) sind eine schwangerschaftsspezifische Zellpopulation. Deziduale NK-Zellen haben eine fast komplett herunterregulierte zytotoxische Funktion und spielen eine zentrale Rolle in der Chemoattraktion von invadierenden Trophoblasten sowie vaskulären Umbauprozessen in der sich entwickelnden Plazenta.

Deziduale Makrophagen, die zweitgrößte Zellpopulation an der feto-maternalen Grenzzone der frühen Schwangerschaft, haben eine Antigen Präsentationsfunktion, die zur Immuntoleranz beiträgt. Dies geschieht durch die Phagozytose und MHC-restringierte Präsentation von Trophoblasten-Zelltrümmern im Rahmen des Gewebeumbaus. Außerdem sezernieren sie extrazelluläre Matrixmoleküle sowie Zytokine, die insgesamt eine Hemmung von Entzündungsprozessen bewirken. Deziduale Makrophagen haben einen sog. M2- (= entzündungshemmenden) Phänotyp. Antigen-präsentierende Zellen sind zentrale Schaltstellen des Immunsystem. Daher ist diese Veränderung des Phänotyps zentral für die Anpassung an den mit neo-Antigenen überreichen Embryo. So verwundert es nicht, dass eine aberrante Aktivierung von Makrophagen eine nachgewiesene Rolle bei Schwangerschaftserkrankungen spielt, wie z.B. bei der intrauterinen Wachstumsrestriktion oder der Präeklampsie.

Deziduale dendritische Zellen, die kleinste der drei genannten Zellpopulationen, spielen eine nicht vollständig geklärte Rolle in der Immunarchitektur der Schwangerschaft (◘ Abb. 5.2). Im Mausmodell konnten sie jedoch als kritisch für eine erfolgreiche Schwangerschaft dargestellt werden. Dendritische Zellen sind die potentesten Antigen-präsentierenden Zellen des menschlichen Körpers und können als einzige Zellen antigenspezifische T-Zell-Antworten de novo generieren oder aber Antigen-spezifische Immunantworten unterdrücken. In der menschlichen Dezidua haben sie Eigenschaften sog. tolerogener dendritischer Zellen und können so gegenüber paternalen Antigenen, welche der trophoblastären Expressionskontrolle entgehen, eine spezifische Toleranz aufbauen.

Weitere Zellpopulationen an der feto-maternalen Interphase umfassen sehr spezifische tolerogene T-Zellen wie Gamma-delta-T-Zellen, sog. doppelnegative T-Zellen ($CD4^-/CD8^-$) und regulatorische

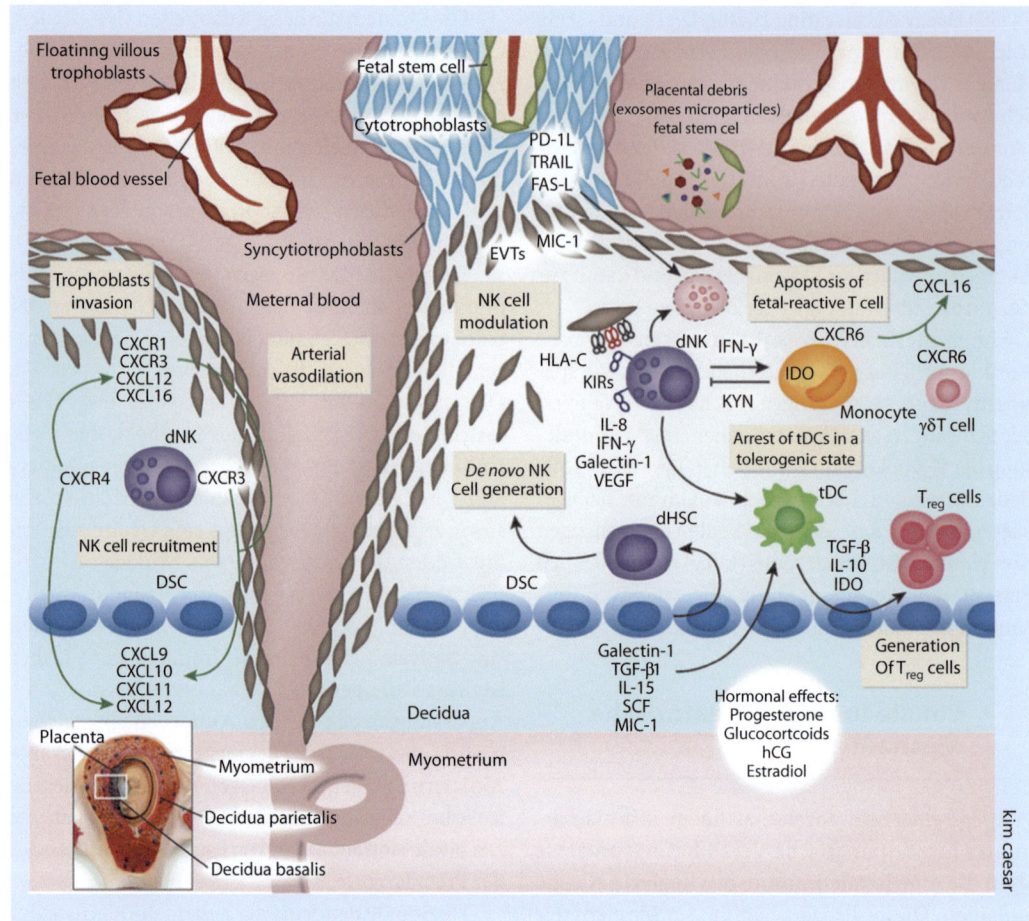

Abb. 5.2 Kartierung der Immunarchitektur der fetomaternalen Interphase (Arck u. Hecher 2013)

T-Zellen (CD4+ CD25+; Treg). Die letztgenannten persistieren über die Entbindung hinaus und expandieren in einer Folgeschwangerschaft rasch. Bei Patientinnen mit Präeklampsie findet sich eine Verminderung von Treg sowohl in der Dezidua als auch im peripheren mütterlichen Blut.

5.5.2 Mütterliche systemische Immunreaktionen

Eine Schwangere ist nicht systemisch immunsupprimiert. Dies gilt für alle Phasen der Schwangerschaft. Das Immunsystem einer Schwangeren ist zwar in spezifischen (v.a. lokalen) Aspekten gehemmt, in anderen jedoch aktiviert. Die im Blut zirkulierenden Immunzellen Schwangerer haben beispielsweise bereits früh in der Schwangerschaft eine höhere Kapazität zur Zytokinproduktion im Vergleich zu Nicht-Schwangeren.

Der Körper kann Immunreaktionen prinzipiell auf zwei Arten abschwächen: einerseits durch aktive unspezifische Unterdrückung von Immunreaktionen und andererseits durch gesteigerte spezifische Toleranz. Eine gesteigerte Fähigkeit zu spezifischer Toleranz ist der Weg, den die physiologische Schwangerschaft nachweislich einschlägt. IL-10 produzierende Treg-Zellen lassen sich in vermehrter Anzahl im Blut nachweisen. Eine Population IL-10 produzierender regulatorischer B-Zellen spielt ebenfalls eine Rolle. Die Freisetzung von Trophoblast-abgeleiteten Mikropartikeln scheint eine Schlüsselrolle in der Aufrechterhaltung der systemischen mütterlichen Immunregulation zu spielen (▶ Abschn. 3.5).

5.5.3 Immunfaktoren in der frühen Schwangerschaft

Eine große Anzahl von Schwangerschaften endet bereits mit der Implantation. Eine genaue Zuordnung zu spezifischen immunologischen Ursachen kann in aller Regel in diesen Fällen nicht erfolgen. Im Gegensatz dazu sind frühe Schwangerschaftsverluste aufgrund von endokrinologischen oder genetischen Ursachen deutlich spezifischer nachweisbar, auch wenn immer noch etwa die Hälfte aller Paare, die unter rezidivierenden Frühaborten leiden, trotz intensiver diagnostischer Bemühungen keine spezifische Ursache erfahren.

5.5.4 Implantation und mütterliche Immunabstoßung

Die immunologische Vorbereitung des Uterus beginnt bereits mit dem Kontakt mit Sperma, das nicht nur väterliche Antigene enthält, sondern auch lokal immunmodulatorische Faktoren, wie z.B. Prostaglandin E2 (PGE2) und transforming growth factor-β (TGF-beta). Eine physiologische Blastozyste ist zwar durch die oben beschrieben trophoblastären Mechanismen geschützt, genetisch abnormale Blastozysten sind jedoch nicht in der Lage, die Exposition paternaler Antigene zu unterdrücken, so dass in diesen Fällen eine Trophoblasten-Abstoßungs-Reaktion nachgewiesen werden kann.

Es gibt Patientinnen, die unter rezidivierenden Frühaborten leiden, bei denen spezifische essenzielle Komponenten jenes Netzwerks fehlen, das den immunologischen Schutz der Implantation gewährleistet. Hierzu gehören Defekte in Komplement-regulierenden Proteinen, aber auch Defekte in der Familie der Apoptose-induzierenden TNF-Zytokine oder HLA G oder -E. In der klinischen Routine spezifisch diagnostisch oder therapeutisch einsetzbar sind diese Immunregulationsdefekte bislang jedoch nicht. Die Implantationsstelle ist ausgestattet mit Rezeptoren der angeborenen Immunantwort, wie z.B. Toll-Like-Rezeptoren, deren Aktivierung im Rahmen einer Infektion die Immunarchitektur der Implantation stören und so zu einer gestörten Implantation führen kann. Insofern können chronische Infektionen und Entzündungen der Beckenorgane und deren präkonzeptionelle spezifische Therapie einen Beitrag zu einer optimierten Implantationsfähigkeit und einer physiologischen Frühschwangerschaft leisten.

5.5.5 Autoimmunerkrankungen

Patientinnen, die unter Autoimmunerkrankungen leiden, haben ein deutlich erhöhtes Risiko für rezidivierende Spontanaborte und Schwangerschaftserkrankungen, die in einer gestörten frühen Plazentation begründet sind, wie Präklampsie und Wachstumsrestriktion. Insbesondere gilt dies für Patientinnen mit Antiphospholipid-Syndrom mit Nachweis von Antiphospholipid-Antikörpern (aPL-AK). Tierversuche konnten zeigen, dass aPL-AK als Zielstrukturen Trophoblast und Dezidua haben und so lokal sowie systemisch für eine Erhöhung des TNF-α- und Tissue-Factor-(TF-)Spiegels sorgen, welcher wiederum von einer vermehrten Komplement-Ablagerung in der Dezidua begleitet ist. Eine Blockierung des Komplement-Aktivierungsweges führt zu einer Revision der Abort-Induktion durch aPL-AK sowie der begleitenden Entzündungsreaktion. aPL-AK können auch direkt über eine Aktivierung von Toll-Like-Rezeptoren eine Aktivierung des angeborenen Immunsystems hervorrufen und so ein Abortgeschehen induzieren. Mit dem Antiphospholipid-Syndrom findet sich damit eine immunologische Modellerkrankung, bei der immunologische Mechanismen als ursächlich für das Abortgeschehen nachgewiesen werden können. Die gleichzeitige Thrombosierung der plazentaren Strombahn scheint bei dieser Erkrankung ein sekundäres Phänomen zu sein.

5.6 Fetales Immunsystem

Der Beitrag des fetalen Immunsystems zur Immunarchitektur der feto-maternalen Interphase ist letztlich bislang weitgehend unverstanden. Einige Befunde sprechen dafür, dass das fetale Immunsystem nicht in der Lage ist, eine spezifische, gegen mütterliche Antigene gerichtete Immunantwort zu generieren. Beispielsweise exprimieren fetale Makrophagen keine HLA Klasse II-Antigene und sind daher keine funktionsfähigen Antigen-präsentierenden Zellen. Gleichzeitig macht das fetale Immunsystem intrauterin, genauso wie andere Organe, einen Reifungsprozess durch, der bereits in der Frühschwangerschaft beginnt und letztendlich dem Embryo ermöglicht, sich zum Zeitpunkt der Geburt erfolgreich mit der externen Umwelt immunologisch auseinanderzusetzen. Ein besonders bemerkenswerter Befund ist hierbei, dass sich mütterliche regulatorische T-Zellen in größerer Anzahl im kindlichen Blut und Gewebe finden und so eine Dämpfung des Immunsystems ermöglichen, unter dessen Schutz sich ein reaktionsfähiges kindliches Immunsystem überhaupt erst entwickeln kann. Mit der vollen Ausbildung der Plazenta am Ende des ersten Trimenons beginnt auch der Übertritt von maternalen Antikörpern über die Plazentaschranke. Dies schützt den Embryo vor übertretenden Krankheitserregern im Sinne eines intrauterinen Nestschutzes.

Literatur

Abrahams VM (2008) Antagonizing toll-like receptors to prevent preterm labor. Reprod Sci 15: 108
Abrahams VM (2008) Pattern recognition at the maternal-fetal interface. Immunol Invest 37: 427
Abrahams VM, Kim YM, Straszewski SL et al. (2004) Macrophages and apoptotic cell clearance during pregnancy. Am J Reprod Immunol 51: 275
Arck P, Hecher K (2013) Fetomaternal immune cross-talk and its consequences for maternal and offspring's health. Nature Medicine 99: 548–556
Barrientos G, Tirado-González I, Klapp BF et al. (2009) The impact of dendritic cells on angiogenic responses at the fetal-maternal interface. J Reprod Immunol 83: 85
Buhimschi CS, Weiner CP, Buhimschi IA (2006) Proteomics, part II: the emerging role of proteomics over genomics in spontaneous preterm labor/birth. Obstet Gynecol Surv 61: 543
Bulmer JN, Pace D, Ritson A (1988) Immunoregulatory cells in human decidua: morphology, immunohistochemistry and function. Reprod Nutr Dev 28: 1599
Cervera R, Balasch J (2010) Autoimmunity and recurrent pregnancy losses. Clin Rev Allergy Immunol 39: 148
Christiansen OB, Nielsen HS, Kolte AM (2006) Future directions of failed implantation and recurrent miscarriage research. Reprod Biomed Online 13: 71
Dekel N, Gnainsky Y, Granot I, Mor G (2010) Inflammation and implantation. Am J Reprod Immunol 63: 17
Delorme-Axford E, Donker RB, Mouillet JF et al. (2013) Human placental trophoblasts confer viral resistance to recipient cells. Proc Natl Acad Sci U S A 110: 12048
Denney JM, Nelson EL, Wadhwa PD et al. (2011) Longitudinal modulation of immune system cytokine profile during pregnancy. Cytokine 53: 170
Fest S, Aldo PB, Abrahams VM et al. (2007) Trophoblast-macrophage interactions: a regulatory network for the protection of pregnancy. Am J Reprod Immunol 57: 55
Fitzgerald JS, Germeyer A, Huppertz B, Jeschke U, Knöfler M, Moser G, Scholz C, Sonderegger S, Toth B, Markert UR (2010) Governing the invasive trophoblast: current aspects on intra- and extracellular regulation. Am J Reprod Immunol 63(6): 492-505
Gätje R, Eberle C, Scholz C (2014) Kurzlehrbuch Gynäkologie und Geburtshilfe. Thieme, Stuttgart
Gardner L, Moffett A (2003) Dendritic cells in the human decidua. Biol Reprod 69: 1438
Girardi G, Berman J, Redecha P et al. (2003) Complement C5a receptors and neutrophils mediate fetal injury in the antiphospholipid syndrome. J Clin Invest 112: 1644
Hanna J, Goldman-Wohl D, Hamani Y et al. (2006) Decidual NK cells regulate key developmental processes at the human fetal-maternal interface. Nat Med 12: 1065
Heyborne KD, Cranfill RL, Carding SR et al. (1992) Characterization of gamma delta T lymphocytes at the maternal-fetal interface. J Immunol 149: 2872
Hiby SE, Walker JJ, O'shaughnessy KM et al. (2004) Combinations of maternal KIR and fetal HLA-C genes influence the risk of preeclampsia and reproductive success. J Exp Med 200: 957
Holder BS, Tower CL, Forbes K et al. (2012) Immune cell activation by trophoblast-derived microvesicles is mediated by syncytin 1. Immunology 136: 184
Huang SJ, Chen CP, Schatz F et al. (2008) Pre-eclampsia is associated with dendritic cell recruitment into the uterine decidua. J Pathol 214: 328
Hunt JS (2006) Stranger in a strange land. Immunol Rev 213: 36
Hunt JS, Robertson SA (1996) Uterine macrophages and environmental programming for pregnancy success. J Reprod Immunol 32: 1
Hunt JS, Jadhav L, Chu W et al. (2000) Soluble HLA-G circulates in maternal blood during pregnancy. Am J Obstet Gynecol 183: 682
Ito K, Karasawa M, Kawano T et al. (2000) Involvement of decidual Valpha14 NKT cells in abortion. Proc Natl Acad Sci U S A 97: 740
Leber A, Teles A, Zenclussen AC (2010) Regulatory T cells and their role in pregnancy. Am J Reprod Immunol 63: 445
Le Bouteiller P, Tabiasco J (2006) Killers become builders during pregnancy. Nat Med 12: 991
Lockwood CJ, Matta P, Krikun G et al. (2006) Regulation of monocyte chemoattractant protein-1 expression by tumor necrosis factor-alpha and interleukin-1beta in first

trimester human decidual cells: implications for preeclampsia. Am J Pathol 168: 445

Matthiesen L, Kalkunte S, Sharma S (2012) Multiple pregnancy failures: an immunological paradigm. Am J Reprod Immunol 67: 334

Matzinger P (2002) The danger model: a renewed sense of self. Science 296: 301

Mincheva-Nilsson L (2003) Pregnancy and gamma/delta T cells: taking on the hard questions. Reprod Biol Endocrinol 1: 120

Mold JE, Michaëlsson J, Burt TD et al. (2008) Maternal alloantigens promote the development of tolerogenic fetal regulatory T cells in utero. Science 322: 1562

Mor G, Romero R, Aldo PB, Abrahams VM (2005) Is the trophoblast an immune regulator? The role of Toll-like receptors during pregnancy. Crit Rev Immunol 25: 375

Nancy P, Tagliani E, Tay CS et al. (2012) Chemokine gene silencing in decidual stromal cells limits T cell access to the maternal-fetal interface. Science 336: 1317

Petroff MG, Chen L, Phillips TA et al. (2003) B7 family molecules are favorably positioned at the human maternal-fetal interface. Biol Reprod 68: 1496

Redman CW, Sargent IL (2008) Circulating microparticles in normal pregnancy and pre-eclampsia. Placenta 29(suppl A): S73

Renaud SJ, Graham CH (2008) The role of macrophages in utero-placental interactions during normal and pathological pregnancy. Immunol Invest 37: 535

Saito S, Nakashima A, Shima T, Ito M (2010) Th1/Th2/Th17 and regulatory T-cell paradigm in pregnancy. Am J Reprod Immunol 63: 601

Schneider H, Husslein P (2000) Geburtshilfe. Springer, Heidelberg

Szekeres-Bartho J, Halasz M, Palkovics T (2009) Progesterone in pregnancy; receptor-ligand interaction and signaling pathways. J Reprod Immunol 83: 60

Thaxton JE, Sharma S (2010) Interleukin-10: a multi-faceted agent of pregnancy. Am J Reprod Immunol 63: 482

Tilburgs T, Strominger JL (2013) CD8+ effector T cells at the fetal-maternal interface, balancing fetal tolerance and antiviral immunity. Am J Reprod Immunol 69: 395

Tilburgs T, Scherjon SA, Claas FH (2010) Major histocompatibility complex (MHC)-mediated immune regulation of decidual leukocytes at the fetal-maternal interface. J Reprod Immunol 85: 58

Wegmann TG, Lin H, Guilbert L, Mosmann TR (1993) Bidirectional cytokine interactions in the maternal-fetal relationship: is successful pregnancy a TH2 phenomenon? Immunol Today 14: 353 Williams Z (2012) Inducing tolerance to pregnancy. N Engl J Med 367: 1159

Zenclussen AC (2013) Adaptive immune responses during pregnancy. Am J Reprod Immunol 69: 291

Bedeutung immunologischer Prozesse im 2./3. Trimenon

Aurelia Vattai, Udo Jeschke

6.1 Einleitung – 36

6.2 Zytokine und T-Zellen – 36

6.3 Glycodelin A (GdA) – 37

6.4 Galektine und Makrophagen – 38

6.5 Corticotropin-releasing Hormon – 38

6.6 Progesteron – 40

6.7 Progesteron-induzierter Blockierungsfaktor (PIBF) – 40

6.8 sFlt-1/PlGF-Quotient und Präeklampsie – 40

6.9 Zusammenfassung – 41

Literatur – 41

© Springer-Verlag Berlin Heidelberg 2017
B. Toth (Hrsg.), *Fehlgeburten Totgeburten Frühgeburten*,
DOI 10.1007/978-3-662-50424-6_6

6.1 Einleitung

Immunologische Prozesse spielen eine entscheidende Rolle im Schwangerschaftsverlauf. Störungen der Signalwege können in Schwangerschaftspathologien resultieren. Hierzu gehören die hypertensiven Schwangerschaftserkrankungen wie die Präeklampsie und das HELLP-Syndrom, die intrauterine Wachstumsretardierung (IUGR) und die Frühgeburtlichkeit. Infektionen sind eine der Hauptursachen für vorzeitige Entbindungen und damit verbundener perinataler Mortalität und Morbidität (Hillier et al. 1991; Jacobsson et al. 2005; Romero et al. 1993; Winkler u. Rath 1996). Manche Autoren bezeichnen die Frühgeburt sogar als entzündlich-reaktive Erkrankung (Velez et al. 2008). Das Amnioninfektionssyndrom (AIS) wird v.a. durch aszendierende Infektionen verursacht, seltener durch iatrogene Einflüsse.

Aktuelle Studien zeigen eine vermehrte Konzentration an fetaler DNA im maternalen Blut im Falle einer Präeklampsie oder eines HELLP-Syndroms (Brune et al. 2004). Dies deutet auf eine vermehrte Lyse von fetalen Zellen durch das mütterliche Immunsystem hin (Brune et al. 2004). Eine verstärkte mütterliche Immunantwort kann zudem in einer fehlgesteuerten Implantationstiefe resultieren, welche wiederum zu einer intrauterinen Wachstumsretardierung sowie der Ausbildung einer hypertensiven Schwangerschaftserkrankung einschließlich dem HELLP-Syndrom führen kann (Baumann 2010).

Eizellspenden (EZS) sind in Deutschland ebenso verboten wie die Leihmutterschaft; die Embryonenspende wird seit einigen Jahren vor allem in Bayern praktiziert. Insgesamt steigt die Anzahl der Schwangeren im Z.n. EZS oder Embryonenspende an. Diese Schwangerschaften stellen eine komplexe Herausforderung an das mütterliche und das fetale Immunsystem dar, indem ein immunologisch und chromosomal komplett fremder Embryo vom mütterlichen Immunsystem toleriert werden muss. Es handelt sich also um ein „allogenetisches Transplantat" (van der Hoorn et al. 2010). Die Dezidua der einwachsenden Plazenta wird vom mütterlichen Immunsystem erkannt und toleriert, und sie beeinflusst die Invasionstiefe der Trophoblasten (Baumann 2010). Bei Schwangerschaften, die durch Eizell- oder Embryonenspende entstanden sind, werden vermehrte Aktivierungen von Th1- und Th-2 Zellen im peripheren Blut (Chernyshov et al. 2008; van der Hoorn et al. 2014) sowie eine höhere Inzidenz an Schwangerschafts-induzierten Komplikationen wie Hypertonien (van der Hoorn 2010) und Präeklampsien (van der Hoorn et al. 2014) beobachtet (Martinez-Varea 2014). Die Inzidenz an IUGR und Frühgeburten nach einer Eizellspende ist vergleichbar mit der Inzidenz nach einer konventionellen In-vitro-Fertilisationsbehandlung (van der Hoorn 2010). Die Langzeitauswirkungen auf die maternalen Immunprozesse nach einer Eizell- oder Embryonenspende sind bisher nicht bekannt (van der Hoorn 2010). Es konnte gezeigt werden, dass die allogenetischen Zellen von männlichen Feten über neun Jahre im mütterlichen Blut nach erfolgter Eizellspende und Entbindung persistieren (Williams et al. 2009). Aber auch bei Schwangerschaften ohne assistierte reproduktionsmedizinische Behandlung können fetale Zellen mehr als zehn Jahre nach der Entbindung nachgewiesen werden (Bianchi et al. 1996). In einem Fall konnten fetalen Zellen sogar 27 Jahre nach der Entbindung im mütterlichen Serum detektiert werden (Bianchi et al. 1996).

6.2 Zytokine und T-Zellen

In der Schwangerschaft spielen Zytokine, sog. Glykoproteine, als immunologische Mediatoren eine wichtige Rolle bei der Regulation von Immunantworten. Zu den Zytokinen gehören fünf Untergruppen: Interferone, Interleukine, kolonie-stimulierende Faktoren, Tumornekrosefaktoren und Chemokine (Cannon 2000). Letztere sind chemotaktisch wirkende Signalproteine, die entscheidend für die Migration von Immunzellen im Gewebe während der Schwangerschaft sind (Jeschke et al. 2013). Die Expression von Zytokinen wird durch Zell-Zell-Interaktionen ausgelöst, woraus entweder pro- oder anti-inflammatorische Zytokine entstehen (Weissenbacher et al. 2013). In Abhängigkeit der Infektion produzieren CD4+T-Helfer-Zellen verschiedene Zytokine. Diese finden auch zunehmend Anwendung als diagnostische Marker bei klinischem V.a. intrauterine Infektionen.

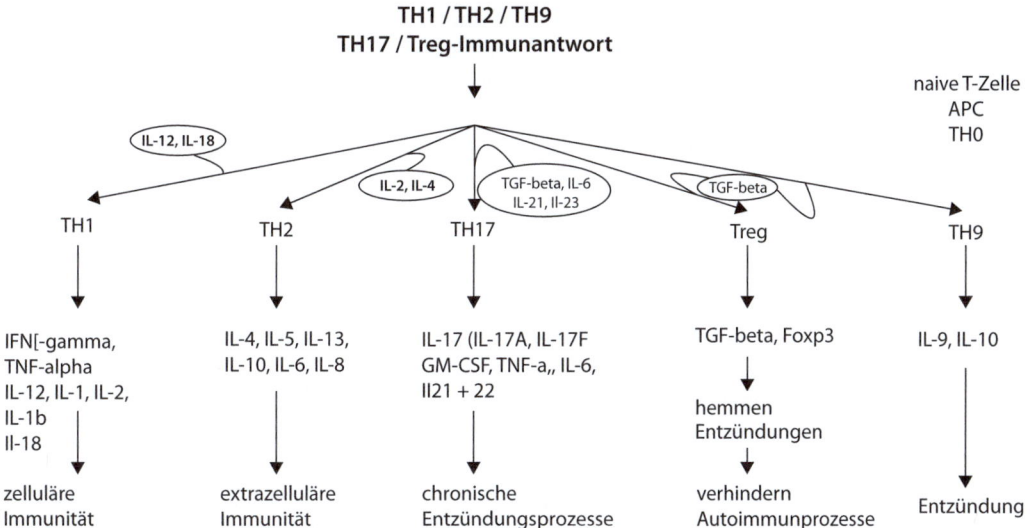

Abb. 6.1 Th-1/Th-2/Th-9/ Th-17/Treg-Immunantwort; IL=Interleukin, Th=T-Zellen, GM-CSF Granozyten/ Makrophagenstimulierender Faktor, TGF=transformierender Wachstumsfaktor (adaptiert nach Weissenbacher et al. 2013)

Die konventionelle Hypothese der Th1-Th2-Immunantwort wurde sukzessive durch die Th-9, Th-17 und auch regulatorische T-Zellen (Treg-Zellen) erweitert (Damsker et al. 2010; Iwakura u. Ishigame 2006; Kolls u. Linden 2004; Steinmann 2007; ◘ Abb. 6.1). Ähnlich dem Th-1-Muster wird die Expression von Th-17-Effektorzellen durch inflammatorische Prozesse sowie Autoimmunerkrankungen induziert, die zu chronisch entzündlichen Prozessen führen können (Reiner 2007). Th-17-Zellen sezernieren IL-6 und IL-7 sowie Zytokine der IL-17-Familie (IL-17A-F) (Damsker et al. 2010; Iwakura u. Ishigame 2006; Di Cesare et al. 2009; ◘ Abb. 6.1). Die Sekretion von IL-17A wird durch das Zytokin IL-23 reguliert, indem aus naiven CD4+T-Zellen (Th0) Th-17-Zellen differenziert werden. Zusätzlich existieren IL-10 produzierende CD4+-T-Zellen, die im Jahr 2010 von Wong et al. erstmalig beschrieben wurden (Wong et al. 2010). Th-9-Zellen produzieren die Zytokine IL-9 und IL-10 (Tan et al. 2010).

T-Zellen und natürliche Killerzellen spielen eine wichtige Rolle an der feto-maternalen Interphase sowie im weiteren Schwangerschaftsverlauf (Sharma 2014). Regulatorische T-Zellen (Treg) repräsentieren eine Subpopulation von T-Zellen, die das Immunsystem unterdrücken (Shevach 2001), und dienen der Regulation der maternalen Immunabwehr in der Schwangerschaft (Alijotas-Reig et al. 2014; Jiang 2014). Die Konzentration der zirkulierenden Treg-Zellen steigt in der Frühschwangerschaft an, erreicht die maximale Konzentration im zweiten Trimenon und sinkt wieder postpartum (Somerset et al. 2004). Treg-Zellen induzieren im dritten Trimenon die paternale Antigen-spezifische Toleranz (Martinez-Varea et al. 2014) und sind an der Entstehung der Präklampsie beteiligt (Martinez-Varea et al. 2014; Somerset et al. 2004; Saito et al. 2007).

6.3 Glycodelin A (GdA)

Die Protein- und mRNA-Expression von Glycodelin in den dezidualen Zellen bzw. der Plazenta ist bei Präklampsien, IUGRs und HELLP-Syndromen signifikant reduziert (Jeschke et al. 2005; ◘ Abb. 6.3). Da Glycodelin eine wichtige Rolle als immunsuppressives Protein bei der Implantation spielt, besteht die Vermutung, dass diese Suppression bei Präklampsien, IUGR und dem HELLP-Syndrom gestört ist (Jeschke et al. 2005).

6.4 Galektine und Makrophagen

Die Implantation ist ein inflammatorischer Prozess, in den sowohl Leukozyten wie auch Galektine involviert sind (Jeschke et al. 2013). Galektine sind Galaktose-bindende Proteine, die alle eine ähnliche Kohlenhydrat-bindende-Peptiddomäne besitzen, aber dennoch strukturelle Unterschiede aufweisen. Sie induzieren die Apoptose von Th1- und Th17-Zellen und führen zur Differenzierung von dendritischen Zellen sowie von regulatorischen T-Zellen (Blidner u. Rabinovich 2013). Zusätzlich bilden Galektine im Bereich des Endometriums eine Immunabwehr gegen aufsteigende Bakterien im Genitaltrakt (Almkvist u. Karlsson 2004). Gal-1 hat eine immunmodulatorische Auswirkung im Endometrium sowie in der Dezidua. Uterine NK-Zellen, die 70% der Zellpopulation des Immunsystems ausmachen, exprimieren Gal-1 (Koopman et al. 2003; Kopcow et al. 2008). Es konnte gezeigt werden, dass Gal-1, welches von den uNK-Zellen exprimiert wird, die Apoptose der dezidualen T-Zellen induziert und somit zur maternalen Immuntoleranz des Feten beiträgt (Kopcow et al. 2008). Regulatorische T-Zellen exprimieren Gal-1 und Gal-10 (Garin et al. 2007; Kubach et al. 2007). Gal-1 besitzt anti-inflammatorische Eigenschaften, indem es die Apoptose von Immunzellen induziert (Kovacs-Solyom et al. 2010; Lange et al. 2009), mit der T-Zell-vermittelten Immunität interferiert (Perone et al. 2009) und die Zellwanderung von Neutrophilen inhibiert (Gil et al. 2010; Auvynet 2013). Durch die Beeinflussung der maternalen T-Zellen und deren Zytokine und damit Sicherstellung einer feto-maternalen Toleranz spielt Gal-1 eine entscheidende Rolle bei der Aufrechterhaltung der Schwangerschaft (Jeschke et al. 2013). Zudem ist die Expression von Gal-1 und Gal-3 bei gestationsbedingten Trophoblasterkrankungen (GTD) sowie bei HELLP und Präeklampsie im Vergleich zu unkomplizierten Schwangerschaften erhöht (Bozic et al. 2004; Jeschke et al. 2007; Maquoi et al. 1997). Gal-1 mRNA wird bei vorzeitigem Blasensprung und bei der Chorioamnionitis in 3. Trimenon vermehrt exprimiert (Than et al. 2008).

Die Präeklampsie wird mit einer vermehrten Infiltration von aktivierten maternalen Makrophagen assoziiert (Reister et al. 1999). In unkomplizierten Schwangerschaften sind die Makrophagen im Stroma lokalisiert und umschließen die extravillösen Trophoblasten (EVT) sowie die Spiralarterien (Petsas et al. 2012). Sie sind um die Spiralarterien lokalisiert und trennen sie von den Trophoblasten (Reister et al. 2001; Abrahams et al. 2004). Zudem scheinen die Makrophagen Tumornekrose-Faktor α (TNF) zu sezernieren, welcher zur Apoptose von EVTs führt und somit den Umbau der Spiralarterien verhindert (Reister et al. 2001).

6.5 Corticotropin-releasing Hormon

Plazentares CRH ist möglicherweise in der Lage, die ACTH-Produktion der fetalen Hypophyse zu stimulieren (Makrigiannakis et al. 2007). Das fetale ACTH stimuliert daraufhin in der Nebennierenrinde die Sekretion von fetalem Cortisolsulfat, welches durch die Nabelschnurarterie die plazentare Zirkulation erreicht und dort in Cortisol umgewandelt wird (Makrigiannakis et al. 2007). Das positive Feedback wird aufrechterhalten, indem das plazentare CRH die Sekretion von Cortisol stimuliert. Die Signaltransduktion und Aktivierung von CRH erfolgt über die G-gekoppelten Rezeptoren (G, Gq, Gs) (◘ Abb. 6.2). Die progressive Stimulation von plazentarer Einheit und der Hypophysen-Nebennierenrinden-Achse spielt eine Rolle bei der Initiierung der Geburt. Der CRH-Anstieg im mütterlichen Blut ist kurz vor der Geburt am höchsten (Sasaki et al. 1988). Frühgeburtlichkeiten werden mit der vorzeitigen Aktivierung der plazentaren CRH-Sekretion assoziiert (Challis u. Smith 2001). Die CRH- und ACTH-Konzentration ist im maternalen Serum von Frauen mit Frühgeburt höher im Vergleich zu Frauen, die am Termin entbinden (Hobel et al. 1999). CRH und ACTH repräsentieren Biomarker aus dem mütterlichen Serum zur Bestimmung einer drohenden Frühgeburt (Makrigiannakis et al. 2007). Es konnte gezeigt werden, dass die Gabe von Dexamethason oder anderen Glukokortikoiden die ACTH-Konzentration und die positive Feedbackschleife nicht beeinflussen (Rees et al. 1975). Somit interagiert auch die Lungenreifung zur Steigerung der intraalveolären Surfactant-Synthese zur Vermeidung eines Respiratory-Distress-Syndroms nicht mit CRH oder ACTH.

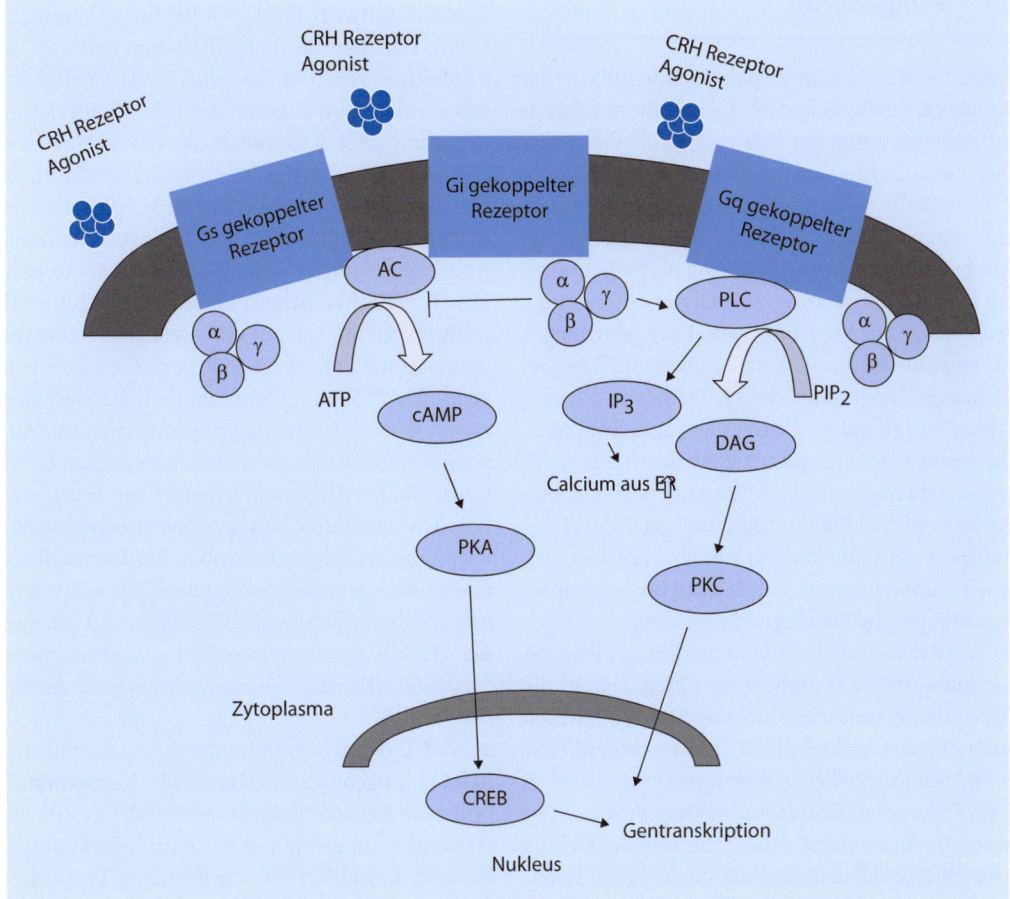

Abb. 6.2 Signalwege des Corticotropin-Releasing-Hormons durch G-Protein-gekoppelte Rezeptoren im zentralen Nervensystem (adaptiert nach Hauger et al. 2006; Dautzenberg u. Hauger 2002)
Der Gs und der Gq-gekoppelte Rezeptor sind entscheidend für die CRHR-Signaltransduktion. Die Aktivierung von Gs über die Adenylylcyclase (AC) führt zu erhöhten zyklischen AMP-Werten (cAMP). cAMP aktiviert die Proteinkinase A (PKA), welche die Phosphorylierung des cAMP responsive element binding-Proteins (CREB) herbeiführt. Das Gq-Protein aktiviert die Phospholipase C (PLC), welche Inositoltriphosphat (IP3) und 1,2-diacylglycerol (DAG) synthetisiert. IP3 induziert eine vermehrte Calcium-Konzentration im endoplasmatischen Retikulum. DAG aktiviert die Proteinkinase C, die die Gentranskription weiter aktiviert.

Das plazentare Corticotropin-Releasing-Hormon (CRH) spielt eine Rolle in der Pathogenese der Präeklampsie (Karteris et al. 2003, 2005). CRH und dessen Rezeptoren CRH-R1 und CRH-R2 werden in der feto-maternalen Interphase exprimiert (Hillhouse u. Grammatopoulos 2002). Plazentares CRH reguliert die Invasion von Trophoblasten, die plazentare Vaskularisation, die myometriale Kontraktilität und das Einsetzen der Geburt (Hillhouse u. Grammatopoulos 2002; Kalantaridou et al. 2003; Bamberger et al. 1997). Zusätzlich steuert es die Apoptose in der feto-maternalen Interphase durch Regulation von FasL in Trophoblasten und in dezidualen Lymphozyten (Makrigiannakis et al. 2001; Minas et al. 2007). Bei Präeklampsien ist die CRH-Konzentration im maternalen Plasma und im venösen Blut der Nabelschnur erhöht (Petsas 2012; Abb. 6.3). Die immunmodulatorische Rolle von peripherem CRH kann die Trophoblasteninvasion unterbrechen und damit die Spiralarterien ummodulieren, was in einer Präeklampsie resultieren kann (Petsas 2012).

6.6 Progesteron

Progesteron spielt eine entscheidende Rolle in der Schwangerschaft, indem es als Immunosteroid zur Aufrechterhaltung der Schwangerschaft beiträgt (Areia et al. 2015). Vermutlich verhindert Progesteron entzündliche Prozesse, die den Geburtsbeginn induzieren (Areia et al. 2015). Daher existiert bei drohender Frühgeburtlichkeit und bei Patientinnen mit belasteter Anamnese aktuell die Empfehlung, Progesteron zur Prävention von Frühgeburten bis zur vollendeten 34. SSW zu supplementieren. Bei drohender Zervixinsuffizienz kann dies im 2. und 3. Trimenon z.B. mittels Utrogestan vaginal erfolgen. Das Risiko einer Frühgeburt kann durch die Applikation von Progesteron bei Frauen mit positiver Anamnese sowie bei Patientinnen mit einer Zervixinsuffizienz um 30% reduziert werden (Romero et al. 2012). Nach erfolgter Tokolyse kann Progesteron als Sekundärprophylaxe eingesetzt werden.

Auf Zellebene konnte demonstriert werden, dass T-regulatorische Lymphozyten (Treg-Zellen) die anti-inflammatorische Wirkung von Progesteron unterstützen (Areia et al. 2015). In unkomplizierten Schwangerschaften ist eine vermehrte Anzahl an Treg-Zellen sowie dem membranösen Progesteron-Rezeptor vorzufinden. Die Einleitung der Geburt wird teilweise durch die Reduktion der Progesteron-Rezeptoren und der Treg-Zellen induziert, indem die anti-inflammatorische Wirkung von Progesteron durch die Treg-Zellen nachlässt (Areia et al. 2015).

6.7 Progesteron-induzierter Blockierungsfaktor (PIBF)

In der Schwangerschaft produzieren periphere Lymphozyten das Protein progesterone-induced blocking factor (PIBF) (Szekeres-Bartho et al. 1985), welches immunmodulatorisch wirkt (Szekeres-Bartho et al. 1989). Im Mausmodell konnte demonstriert werden, dass PIBF durch die Inhibierung von peripheren NK zur Aufrechterhaltung der Schwangerschaft beiträgt (Polgar et al. 2004). Eine weitere Aufgabe von PIBF während der Schwangerschaft ist die Induktion der TH2-dominanten Zytokin-Antwort (Szekeres-Bartho u. Wegmann 1996). Das sezernierte PIBF ist zum einen an der Produktion von IL-3, IL-4 und IL-10 beteiligt und supprimiert zum anderen die TH-1-Zytokine wie IL-12 und IFN-γ (Szekeres-Bartho u. Wegmann 1996; Szekeres-Bartho et al. 1996). Die Hemmung von PIBF durch spezifische Antikörper resultiert in einer vermehrten TH1-Antwort, welche mit Aborten assoziiert wird (Szekeres-Bartho et al. 1996). PIBF beeinflusst ebenfalls das humorale Immunsystem, indem es die Synthese von asymmetrischen Antikörpern induziert (Canellada et al. 2002). Da PIBF durch immunologische Mechanismen wie der Beeinflussung von Zytokinen zur Aufrechterhaltung von normalen Schwangerschaften führt, können Alterationen in der PIBF-Konzentration den weiteren Schwangerschaftsverlauf negativ beeinflussen (Polgar et al. 2004). Bei unkomplizierten Schwangerschaften steigt die PIBF-Konzentration kontinuierlich bis zur 37. SSW an und fällt nach der 41. SSW stark ab. In pathologischen Schwangerschaften kommt es hingegen zu keinem Anstieg der PIBF-Konzentration. Da niedrige PIBF-Werte auf den Geburtsbeginn hindeuten, kann eine drohende Frühgeburt mittels der PIBF-Konzentration bestimmt werden (Polgar et al. 2004). Die Konzentrationsbestimmung von PIBF im Urin könnte in Zukunft als Marker für eine drohende Frühgeburt dienen.

Bei Präklampsien zeigte sich eine verminderte PIBF-Konzentration im Vergleich zu gesunden Schwangerschaften. Es existiert eine positive Korrelation zwischen der PIBF-Konzentration und der Anzahl an Symptomen bei einer Präklampsie. PIBF spielt nicht nur eine Rolle bei der Präklampsie und der Frühgeburtlichkeit, sondern auch bei Wachstumsretardierungen: Patientinnen mit SGA-Kindern („small for gestational age") weisen v.a. niedrige PIBF-Werte auf (Polgar et al. 2004).

6.8 sFlt-1/PlGF-Quotient und Präeklampsie

Die Präklampsie wird mit einer chronischen Immunreaktion und dem vermehrten Vorkommen von B- und T-Lymphozyten, Zytokinen und

Antikörpern assoziiert (Canellada et al. 2002). Eine vermehrte maternale Entzündungsreaktion und eine Imbalance der angiogenen und anti-angiogenen Faktoren tragen zur Pathogenese der Präeklampsie bei (Canellada et al. 2002). Aktuelle Studien zeigen, dass eine vermehrte plazentare Produktion des sog. soluble fms-like Tyrosinkinase-1 Rezeptors (sFlt-1), einem Antagonisten des Vascular Endothelial Growth Factor (VEGF) und des Placental Growth Factors (PlGF), eine entscheidende Rolle spielt (Maynard et al. 2003). Bei der Präeklampsie sowie bei der IUGR sind die sFlt-1-Werte im Serum erhöht und die PlGF-Werte erniedrigt, was zu einem erhöhten sFlt-1/PlGF-Quotienten führt (Maynard et al. 2003; ◘ Abb. 6.3). Es besteht ein positives Verhältnis zwischen der Höhe des Quotienten und der Schwere der Erkrankung (Verlohren et al. 2012). Erhöhte IL-17 Werte, welche eine vermehrte maternale Entzündungsreaktion spiegeln, und ein erhöhter sFlt-1/PlGF-Quotient verstärken das Risiko für eine Präeklampsie (Molvarec et al. 2015). Daher kann der sFlt-1/PlGF-Quotient als diagnostischer Marker in der Diagnose einer Präeklampsie sowie bei weiteren plazentabedingten Erkrankungen, wie dem HELLP-Syndrom und der IUGR, verwendet werden (Schlembach et al. 2015). Da die angiogenen und inflammatorischen Prozesse vor der eigentlichen Manifestation der klinischen Symptome einsetzen, dient der sFlt-1/PlGF-Quotient der Prädiktion einer Präeklampsie insbesondere in Risikokollektiven (Schlembach et al. 2015).

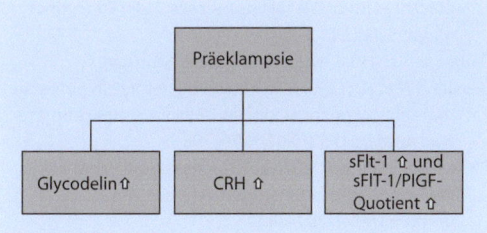

◘ **Abb. 6.3** Vermehrte Expression von Glycodelin, CRH und sFlt-1 sowie des sFlt-1/PlGF-Quotienten bei der Präeklampsie. CRH = Corticotropin-releasing Hormon, sFlt = soluble fms-like Tyrosinkinase-1 Rezeptor, PlGF = placental growth Faktor

Das Einströmen von unterschiedlichen maternalen Immunzellpopulationen in die Dezidua wird durch CRH, Glycodelin und eine Reihe von Zytokinen und Chemokinen reguliert. Einige dieser Faktoren wie das IL-6 haben ihren Einzug in den geburtshilflichen Alltag bereits genommen. Auf diesem Gebiet ist aber eine weitere Forschungstätigkeit unabdingbar, um verlässlichere und spezifische Marker für die Vorhersage des Geburtstermins zu finden.

Aktuell steht die Untersuchung der immunologischen Aspekte des allogenen Feten bei der Eizell- und Embryonenspende sowie der Leihmutterschaft zunehmend im Fokus. Ein detaillierteres Wissen über die zelluläre Immunität bei diesen Schwangerschaften ermöglicht neue Erkenntnisse, welche ggf. auch auf die immunologische Toleranz bei Organtransplantationen übertragen werden können.

6.9 Zusammenfassung

Die zelluläre Immunität spielt eine entscheidende Rolle bei immunologischen Prozessen im 2. und 3. Trimenon. NK-Zellen, regulatorische T-Zellen, dendritische Zellen und Makrophagen sind essenzielle Bestandteile der zellulären Immunität zur Sicherstellung einer intakten Schwangerschaft. Eine defekte Immunantwort kann in der Entwicklung von Schwangerschaftspathologien wie der Schwangerschafts-induzierten Hypertonie, der Präeklampsie und der Frühgeburtlichkeit resultieren. Ein ausführliches Wissen über die immunologischen Abläufe kann somit zur Prävention und Therapie eingesetzt werden.

Literatur

Abrahams VM et al. (2004) Macrophages and apoptotic cell clearance during pregnancy. Am J Reprod Immunol 51(4): 275–282

Alijotas-Reig J, Llurba E, Gris JM (2014) Potentiating maternal immune tolerance in pregnancy: a new challenging role for regulatory T cells. Placenta 35(4): 241–248

Almkvist J, Karlsson A (2004) Galectins as inflammatory mediators. Glycoconj J 19(7-9): 575–581

Areia A et al. (2015) Can membrane progesterone receptor alpha on T regulatory cells explain the ensuing human labour? J Reprod Immunol 113: 22–26

Auvynet C et al. (2013) Galectin-1 promotes human neutrophil migration. Glycobiology 23(1): 32–42

Bamberger AM et al. (1997) Expression of the apoptosis-inducing Fas ligand (FasL) in human first and third trimester placenta and choriocarcinoma cells. J Clin Endocrinol Metab 82(9): 3173–3175

Baumann R (2010) Physiologie. Thieme, Stuttgart

Bianchi DW et al. (1996) Male fetal progenitor cells persist in maternal blood for as long as 27 years postpartum. Proc Natl Acad Sci U S A 93(2): 705–708

Blidner AG, Rabinovich GA (2013) ‚Sweetening' pregnancy: galectins at the fetomaternal interface. Am J Reprod Immunol 69(4): 369–382

Bozic M et al. (2004) Galectin-1 and galectin-3 in the trophoblast of the gestational trophoblastic disease. Placenta 25(10): 797–802

Brune T et al. (2004) The increased lysis of fetal cells in the mother after pregnancies complicated by pre-eclampsia or HELLP syndrome is not the result of a specific anti-fetal cytotoxicity of the mother. Am J Reprod Immunol 51(2): 174–179

Canellada A et al. (2002) Interleukin regulation of asymmetric antibody synthesized by isolated placental B cells. Am J Reprod Immunol 48(4): 275–282

Canellada A et al. (2002) In vitro modulation of protective antibody responses by estrogen, progesterone and interleukin-6. Am J Reprod Immunol 48(5): 334–343

Cannon JG (2000) Inflammatory cytokines in nonpathological states. News Physiol Sci 15: 298–303

Challis JR, Smith SK (2001) Fetal endocrine signals and preterm labor. Biol Neonate 79(3-4): 163–167

Chernyshov VP et al. (2008) Th1 and Th2 in human IVF pregnancy with allogenic fetus. Am J Reprod Immunol 59(4): 352–358

Damsker JM, Hansen AM, Caspi RR (2010) Th1 and Th17 cells: adversaries and collaborators. Ann N Y Acad Sci 1183: 211–221

Dautzenberg FM, Hauger RL (2002) The CRF peptide family and their receptors: yet more partners discovered. Trends Pharmacol Sci 23(2): 71–77

Di Cesare A, Di Meglio P, Nestle FO (2009) The IL-23/Th17 axis in the immunopathogenesis of psoriasis. J Invest Dermatol 129(6): 1339–1350

Garin MI et al. (2007) Galectin-1: a key effector of regulation mediated by CD4+CD25+ T cells. Blood 109(5): 2058–2065

Gil CD, Gullo CE, Oliani SM (2010) Effect of exogenous galectin-1 on leukocyte migration: modulation of cytokine levels and adhesion molecules. Int J Clin Exp Pathol 4(1): 74–84

Hauger RL et al. (2006) Corticotropin releasing factor (CRF) receptor signaling in the central nervous system: new molecular targets. CNS Neurol Disord Drug Targets 5(4): 453–479

Hillhouse EW, Grammatopoulos DK (2002) Role of stress peptides during human pregnancy and labour. Reproduction 124(3): 323–329

Hillier SL et al. (1991) Microbiologic causes and neonatal outcomes associated with chorioamnion infection. Am J Obstet Gynecol 165(4 Pt 1): 955–961

Hobel CJ et al. (1999) Maternal plasma corticotropin-releasing hormone associated with stress at 20 weeks' gestation in pregnancies ending in preterm delivery. Am J Obstet Gynecol 180(1 Pt 3): S257–263

van der Hoorn ML (2010) Clinical and immunologic aspects of egg donation pregnancies: a systematic review. Hum Reprod Update 16(6): 704–712

van der Hoorn ML et al. (2014) Differential immunoregulation in successful oocyte donation pregnancies compared with naturally conceived pregnancies. J Reprod Immunol 101-102: 96–103

Iwakura Y, Ishigame H (2006) The IL-23/IL-17 axis in inflammation. J Clin Invest 116(5): 1218–1222

Jacobsson B, Mattsby-Baltzer I, Hagberg H (2005) Interleukin-6 and interleukin-8 in cervical and amniotic fluid: relationship to microbial invasion of the chorioamniotic membranes BJOG 112(6): 719–724

Jeschke U et al. (2005) Expression of glycodelin A in decidual tissue of preeclamptic, HELLP and intrauterine growth-restricted pregnancies. Virchows Arch 446(4): 360–368

Jeschke U et al. (2007) Expression of galectin-1, -3 (gal-1, gal-3) and the Thomsen-Friedenreich (TF) antigen in normal, IUGR, preeclamptic and HELLP placentas. Placenta 28(11–12): 1165–1173

Jeschke U et al. (2013) Expression and function of galectins in the endometrium and at the human feto-maternal interface. Placenta 34(10): 863–872

Jiang TT et al. (2014) Regulatory T cells: new keys for further unlocking the enigma of fetal tolerance and pregnancy complications. J Immunol 192(11): 4949–4956

Kalantaridou SN et al. (2003) Roles of reproductive corticotropin-releasing hormone. Ann N Y Acad Sci 997: 129–135

Karteris E et al. (2003) Reduced expression of corticotropin-releasing hormone receptor type-1 alpha in human preeclamptic and growth-restricted placentas. J Clin Endocrinol Metab 88(1): 363–370

Karteris E et al. (2005) Preeclampsia is associated with impaired regulation of the placental nitric oxide-cyclic guanosine monophosphate pathway by corticotropin-releasing hormone (CRH) and CRH-related peptides. J Clin Endocrinol Metab 90(6): 3680–3687

Kolls JK, Linden A (2004) Interleukin-17 family members and inflammation. Immunity 21(4): 467–476

Koopman LA et al. (2003) Human decidual natural killer cells are a unique NK cell subset with immunomodulatory potential. J Exp Med 198(8): 1201–1212

Kopcow HD et al. (2008) T cell apoptosis at the maternal-fetal interface in early human pregnancy, involvement of galectin-1. Proc Natl Acad Sci U S A 105(47): 18472–18477

Kovacs-Solyom F et al. (2010) Mechanism of tumor cell-induced T-cell apoptosis mediated by galectin-1. Immunol Lett 127(2): 108–118

Kubach J et al. (2007) Human CD4+CD25+ regulatory T cells: proteome analysis identifies galectin-10 as a novel marker essential for their anergy and suppressive function. Blood 110(5): 1550–1558

Literatur

Lange F et al. (2009) Galectin-1 induced activation of the mitochondrial apoptotic pathway: evidence for a connection between death-receptor and mitochondrial pathways in human Jurkat T lymphocytes. Histochem Cell Biol 132(2): 211–223

Makrigiannakis A et al. (2001) Corticotropin-releasing hormone promotes blastocyst implantation and early maternal tolerance. Nat Immunol 2(11): 1018–1024

Makrigiannakis A et al. (2007) Maternal serum corticotropin-releasing hormone and ACTH levels as predictive markers of premature labor. Int J Gynaecol Obstet 97(2): 115–159

Maquoi E et al. (1997) Changes in the distribution pattern of galectin-1 and galectin-3 in human placenta correlates with the differentiation pathways of trophoblasts. Placenta 18(5-6): 433–439

Martinez-Varea A et al. (2014) Relationship between maternal immunological response during pregnancy and onset of preeclampsia. J Immunol Res 2014: 210–241

Maynard SE et al. (2003) Excess placental soluble fms-like tyrosine kinase 1 (sFlt1) may contribute to endothelial dysfunction, hypertension, and proteinuria in preeclampsia. J Clin Invest 111(5): 649–658

Minas V et al. (2007) Abortion is associated with increased expression of FasL in decidual leukocytes and apoptosis of extravillous trophoblasts: a role for CRH and urocortin. Mol Hum Reprod 13(9): 663–673

Molvarec A et al. (2015) Increased circulating interleukin-17 levels in preeclampsia. J Reprod Immunol 112: 53–57

Perone MJ et al. (2009) Suppression of autoimmune diabetes by soluble galectin-1. J Immunol 182(5): 2641–2653

Petsas G et al. (2012) Aberrant expression of corticotropin-releasing hormone in pre-eclampsia induces expression of FasL in maternal macrophages and extravillous trophoblast apoptosis. Mol Hum Reprod 18(11): 535–545

Polgar B et al. (2004) Urinary progesterone-induced blocking factor concentration is related to pregnancy outcome. Biol Reprod 71(5): 1699–1705

Rees LH et al. (1975) Possible placental origin of ACTH in normal human pregnancy. Nature 254(5501): 620–622

Reiner SL (2007) Development in motion: helper T cells at work. Cell 129(1): 33–36

Reister F et al. (1999) The distribution of macrophages in spiral arteries of the placental bed in pre-eclampsia differs from that in healthy patients. Placenta 20(2–3): 229–233

Reister F et al. (2001) Macrophage-induced apoptosis limits endovascular trophoblast invasion in the uterine wall of preeclamptic women. Lab Invest 81(8): 1143–1152

Romero R et al. (1993) Amniotic fluid interleukin-6 determinations are of diagnostic and prognostic value in preterm labor. Am J Reprod Immunol 30(2–3): 167–183

Romero R et al. (2012) Vaginal progesterone in women with an asymptomatic sonographic short cervix in the midtrimester decreases preterm delivery and neonatal morbidity: a systematic review and metaanalysis of individual patient data. Am J Obstet Gynecol 206(2): 124 e1–19

Saito S et al. (2007) Inadequate tolerance induction may induce pre-eclampsia. J Reprod Immunol 76(1–2): 30–39

Sasaki A et al. (1988) Isolation and characterization of a corticotropin-releasing hormone-like peptide from human placenta. J Clin Endocrinol Metab 67(4): 768–773

Schlembach D, Lang U (2008) Preeclampsia and pregnancy-induced hypertension - diseases determined in the uterus? Gynakol Geburtshilfliche Rundsch 48(4): 225–230

Schlembach SV, Klein E, Lapaire O, Ramoni A, Stepan H (2015) Der sFlt-1/PlGF-Quotient in Prädiktion und Diagnostik der Präeklampsie. Frauenarzt 56(10): 858–865

Sharma S (2014) Natural killer cells and regulatory T cells in early pregnancy loss. Int J Dev Biol 58(2–4): 219–229

Shevach EM (2001) Certified professionals: CD4(+)CD25(+) suppressor T cells. J Exp Med 193(11): F41–46

Somerset DA et al. (2004) Normal human pregnancy is associated with an elevation in the immune suppressive CD25+ CD4+ regulatory T-cell subset. Immunology 112(1): 38–43

Steinman L (2007) A brief history of T(H)17, the first major revision in the T(H)1/T(H)2 hypothesis of T cell-mediated tissue damage. Nat Med 13(2): 139–145

Szekeres-Bartho J, Wegmann TG (1996) A progesterone-dependent immunomodulatory protein alters the Th1/Th2 balance. J Reprod Immunol 31(1–2): 81–95

Szekeres-Bartho J et al. (1985) The mechanism of the inhibitory effect of progesterone on lymphocyte cytotoxicity: II. Relationship between cytotoxicity and the cyclooxygenase pathway of arachidonic acid metabolism. Am J Reprod Immunol Microbiol 9(1): 19–22

Szekeres-Bartho J et al. (1989) Immunoregulatory effects of a suppressor factor from healthy pregnant women's lymphocytes after progesterone induction. Cell Immunol 122(2): 281–294

Szekeres-Bartho J et al. (1996) The immunological pregnancy protective effect of progesterone is manifested via controlling cytokine production. Am J Reprod Immunol 35(4): 348–351

Tan C et al. (2010) Antigen-specific Th9 cells exhibit uniqueness in their kinetics of cytokine production and short retention at the inflammatory site. J Immunol 185(11): 6795–6801

Than NG et al. (2008) Chorioamnionitis and increased galectin-1 expression in PPROM - an anti-inflammatory response in the fetal membranes? Am J Reprod Immunol 60(4): 298–311

Velez DR et al. (2008) Patterns of cytokine profiles differ with pregnancy outcome and ethnicity. Hum Reprod 23(8): 1902–1909

Verlohren S et al. (2012) The sFlt-1/PlGF ratio in different types of hypertensive pregnancy disorders and its prognostic potential in preeclamptic patients. Am J Obstet Gynecol 206(1): 58 e1–8

Weissenbacher T et al. (2013) Diagnostic biomarkers of proinflammatory immune-mediated preterm birth. Arch Gynecol Obstet 287(4): 673–685

Williams Z et al. (2009) Foreign fetal cells persist in the maternal circulation. Fertil Steril 91(6): 2593–2595

Winkler M, Rath W (1996) The role of cytokines in the induction of labor, cervical ripening and rupture of the fetal membranes. Z Geburtshilfe Neonatol 200(suppl 1): 1–12

Wong MT et al. (2010) Regulation of human Th9 differentiation by type I interferons and IL-21. Immunol Cell Biol 88(6): 624–631

Transplantations-immunologische Aspekte

Volker Daniel

7.1 Einleitung – 46

7.2 HLA-Merkmale und Schwangerschaft – 46

7.3 Modulation des Immunsystems in der Schwangerschaft – 48

7.4 Zusammenfassung – 49

Literatur – 49

7.1 Einleitung

Für die Mutter ist der Fetus ein Fremdkörper mit Fremdantigenen des Vaters. Die Hälfte aller rezidivierenden Spontanaborte (RSA) hat keine identifizierbare Ursache und könnte auf immunologischen Abstoßungsreaktionen basieren (Laird et al. 2003). Es wurde in der einschlägigen Literatur eine Reihe von Immunmechanismen beschrieben, die Einfluss auf die Toleranzinduktion der Mutter gegenüber dem Fetus haben könnte. In klinischen Studien fanden sich Störungen dieser Immunmechanismen signifikant häufiger bei Patientinnen mit RSA und Schwangerschaftskomplikationen als in den entsprechenden Kontrollgruppen. Ursache für immunologisch bedingte RSA könnten daher eine zytotoxische Immunantwort der Mutter gegen paternale Gewebemerkmale auf fetalen Zellen oder aber eine Dysregulation von Immunzellen sein, die zu einem für die Embryoimplantation ungünstigen Mikromilieu im Uterus führt (Zenclussen u. Hammerling 2015).

7.2 HLA-Merkmale und Schwangerschaft

Bei der Transplantation von soliden Organen und Blutstammzellen spielen zelluläre und humorale Immunreaktionen gegen Gewebemerkmale des Haupthistokompatibilitätskomplexes des Spenders eine entscheidende Rolle. Sie führen zu immunologischen Abstoßungsreaktionen gegen das fremde Organ oder die fremden Blutstammzellen.

Der Haupthistokompatibilitätskomplex des Menschen wird als HLA-System (humanes Leukozytenantigen-System) bezeichnet und stellt das polymorphste Antigensystem des Körpers dar (Marsh 2015). Er wird von elf Genorten kodiert:
- Klasse-I-Antigene
  - Klasse Ia: HLA-A, HLA-B, HLA-C
  - Klasse Ib: HLA-E, HLA-F, HLA-G
- Klasse-II-Antigene
  - HLA-DM, -DO, -DP, -DQ, -DR

Jeder Mensch erbt von Vater und Mutter jeweils ein HLA-Merkmal. HLA-Klasse-Ia-Antigene finden sich auf allen kernhaltigen Zellen des Körpers, HLA-Klasse-II-Antigene auf Antigen-präsentierenden Zellen, B-Lymphozyten und aktivierten T-Lymphozyten. Die Vielzahl der verschiedenen HLA-Merkmale, ihre hohe Immunogenität und ihre ubiquitäre Verteilung im Körper machen es notwendig, dass Spender und Empfänger von Organen und Blutstammzellen nach größtmöglicher Übereinstimmung in HLA-Klasse-Ia- und HLA-Klasse-II-Antigenen ausgesucht werden, um Abstoßungsreaktionen vorzubeugen. Nach erfolgter Transplantation müssen die Patienten lebenslang immunsuppressiv wirkende Medikamente einnehmen, da sich keine Toleranz gegen die fremden Gewebemerkmale auf dem Transplantat entwickelt.

Bei einer normalen Schwangerschaft gibt es eine Toleranz der Mutter gegen die fremden fetalen Gewebemerkmale. Trophoblastzellen an der fetomaternalen Grenze exprimieren nur HLA-C, sowie HLA-E, HLA-F und HLA-G (Le Bouteiller et al. 1996; Hammer et al. 1997; Fernandez et al. 1999; Dahl u. Hviid 2012). HLA-Klasse-Ib-Merkmale vermitteln eine Suppression des maternalen Immunsytems, weil sie mit Determinanten auf Natürlichen Killerzellen (NK) Zellen reagieren, die die NK-Zellen funktionell hemmen können (Dahl u. Hviid 2012; Thielens et al. 2012; Middleton et al. 2002). Diese Determinanten heißen „killer Ig-like receptors" (KIR), sind polymorph, finden sich auf NK-Zellen und einem kleinen Teil von αβ+ und γδ+ T-Lymphozyten und unterteilen sich in inhibierende KIR und stimulierende KIR (Thielens et al. 2012). Zum Beispiel bindet KIR2DL1 an HLA-Cw2, HLA-Cw4, HLA-Cw5 und HLA-Cw6 (zusammen C2), wohingegen KIR2DL2 und KIR2DL3 an HLA-Cw1, HLA-Cw3, HLA-Cw7 und HLA-Cw8 (zusammen C1) binden. Ein Fehlen von mütterlichen aktivierenden KIR bei homozygotem KIR Haplotyp A ist assoziiert mit einem erhöhten Risiko für RSA bzw. Präklampsie, und dieses Risiko steigt weiter an, wenn der Fetus HLA-C2 besitzt (Hiby et al. 2004, 2008, 2010). Eine schwache Expression von HLA-Klasse-Ib-Merkmalen, insbesondere von HLA-G, scheint mit einer reduzierten Fertilität assoziiert zu sein (Dahl u. Hviid 2012). Niedrige Spiegel von löslichem HLA-G fanden sich bei Schwangerschaftskomplikationen wie RSA,

Präeklampsie und IUGR (Hviid et al. 2003; Yie et al. 2005; Steinborn et al. 2007; Rizzo et al. 2008).

HLA-A, -B und -DR finden sich nicht auf Plazentagewebe (Fernandez et al. 1999). In vitro kann jedoch das Th-1 Zytokin IFN-γ die Expression von MHC-Klasse-I-Antigenen auf Plazentagewebe von menschlichen Trophoblasten induzieren (Rodriguez et al. 1997; Feinman et al. 1987). Entzündungen mit IFN-γ Freisetzung und nachfolgender Expression von HLA-Klasse-Ia-Merkmalen würden einen Angriffspunkt für einen zytotoxischen T-Zellangriff darstellen und könnten zu einem Spontanabort führen (Fernandez et al. 1999). In der Tat konnten bei RSA-Patientinnen starke Th1- und abgeschwächte Th2-Immunantworten gefunden werden, die auf eine immunologisch bedingte Abstoßung des Feten hindeuten (Scherjon et al. 2011; Jenkins et al. 2000; Piccinni 1998).

Während der Schwangerschaft kommt es zu einem transplazentalen Fluss von Zellen, Mikropartikeln, fetaler DNA und Rückständen von apoptotischen Zellen in die mütterliche Zirkulation (Lissauer et al. 2009; Germain et al. 2007; Sargent et al. 2006). Fetale Zellen können mehrere Jahrzehnte in der Mutter persistieren, sind im Blut und vielen Geweben als Mikrochimärismus nachweisbar und modulieren die Immunantwort der Mutter während der Schwangerschaft (Lissauer et al. 2009; Bianchi et al. 1996). Mikrochimärismus tritt bei 50–70% der schwangeren Frauen auf (Bianchi et al. 1996; Ariga et al. 2001). Während der Schwangerschaft wird sowohl eine zelluläre als auch eine humorale Immunantwort gegen den Fetus in der Mutter induziert. Während der Schwangerschaft produzieren 10–30% der Mütter Antikörper gegen die HLA-Merkmale des Fetus (van Kampen et al. 2002; van Rood et al. 1958). Die Inzidenz dieser HLA-Antikörper nimmt nach der 28 SSW zu und steigt mit der Anzahl der Schwangerschaften an; sie hängt ab von den HLA-Merkmalen der Mutter und von der Anzahl der Epitope auf den paternalen Antigenen, die für Antikörper zugänglich sind (Regan et al. 1991; Dankers et al. 2003, 2004; Duquesnoy 2012; Triulzi 2009). HLA-Antikörper und CD8+ zytotoxische T-Lymphozyten gegen fetale Antigene können noch Jahre nach der Schwangerschaft im Blut der Mutter nachgewiesen werden (Lissauer et al. 2009; van Kampen et al. 2001, 2002; Verduin et al. 2013; Bouma et al. 1996; Verdijk et al. 2004; Tilburgs et al. 2006).

Die immunpathogenetische Rolle von HLA-Antikörpern wird kontrovers diskutiert. Wenn HLA-Antikörper während der 4. und 5. SSW bestimmt wurden, so hatten Patienten mit sekundären RSA und Geburt eines Jungen vor Beginn der Aborte (62%) signifikant häufiger HLA-Antikörper im Vergleich zu Patientinnen mit sekundären RSA und einem Mädchen vor Beginn der Aborte (29%), bzw. im Vergleich zu Frauen mit primären RSA (23%) und Frauen nach einer Geburt ohne RSA (25%) (Nielsen et al. 2010). Nur 41% der Schwangeren mit HLA-Antikörpern hatten eine Lebendgeburt verglichen mit 76% der Patientinnen mit RSA ohne HLA-Antikörper (Nielsen et al. 2010). Patientinnen mit Präeklampsie zeigten eine klassische Komplementaktivierung mit C4d-Ablagerungen im Bereich der feto-maternalen Grenze, was auf eine zum Teil Antikörper-vermittelte Schwangerschaftskomplikation hindeutet (Buurma et al. 2012). HLA-Antikörper mit IgG-Isotyp können die Plazenta durchdringen und konnten in der fetalen Zirkulation und bei einer neonatalen Thrombozytopenie, die durch mütterliche HLA-Antikörper als Folge einer Immunisierung gegen Leukozyten bei einer Frau mit RSA aufgetreten war, nachgewiesen werden (King et al. 1996; Tanaka et al. 2000). Im Gegensatz dazu fand eine Metaanalyse keinen signifikanten Effekt von HLA-Klasse-I- oder -Klasse-II-Antikörpern auf den Ausgang einer Schwangerschaft (Lashley et al. 2013). Unterschiede in der Nachweismethode, dem Zeitpunkt und der Spezifitätsbestimmung der HLA-Antikörper sowie der Vergleich mit inkorrekten Kontrollgruppen machen nach Ansicht der Autoren die Beurteilung des Ergebnisses dieser Metaanalyse schwierig (Lashley et al. 2013). Bei unkomplizierten Schwangerschaften nach Eizellspenden kommt es verstärkt zur Bildung von HLA-Alloantikörpern, die klinisch nicht relevant sind (Lashley et al. 2014).

Ähnlich verhält es sich mit Minor Histokompatibilitätsantigenen: H-Y-Antigene sind eine Gruppe von Minor Histokompatibilitätsantigenen auf dem Y-Chromosom mit homologen H-X Antigenen auf dem X-Chromosom (Popli et al. 2014; Nielsen

2011; Nielsen et al. 2009). Nicht übereinstimmende Regionen des H-Y-Antigens sind hoch immunogen (Popli et al. 2014). Männliche Empfänger, die Blutstammzelltransplantationen von weiblichen Spendern erhalten und daraufhin Antikörper gegen H-Y bilden, zeigen vermehrt Graft-versus-Host-Reaktionen und verminderte Rezidive (Popli et al. 2014). Umgekehrt bilden weibliche Patientinnen, die Nieren von männlichen Spendern erhalten, H-Y-Antikörper und stoßen ihr Transplantat ab (Popli et al. 2014). Im Rahmen der Schwangerschaft haben Mütter, die als erstes Kind einen Jungen zur Welt brachten, häufiger Schwangerschaftskomplikationen, einschließlich Aborte, im Zusammenhang mit der Bildung von H-Y-Antikörpern (Popli et al. 2014; Nielsen et al. 2010). Der Jungen/Mädchen-Quotient von Kindern, die vor bzw. nach sekundären RSA geboren wurden, liegt bei 1,49 bzw. 0,76 (Nielsen 2011). Wenn mütterliche HLA-Klasse-II-Allele Immunzellen H-Y-Antigene präsentieren, ist dies assoziiert mit einer reduzierten Rate an Lebendgeburten und erhöhten geburtshilflichen Komplikationen bei überlebenden Schwangerschaften in RSA-Patientinnen mit einem Jungen als Erstgeborenen (Nielsen 2011). Während der frühen Schwangerschaft sind Antikörper gegen HLA und H-Y-Antigene bei Patienten mit sekundären RSA im Vergleich zu Kontrollpersonen erhöht (Nielsen 2011). Das Auftreten dieser Antikörper während der frühen Schwangerschaft ist assoziiert mit einer niedrigen Rate an Lebendgeburten und einem niedrigen Jungen/Mädchen-Verhältnis bei nachfolgenden Lebendgeburten (Nielsen 2011).

Interessanterweise gilt eine zu große Übereinstimmung in den HLA-Antigenen zwischen Vater und Mutter und das Vorhandensein bestimmter HLA-Allele ebenfalls als Risikofaktor für Schwangerschaftskomplikationen. In einer Metaanalyse, die ausschließlich mit molekularbiologischen Methoden typisierte HLA-Merkmale analysierte, fand sich ein erhöhtes Risiko für RSA, wenn die Mutter HLA-DRB1*4, HLA-DRB1*15 oder das Allel HLA-E*01:01 aufwies, und ein erniedrigtes Risiko für RSA, wenn die Mutter HLA-DRB1*13 oder HLA-DRB1*14 besaß (Meuleman et al. 2015). Übereinstimmungen in HLA-B- und HLA-DR-Allelen waren ebenfalls mit einem höheren Risiko für RSA assoziiert (Meuleman et al. 2015).

7.3 Modulation des Immunsystems in der Schwangerschaft

Während einer normalen Schwangerschaft lösen sich Trophoblastpartikel in großen Mengen von der Plazenta ab und gelangen in den mütterlichen Kreislauf (Abumaree et al. 2012). Diese Trophoblastrückstände werden schnell aus dem Blut der Mutter entfernt (Abumaree et al. 2012). Die Aufnahme von Trophoblastpartikeln führt zu einer reduzierten Expression von MHC-Klasse-II-Determinanten und kostimulatorischen Molekülen (wie CD80, CD86, CD40 und B7H3) auf der Oberfläche von Monozyten und Makrophagen sowie von Monocyte chemoattractant protein-1 (MCP-1), Inter-cellular adhesion molecule 1 (ICAM-1) und IL-8-Rezeptoren in Makrophagen, während die Expression von Programmed death-1 ligand 1 (PD-L1) hoch reguliert wird (Abumaree et al. 2012). Außerdem wird die Sekretion von anti-inflammatorischen Zytokinen (wie IL-10, IL-6 und IL-1RA) und auch von immunsuppressivem Indoleamine 2,3-dioxygenase (IDO) induziert und die Sekretion von pro-inflammatorischen Zytokinen (wie IL-1ß, IL-12p70 und IL-8) in Makrophagen reduziert (Abumaree et al. 2012). Die Phagozytose von Trophoblastrückständen führt zu einer Veränderungen der Makrophagen in Richtung Toleranzinduktion und Anti-Inflammation (Abumaree et al. 2012).

Treg sind essenziell für die Förderung des Überlebens des Fetus, da sie die Erkennung von väterlichem, zur Hälfte allogenem Gewebe durch das mütterliche Immunsystem verhindern (La Rocca et al. 2014; Yang et al. 2009; Teles et al. 2013). Erhöhte Treg persistieren noch lange nach der Geburt des Fetus, was zur Entwicklung eines immunregulatorischen Gedächtnisses gegen die väterlichen Antigene führt (La Rocca et al. 2014). Diese Memory-Treg vermehren sich rasch während nachfolgender Schwangerschaften, es gibt aber auch Hinweise auf abfallende Treg nach Geburt des Kindes (La Rocca et al. 2014). Verschiedene Zytokine, Adipokine, Schwangerschaftshormone und Samenflüssigkeit haben eine immunregulatorische Aktivität und beeinflussen den Erfolg der Schwangerschaft, indem sie die Treg-Anzahl und deren Aktivität erhöhen (La Rocca et al. 2014).

Eine initiale Immunreaktion scheint die Voraussetzung für eine erfolgreiche Schwangerschaft zu sein, d.h. eine Balance aus einer optimalen Anzahl von übereinstimmenden und nicht-übereinstimmenden HLA-Merkmalen bei Frau und Mann. Die Auswahl des Partners wird bei Frauen offenbar über den Geruchssinn mitbestimmt, wobei Frauen eine Vorliebe für den Duft von HLA-inkompatiblen Männern haben (Jacob et al. 2002). Nach dem Kontakt der Eizelle mit Samenflüssigkeit kommt es zu einer Th1-vemittelten Entzündungsreaktion, die durch Treg sowie immunsuppressive DC und Th2-Lymphozyten gegenreguliert wird (Zenclussen u. Hammerling 2015; Lashley et al. 2015). Fehlt diese Gegenregulation, resultieren daraus Schwangerschaftskomplikationen, die mit einer Abstoßungsreaktion vergleichbar sind (Wilczynski 2006). Patientinnen mit RSA haben weniger Treg in der Dezidua und im peripheren Blut als Patientinnen mit elektiven Aborten oder nicht-schwangere Mehrgebärende (Yang et al. 2008; Jin et al. 2009; Sasaki et al. 2004; Mei et al. 2010). Im Gegensatz dazu sind erhöhte Treg bei Patientinnen nach In-vitro-Fertilisation assoziiert mit einer erhöhten Rate von erfolgreichen Schwangerschaften und Lebendgeburten (Zhou et al. 2012). Eine fehlende Gegenregulation könnte zur entzündungsbedingten Ausbildung von z.B. HLA-Klasse-Ia-Merkmalen im Bereich des Trophoblasten führen und eine zytotoxische Abstoßungsreaktion induzieren, analog zur Abstoßungsreaktion bei soliden Organtransplantationen. Sie könnte aber auch zu einer Dysregulation von Immun- und Gewebezellen und zu einem für die Embryoimplantation ungünstigen Mikromilieu im Uterus führen, vergleichbar dem fehlenden „Take" bei der Stammzelltransplantation.

7.4 Zusammenfassung

Es gibt Hinweise, dass ein Teil der RSA durch immunologische Abstoßungsreaktionen gegen die paternalen Fremdantigene verursacht wird. Zukünftige diagnostische und therapeutische Ansätze könnten sein:

– Entwicklung von sensitiveren Nachweismethoden für Alloantikörper und Next-Generation-DNA-Sequenzierung, die das Verständnis von Alloimmunität erweitern und eine Vorhersage der klinischen Konsequenzen von Alloimmunität erlauben werden (Popli et al. 2014).
– Entwicklung von Strategien, die die Immunantwort der Mutter gegen fetale Antigene durch Treg-Manipulation modulieren. Diese könnten einen Einfluss auf die Induktion von Toleranz gegen fetale Antigene während immunologisch bedingten RSA haben (La Rocca et al. 2014).

Literatur

Abumaree MH, Chamley LW, Badri M, El-Muzaini MF (2012) Trophoblast debris modulates the expression of immune proteins in macrophages: a key to maternal tolerance of the fetal allograft? Journal of Reproductive Immunology 94(2): 131–141

Ariga H, Ohto H, Busch MP, Imamura S, Watson R, Reed W, Lee TH (2001) Kinetics of fetal cellular and cell-free DNA in the maternal circulation during and after pregnancy: implications for noninvasive prenatal diagnosis. Transfusion 41(12): 1524–1530

Bianchi DW, Zickwolf GK, Weil GJ, Sylvester S, DeMaria MA (1996) Male fetal progenitor cells persist in maternal blood for as long as 27 years postpartum. Proceedings of the National Academy of Sciences of the United States of America 93(2): 705–708

Bouma GJ, van Caubergh P, van Bree SP, Castelli-Visser RM, Witvliet MD, van der Meer-Prins EM, van Rood JJ, Claas FH (1996) Pregnancy can induce priming of cytotoxic T lymphocytes specific for paternal HLA antigens that is associated with antibody formation. Transplantation 62(5): 672–678

Buurma A, Cohen D, Veraar K, Schonkeren D, Claas FH, Bruijn JA, Bloemenkamp KW, Baelde HJ (2012) Preeclampsia is characterized by placental complement dysregulation. Hypertension 60(5): 1332–1337

Dahl M, Hviid TV (2012) Human leucocyte antigen class Ib molecules in pregnancy success and early pregnancy loss. Human Reproduction Update 18(1): 92–109

Dankers MK, Roelen DL, Korfage N, de Lange P, Witvliet M, Sandkuijl L, Doxiadis, II, Claas FH (2003) Differential immunogenicity of paternal HLA Class I antigens in pregnant women. Human Immunology 64(6): 600–606

Dankers MK, Witvliet MD, Roelen DL, de Lange P, Korfage N, Persijn GG, Duquesnoy R, Doxiadis II, Claas FH (2004) The number of amino acid triplet differences between patient and donor is predictive for the antibody reactivity against mismatched human leukocyte antigens. Transplantation 77(8): 1236–1239

Duquesnoy RJ (2012) The antibody response to an HLA mismatch: a model for nonself-self discrimination in relation to HLA epitope immunogenicity. International Journal of Immunogenetics 39(1): 1–9

Feinman MA, Kliman HJ, Main EK (1987) HLA antigen expression and induction by gamma-interferon in cultured human trophoblasts. American Journal of Obstetrics and Gynecology 157(6): 1429–1434

Fernandez N, Cooper J, Sprinks M, Abdelrahman M, Fiszer D, Kurpisz M, Dealtry G (1999) A critical review of the role of the major histocompatibility complex in fertilization, preimplantation development and fetomaternal interactions. Human Reproduction Update 5(3): 234–248

Germain SJ, Sacks GP, Sooranna SR, Sargent IL, Redman CW (2007) Systemic inflammatory priming in normal pregnancy and preeclampsia: the role of circulating syncytiotrophoblast microparticles. Journal of Immunology 178(9): 5949–5956

Hammer A, Hutter H, Blaschitz A, Mahnert W, Hartmann M, Uchanska-Ziegler B, Ziegler A, Dohr G (1997) Amnion epithelial cells, in contrast to trophoblast cells, express all classical HLA class I molecules together with HLA-G. American Journal of Reproductive Immunology 37(2): 161–171

Hiby SE, Apps R, Sharkey AM, Farrell LE, Gardner L, Mulder A, Claas FH, Walker JJ, Redman CW, Morgan L et al. (2010) Maternal activating KIRs protect against human reproductive failure mediated by fetal HLA-C2. Journal of Clinical Investigation 120(11): 4102–4110

Hiby SE, Regan L, Lo W, Farrell L, Carrington M, Moffett A (2008) Association of maternal killer-cell immunoglobulin-like receptors and parental HLA-C genotypes with recurrent miscarriage. Human Reproduction 23(4): 972–976

Hiby SE, Walker JJ, O'Shaughnessy K M, Redman CW, Carrington M, Trowsdale J, Moffett A (2004) Combinations of maternal KIR and fetal HLA-C genes influence the risk of preeclampsia and reproductive success. The Journal of Experimental Medicine 200(8): 957–965

Hviid TV, Hylenius S, Rorbye C, Nielsen LG (2003) HLA-G allelic variants are associated with differences in the HLA-G mRNA isoform profile and HLA-G mRNA levels. Immunogenetics 55(2): 63–79

Jacob S, McClintock MK, Zelano B, Ober C (2002) Paternally inherited HLA alleles are associated with women's choice of male odor. Nature Genetics 30(2): 175–179

Jenkins C, Roberts J, Wilson R, MacLean MA, Shilito J, Walker JJ (2000) Evidence of a T(H) 1 type response associated with recurrent miscarriage. Fertility and Sterility 73(6): 1206–1208

Jin LP, Chen QY, Zhang T, Guo PF, Li DJ (2009) The CD4+CD25 bright regulatory T cells and CTLA-4 expression in peripheral and decidual lymphocytes are down-regulated in human miscarriage. Clinical Immunology 133(3): 402–410

van Kampen CA, Versteeg-van der Voort Maarschalk MF, Langerak-Langerak J, van Beelen E, Roelen DL, Claas FH (2001) Pregnancy can induce long-persisting primed CTLs specific for inherited paternal HLA antigens. Human Immunology 62(3): 201–207

van Kampen CA, Versteeg-van der Voort Maarschalk MF, Langerak-Langerak J, Roelen DL, Claas FH (2002) Kinetics of the pregnancy-induced humoral and cellular immune response against the paternal HLA class I antigens of the child. Human Immunology 63(6): 452–458

van Kampen CA, Versteeg-van der Voort Maarschalk MF, Roelen DL, Claas FH (2002) Primed CTLs specific for HLA class I may still be present in sensitized patients when anti-HLA antibodies have disappeared: relevance for donor selection. Transplantation 73(8): 1286–1290

King KE, Kao KJ, Bray PF, Casella JF, Blakemore K, Callan NA, Kennedy SD, Kickler TS (1996) The role of HLA antibodies in neonatal thrombocytopenia: a prospective study. Tissue Antigens 47(3): 206–211

Laird SM, Tuckerman EM, Cork BA, Linjawi S, Blakemore AI, Li TC (2003) A review of immune cells and molecules in women with recurrent miscarriage. Human Reproduction Update 9(2): 163–174

La Rocca C, Carbone F, Longobardi S, Matarese G (2014) The immunology of pregnancy: regulatory T cells control maternal immune tolerance toward the fetus. Immunol Lett 162(1 Pt A): 41–48

Lashley EE, Meuleman T, Claas FH (2013) Beneficial or harmful effect of antipaternal human leukocyte antibodies on pregnancy outcome? A systematic review and meta-analysis. American Journal of Reproductive Immunology 70(2): 87–103

Lashley LE, van der Hoorn ML, Haasnoot GW, Roelen DL, Claas FH (2014) Uncomplicated oocyte donation pregnancies are associated with a higher incidence of human leukocyte antigen alloantibodies. Human Immunology 75(6): 555–560

Lashley LE, van der Keur C, van Beelen E, Schaap R, van der Westerlaken LA, Scherjon SA, Claas FH (2015) Stronger T-Cell alloreactivity and diminished suppressive capacity of peripheral regulatory T cells in infertile women undergoing in vitro fertilization. American Journal of Reproductive Immunology 74(3): 268–278

Le Bouteiller P, Rodriguez AM, Mallet V, Girr M, Guillaudeux T, Lenfant F (1996) Placental expression of HLA class I genes. American Journal of Reproductive Immunology 35(3): 216–225

Lissauer DM, Piper KP, Moss PA, Kilby MD (2009) Fetal microchimerism: the cellular and immunological legacy of pregnancy. Expert Rev Mol Med 11: e33

Marsh SG (2015) Nomenclature for factors of the HLA system, update June 2015. Tissue Antigens 86(3): 234–237

Mei S, Tan J, Chen H, Chen Y, Zhang J (2010) Changes of CD4+CD25high regulatory T cells and FOXP3 expression in unexplained recurrent spontaneous abortion patients. Fertility and Sterility 94(6): 2244–2247

Meuleman T, Lashley LE, Dekkers OM, van Lith JM, Claas FH, Bloemenkamp KW (2015) HLA associations and HLA sharing in recurrent miscarriage: a systematic review and meta-analysis. Human Immunology 76(5): 362–373

Middleton D, Curran M, Maxwell L (2002) Natural killer cells and their receptors. Transplant Immunology 10(2–3): 147–164

Literatur

Nielsen HS (2011) Secondary recurrent miscarriage and H-Y immunity. Human Reproduction Update 17(4): 558–574

Nielsen HS, Steffensen R, Varming K, Van Halteren AG, Spierings E, Ryder LP, Goulmy E, Christiansen OB (2009) Association of HY-restricting HLA class II alleles with pregnancy outcome in patients with recurrent miscarriage subsequent to a firstborn boy. Hum Mol Genet 18(9): 1684–1691

Nielsen HS, Steffensen R, Lund M, Egestad L, Mortensen LH, Andersen AM, Lidegaard O, Christiansen OB (2010) Frequency and impact of obstetric complications prior and subsequent to unexplained secondary recurrent miscarriage. Human Reproduction 25(6): 1543–1552

Nielsen HS, Witvliet MD, Steffensen R, Haasnoot GW, Goulmy E, Christiansen OB, Claas F (2010) The presence of HLA-antibodies in recurrent miscarriage patients is associated with a reduced chance of a live birth. Journal of Reproductive Immunology 87(1–2): 67–73

Piccinni MP, Beloni L, Livi C, Maggi E, Scarselli G, Romagnani S (1998) Defective production of both leukemia inhibitory factor and type 2 T-helper cytokines by decidual T cells in unexplained recurrent abortions. Nature Medicine 4(9): 1020–1024

Popli R, Sahaf B, Nakasone H, Lee JY, Miklos DB (2014) Clinical impact of H-Y alloimmunity. Immunol Res 58(2–3): 249–258

Regan L, Braude PR, Hill DP (1991) A prospective study of the incidence, time of appearance and significance of anti-paternal lymphocytotoxic antibodies in human pregnancy. Human Reproduction 6(2): 294–298

Rizzo R, Hviid TV, Govoni M, Padovan M, Rubini M, Melchiorri L, Stignani M, Carturan S, Grappa MT, Fotinidi M et al. (2008) HLA-G genotype and HLA-G expression in systemic lupus erythematosus: HLA-G as a putative susceptibility gene in systemic lupus erythematosus. Tissue Antigens 71(6): 520–529

Rodriguez AM, Mallet V, Lenfant F, Arnaud J, Girr M, Urlinger S, Bensussan A, Le Bouteiller P (1997) Interferon-gamma rescues HLA class Ia cell surface expression in term villous trophoblast cells by inducing synthesis of TAP proteins. European Journal of Immunology 27(1): 45–54

Sargent IL, Borzychowski AM, Redman CW (2006) NK cells and human pregnancy - an inflammatory view. Trends in Immunology 27(9): 399–404

Sasaki Y, Sakai M, Miyazaki S, Higuma S, Shiozaki A, Saito S (2004) Decidual and peripheral blood CD4+CD25+ regulatory T cells in early pregnancy subjects and spontaneous abortion cases. Molecular Human Reproduction 10(5): 347–353

Scherjon S, Lashley L, van der Hoorn ML, Claas F (2011) Fetus specific T cell modulation during fertilization, implantation and pregnancy. Placenta 32 (suppl 4): S291–297

Steinborn A, Varkonyi T, Scharf A, Bahlmann F, Klee A, Sohn C (2007) Early detection of decreased soluble HLA-G levels in the maternal circulation predicts the occurrence of preeclampsia and intrauterine growth retardation during further course of pregnancy. American Journal of Reproductive Immunology 57(4): 277–286

Tanaka T, Umesaki N, Nishio J, Maeda K, Kawamura T, Araki N, Ogita S (2000) Neonatal thrombocytopenia induced by maternal anti-HLA antibodies: a potential side effect of allogenic leukocyte immunization for unexplained recurrent aborters. Journal of Reproductive Immunology 46(1): 51–57

Teles A, Zenclussen AC, Schumacher A (2013) Regulatory T cells are baby's best friends. American Journal of Reproductive Immunology 69(4): 331–339

Thielens A, Vivier E, Romagne F (2012) NK cell MHC class I specific receptors (KIR): from biology to clinical intervention. Current Opinion in Immunology 24(2): 239–245

Tilburgs T, Roelen DL, van der Mast BJ, van Schip JJ, Kleijburg C, de Groot-Swings GM, Kanhai HH, Claas FH, Scherjon SA (2006) Differential distribution of CD4(+)CD25(bright) and CD8(+)CD28(-) T-cells in decidua and maternal blood during human pregnancy. Placenta 27 (suppl A): S47–53

Triulzi DJ, Kleinman S, Kakaiya RM, Busch MP, Norris PJ, Steele WR, Glynn SA, Hillyer CD, Carey P, Gottschall JL et al. (2009) The effect of previous pregnancy and transfusion on HLA alloimmunization in blood donors: implications for a transfusion-related acute lung injury risk reduction strategy. Transfusion 49(9): 1825–1835

Van Rood JJ, Eernisse JG, Van Leeuwen A (1958) Leucocyte antibodies in sera from pregnant women. Nature 181(4625): 1735–1736

Verdijk RM, Kloosterman A, Pool J, van de Keur M, Naipal AM, van Halteren AG, Brand A, Mutis T, Goulmy E (2004) Pregnancy induces minor histocompatibility antigen-specific cytotoxic T cells: implications for stem cell transplantation and immunotherapy. Blood 103(5): 1961–1964

Verduin EP, Schonewille H, Brand A, Haasnoot GW, Claas FH, Lindenburg IT, Lopriore E, Oepkes D, Roelen DL, Doxiadis II (2013) High anti-HLA response in women exposed to intrauterine transfusions for severe alloimmune hemolytic disease is associated with mother-child HLA triplet mismatches, high anti-D titer, and new red blood cell antibody formation. Transfusion 53(5): 939–947

Wilczynski JR (2006) Immunological analogy between allograft rejection, recurrent abortion and pre-eclampsia - the same basic mechanism? Human Immunology 67(7): 492–511

Yang H, Qiu L, Chen G, Ye Z, Lu C, Lin Q (2008) Proportional change of CD4+CD25+ regulatory T cells in decidua and peripheral blood in unexplained recurrent spontaneous abortion patients. Fertility and Sterility 89(3): 656–661

Yang H, Qiu L, Di W, Zhao A, Chen G, Hu K, Lin Q (2009) Proportional change of CD4+CD25+ regulatory T cells after lymphocyte therapy in unexplained recurrent spontaneous abortion patients. Fertility and Sterility 92(1): 301–305

Yie SM, Taylor RN, Librach C (2005) Low plasma HLA-G protein concentrations in early gestation indicate the development of preeclampsia later in pregnancy. American Journal of Obstetrics and Gynecology 193(1): 204–208

Zenclussen AC, Hammerling GJ (2015) Cellular regulation of the uterine microenvironment that enables embryo implantation. Frontiers in Immunology 6: 321

Zhou J, Wang Z, Zhao X, Wang J, Sun H, Hu Y (2012) An increase of Treg cells in the peripheral blood is associated with a better in vitro fertilization treatment outcome. American Journal of Reproductive Immunology 68(2): 100–106

Präkonzeptionelle Risikoberatung

Maren Goeckenjan

8.1 Präkonzeptionelle Beratung als gesundheitsfördernde Maßnahme – 54

8.2 Präkonzeptionelle Beratung zu Einzelaspekten in Bezug auf das Abortrisiko – 56

8.3 Präkonzeptionelle Risikoberatung nach wiederholten Fehl-, Früh- und Totgeburten – 60

Literatur – 62

8.1 Präkonzeptionelle Beratung als gesundheitsfördernde Maßnahme

Grundsätzlich sollten alle Frauen im reproduktiven Alter präkonzeptionell zu individuellen Gesundheitsrisiken in Bezug auf Schwangerschaft, Geburt und Stillzeit ärztlich beraten werden. Durch Bewusstwerden von Risiken können Paare ihr Gesundheitsverhalten bereits vor der Konzeption verändern. Medizinische Voruntersuchungen einschließlich der Optimierung der Einnahme von Mikronährstoffen und von Medikamenten können so vorsorglich im zeitlichen Abstand zum Schwangerschaftseintritt veranlasst werden. Besondere Aspekte der präkonzeptionellen Beratung und ihre spezifische Bedeutung bezüglich des Risikos für Fehl-, Früh- und Totgeburten sind in ◘ Tab. 8.1 dargestellt.

Die Beratung kann in gynäkologischen und allgemeinmedizinischen Praxen erfolgen. Allerdings ist sie in Deutschland bislang für Frauen ohne Gesundheitsrisiken nicht als Gesundheitsleistung anerkannt und kann somit nicht angemessen abgerechnet werden.

> Die Schwangerenvorsorge setzt für viele Aspekte der Gesundheitsförderung und Prävention von Risiken für Mutter und Kind zu spät an.

Das Leben eines Kindes wird nachweislich schon durch die Bedingungen in der Pränatalzeit geprägt. Ernährungszustand, Lebensweisen, Wohn- und Arbeitsbedingungen der Schwangeren haben einen weitreichenden Einfluss auf die Entwicklung des Feten und des Kindes nach der Geburt – und im Sinne des „fetal programming" auf das gesamte weitere Leben des Kindes (▶ Kap. 4). Präventionsmaßnahmen gelten dann als effektiv, wenn sie in einer Lebenssituation begonnen werden, die zu einer hohen Motivation für Änderungen führt, dem sog. „teachable moment". Dies trifft in besonderer Weise vor einer geplanten Schwangerschaft zu, insbesondere aber bei Frauen nach unglücklichem Schwangerschaftsausgang und mit dem Bedürfnis nach gezielter Planung einer erneuten Schwangerschaft.

Im Folgenden werden wichtige Aspekte der präkonzeptionellen Beratung mit Einfluss auf die Fehl-, Früh- und Totgeburtenrate besprochen.

Eine Initiative des Center for Disease Control (CDC) in den USA verankerte 2006 die präkonzeptionelle Beratung stärker in der versorgenden Medizinstruktur. Im Zuge dieser Initiative wurden zentrale Ziele der Gesundheitsförderung bei Frauen vor einer Schwangerschaft definiert (Johnson et al. 2006):

Zentrale Ziele der Gesundheitsförderung bei Frauen vor einer Schwangerschaft
- Übernahme der individuellen Verantwortung für die eigene Gesundheit im gesamten Lebensverlauf
- Schaffen von Bewusstsein für die eigene Gesundheit und veränderbare Faktoren
- Vermittlung der Wichtigkeit von Vorsorgeterminen und Einhalten dieser Termine
- Angebot von Interventionen bei erkannten Risiken
- Beratung zwischen Schwangerschaften („interkonzeptionelle Beratung")
- „Check-up" vor einer geplanten Schwangerschaft
- Bezahlung der präventiven Maßnahmen durch die Gesundheitskassen bei sozial schwächeren Frauen mit niedrigem Einkommen
- Programme der Versorgungsforschung und im Bereich „public health"
- Verbesserung der Kontrolle und Beurteilung von präkonzeptioneller Gesundheit und Gesundheit in der Schwangerschaft
- Etablierung eines wissenschaftlichen Instrumentes, um Risiken vor und in der Schwangerschaft zu monitorieren („pregnancy risk assessment monitoring system", PRAMS)

Schon seit Ende der 80er-Jahre existiert in den USA ein System, mit welchem verlässliche Daten zur Lebenssituation von Schwangeren erhoben werden

◘ **Tab. 8.1** Bestandteile der präkonzeptionellen Beratung und ihre Bedeutung bei Frauen nach Fehl- und Frühgeburten (nach Farahi u. Zolotor 2013)

Bestandteile der präkonzeptionellen Beratung	Inhalte und Ziele	Besondere Aspekte mit Grad der Evidenz (SORT)	Bedeutung bei Frauen nach Fehl-, Früh- oder Totgeburten
Maßnahmen der Gesundheitsförderung	Einnahme von Nahrungsergänzungsstoffen, insbesondere Folsäure, Optimierung des BMI (< 35 kg/m^2), Berücksichtigung der sozialen und partnerschaftlichen Lebens- und Arbeitssituation	Folsäure (A) Gewichtsoptimierung (C)	++
Impfstatus	Nachimpfen bei fehlendem Impfschutz, Vermeidung von Infektionen	Impfstatus für Masern/Mumps/Röteln, Hepatitis, Varizellen (C)	+
Sucht	Begleitung zur Entwöhnung, Beendigung des Suchtverhaltens	Interventionen (B)	++
individuelle medizinische Risiken	Anamnese, Abschätzung von familiären Erkrankungen, Thromboseneigung, Erkennen von internistischen Erkrankungen, Optimierung der Medikation vor Schwangerschaftseintritt	Diabetes mellitus (A)	+++
geburtshilfliche Anamnese	Abschätzen des individuellen Risikos erneuter Komplikationen und ggfs. präventive Maßnahmen	rezidividierende Aborte (A-C)	+++
soziale und psychische Risiken	Abfragen von Faktoren der Belastungen im Alltag und in der Paarbeziehung, Erkennen von psychischen Erkrankungen und Risiken, Etablieren eines Unterstützungsplans und konkrete Planung von Schwangerschaft, Geburt und Stillzeit	Gewalterfahrungen, soziale Belastungen, Depression (C)	+

A = verlässliche Evidenz guter Qualität, B = inkonsistente oder limitierte Studienaussagen, C = Konsensus, übliche Praxis, Expertenmeinung, Fallserien

können (PRAMS). Dabei werden nicht nur Schwangerschaftsverläufe erfasst, sondern auch soziale Faktoren bis hin zur Erfahrung von Gewalt sowie Vorerkrankungen, bisheriges Kontrazeptionsverhalten, Sucht und Folsäurenutzung mit dem Outcome der Schwangerschaft korreliert. Anhand dieser Datenbanken können aktuelle Fragestellungen gezielt beantwortet werden.

So zeigte z.B. eine Auswertung in einigen Staaten der USA, dass bis 2011 weiterhin relativ wenige Frauen das Angebot einer präkonzeptionellen Beratung nutzten (32%). Gerade Frauen mit einem ungeplanten Schwangerschaftseintritt und fehlender Versicherung nahmen dieses Angebot nicht wahr (Williams et al. 2011). Weil Frauen, die in schwierigen sozialen Verhältnissen leben, eher ungeplante Schwangerschaften haben, seltener Vorsorgeuntersuchungen einhalten und insgesamt höhere Risiken für den Schwangerschaftsverlauf aufweisen, wäre es gesundheitspolitisch besonders sinnvoll, eine regelmäßige Beratung vor einem Schwangerschaftseintritt zu etablieren.

8.2 Präkonzeptionelle Beratung zu Einzelaspekten in Bezug auf das Abortrisiko

8.2.1 Präkonzeptionelle Beratung zu Nahrungsergänzungsstoffen und Vitaminsubstitution

Die rechtzeitige Folsäuresubstitution vor und in der Schwangerschaft ist eine der bekanntesten präkonzeptionellen Maßnahmen zur Risikoprävention von fetalen Erkrankungen. Die Senkung der Neuralrohrdefekte durch präventive Einnahme von Folsäure ist mehrfach belegt (DeRegil et al. 2010). Die vulnerable Phase für die Entstehung von Fehlbildungen sind die ersten Schwangerschaftswochen. Fehlgeburten können aufgrund unentdeckter schwerwiegender Fehlbildungen des Kindes auftreten (Byrne u. Warburton 1986), so dass vermutet werden kann, dass eine ausreichende präkonzeptionelle Versorgung mit Folsäure auch zu einer Senkung der Fehlgeburtenrate führt. Zusätzlich wird bei Folsäuremangel von Veränderungen der Zellteilung, Entzündungsreaktionen und vermehrtem oxidativen Stress ausgegangen (Byrne 2011). Der Effekt zur Senkung von Fehlgeburten durch Folsäuresubstitution ist jedoch nicht eindeutig belegt. In einer aktuell ausgewerteten Befragungsvon Frauen nach Schwangerschaften wurden Selbstangaben zur Folsäuresubstitution und der Schwangerschaftsverlauf untersucht. Der Vergleich von Frauen mit und ohne Folsäuresubstitution ergab eine signifikante Minimierung von geburtshilflichen Risiken bei höherer Folsäureeinnahme über 730 µg/die im Vergleich zu fehlender oder geringerer Einnahme (Gaskins et al. 2015).

Eine ausreichende Datenlage bezüglich einer möglichen Senkung der Frühgeburtsrate durch eine präkonzeptionelle Folsäuresubstitution liegt ebenfalls nicht vor. So fand eine prospektive Kohortenstudie aus Norwegen, bei der mehr als 66.000 Frauen untersucht wurden, keinen protektiven Effekt für eine Frühgeburt durch eine präkonzeptionelle Folsäuresubstitution und Vitamineinnahme (Sengpiel et al. 2014). In einer aktuellen Auswertung der US-amerikanischen Risikoüberwachung für Schwangerschaftsrisiken (PRAMS) zeigt sich, dass trotz bestehender Empfehlungen nur 30% der Frauen im Vormonat vor Schwangerschaftseintritt täglich Folsäure eingenommen hatten (Bixenstine et al. 2015). Besonders bei jungen und nicht-verheirateten Frauen scheint der wiederholte Hinweis auf die regelmäßige präkonzeptionelle Einnahme von Folsäure nötig.

Nahrungsergänzungsstoffe und Vitamine werden heute in Deutschland Frauen mit Kinderwunsch und in der Schwangerschaft großzügig empfohlen. Jodid, Eisen- und Vitamin-D-Substitution erscheinen grundsätzlich vor und in Schwangerschaften sinnvoll, Studien zur Senkung des Abortrisikos liegen jedoch nicht vor. Ob und wann die Substitution präkonzeptionell begonnen werden sollte, ist unklar. Metaanalysen zur Substitution von Vitamin C und E in der Schwangerschaft finden keine wissenschaftliche Evidenz in Bezug auf die Senkung von Schwangerschaftskomplikationen (Rumbold et al. 2015), daher ist zu vermuten, dass auch die präkonzeptionelle Gabe keinen präventiven Effekt bewirkt.

Auch wenn die Daten zur Risikominimierung nicht eindeutig sind, lässt sich zeigen, dass nach präkonzeptioneller Beratung nachweislich der Anteil von Frauen steigt, die Nahrungsergänzungsstoffe nutzen und möglicherweise in der Schwangerschaft mit Gesundheitsaspekten bewusster umgehen (Williams et al. 2011).

8.2.2 Präkonzeptionelle Beratung zur Gewichtsoptimierung

Ernährungsempfehlungen können langfristig verschiedene Gesundheitsaspekte verbessern. Besonders das Risiko, eine arterielle Hypertonie bzw. Diabetes zu entwickeln, kann mit einer Optimierung des zuvor erhöhten BMI gesenkt werden. Die beste Empfehlung ist die Integration von ausgewogener Ernährung und regelmäßiger Bewegung in den Alltag.

Sowohl mütterliches Unter- als auch Übergewicht bis hin zur Adipositas haben Folgen für die Fertilität und den Verlauf einer Schwangerschaft (Dean et al. 2014). Besonders klar sind die Zusammenhänge zwischen mütterlichem Untergewicht und niedrigem Geburtsgewicht mit einer RR von 1,64 (95% CI 1.22–2.21) bzw. Frühgeburt mit einer RR von 1,32 (95% CI 1.22–1.43). Für Übergewicht und Adipositas ist eine klare Assoziation mit Gestationsdiabetes, Frühgeburt, vaginal-operativen Entbindungen und „fetal distress" während der Geburt nachgewiesen.

Erfolgen die Maßnahmen zur Reduktion des Gewichtes erst nach Eintritt der Schwangerschaft, sind keine Verbesserungen des Schwangerschaftsverlaufs zu erreichen (Ronnberg et Nilsson. 2010). Hieraus ergibt sich die Notwendigkeit der Gewichtsoptimierung vor Eintritt der Schwangerschaft. Nur präkonzeptionell ist es beispielsweise möglich, bei extremer Adipositas eine chirurgische Intervention zu planen, die in Metaanalysen zu einer signifikanten Senkung von Gestationsdiabetes und Makrosomie des Kindes führte (ACOG Commitee 2013).

8.2.3 Präkonzeptionelle Beratung zu sozialen und familiären Belastungen

Psychische, soziale und familiäre Belastungssituationen haben einen Einfluss auf Schwangerschaftsverlauf und -risiken. Auch wenn es schwer ist, bei der multifaktoriellen Genese von Komplikationen einzelne soziale Faktoren als Risiko zu identifizieren, ist es sinnvoll, in der präkonzeptionellen Beratung soziale Belastungen im Alltag zu erfragen. Mögliche Hilfsmittel zur Abschätzung und Beratung von Frauen bezüglich sozialer Risikofaktoren sind einfache offene Fragen, mit denen die finanzielle Situation, Wohnverhältnisse, familiäre Konflikte, Partnerschaftskonflikte und Gewalterfahrungen erfasst werden können (Goeckenjan et al. 2009):

> **Praxistipp**
>
> **Screeningfragen zur sozialen und familiären Situation von Frauen**
> 1. Fühlen Sie sich häufig allein?
> 2. Wünscht sich Ihr Partner Kinder?
> 3. Haben Sie im Alltag ausreichende Unterstützung?
> 4. Gibt es Gründe, die Sie davon abhalten, zu medizinischen Untersuchungen zu kommen, z.B. Schwierigkeiten am Arbeitsplatz oder Schwierigkeiten den Transport betreffend?
> 5. Fühlen Sie sich an Ihrem Wohnort bedroht?
> 6. Wurden Sie im letzten Jahr körperlich bedroht, geschlagen, gestoßen oder getreten?
> 7. Hat Sie jemand zu sexuellem Kontakt, den Sie nicht wollten, gezwungen?
> 8. Wie hoch geben Sie auf einer Skala von 1 (niedrig) bis 5 (hoch) Ihre Stressbelastung an?
> 9. Wie häufig sind Sie in den letzten 12 Monaten umgezogen?
> 10. Wenn Sie die Schwangerschaft nochmal rückgängig machen könnten, würden Sie die Schwangerschaft lieber ... - früher gehabt haben? - auf später verschieben? - gar nicht wünschen? - nicht ändern wollen?

Falls die betroffene Frau bei bestimmten Aspekten der Lebenssituation Bedarf an mehr Beratung hat, können Familienberatungsstellen auch schon vor einer Schwangerschaft erste Anlaufadressen sein.

8.2.4 Präkonzeptionelle Beratung zu Sucht

Gesundheitsschädigende Lebensgewohnheiten wie Nikotin-, Alkohol-, Drogen- bzw. Medikamenten-Abusus haben einen nachgewiesenen negativen Einfluss auf die Fertilität und den Verlauf von Schwangerschaft, Geburt und das spätere Leben der Kinder.

Jede Schwangere – unabhängig von ihrer sozialen Position, Beruf und Ausbildung – sollte zu diesen Lebensgewohnheiten befragt werden. Zahlreiche Studien konnten eine Risikoerhöhung für Fehl- und Frühgeburten durch Nikotin, Alkohol- und Drogenkonsum zeigen (Blanco-Munoz et al. 2009).

Besteht eine tragfähige Beziehung zwischen Arzt bzw. Ärztin und Patientinnen, können auch tabuisierte gesundheitsschädigende Aspekte angesprochen werden. Die alleinige Beratung bezüglich Suchtverhalten mit dem Hinweis der Suchtvermeidung scheint jedoch nicht zu nachweisbaren Verhaltensänderungen zu führen (Oza-Frank et al. 2015). Daher ist es wichtig, dass nach Kenntnis des Suchtverhaltens verschiedene Unterstützungs- und Interventionsangebote gemacht werden. Kurzinterventionen zur Vermeidung von alkoholbedingten fetalen Entwicklungsstörungen und Schwangerschaftskomplikationen sind effektiv und sollten genutzt werden (Floyd et al. 2007).

- Impfschutz bei besonderen Risiken, z.B. Hepatitis B
- Vermeiden von Fehlgeburten durch Infektionskrankheiten wie Masern (Guillet et al. 2013)
- Vermeiden von schweren Verläufen der Infektionskrankheiten mit akuter Beeinträchtigung der Gesundheit der Schwangeren wie bei Virusgrippe, Pneumokokken-Pneumonie, Maserninfektion, Windpocken
- Vermeiden von Frühgeburten als Infektionsfolge
- Vermeiden einer gestörten intrauterinen Entwicklung mit kongenitalen Virussyndromen, besonders bei Röteln und Varizellen, Infektionen mit dem Zika-Virus
- Vermeiden frühzeitiger Erkrankungen des Neugeborenen durch fehlenden Nestschutz, z.B. bei Masern, Pertussis, Varizellen

8.2.5 Präkonzeptionelle Beratung zu Impfungen

Es gibt eine Vielzahl von Infektionen mit potenziell schädigender Wirkung auf eine Schwangerschaft. Dazu gehören insbesondere Röteln, Varizellen, Masern, Pertussis und Influenza. Gegen diese Erkrankungen sollte durch Schutzimpfungen bereits vor einer Schwangerschaft eine Impfimmunität erreicht werden, so dass die Erkrankungen bei Erregerkontakt nicht auftreten. Gegen Cytomegalie-, Parvovirus B19 und Ebstein-Barr-Virus sowie Toxoplasmose und den aktuell mit schweren fetalen Fehlbildungen assoziierten Zika-Virus sind aktive Impfungen bislang noch nicht verfügbar. Eine präkonzeptionelle Beratung umfasst die Kontrolle des Antikörperstatus und bei fehlender Immunität Impfungen vor Schwangerschaftseintritt.

> **Ziele der präkonzeptionellen Impfberatung**
> - Erhalten des allgemeinen Impfschutzes in der Schwangerschaft, insbesondere hinsichtlich Diphtherie, Pertussis, Tetanus

8.2.6 Präkonzeptionelle Beratung bei chronischen Erkrankungen der Mutter

Aufgrund des zunehmenden Alters bei Familiengründung in Deutschland treten bei Schwangeren gehäuft chronische Erkrankungen wie Asthma, arterielle Hypertonie, Diabetes mellitus, Autoimmunerkrankungen und Schilddrüsenfunktionsstörungen auf, die vor Beginn der Schwangerschaft möglichst optimal behandelt werden sollten. Eine individuelle Schwangerschaftsplanung in interdisziplinärer Kooperation ist das Ziel der präkonzeptionellen Beratung bei chronisch kranken Frauen (◘ Tab. 8.2). Im Rahmen der präkonzeptionellen Beratung sollten weitere Untersuchungen und ggfs. die interdisziplinäre Umstellung der Medikation unter Vermeidung von embryo- oder fetotoxischen Medikamenten erwogen werden.

Besonders chronisch erkrankte Frauen mit Lupus erythematodes (LE) weisen ein erhöhtes Risiko in der Schwangerschaft für frühe Fehlgeburten und vielfältige weitere Schwangerschaftskomplikationen

Tab. 8.2 Präkonzeptionelle Beratung bei chronischen Erkrankungen und Medikation in Bezug auf Abortrisiko (Empfehlungen in Anlehnung an Goeckenjan et al. 2013)

Erkrankung	Präkonzeptionelle Beratung und mögliche Therapie	Risiko für Fehlgeburten
Arterieller Hypertonus	– Umstellung der Medikation auf für die Schwangerschaft zugelassene Antihypertensiva – Hinweis auf Schwangerschaftsrisiken und -überwachung – Abklärung der renalen Funktion und möglicher Begleiterkrankungen	– erhöhtes Thrombose- und Abortrisiko durch Begleiterkrankungen (LE, DM, aPLS) – Überwachung der Risikoschwangerschaft – erweitertes Ersttrimester-Screening
Diabetes mellitus (DM)	präkonzeptionelle Optimierung der Blutzuckereinstellung, HbA1c möglichst unter 6,5%, präkonzeptionelle Planung der Therapie, gute Überwachung in der Schwangerschaft	– Assoziation mit PCOS – RR für Fehlgeburt bei Diagnose von Typ 2 DM 1,3 und für intrauterinen Fruchttod von 2,5 – unabhängig von präkonzeptioneller Einstellung (Jovanovic et al. 2015)
Depression	Beratung zu medikamentöser Therapie und zu Schwangerschaftsverlauf	Hinweise auf leicht erhöhtes Abortrisiko bei Einnahme von bestimmten Antidepressiva (z.B. Paroxiten und Venlafaxin) in der Schwangerschaft (Kjaersgaard et al. 2013)
Epilepsie	Umstellen der antiepileptischen Therapie, Kontrolle der Spiegel	erhöhtes Risiko für Fehlgeburten mit einer OR von 1,5, Frühgeburt OR 1,2 (Viale et al. 2015)
Hyperthyreose	Umstellung auf Propylthiouracil, gute Stoffwechselkontrollen in der Schwangerschaft, direkt postnatal erhöhtes Risiko einer schweren Hypothyreose beim Neonaten	signifikant erhöhtes Abortrisiko bei Hyperthyreose mit RR von 1,2–1,3 im Vergleich zu gesunden Frauen (Andersen et al. 2013)
Hypothyreose	zumeist Empfehlung zu TSH-Zielwert präkonzeptionell und in der Schwangerschaft unter 2,5 mU/l, Anpassung der L-Thyroxin-Dosis an den Bedarf in der Schwangerschaft (Budenhofer et al. 2013), TSH-Kontrollen alle 3 Monate bei Hashimoto ggfs. Selen	Assoziation von latenter und manifester Hypothyreose mit TSH > 4 mU/l und Abortrisiko nachgewiesen (ASRM Guideline 2015); ob diese Assoziation auch für subklinische Hypothyreosen (TSH 2,5-4 mU/l) gilt, ist umstritten; bei Hashimoto-Thyreoditis jedoch klare Assoziation mit Abortneigung
Zöliakie	Optimierung der Diätadhärenz internistische Kooperation	Risiko für Fehlgeburten bei Zöliakie erhöht RR 1,4 (Tersigni et al. 2014), sinkt jedoch bei guter Diät

auf; so entwickelt beispielsweise mehr als ein Fünftel aller Schwangeren mit LE eine Präklampsie (Ruiz-Irastorza u. Khamashta 2011). Präkonzeptionell muss das individuelle Gesundheitsrisiko durch eine Schwangerschaft bei einer chronisch kranken Frau abgeschätzt werden. Bei pulmonalem Hypertonus, restriktiver Lungenerkrankung, schwerer Einschränkung der kardialen und pulmonalen Funktion sowie chronischer Niereninsuffizienz sollte jedoch von einer Schwangerschaft abgeraten werden.

Eine zunehmende Erkrankung im reproduktiven Alter ist der Diabetes mellitus Typ 2 (T2DM), häufig in Kombination mit einem polycystischen Ovar-Syndrom (PCOS; Knochenhauer et al. 1998). Für das PCOS ist bekannt, dass ein erhöhtes Abortrisiko besteht, besonders bei Hyperandrogenämie und Insulinresistenz (Cocksedge et al. 2008). Verschiedene präkonzeptionell begonnene Interventionen wie Metformingabe bei Insulinresistenz, Gewichtsreduktion und Senkung der zuvor erhöhten Androgenspiegel können das Abortrisiko senken.

8.3 Präkonzeptionelle Risikoberatung nach wiederholten Fehl-, Früh- und Totgeburten

Insbesondere nach Fehl-, Früh- oder Totgeburten ist eine individuelle Beratung vor Eintritt einer erneuten Schwangerschaft sinnvoll. Diese Beratung birgt Chancen, den zukünftigen Schwangerschaftsverlauf zu verbessern und psychologische und körperliche Belastungen durch weitere, sich manifestierende Risiken zu minimieren.

Im optimalen Fall sollte die Beratung in einer spezialisierten Sprechstunde erfolgen. Vorschläge für spezialisierte Fehlgeburtensprechstunden mit speziell trainiertem Personal und strukturiertem Vorgehen sowie ausreichend Zeit für die Anamnese wurden schon Ende der 90er-Jahre gemacht (Li 1998). Eine psychologische Begleitung bei Paaren mit wiederholten Fehlgeburten kann im Rahmen dieser Sprechstunde angeboten und gebahnt werden.

8.3.1 Psychische Belastungssituation bei Paaren mit Fehlgeburt und wiederholtem Spontanabort (RSA)

Unterstützungshilfen zur Verarbeitung von Trauer nach Fehlgeburten werden in der gynäkologischen Praxis und besonders verstärkt in der Spezialsprechstunde für RSA angeboten. Nach einer qualitativen Analyse in den Niederlanden zu von den Betroffenen gewünschten Unterstützungsangeboten ergeben sich folgende konkrete Bedürfnisse der Frauen mit Fehlgeburten (Musters et al. 2011):

> **Bedürfnisse von Frauen mit Fehlgeburten**
> - **Bedürfnisse während der medizinischen Betreuung:**
>   - möglichst kontinuierliche Betreuung durch eine oder zwei gut ausgebildete Gynäkologen
>   - enge Beziehung zu Kontaktpersonen auch im Verlauf, Fragen nach Wohlbefinden und emotionalen Bedürfnissen, Verständnis durch Betreuende
>   - individuelle Beratung zu Lebensstil, Ernährung und zusätzlichen internetbasierten Beratungsangeboten
>   - konkrete Feinplanung der ersten zwölf Schwangerschaftswochen in der nächsten Schwangerschaft
>   - umfassende individuelle und bedürfnisorientierte Betreuung, falls es zu erneuten Fehlgeburten kommt
>   - Beta-HCG-Verlauf in der frühen Schwangerschaft
>   - regelmäßige und engmaschige Ultraschalluntersuchungen in der Frühschwangerschaft alle ein bis zwei Wochen und bei Beschwerden
>   - Beratung zur Medikamentengabe und -wirkung in der Schwangerschaft
>   - möglichst keine gemeinsamen Wartezimmer für schwangere und nicht-schwangere Frauen
> - **gewünschte weiterführende Unterstützungsangebote**
>   - Kontakt zu Sozialdienst
>   - Beratung zu Entspannungsübungen, Sport
>   - Einbeziehen des Partners in Beratung und Therapie

Frauen mit RSA leiden auch in nachfolgenden Schwangerschaften stärker unter Trauer, Angst und Selbstzweifeln als Frauen ohne Fehlgeburten in der Anamnese (z.B. Fertl et al. 2005). Dass sich auch schon in der Frühschwangerschaft eine Bindung zwischen der Mutter und dem noch ungeborenen Kind entwickelt und durch Fehlgeburten Trauerreaktionen hervorgerufen werden, ist heute anerkannt. Auch die psychische Belastung des Vaters ist seit Ende der 90er-Jahre beschrieben worden (Puddifoot u. Johnson 1997) und wird zunehmend berücksichtigt. Daher sollten die Gespräche zur Aufklärung über mögliche Gründe der Fehlgeburt und Folgen für die weiteren Schwangerschaften möglichst gemeinsam mit dem Paar erfolgen.

Frauen mit RSA und nach Schwangerschaftskomplikationen wie Früh- und Totgeburt gelten als schwierige Patientinnen. Die Kombination aus Leidensdruck, Verzweiflung und guter Information bedingt oft eine hohe Bereitschaft für eine zusätzliche und kostenintensive Diagnostik und Risikobereitschaft für nicht evidenz-basierte medizinische Maßnahmen. Daher ist die Patientenbindung und -führung in speziellen Sprechstunden sehr zeit- und personalintensiv.

Wie besonders auf die medizinische und psychologische Risikokonstellation von mehrfachen Fehlgeburten in speziellen Sprechstunden eingegangen werden kann, beschreiben Wallerstedt et al. (2003). Folgende grundsätzliche Aspekte sollten in der Fehlgeburtensprechstunde thematisiert werden:

— Wahrnehmung und Anerkennung von Trauer und Angst, Unterstützung der Trauerarbeit Beschreibung der Trauerprozesse und Einordnung in den Verlauf von anderen Paaren in ähnlichen Situationen
— Thematisierung von Hoffnung und Enttäuschung, Ansprechen der Situation der Fehlgeburt, Benennen des Kindes
— Auswirkungen auf Selbstwert und Selbstbewusstsein, Einordnen in die individuelle Biografie
— besondere Aspekten der Paarbeziehung: Kommunikation, Sexualität, Umgehen mit Konflikten
— bereits genutzte und/oder erwünschte Unterstützungsangebote

8.3.2 Besondere Beratungsaspekte

Welche Frauen mit anamnestischen Fehlgeburten sollten in speziellen Sprechstunden beraten werden?

Aufgrund der nicht-einheitlichen Definition der Diagnose „wiederholte spontane Aborte" werden häufig auch schon Frauen mit weniger als drei Fehlgeburten in den Sprechstunden beraten. Es ist sinnvoll, bei diesen Frauen auf den Leidensdruck einzugehen und eine differenzierte, wenngleich abgestuft geringere Abklärung durchzuführen.

Wie lange sollte das Intervall zwischen der Fehlgeburt und dem nächsten Schwangerschaftseintritt sein?

Lange Zeit wurden Frauen nach Fehlgeburten auf eine sinnvolle Verzögerung bis zum nächsten Schwangerschaftseintritt hingewiesen. Eine rasche Schwangerschaftsfolge nach einer Geburt, definiert als < 18 Monate bis zum nächsten Schwangerschaftseintritt, führt zu einem signifikant höheren relativen Risiko für Mutter und Kind im Vergleich zu längeren Intervallen (Zhu et al. 1999). Im Gegensatz dazu gibt es keine schlüssigen Studien zum Intervall bis zur nächsten Schwangerschaft nach Fehlgeburten. Viele der Studien wurden in sich entwickelnden Ländern durchgeführt und schlossen auch Schwangerschaftsabbrüche mit hohen Infektionsraten ein (Bhattacharya u. Smith 2011). Dennoch lautete die weiterhin gültige Empfehlung der WHO, nach einer Fehlgeburt mindestens sechs Monate zu warten, bevor eine neue Schwangerschaft eintreten sollte (WHO 2005). Möglicherweise zeigt sich sogar eine Verbesserung des Schwangerschaftsverlaufs bei raschem Eintritt einer Schwangerschaft nach einer Fehlgeburt. Die Analyse von Sekundärergebnissen einer prospektiven Studie zu Acetylsalicylsäure nach Fehlgeburten in der Frühschwangerschaft ergab (n = 1.228), dass Frauen mit einem kurzen Intervall von unter drei Monaten bis zum erneuten Schwangerschaftseintritt keine Risikoerhöhung für eine erneute Fehlgeburt, Frühgeburt, Präeklampsie oder Schwangerschaftsdiabetes aufwiesen (Wong et al. 2015).

> **Frauen nach Fehlgeburten müssen keine Verzögerung ihres Schwangerschaftswunsches in Kauf nehmen.
> Die Diagnostik sollte jedoch vor erneuter Schwangerschaft abgeschlossen und im Hinblick auf mögliche Interventionen ausgewertet sein.**

Welche Aspekte sollten bei der präkonzeptionellen Risikoberatung nach intrauterinem Fruchttod besonders angesprochen werden?

Der Umgang mit Eltern nach einer Totgeburt, Geburt eines pränatal verstorbenen Kindes oder nach induzierten Aborten hat sich in den letzten 20 Jahren stark geändert. Es wird heute äußerst bewusst mit Trauerreaktionen von Mutter und Vater umgegangen. Erinnerungsstücke werden heute regelhaft an die Eltern ausgegeben und erleichtern den Umgang mit dem Verlust. Es ist bekannt, dass ein Ansprechen des Verlustes und Benennen des Kindes bei späteren Kontakten mit dem Paar die Trauerreaktionen erleichtern kann (Moore et al. 2011). Besonders Hebammen und das Personal in der gynäkologischen Praxis können in der Zwischenzeit bis zum Eintritt einer erneuten Schwangerschaft eine Beziehung aufbauen. Das Debriefing nach schwierigen Geburten und die interkonzeptionelle Beratung können dem Paar und besonders der Frau wieder Sicherheit bei der Planung der Folgeschwangerschaft bieten. Bei diesen Risikogesprächen in der gynäkologischen Praxis oder in Risikosprechstunden von Kliniken sollte der Schwerpunkt auf die Ursachen der Früh- oder Totgeburt, die konkrete Schwangerschaftsplanung und die verlässliche Anbindung während der präkonzeptionellen Phase und in der Schwangerschaft gelegt werden. In Abhängigkeit von den Ursachen können verschiedene Maßnahmen bereits präkonzeptionell begonnen werden. Außer der Folsäuresubstitution sind keine weiteren spezifischen Nahrungsergänzungs- und Vitaminsubstitutionen mit einer Risikominimierung für den fetalen und neonatalen Todesfall verbunden (Rumbold et al. 2015).

Literatur

American College of Obstetricians and Gynecologists (2013) ACOG Committee opinion no. 549: obesity in pregnancy. Obstet Gynecol 121(1): 213–217

Andersen SL, Olsen J, Wu CS, Laurberg P (2014) Spontaneous abortion, stillbirth and hyperthyroidism: a danish population-based study. Eur Thyroid J 3(3): 164–172. doi: 10.1159/000365101

Bhattacharya S, Smith N (2011) Pregnancy following miscarriage: what is the optimum interpregnancy interval? Womens Health 7(2): 139–141. doi: 10.2217/whe.11.2

Bixenstine PJ, Cheng TL, Cheng D, Connor KA, Mistry KB (2015) Association between preconception counseling and folic acid supplementation before pregnancy and reasons for non-use. Matern Child Health J19(9): 1974–1984. doi: 10.1007/s10995-015-1705-2

Blanco-Muñoz J, Torres-Sánchez L, López-Carrillo L (2009) Exposure to maternal and paternal tobacco consumption and risk of spontaneous abortion. Public Health Rep 124(2): 317–322

Budenhofer BK, Ditsch N, Jeschke U et al. (2013) Thyroid (dys-) function in normal and disturbed pregnancy. Arch Gynecol Obstet 287(1): 1–7. doi: 10.1007/s00404-012-2592-z

Byrne J (2011) Periconceptional folic acid prevents miscarriage in Irish families with neural tube defects. Ir J Med Sci 180: 59–62

Byrne J, Warburton D (1986) Neural tube defects in spontaneous abortions. Am J Med Genet 25: 327–333

Caseiro AL, Regalo A, Prereira E et al. (2015) Implication of sperm chromosomal abnormalitities in recurrent abortion and multiple implantation failure. RBM Online doi:10.1016/j.rbmo.2015.07.001

CDC (2006) Recommendations to improve preconception health and health care - United States. A report of the CDC/ATSDR preconception care work group and the select panel on preconception care. MMWR 55(RR06): 1–23

Cocksedge KA, Li TC, Saravelos SH et al. (2008) A reappraisal of the role of polycystic ovary syndrome in recurrent miscarriage. Reprod Biomed Online 17(1): 151–160

Dean SV, Lassi ZS, Imam AM et al. (2014) Preconception care: nutritional risks and interventions. Reprod Health 11: S3

De-Regil LM, Fernández-Gaxiola AC, Dowswell T et al. (2010) Effects and safety of periconceptional folate supplementation for preventing birth defects. Cochrane Database of Systematic Reviews 10: CD00795

Farahi N, Zolotor A (2013) Recommendations for preconception counseling and care. Am Fam Physician 88(8): 499–506

Fertl KI, Bergner A, Beyer R, Klapp BF, Rauchfuss M (2009) Levels and effects of different forms of anxiety during pregnancy after a prior miscarriage. Eur J Obstet Gynecol Reprod Biol 142: 23–29

Floyd RL, Lobell M, Velasquez MM et al. (2007) Preventing alcohol-exposed pregnancies: a randomized controlled trial. Am J Prev Med 32(1): 1–10

Gaskins AJ, Rich-Edwards JW, Hauser R et al. (2014) Maternal prepregnancy folate intake and risk of spontaneous abortion and stillbirth. Obstet Gynecol 124(1): 23–31. doi: 10.1097/AOG.0000000000000343

Goeckenjan M, Holschbach V, Toth B (2014) Präkonzeptionelle Risikoberatung. Gynäkol Endokrinol 12: 35–46

Goeckenjan M, Ramsauer B, Hänel M et al. (2009) Soziales Risiko – geburtshilfliches Risiko? Gynäkologe 42: 102–110

Guillet M, Vauloup-Fellous C, Cordier AG et al. (2012) Measles in pregnancy: a review]. J Gynecol Obstet Biol Reprod 41(3): 209–218. doi: 10.1016/j.jgyn.2012.01.008

Jovanovic L, Liang Y, Wenig W et al. (2015) Trends in the incidence of diabetes, its clinical sequelae, and associated costs in pregnancy. Diabetes Metab Res Rev. doi: 10.1002/dmrr.2656

Kjaersgaard MI, Parner ET, Vestergaard M et al. (2013) Prenatal antidepressant exposure and risk of spontaneous abortion - a population-based study. PLoS One 8 (8):e72095. doi: 10.1371/journal.pone.0072095

Knochenhauer ES, Key TJ, Kahsar-Miller M et al. (1998) Prevalence of the polycystic ovary syndrome drome in unselected black and white women of the Southeastern United States: A prospective study. J Clin Endocrinol Metab 83: 3078–3082

Leitlinie der DGGG (S1) (2013) Diagnostik und Therapie des wiederholten Spontanaborts. 015/050, Stand: 12/2013

Li TC (1998) Guides for practitioners. Recurrent miscarriage: principles of management. Huma Reprod 13: 478–482

Moore T, Parrish H, Black BP (2011) Interconception care for couples after perinatal loss: a comprehensive review of the literature. J Perinat Neonatal Nurs 25(1): 44–51. doi: 10.1097/JPN.0b013e3182071a08

Musters AM, Taminiau-Bloem EF, van den Boogaard E et al. (2011) Supportive care for women with unexplained recurrent miscarriage: patients' perspective. Human Reprod 26: 873–877

Oza-Frank R, Kachoria R, Keim SA et al. (2015) Provision of specific preconception care messages and associated maternal health behaviors before and during pregnancy. Am J Obstet Gynecol 212(3): 372.e1–8. doi: 10.1016/j.ajog.2014.10.027

Practice Committee of the American Society for Reproductive Medicine (2015) Subclinical hypothyroidism in the infertile female population: a guideline. Fertil Steril 104 (3):545–553. doi: 10.1016/j.fertnstert.2015.05.028

Puddifoot JE, Johnson MP (1997) The legitimacy of griefing: the partner's experience at miscarriage. Soc Sci Med 45(6): 837–845

Ronnberg AK, Nilsson K (2010) Interventions during pregnancy to reduce excessive gestational weight gain: a systematic review assessing current clinical evidence using the Grading of Recommendations, Assessment, Development and Evaluation (GRADE) system. BJOG 117(11): 1327–1334

Ruiz-Irastorza G, Crowther MA, Branch DW, Khamashta MA (2010) Antiphospholipid-syndrome. Lancet 375: 1498–1509

Rumbold A, Ota E, Hori H, Miyazaki C, Crowther CA (2015) Vitamin E supplementation in pregnancy. Cochrane Database Syst Rev 9: CD004069

Rumbold A, Ota E, Nagata C, Shahrook S, Crowther CA (2015) Vitamin C supplementation in pregnancy. Cochrane Database Syst Rev 9: CD004072. doi: 10.1002/14651858.CD004072.pub3

Sengpiel V, Bacelis J, Myhre R et al. (2014) Folic acid supplementation, dietary folate intake during pregnancy and risk for spontaneous preterm delivery: a prospective observational cohort study. BMC Pregnancy Childbirth 14: 375. doi: 10.1186/s12884-014-0375-1

Tersigni C, Castellani R, de Waure C et al. (2014) Celiac disease and reproductive disorders: meta-analysis of epidemiologic associations and potential pathogenic mechanisms. Hum Reprod Update 20(4): 582–593. doi: 10.1093/humupd/dmu007

Viale L, Allotey J, Cheong-See F et al. (2015) Epilepsy in pregnancy and reproductive outcomes: a systematic review and meta-analysis. Lancet pii: S0140–6736(15)00045–8. doi: 10.1016/S0140-6736(15)00045-8

Wallerstedt C, Lilley M, Baldwin K (2003) Interconceptional Couseling after perinatal and infant loss. JOGNN 32: 533–542. DOI: 10.1177/0884217503255264

Williams L, Zapata LB, D'Angelo DV et al. (2012) Associations between preconception counseling and maternal behaviors before and during pregnancy. Matern Child Health J 16(9):1854–1861. doi: 10.1007/s10995-011-0932-4

Wong LJ, Schliep KC, Silver RM et al. (2015) The effect of a very short interpregnancy interal and pregnancy outcomes following a previous pregnancy loss. Am J Obstet Gynecol 212: 371.e1–11

World Health Organisation (2005) Report of a WHO technical consultation on birth spaching 2005. http://who.int/maternal_child_adolescent/documents/birth_spacing.pdf (Zugriff: 27.09.2015)

Zhu BP, Rolf RT, Nangle BE, Horan M (1999) Effect of the interval between pregnancies on perinatal outcomes. N Engl J Med 340: 589

Essstörungen und Stress als Risikofaktoren für geburtshilfliche Komplikationen

Stephanie Wallwiener

9.1 Einleitung – 66

9.2 Potenzielle geburtshilfliche Komplikationen – 66

9.3 Stress – 67

9.4 Zusammenfassung – 67

Literatur – 67

© Springer-Verlag Berlin Heidelberg 2017
B. Toth (Hrsg.), *Fehlgeburten Totgeburten Frühgeburten*,
DOI 10.1007/978-3-662-50424-6_9

9.1 Einleitung

Essstörungen stellen häufige psychiatrische Störungsbilder bei Frauen im gebärfähigen Alter dar. Symptombezogene Prävalenzraten werden mit ca. 4–5% in der allgemeinen Bevölkerung angegeben (Turton et al. 1999). Als häufigste Krankheitsbilder sind hier die Magersucht (Anorexia nervosa), die Bulimie (Bulimia nervosa) und die Binge-Eating-Störung (Esssucht) zu nennen. Gemäß großer epidemiologischer Studien erlebt jede 20. Frau irgendeine Form von Essstörung in ihrer Schwangerschaft (Bulik et al. 2007; Easter et al. 2013; Watson et al. 2013). Zentrale Symptome von Essstörungen umfassen ein gestörtes Essverhalten, übergroße Angst vor Gewichtszunahme und Unzufriedenheit mit dem eigenen Körper. Begleitende Verhaltensweisen, die als dysfunktional zu werten sind, sind oft ein sehr restriktives Essverhalten, Essattacken mit anschließenden Abführmaßnahmen, exzessiver Sport und Laxantienabusus. Die Ausprägung ist abhängig vom jeweiligen Subtyp der Essstörung.

Ebenso sind auch gesunde Frauen von Sorgen und Ängsten bezogen auf den sich durch Gewichtszunahme verändernden Körper in der Schwangerschaft und der Postpartalzeit betroffen, zumal Essgelüste bzw. sich verändernde Essgewohnheiten in diesem Zeitraum physiologisch sind. Vor diesem Hintergrund ist zu verstehen, dass die Peripartalzeit eine besondere Herausforderung für Frauen mit Essstörungen darstellt (Linna et al. 2014). Zahlreiche Daten weisen daraufhin, dass gerade für diese Frauen ein erhöhtes Rückfallrisiko während der Schwangerschaft besteht (Koubaa et al. 2005). Klinisch kann sich dies ebenso in einer ausgeprägten Schwangerschaftsübelkeit (Hyperemesis gravidarum) äußern.

9.2 Potenzielle geburtshilfliche Komplikationen

Eine adäquate Ernährung und Gewichtszunahme sind äußerst wichtig für den sich entwickelnden Fetus. Maternaler Stress mit Gewichtsabnahme kann sich potenziell schädlich auf die Schwangerschaft auswirken (Micali u. Treasure 2009). Nach der aktuellen Studienlage scheint ein erhöhtes Risiko für Frauen mit Essstörungen, insbesondere mit Anorexie und Bulimie, für die folgenden Komplikationen zu bestehen:

- maternale Anämie
- erniedrigtes Geburtsgewicht
- SGA
- langsamere fetale Gewichtszunahme
- vorzeitige Wehentätigkeit
- (extreme) Frühgeburtlichkeit
- erhöhte perinatale Sterblichkeit der Kinder

In einer großen schwedischen Studie (2.257 Frauen mit Essstörungen), zeigte sich sogar eine vierfach erhöhte perinatale Sterblichkeit für Kinder von Frauen mit Anorexia nervosa[1] (Linna et al. 2014). Dies ließ sich allerdings nicht auf eine erhöhte Rate an Totgeburten zurückführen, sondern vor allem auf die in dieser Subgruppe deutlich erhöhte Frühgeburtsrate. Andere Studien unterstützen diese Ergebnisse. Es wird angenommen, dass für Frauen mit Essstörungen allgemein ein erhöhtes Risiko für Frühgeburten besteht (Sollid et al. 2004) und besonders für Frauen mit der Diagnose einer Anorexie (Bulik et al. 1999) oder einer Bulimie (Morgan et al. 1999, 2006). Ein niedriger BMI vor der Schwangerschaft, eine geringe Gewichtszunahme während der Schwangerschaft und eine fetale Exposition mit hohen mütterlichen Kortisolspiegeln wurden mit einem geringen kindlichen Geburtsgewicht, einer fetalen Wachstumsrestriktion (IUFT) und Frühgeburtlichkeit in Verbindung gebracht. Allerdings wird in der aktuellen Literatur kein signifikant erhöhtes Risiko für einen intrauterinen Fruchttod bei untergewichtigen Frauen beschrieben (Untergewicht definiert als ein BMI < 18,5 kg/m^2; Kristensen et al. 2005; Stephansson et al. 2001; Tennant et al. 2011). In den vorhandenen Fällen wurde jedoch als Ursache für einen IUFT häufig eine plazentare Funktionseinschränkung gesehen, die entweder mit einer fetalen Wachstumsretardierung oder einer Frühgeburtlichkeit verbunden war (Lawn et al. 2016).

---

1 Typisch für eine Anorexie ist ein Körpergewicht von mindestens 15% unterhalb des Normal- bzw. des in der Wachstumsphase zu erwartenden Gewichts bzw. ein Body-Mass-Index (BMI) unter 18,5 kg/m^2.

9.3 Stress

Frauen mit Essstörungen leiden häufig an Ängsten und Depressionen. Residuelle Symptome im Sinne von noch verbleibender depressiver und ängstlicher Symptomatik können noch nach Jahren bestehen (Lähteenmäki et al. 2014). Es gibt Hinweise darauf, dass erhöhter maternaler Stress während der Schwangerschaft mit einer erhöhten Rate an Frühgeburtlichkeit und Totgeburten einhergehen kann. So zeigten Laszlo et al. (2013) dass bei Verlust eines nahestehenden Familienmitgliedes ein erhöhtes Risiko für einen Fruchttod besteht, abhängig vom Verwandtschaftsgrad.

Depressionen und Stress während einer Schwangerschaft können zu einem geringeren Geburtsgewicht, Frühgeburtlichkeit und häufigem Auftreten eines operativen Entbindungsmodus führen (Grote et al. 2010). Ursächlich wird eine Veränderung in der HPA-Achsenaktivität angenommen, welche zu einer vermehrten Synthese von CRH (Cortisol Releasing Hormon) führt. Zudem wird bei betroffenen Frauen häufig auch ein Risikoverhalten wie erhöhter Nikotin- und Alkoholkonsum beobachtet. Der intrauterine Kontakt mit jeglicher Art von maternalem Stress kann mit lebenslangen negativen Auswirkungen einhergehen. So weisen z.B. Kinder von Müttern, die in ihrer Schwangerschaft unter Angststörungen, Depressionen oder anderen Arten von emotionalem Stress litten, ein erhöhtes Risiko für neuropsychiatrische Erkrankungen auf (Pearson et al. 2013).

9.4 Zusammenfassung

Frauen mit Essstörungen sollten während ihrer Schwangerschaft engmaschig betreut werden, auch wenn der Schwangerschaftsverlauf im Allgemeinen als günstig einzustufen ist. Die betroffenen Frauen sollten über potenzielle Risiken aufgeklärt und ermutigt werden, ihr Essverhalten der Schwangerschaft anzupassen. Bei Patientinnen mit bekannter Anorexie besteht ein deutlich erhöhtes Risiko für eine fetale Wachstumsretardierung bzw. ein erhöhtes Frühgeburtsrisiko. Regelmäßige sonografische Wachstumskontrollen und Vorsorgeuntersuchungen sind daher dringend zu empfehlen. Eine unterstützende psychotherapeutische Behandlung kann Rückfälle vorbeugen und insgesamt Symptome mildern. Bei anhaltender schwerer Bulimie während der Schwangerschaft besteht ein rascher Handlungsbedarf mit Anschluss an eine geburtshilflich-/psychiatrische Klinik einschließlich einer Hospitalisierung bei schweren Fällen. Bis zu 20% der Schwangeren mit Essstörung können einen Rückfall erleiden und sollten daher eng angebunden werden. Da Essstörungen viele verschiedene Ursachen haben und sich auf viele Lebensbereiche auswirken, ist fast immer eine interdisziplinäre Begleitung durch Frauenärzte, Hebammen, Pflegekräfte, Psychiater, Psychotherapeuten und Pädiater notwendig.

Auch nach der Entbindung ist eine weitere engmaschige interdisziplinäre Betreuung der Mutter und des Neugeborenen notwendig, da essgestörte Frauen den Nahrungsbedarf des Kindes oft nicht richtig einschätzen können. Ebenso kann ein Kontakt zu Selbsthilfegruppen oder betreuten, tagesstrukturierenden Wohneinheiten vermittelt werden.[2]

Literatur

Brinch M, Isager T, Tolstrup K (1988) Anorexia nervosa and motherhood: reproduction pattern and mothering behavior of 50 women. Acta Psychiatrica Scandinavica 77(5): 611–617

Bukowski R, Carpenter M, Conway D, Coustan D, Dudley DJ, Goldenberg RL, Hogue CJ, Koch MA, Parker CB, Pinar H, Reddy UM, Saade GR, Silver RM, Stoll BJ, Varner MW, Willinger M (2011) Causes of death among stillbirths. JAMA 306(22): 2459–2468

Bulik CM, Sullivan PF, Fear JL, Pickering A, Dawn A, McCullin M (1999) Fertility and reproduction in women with anorexia nervosa: a controlled study. In: The Journal of Clinical Psychiatry 60(2): 130-135, quiz 135-137

Bulik CM, Holle Ann v., Hamer R, Knoph Berg C, Torgersen L, Magnus P et al. (2007) Patterns of remission, continuation and incidence of broadly defined eating disorders during early pregnancy in the Norwegian Mother and Child Cohort Study (MoBa). Psychological Medicine 37(8): 1109–1118. DOI: 10.1017/S0033291707000724

Easter A, Bye A, Taborelli E, Corfield F, Schmidt U, Treasure J, Micali N (2013) Recognizing the symptoms: how common are eating disorders in pregnancy? European Eating Disorders Review 21(4): 340–344. DOI: 10.1002/erv.2229

---

2 z.B. Anad e.V., Tel. 089/2199730, www.anad.de; Bundeszentrale für Gesundheitliche Aufklärung, Tel.: 0221/892031,www.bzga.de

Koubaa S, Hällström T, Lindholm C, Hirschberg AL (2005) Pregnancy and neonatal outcomes in women with eating disorders. Obstetrics and Gynecology 105(2): 255–260. DOI: 10.1097/01.AOG.0000148265.90984.c3

Kristensen J, Vestergaard M, Wisborg K, Kesmodel U, Secher NJ (2005) Pre-pregnancy weight and the risk of stillbirth and neonatal death. BJOG 112(4): 403–408. DOI: 10.1111/j.1471-0528.2005.00437.x

Lähteenmäki S, Saarni S, Suokas J, Saarni S, Perälä J, Lönnqvist J, Suvisaari J (2014) Prevalence and correlates of eating disorders among young adults in Finland. Nordic Journal of Psychiatry 68(3): 196–203. DOI: 10.3109/08039488.2013.797021

László KD, Svensson T, Li J, Obel C, Vestergaard M, Olsen J, Cnattingius S (2013) Maternal bereavement during pregnancy and the risk of stillbirth: a nationwide cohort study in Sweden. American Journal of Epidemiology 177(3): 219–227. DOI: 10.1093/aje/kws383

Lawn JE, Blencowe H, Waiswa P, Amouzou A, Mathers C, Hogan D et al. (2016) Stillbirths: rates, risk factors, and acceleration towards 2030. Lancet 387(10018): 587-603. DOI: 10.1016/S0140-6736(15)00837-5

Linna M, Raevuori A, Haukka J, Suvisaari JM, Suokas JT, Gissler M (2014) Pregnancy, obstetric, and perinatal health outcomes in eating disorders. American Journal of Obstetrics and Gynecology 211(4): 392.e1-8. DOI: 10.1016/j.ajog.2014.03.067

Micali N, Treasure J (2009) Biological effects of a maternal ED on pregnancy and foetal development: a review. European Eating Disorders Review 17(6): 448–454. DOI: 10.1002/erv.963

Morgan JF, Lacey JH, Chung E (2006) Risk of postnatal depression, miscarriage, and preterm birth in bulimia nervosa: retrospective controlled study. Psychosomatic Medicine 68(3): 487–492. DOI: 10.1097/01.psy.0000221265.43407.89

Morgan JF, Lacey JH, Sedgwick PM (1999) Impact of pregnancy on bulimia nervosa. British Journal of Psychiatry 174: 135–140

Pearson RM, Fernyhough C, Bentall R, Evans J, Heron J, Joinson C et al. (2013) Association between maternal depressogenic cognitive style during pregnancy and offspring cognitive style 18 years later. American Journal of Psychiatry 170(4): 434–441. DOI: 10.1176/appi.ajp.2012.12050673

Sollid CP, Wisborg K, Hjort J, Secher NJ (2004) Eating disorder that was diagnosed before pregnancy and pregnancy outcome. American Journal of Obstetrics and Gynecology 190(1): 206–210

Stephansson O, Dickman PW, Johansson A, Cnattingius S (2001) Maternal weight, pregnancy weight gain, and the risk of antepartum stillbirth. American Journal of Obstetrics and Gynecology 184(3): 463–469. DOI: 10.1067/mob.2001.109591

Tennant PWG, Rankin J, Bell R (2011) Maternal body mass index and the risk of fetal and infant death: a cohort study from the North of England. Human Reproduction 26(6): 1501–1511. DOI: 10.1093/humrep/der052

Turton P, Hughes P, Bolton H, Sedgwick P (1999) Incidence and demographic correlates of eating disorder symptoms in a pregnant population. International Journal of Eating Disorders 26(4): 448–452

Watson HJ, Holle A v., Hamer RM, Knoph Berg C, Torgersen L, Magnus P et al. (2013) Remission, continuation and incidence of eating disorders during early pregnancy: a validation study in a population-based birth cohort. Psychological Medicine 43(8): 1723–1734. DOI: 10.1017/S0033291712002516

Psychologische Aspekte von Fehl-, Tot- und Frühgeburten

Tewes Wischmann

10.1 Psychologische Auswirkungen von Fehlgeburten – 70

10.2 Psychologische Auswirkungen von Totgeburten – 71

10.3 Psychologische Auswirkungen von Frühgeburten – 72

Literatur – 74

Der Verlust einer erwünschten Schwangerschaft als Fehl- oder Totgeburt wird von der Frau (und in der Regel auch ihrem Partner) als sehr gravierendes Erlebnis wahrgenommen und geht mit intensiven Trauerprozessen einher. Auch die psychologischen Aspekte einer Frühgeburt für das betroffene Elternpaar sollten nicht unterschätzt werden. Im Folgenden werden der Stand der Forschung zu den psychologischen Aspekten von Fehl-, Tot- und Frühgeburten dargestellt sowie praktische Tipps zum Umgang damit gegeben.

10.1 Psychologische Auswirkungen von Fehlgeburten

Gemäß der Leitlinie „Diagnostik und Therapie beim wiederholten Spontanabort" (▶ www.leitlinien.net) ist eine direkte Verursachung einer Fehlgeburt allein aufgrund psychologischer Faktoren wie z.B. (Alltags-)Stress nicht gegeben. Nach jetzigem Kenntnisstand ist höchstens eine mittelbare Beeinflussung über Verhaltensänderungen der Schwangeren (wie z.B. die Einnahme von Genussgiften oder gravierende Mangelernährung) zu vermuten. Die in der (älteren) psychosomatischen Literatur genannten Erklärungsmodelle für Fehlgeburten sind der Leitlinie zufolge entweder aufgrund ihrer theoretischen Vorannahmen einer empirischen Überprüfung nicht zugänglich oder wurden bisher nicht repliziert.

Die psychologischen Auswirkungen einer Fehlgeburt sollten hingegen nicht unterschätzt werden.

> In der Regel lösen Fehlgeburten bei den betroffenen Frauen (und ihren Partnern) Trauerprozesse aus, deren zeitliche Abläufe individuell sehr verschieden sein können (Rohde u. Dorn 2007).

Im Allgemeinen ist mit einer deutlichen Abnahme der Trauer nach spätestens sechs Monaten zu rechnen, wobei aber nicht selten Verläufe bis zu einem Jahr zu beobachten sind. Aus psychologischer Sicht ist für die erfolgreiche Bewältigung einer Fehlgeburt eine unterstützende Partnerschaft und ein vorhandenes soziales Netzwerk sowie ein aktiv-konfrontativer Umgang mit diesem Verlust prognostisch günstig, hingegen erscheinen eine depressive und mit Schuldgefühlen assoziierte Verarbeitung ungünstiger. Ungewollte Kinderlosigkeit und psychische Vorerkrankungen der Frauen gelten bei Fehlgeburten als Risikofaktoren im Sinne einer prolongierten Trauerreaktion. Das Vorhandensein von Kindern mindert nicht notwendigerweise die negativen emotionalen Auswirkungen des Schwangerschaftsverlustes. Ängstlichkeit, Trauer und Depressivität sind in den ersten Monaten bei Frauen nach mehrfachen Fehlgeburten erhöht gegenüber Frauen nach singulärem Spontanabort, ein linearer Zusammenhang von Aborthäufigkeit und dem Ausmaß psychischer Belastung ist aber nicht zu beobachten. Auf die Entwicklung einer komplizierten Trauerreaktion (s. u.) bei habituellen Aborten ist zu achten. Generalisierbare Aussagen über das emotionale Erleben der Partner von Frauen nach Fehlgeburt liegen gemäß der Leitlinie „Diagnostik und Therapie beim wiederholten Spontanabort" bisher nicht vor.

Das im Zusammenhang mit einer psychologischen Behandlung von Fehlgeburten oft genannte Konzept des „tender loving care" geht auf zwei Veröffentlichungen von Stray-Pedersen und Stray-Pedersen (1984, 1988) zurück. In einer Gruppe von 37 Frauen mit Fehlgeburten, die gemäß dem Konzept des „tender loving care" – neben wöchentlichen Kontrolluntersuchungen und dem Verweis auf körperliche Schonung (einschließlich Bettruhe und Koitusverbot) – mit „optimaler psychologischer Unterstützung" behandelt wurden, erreichten 32 Frauen eine Lebendgeburt im Vergleich zu acht von 24 entsprechend unbehandelten Frauen. Um eine tatsächliche Kontrollgruppe handelte es sich allerdings nicht, da die Zuteilung zur Interventions- bzw. Kontrollgruppe nur aufgrund des Wohnortes der Patientinnen erfolgte und mögliche Unterschiede zwischen den beiden Gruppen (z.B. bzgl. Lebensstil, sozialer Unterstützung sowie anderer psychologischer Variablen) unbekannt blieben. Im Sinne der evidenzbasierten Medizin fehlt dem Konzept des „tender loving care" also noch eine wissenschaftliche Validierung mittels randomisierter kontrollierter

Studien. Auch zwei weitere Studien, die im Zusammenhang mit „supportive care" genannt werden, wurden bisher nicht repliziert. In der einen Studie (Clifford et al. 1997) war „supportive care" ausschließlich als wöchentliche Ultraschallkontrollen im ersten Schwangerschaftstrimenon definiert, in der zweiten wurden zusätzlich dazu „stressreduzierende Physiotherapie" und ein „Entspannungstonband" angeboten (Liddell et al. 1991). Eine Replizierung der Studien zum „tender loving care" bzw. „supportive care" erscheint nach der Leitlinie „Diagnostik und Therapie beim wiederholten Spontanabort" aufgrund der vagen Interventions- und Stichprobenbeschreibungen kaum möglich. In den genannten drei Studien lag die Abortrate in den Interventionsgruppen mit 14–26% zudem nahezu gleich hoch wie in der Allgemeinbevölkerung (in den jeweiligen Kontrollgruppen hingegen deutlich höher).

> **Depressive Verarbeitungsmuster nach Totgeburt (modifiziert nach Ditz 2001, S. 214)**
> - quälende Schuldgefühle (Leitsymptom)
> - zwanghaftes Grübeln über die Todesursache
> - Antriebsstörungen
> - Affektlabilität (z.B. Gereiztheit, Wut)
> - Suizidgedanken, die darum kreisen, mit dem Kind vereint zu sein
> - persistierende Verlustängste
> - sexuelle Störungen
> - Entwicklungs- oder Beziehungsstörungen
> - verleugnendes Vermeidungsverhalten mit Auswirkungen auf Familie, Partnerschaft, Freundschaften und Arbeitsplatz
> - Medikamenten- und Suchtmittelmissbrauch

10.2 Psychologische Auswirkungen von Totgeburten

Zu den emotionalen und körperlichen Folgen einer Totgeburt gehören üblicherweise Gefühle intensiver Traurigkeit, Irritierbarkeit, Ängstlichkeit, gestörter Schlaf, Appetitlosigkeit, vermehrte körperliche Beschwerden sowie Ärger auf andere oder auf sich selbst. Dies ist oft gepaart mit dem Vorwurf, dieses Ereignis nicht verhindert zu haben, sowie mit Schuldgefühlen oder -zuweisungen, einschließlich partnerschaftlicher Konflikte. Eine Unterscheidung in „richtiges" oder „falsches" Trauern ist dabei nicht sinnvoll, da die Verläufe interindividuell sehr unterschiedlich ausfallen können. Das Konzept der pathologischen oder komplizierten Trauer bedeutet in diesem Zusammenhang, dass die Trauer das individuelle Leben über einen längeren Zeitraum zentral dominiert und die üblichen Stufen des Trauerprozesses nicht erkennbar sind (Rohde u. Dorn 2007). Komplizierte Trauer kann in eine depressive Reaktion übergehen; Hinweise auf das Vorliegen von depressiven Verarbeitungsmustern gibt die folgende Übersicht:

Meist wird auch bei einer Totgeburt davon ausgegangen, dass die akute Trauerphase etwa ein halbes Jahr andauert (oft auch bis hin zu einem Jahr). Ab dann sollte der Verlust nicht mehr das einzige zentrale Lebensthema darstellen. Bei vielen Betroffenen ist ein bis zwei Jahre nach einer Totgeburt der Trauerprozess in seiner intensivsten Phase vorüber, aber auch längere Verläufe sind nicht ungewöhnlich. Risikofaktoren sind dabei wiederum mangelnde soziale Unterstützung sowie psychische Vulnerabilität (wie z.B. eine vorher bereits bestehende psychische Symptomatik). Das Vorhandensein von Kindern stellt nicht unbedingt einen protektiven Faktor dar. Ältere Kinder zeigen häufig Verlustgefühle nach Totgeburt eines Geschwisterkindes, welche durch die intensive Trauer der Eltern gelegentlich überdeckt werden. Auch die Väter erleben eine erhöhte Depressivität und Ängstlichkeit (im Vergleich zu Kontrollgruppen), wobei diese Symptomatik in der Regel nicht so stark ausgeprägt ist wie bei den Müttern.

> Wenn die Trauerreaktionen bei beiden Partnern stark unterschiedlich ablaufen, ist das Trennungsrisiko bei diesen Paaren deutlich erhöht. Eine offene Kommunikation der „verwaisten" Eltern über das Trauern ist

daher sinnvoll (Kersting 2013). Gesprächsangebote sollten sich explizit an beide Partner richten (Ditz 2001).

In einer Folgeschwangerschaft nach einer Totgeburt berichten bis zu 20% der Mütter (und teilweise auch deren Partner) Symptome einer posttraumatischen Belastungsstörung (PTBS), die sich dann aber weitestgehend nach der Geburt zurückbilden. In Bezug auf das anschließend geborene Kind kann möglicherweise bedeutsam werden, inwieweit es einen „Ersatz" für das verlorene Kind darstellen soll (mit den Risiken von Idealisierung bzw. Entwertung) oder es als „vulnerables" Kind mit übertriebener Ängstlichkeit behandelt wird (Badenhorst u. Hughes 2007). Der Verlust eines Kindes (oder mehrerer) durch Totgeburt nach Mehrlingsschwangerschaft sollte nicht unterbewertet werden. Ähnlich wie bei Fehlgeburten können Art und Ausprägung der elterlichen Trauerreaktionen nicht durch lebende Kinder „kompensiert" werden. Die Beziehungsgestaltung zum überlebenden Mehrlingskind kann sogar aufgrund der Totgeburt erschwert sein, was in einer professionellen nachgeburtlichen Beratung in angemessener Weise thematisiert werden sollte.

10.3 Psychologische Auswirkungen von Frühgeburten

Wie bei Fehlgeburten kann das Erleben einer Frühgeburt mit erheblichen Schuldgefühlen auf Seiten der Frau (bzw. des Paares) einhergehen, insbesondere wenn die Schwangerschaft mit ambivalenten Gefühlen verknüpft war. Die Schwangerschaft nicht bis zum Ende ausgetragen zu haben, kann das Selbstwertgefühl negativ beeinflussen, zumal auch manche populärwissenschaftlichen Ratgeberbücher eine schuldhafte Verarbeitung der Frühgeburt induzieren können. Die Ursachen einer Frühgeburt bleiben allerdings in vielen Fällen ungeklärt.

Neben fetalen (z.B. Mehrlingsschwangerschaft) und plazentaren (z.B. Plazentainsuffizienz) wird auch eine Anzahl psychosozialer Risikofaktoren genannt: niedriger Sozialstatus, starkes Unter- oder Übergewicht, fehlende partnerschaftliche oder soziale Unterstützung sowie hohe schwangerschaftsbezogene Ängstlichkeit. Die Erstellung von Risikoprofilen aus diesen Faktoren für eine tatsächlich eintretende Frühgeburt gilt als unzuverlässig aufgrund des zu geringen Vorhersagewertes (Rauchfuß 2012). Auch in Bezug auf Frühgeburtlichkeit wird der Einfluss von psychischem Stress diskutiert. Alltagsstress als alleinige Ursache für Frühgeburten wird aber als höchst unwahrscheinlich eingeschätzt. Außerdem ist mit der Untersuchung des Zusammenhangs von Stress und Geburtsverlauf eine Vielzahl methodischer Herausforderungen verknüpft, die bisher nicht befriedigend gelöst wurden. So erleben viele Schwangere bereits den Beginn einer Folgeschwangerschaft nach Frühgeburt als problematisch, so dass Stressfragebogenerhebungen zu diesem Zeitpunkt bereits konfundiert sind (Ditzen u. Beinder 2011). Über die Einnahme von Genussgiften (Rauchen) oder veränderte Essgewohnheiten (Mangelernährung) kann sich Stress allerdings indirekt ungünstig auf den Schwangerschaftsverlauf auswirken. Systematische Untersuchungen hierzu liegen bisher noch nicht vor.

Bei in diesem Zusammenhang „verordneter" Bettruhe sind neben medizinischen Risiken (z.B. Thromboembolie) auch psychologische Effekte (z.B. vermehrte depressive Symptomatik) bedeutsam. Von einigen Autoren wird dementsprechend eine „therapeutische" Bettruhe in der Routineversorgung als unethisch und zu risikobehaftet eingeschätzt und daher abgelehnt (McCall et al. 2013). Von den betroffenen Schwangeren werden psychosomatisch orientierte Gespräche, das Ausüben von Entspannungsverfahren sowie die Einbeziehung des Partners und des sozialen Netzwerkes als hilfreich erlebt (Rauchfuß 2012). Als evidenzbasiert können diese psychosozialen Maßnahmen bisher allerdings noch nicht gelten.

> Für den Nutzen einer „therapeutisch verordneten" Bettruhe der Frau während einer Folgeschwangerschaft nach Fehl- oder Frühgeburt gibt es keinerlei Belege. Zum Teil erhebliche Risiken sind hingegen dokumentiert.

Die Entwicklung der Eltern-Kind-Beziehung nach Frühgeburt ist von besonderer Bedeutung, da die medizinische Versorgung des frühgeborenen Kindes nur wenige Kontaktmöglichkeiten zulässt. Betroffene Eltern sollten daher die Angebote der verschiedenen

10.3 · Psychologische Auswirkungen von Frühgeburten

Fachkräfte der Neonatologie nutzen, um sich Unterstützung z.B. beim Stillen oder „Känguruen" zu holen. Das gilt auch für die psychosozialen Angebote (Rohde u. Dorn 2007). Auch für die Zeit der Nachbetreuung zu Hause sollten die Eltern ermutigt werden, die vorhandenen Unterstützungsmöglichkeiten durch Hebammen bzw. Kinderkrankenschwestern und Haushaltshilfen auch tatsächlich in Anspruch zu nehmen.

Praxistipps

- Im Aufklärungsgespräch vor bzw. bei Fehl-, Früh- bzw. Totgeburten sollte die Patientin bzw. das Paar klar und verständlich über das (zu erwartende) Geschehen und die jeweiligen medizinischen Optionen informiert werden. Aufgrund situativ vorübergehend eingeschränkter Verarbeitungsmöglichkeiten müssen diese Informationen gegebenenfalls wiederholt werden.
- Alle an der Patientin mitwirkenden Ärzte und Pflegepersonen sollten gleichermaßen informiert werden. Ein empathischer und entlastender Umgang mit der Patientin (und ihrem Partner) im Sinne des „patient-centered care" (d.h. individuell abgestimmte Informationsgabe und Angebot emotionaler Unterstützung) sowohl in der Arzt-Patient-Beziehung als auch durch weiteres medizinisches Personal ist sicherlich hilfreich.
- Die Bagatellisierung auch einer frühen Fehlgeburt wird von den Patientinnen meistens als unangemessen und sehr kränkend erlebt (Kozjak-Storjohann u. Schneidereit-Mauth 2014). Abschiedsrituale (s.u.) können die Trauer um eine Fehlgeburt erleichtern.
- Routinemäßig sollte bei Früh- und bei Totgeburt eine gezielte Exploration des emotionalen Erlebens durch die Patientin (v.a. bzgl. Schuldgefühlen) und die Abklärung der sozialen Ressourcen (z.B. Partnerschaft, Freunde und Familie) durchgeführt werden.
- Wenn Entscheidungen zu treffen sind (z.B. Zeitpunkt der Geburtseinleitung bei intrauterinem Kindstod, Durchführung einer Obduktion), sollten die Eltern möglichst mit einbezogen werden, auch um ihrer erlebten Hilflosigkeit etwas entgegensetzen zu können.
- Das ärztliche Gespräch bei unerwartetem Schwangerschaftsverlust und insbesondere die Leitung der Geburt eines toten Kindes zählen zu den anspruchsvollsten Aufgaben in der Medizin; für Hinweise zur Gesprächsführung und Vorgehensweise hierbei siehe Ditz (2001).
- In der Beratung von Paaren nach Fehl- oder Totgeburt sollten kulturelle Besonderheiten im Umgang (z.B. körperliches Kontaktbedürfnis) mit diesem Verlusterlebnis berücksichtigt werden. Entsprechende Fragelisten können dabei hilfreich sein (z.B. Walter 2010).
- Bei Totgeburt sollten die Kontaktmöglichkeit von Mutter und Vater zum verstorbenen Kind und der entsprechende Rahmen (abgeschirmtes ruhiges Zimmer) in jedem Fall gegeben sein. Wie dieser Abschied konkret gestaltet wird, liegt letztlich in der Entscheidung der Patientin (und ihres Partners). Körperlicher Kontakt mit dem toten Kind kann die Verarbeitung des Verlustes allerdings für einige Betroffene stark erschweren. Die Erstellung und Zur-Verfügung-Stellung von Andenken (Hand- oder Fußabdruck, Fotos, Geburtstuch) und die Namensgebung werden hingegen nahezu durchweg als sehr hilfreich für die Trauerarbeit wahrgenommen.
- Bei Bedarf ist an eine Vermittlung in eine psychosoziale professionelle Trauerbegleitung zu denken, z.B. zur Unterstützung der Patientin bzw. des Paares mit Trauerritualen („Moses-Körbchen", „Schmetterlingsbriefe"; Kozjak-Storjohann u. Schneidereit-Mauth 2014) oder Märchen (Brüder Grimm: „Das Totenhemdchen").

Abschiedsrituale, ein Ort der Erinnerung und das Erlebnis einer Gemeinschaft von Mittrauernden helfen bei der Verarbeitung um das verlorene Kind. Von daher sollten Betroffene mit Fehlgeburten das Angebot erhalten und dazu ermutigt werden, ihre „Sternenkinder" auch ohne Bestattungspflicht zu bestatten und öffentlich zu betrauern (Aust et al. 2010).
- Gegebenenfalls kann zu einem späteren Zeitpunkt eine Informationsgabe über psychosoziale Beratungsmöglichkeiten (z.B. ▶ www.bkid.de), Selbsthilfegruppen und Internetforen erfolgen. Eine systematische evidenzbasierte Evaluation der Effekte dieser psychosozialen Interventionen steht allerdings noch aus. Eine Vielzahl von Informationen für Betroffene bietet die BZgA unter ▶ www.familienplanung.de.
- Bei der Verdachtsdiagnose einer depressiven Entwicklung infolge komplizierter Trauer (s.o.) ist die Hinzuziehung eines (ärztlichen oder psychologischen) Psychotherapeuten zur Abklärung der weiteren Behandlungsbedürftigkeit der betroffenen Patientin/Paare notwendig.
- Aufgrund der durchschnittlichen Dauer des Trauerprozesses kann Paaren nach einer Totgeburt empfohlen werden, mit der Planung einer erneuten Schwangerschaft ein Jahr zu warten, sofern nicht das „Ticken der biologischen Uhr" dagegen spricht. Bei einer Fehlgeburt kann es hilfreich sein, den errechneten Entbindungstermin abzuwarten, allerdings deuten aktuelle Ergebnisse darauf hin, dass eine rasche Schwangerschaftsfolge den Verlauf der Folgeschwangerschaft möglicherweise positiv beeinflusst (▶ 1.8). Informationen zu Fertilität und Kontrazeption sollten entsprechend weitergegeben werden.
- Während einer Folgeschwangerschaft sollte nach Fehl-, Tot- und Frühgeburt auch eine hochfrequente Kontaktaufnahme durch die Patientin möglich sein. Aus psychologischer Sicht ist eine prophylaktische stationäre Aufnahme der Patientin weder notwendig noch wird sie verstärkt von den Patientinnen gewünscht.
- Bei Frühgeburten sollten die Eltern ausdrücklich ermutigt werden, stationär und zu Hause verfügbare instrumentelle und psychosoziale Unterstützungsangebote durch die verschiedenen Fachkräfte in Anspruch zu nehmen sowie sich über „Frühchen"-Selbsthilfegruppen zu informieren.
- „Anniversary reactions": Die Patientin (und ihr Partner) sollten darauf vorbereitet werden, dass es zu bestimmten Terminen (errechneter Entbindungstermin, Jahrestag der Fehl- oder Totgeburt, Partnerschaftsjubiläum) zu intensiven Trauerreaktionen kommen kann, für die zunächst keine Auslöser identifizierbar erscheinen.

Literatur

Aust DE, Dahl K, Ammerbacher K, Wagner K, Ziegenfuss M (2010) Fehlgeburt: Wie Bestattungsrituale bei der Trauerarbeit helfen. Gynäkologe 43(10): 805–812. doi:10.1007/s00129-010-2582-9

Badenhorst W, Hughes P (2007) Psychological aspects of perinatal loss. Best Practice and Research Clinical Obstetrics and Gynaecology 21(2): 249–259. doi:http://dx.doi.org/10.1016/j.bpobgyn.2006.11.004

Clifford K, Rai R, Regan L (1997) Future pregnancy outcome in unexplained recurrent first trimester miscarriage. Human Reproduction 12(2): 387–389. doi:10.1093/humrep/12.2.387

Ditz S (2001) Betreuung von Frauen mit einer Totgeburt. Gynäkologe 34(3): 212–219. doi:10.1007/s001290050706

Ditzen B, Beinder E (2011) Infertilität und Schwangerschaftskomplikationen. In: Ehlert U, von Känel R (Hrsg) Psychoendokrinologie und Psychoimmunologie. Springer, Heidelberg, S 341–363. doi:10.1007/978-3-642-16964-9_18

Kersting A (2013) Der Verlust eines Kindes durch Totgeburt. In: Boothe B, Riecher-Rössler A (Hrsg) Frauen in Psychotherapie: Grundlagen - Störungsbilder - Behandlungskonzepte. Schattauer, Stuttgart, S 61–66

Kozjak-Storjohann B, Schneidereit-Mauth H (2014) Verluste der Schwangerschaft - Welche Trauer ist angemessen? In: Wallraff D, Thorn P, Wischmann T (Hrsg) Kinderwunsch.

Der Ratgeber des Beratungsnetzwerkes Kinderwunsch Deutschland (BKiD). Kohlhammer, Stuttgart, S 112–129
Liddell HS, Pattison NS, Zanderigo A (1991) Recurrent miscarriage - outcome after supportive care in early pregnancy. Australian and New Zealand Journal of Obstetrics and Gynaecology 31(4): 320–322. doi:10.1111/j.1479-828X.1991.tb02811.x
McCall CA, Grimes DA, Lyerly AD (2013) „Therapeutic" bed rest in pregnancy: unethical and unsupported by data. Obstetrics and Gynecology 121(6): 1305–1308 doi:10.1097/AOG.0b013e318293f12f
Rauchfuß M (2012) Drohende Frühgeburt und Frühgeburt. In: Weidner K, Rauchfuß M, Neises M (Hrsg) Leitfaden Psychosomatische Frauenheilkunde. Deutscher Ärzte-Verlag, Köln, S 264–279
Rohde A, Dorn A (2007) Gynäkologische Psychosomatik und Gynäkopsychiatrie. Schattauer, Stuttgart
Stray-Pedersen B, Stray-Pedersen S (1984) Etiologic factors and subsequent reproductive performance in 195 couples with a prior history of habitual abortion. American Journal of Obstetrics and Gynecology 148(2): 140–146. doi:10.1016/S0002-9378(84)80164-7
Stray-Pedersen B, Stray-Pedersen S (1988) Recurrent abortion: The role of psychotherapy. In: Beard R, Sharp F (Hrsg) Early pregnancy loss. Mechanisms and treatment. Springer, Heidelberg, S 433–440
Walter T (2010) Grief and culture - a check list. Bereavement Care 29(2): 5–9. doi:10.1080/02682621003707431

Sporadische Fehlgeburten

Kapitel 11 Diagnostik und Therapie bei sporadischen Fehlgeburten – 79
Catherine Knieper

Diagnostik und Therapie bei sporadischen Fehlgeburten

Catherine Knieper

11.1 Einleitung – 80

11.2 Chromosomale Störungen – 80

11.3 Anatomische Faktoren – 81

11.4 Mikrobiologische Faktoren – 81

11.5 Endokrine Faktoren – 81

11.6 Thrombophile Faktoren – 82

11.7 Immunologische Faktoren – 82

11.8 Umweltfaktoren und Ernährung – 82

11.9 Zusammenfassung: Vorgehen nach Spontanabort – 83

Literatur – 84

11.1 Einleitung

Sporadische Spontanaborte zählen zu den häufigen Komplikationen der frühen Schwangerschaft. Die Inzidenz wird mit 10–15% aller klinischen Schwangerschaften beschrieben, allerdings dürfte die tatsächliche Inzidenz höher liegen (Neilson et al. 2013). Betrachtet man die Gesamtheit aller Schwangerschaften inklusive der präklinischen Aborte, geht man von einer Abortwahrscheinlichkeit von 30–50% pro Konzeption aus (Choi et al. 2014). Aus Tiermodellen und experimentellen Studien lässt sich sogar eine Abortrate von 50–75% aller Schwangerschaften ableiten (Boklage 1990). So erlebt insgesamt etwa ein Viertel aller Frauen im reproduktionsfähigen Alter mindestens einen Abort. In den meisten Fällen handelt es sich um präklinische Aborte, die als Menstruationsblutung oder Metrorrhagie missinterpretiert werden (▶ Abschn. 1.2).

Die Inzidenz von (klinischen) Frühaborten ist stark altersabhängig. In einer epidemiologischen Studie an über 1 Mio. Schwangerschaften betrug die Rate an klinisch diagnostizierten Spontanaborten 11% (Nybo Andersen et al. 2000). Bei Betrachtung der unterschiedlichen Altersgruppen zeigte sich die Inzidenz der Spontanaborte in Höhe von 9–17% bei Frauen von 20–30 Jahren, 20% bei Frauen von 31–35 Jahren, 40% bei Frauen von 36–40 Jahren und 80% bei Frauen über 41 Jahren.

Die Großteil der Spontanaborte ereignen sich in den ersten 12 SSW. Spätaborte (12.–22. SSW) sind mit ca. 4% insgesamt selten (Larsen et al. 2013). Aufgrund der unzureichenden Studienlage lässt sich bei Patientinnen mit Spätaborten keine Aussage zur Altersabhängigkeit treffen. Es gibt Hinweise, dass diesem heterogenen Krankheitsbild häufig kombinierte Pathologien zugrunde liegen (McNamee et al. 2014).

Zur Diagnosefindung einer gestörten Schwangerschaft wird traditionell der Anstieg des hCG-Wertes im Serum herangezogen. Dieser sollte im ersten Trimester innerhalb von 48 Stunden mindestens 100% betragen. In einer amerikanischen Studie wurde bei 287 symptomatischen Patientinnen mit Blutungen oder Unterbauchschmerzen der hCG-Spiegel bestimmt. Bei den vitalen Schwangerschaften betrug der mittlere hCG-Anstieg 50% pro 24 Stunden und 124% pro 48 Stunden. Der geringste minimale Anstieg lag bei 24% nach 24 Stunden und 53% nach 48 Stunden (Barnhart et al. 2004). Es wird davon ausgegangen, dass die Hälfte aller vitalen Schwangerschaften einen Anstieg < 100% nach 48 Stunden aufweisen. Dies ist ein wichtiger klinischer Indikator vor der Indikationsstellung einer Kürettage bei der Verdachtsdiagnose einer gestörten Frühgravidität.

Im nachfolgenden Kapitel wird der aktuelle Stand der Forschung zur Pathogenese von Spontanaborten sowie zur Diagnostik und Therapie erörtert.

11.2 Chromosomale Störungen

Es wird postuliert, dass Spontanaborte, die vor Abschluss der Embryonalentwicklung stattfinden, ein „physiologisches" Phänomen darstellen, das ein Fortbestehen einer Schwangerschaft bei morphologisch auffälligen Embryonen verhindert. Dieses Konzept wird durch klinische Studien unterstützt, bei denen die fetale Morphologie mit Hilfe der Embryoskopie vor einer Abortkürrettage bei Missed Abortion (n = 272) untersucht wurde. Fetale Malformationen waren in 85% der Fälle vorhanden (Philipp et al. 2003). Bei der zytogenetischen Untersuchung des Abortmaterials zeigten 75% der Feten einen auffälligen Karyotyp.

Fetale Aneuploidien, die durch Non-Disjunktion (nicht stattfindende Trennung der homologen Chromosomen während der Meiose) entstehen, sind häufig. Es handelt sich dabei um eine zufällige und demnach nicht vererbte fetale chromosomale Störung. Zytogenetische Analysen an Abortmaterial haben gezeigt, dass die Häufigkeit unbalancierter Chromosomenstörungen im ersten Trimester bei 45–50% und im zweiten Trimester bei ca. 30% liegt (van den Berg et al. 2012). Mit steigendem Gestationsalter der Aborte steigt der Anteil euploider, normaler Chromosomensätze (Choi et al. 2014).

Die meisten Embryonen mit schweren chromosomalen Störungen sterben bereits intrauterin. Einige Aneuploidien sind bis zu einem gewissen Grad lebensfähig. Die häufigste ist die Trisomie 21, obwohl 80% der betroffenen Embryonen intrauterin oder in der Neonatalperiode versterben (Morris et al. 1999).

■ **Tab. 11.1** Verteilung der hysteroskopischen Befunde entsprechend der Anzahl der stattgehabten Aborte (Cogendez et al. 2011)

Aborte (n)	Unauffälliger Befund	Kongenitale Malformation	Erworbene Malformation	p
1	44 (64,1%)	13 (18,2%)	12 (17,7%)	> 0,05
2	22 (52%)	9 (21,9%)	11 (26,1%)	> 0,05
3 und >	23 (58,4%)	10 (25,3%)	7 (16,3%)	> 0,05

Die häufigsten fetalen chromosomalen Störungen bei Aborten sind numerische Chromosomenanomalien (86%). Ein geringer Anteil setzt sich aus strukturellen Chromosomenanomalien (6%) sowie chromosomalen Mosaiken (8%) zusammen (Goddijn u. Leschot 2000).

Bei den numerischen Anomalien werden vorwiegend autosomale Trisomien, Polyploidien und die Monosomie X identifiziert, welche zumeist de novo durch zufällige Fehler im Laufe der Gametogenese und Embryonalentwicklung entstanden sind (Carvalho et al. 2010). Die Mehrheit der fetalen Chromosomenstörungen bei SA entstehen somit bei chromosomal unauffälligen Eltern.

Das mütterliche Alter ist ein Risikofaktor für das Auftreten von Spontanaborten. Die Anzahl von qualitativ hochwertigen Oozyten sinkt mit steigendem Alter, sodass die Häufigkeit von Chromosomenstörungen und Aborten steigt (Nybo Andersen et al. 2000). Da das Durchschnittsalter der Erstgebärenden in Deutschland stetig ansteigt, ist eine Entwicklung hin zu mehr (Spontan-)Aborten zu erwarten.

Grundsätzlich muss nach einem Spontanabort keine Untersuchung der elterlichen Chromosomen stattfinden. Es sei denn, es wurde eine fetale chromosomale Störung nachgewiesen, im Zuge derer dann eine genetische Abklärung des Paares indiziert ist.

11.3 Anatomische Faktoren

In einer Studie (n = 151) wurde das Cavum uteri mittels diagnostischer Hysteroskopie (HSK) nach bereits einem stattgehabtem Abort untersucht. Dabei zeigte sich bei Patientinnen im Z.n. einem Abort (n = 69) in 64,1% der Fälle ein unauffälliger Befund, in 18,2% kongenitale Malformationen und in 17,7% erworbene Malformationen. Die Ergebnisse differierten nicht signifikant im Vergleich zu Patientinnen im Z.n. zwei Aborten (n = 42) bzw. ≥ drei Aborten (n = 40) (Cogendez et al. 2011; ■ Tab. 11.1).

In einigen Studien wurde die hysteroskopische Septumresektion (teilweise in Kombination mit einer diagnostischen Laparoskopie) als relativ komplikationsarme Methode beschrieben (Wang et al. 2013; Grimbizis et al. 1998; Mollo et al. 2009). Allerdings existiert bisher keine kontrollierte, randomisierte Studie, in der die Schwangerschafts- bzw. Entbindungsrate im Z.n. einem Spontanabort mit und ohne Septumresektion verglichen wurde. Daher sollte eine diagnostische Hysteroskopie im Z.n. Spontanabort lediglich bei sonografischen Auffälligkeiten empfohlen werden.

11.4 Mikrobiologische Faktoren

Aufsteigende vaginale Infektionen sind als Auslöser von Spätaborten bekannt. Hierbei scheinen ähnliche Pathogene wie bei der Frühgeburtlichkeit eine Rolle zu spielen. In einer retrospektiven Analyse wurden als häufigste Erreger Gruppe B-Streptokokken (GBS) nachgewiesen. Im weiteren fanden sich Escherichia coli, Staphylococcus aureus, Ureaplasma urealyticum und Mycoplasma hominis (McDonald u. Chambers 2000). Im Rahmen einer präkonzeptionellen Beratung sollten vaginale Infektionen vor einer (erneuten) Schwangerschaft erfolgreich therapiert werden.

11.5 Endokrine Faktoren

Eine Hypothyreose mit oder ohne Autoimmunthyreoiditis zählt zu den häufigen Erkrankungen im fertilen Alter. Es wurde gezeigt, dass eine gestörte Funktion der Schilddrüse und Schilddrüsen-Antikörper mit Aborten assoziiert sind. Dies gilt sowohl für die Situation, wenn die Frau Antikörper-positiv und euthyroid ist als auch wenn die Frau Antikörper-negativ ist und einen erhöhten TSH-Spiegel aufweist (Twig et al. 2012). Daher wird im Rahmen einer perikonzeptionellen Beratung bzw. im Z.n. Spontanabort die Bestimmung des TSH-Wertes empfohlen. Dieser sollte gemäß der endokrinologischen Leitlinie im niedrig normalen Bereich (ca. ≤ 2,5 mU/L) liegen.

Das PCOS zeigt eine hohe Prävalenz bei Frauen im fertilen Alter. Studien zeigen, dass PCOS mit Störungen der Ovulation und Aborten insbesondere bei Adipositas einhergeht (Larsen et al. 2013). Patientinnen mit PCOS und Übergewicht sollte eine Gewichtsreduktion empfohlen werden (Ziel-Body Mass Index (BMI): < 32 kg/m^2).

11.6 Thrombophile Faktoren

Hereditäre und erworbene Thrombophilien prädisponieren sowohl für spontane als auch für rezidivierende Aborte. Eine ausführliche Gerinnungsdiagnostik nach ein oder zwei Spontanaborten sollte nur bei auffälliger Eigen- oder Familienanamnese (Thrombose, Embolie in der Vorgeschichte, positive Familienanamnese) erfolgen.

Bei bekannten Gerinnungsstörungen ist die Behandlung mit niedermolekularem Heparin (NMH) aus maternaler Indikation zu erwägen.

Das Antiphospholipid-Syndrom (APS) ist eine erworbene autoimmune Thrombophilie, das durch thromboembolische Ereignisse und rezidivierende Aborte gekennzeichnet ist (Rand u. Wolgast 2012). Es gibt zahlreiche Studien, die eine Assoziation zwischen APS und Aborten belegen (Kwak-Kim et al. 2013). Bei V.a. APS sollte bereits nach einem Spontanabort eine entsprechende serologische Diagnostik durchgeführt werden. Im Falle einer positiven Diagnose sind eine Therapie mit ASS 100 bis zur 32. SSW und NMH bis mindestens sechs Wochen postpartum indiziert (Toth 2013).

11.7 Immunologische Faktoren

Die Studienlage zu immunologischen Faktoren als Ursache für Spontanaborte ist unklar. Eine ausführliche immunologische Diagnostik nach einem Abort ohne auffällige Anamnese (bekannte Autoimmunkrankheit) ist nicht sinnvoll, insbesondere aufgrund der Ermangelung erwiesener standardisierter Therapiemaßnahmen.

11.8 Umweltfaktoren und Ernährung

Obwohl schwangeren Frauen die Alkoholkarenz empfohlen wird, zeigt eine aktuelle dänische Kohortenstudie (n = 100.000), dass rund 45% der Frauen zu einem gewissen Grad Alkohol in der Schwangerschaft konsumieren (Andersen et al. 2012). Anhand der Analyse erhöhten bereits geringe Alkoholmengen das Abortrisiko, wobei von einem dosisabhängigen Zusammenhang auszugehen ist. Die adjustierte Hazard Ratio für einen Frühabort im ersten Trimester war 1,66 bei 2–3,5 alkoholischen Getränken pro Woche, respektive 2,82 bei > 4 alkoholischen Getränken pro Woche.

In einer weiteren Studie wurde das Risiko des Kaffeekonsums untersucht (Bech et al. 2005). Hier zeigte sich ein erhöhtes Abortrisiko erst bei über sieben Tassen Kaffee pro Tag.

Durch Rauchen bedingte Komplikationen der späten Schwangerschaft sind und belegt (Banderali et al. 2015). Das Risiko eines Abortes im Zusammenhang mit Zigarettenkonsum ist wiederum unzureichend nachgewiesen. In einem Review zeigte sich ein erhöhtes Abortrisiko bei Raucherinnen (Saravelos u. Regan 2011), während eine große prospektive Studie (n = 24.608) keine Assoziation zwischen Rauchen und Spontanaborten feststellen konnte (Wisborg et al. 2003).

Viele Schwangerschaftskomplikationen sind mit Adipositas assoziiert, darunter auch (Spontan-)Aborte. Eine Metaanalyse aus dem Jahr 2008 zeigte eine erhöhte Abortrate bei Frauen mit einem BMI ≥ 25 kg/m^2 im Vergleich zu Frauen mit einem BMI < 25 kg/m^2 (Metwally et al. 2008). Ein systematischer Review (n = 30.000) bestätigte ebenfalls diesen Zusammenhang. Hier zeigte sich eine erhöhte Abortrate bei einem BMI ≥ 28 kg/m² (Boots u. Stephenson 2011). Daher sollte adipösen Patientinnen im Z.n. Spontanabort eine erneute Schwangerschaft erst nach Erreichen eines BMI < 32 kg/m² angeraten werden.

11.9 Zusammenfassung: Vorgehen nach Spontanabort

11.9.1 Diagnostik

Im Vordergrund steht die ausführliche Anamnese (▶ Checkliste).

Genetik

Eine genetische Diagnostik des Abortmaterials wird von den meisten Kassen erst nach zwei Aborten übernommen. Die chromosomale Untersuchung des Abortgewebes kann den betroffenen Eltern allerdings bei der Bewältigung des Abortgeschehens helfen.

Anatomie

Eine (vaginal-)sonografische Untersuchung kann Aufschluss über uterine Fehlbildungen wie Uterus (sub)septus, bicornis oder Myome geben. Bei auffälligem Befund ist mit der Patientin die Möglichkeit einer diagnostischen Hysteroskopie und ggf. Therapie zu erörtern.

Endokrinologie

Eine Bestimmung von TSH zum Ausschluss einer hypo- bzw. hyperthyreoten Stoffwechsellage sollte im Z.n. Spontanabort erfolgen.

Mikrobiologie

Im Rahmen einer präkonzeptionellen Beratung sollten vaginale Infektionen identifiziert und behandelt werden. Außerhalb der Schwangerschaft ist ein mikrobiologisches Screening nur im Falle von Beschwerden sinnvoll.

Gerinnung

Bei auffälliger Eigen- oder Familienanamnese und dem V.a. eine hämostaseologische Störung bzw. dem V.a. ein Antiphospholipid-Syndrom (APS) kann eine ausführliche Gerinnungsdiagnostik eingeleitet werden.

Immunologische Faktoren

Eine immunologische Diagnostik sollte bei einem Spontanabort insbesondere in Ermangelung evidenzbasierter Therapiemaßnahmen unterbleiben. Eine Ausnahme stellt eine bereits bestehende Autoimmunerkrankung dar.

11.9.2 Therapie bei Spontanabort

Genetik

Eine Polkörper- oder Präimplantationsdiagnostik sollte nur bei bekannten genetischen Auffälligkeiten des betroffenen Paares in Erwägung gezogen werden.

Anatomie

Bei bekanntem Uterusseptum sollte eine Septumabtragung empfohlen werden. Myome oder Polypen sollten in Abhängigkeit der Größe und Lokalisation bzw. der Einengung des Cavum uteri ebenfalls entfernt werden.

Mikrobiologie

Eine antimikrobielle Therapie ist vor bzw. während der Schwangerschaft im Falle einer schwerwiegenden vaginalen Infektion indiziert.

Endokrinologie

Bei vorhandener Hypothyreose, insbesondere bei erhöhten Schilddrüsen-Antikörpern im Sinne einer Hashimoto Thyreoiditis, sollte der TSH-Wert im niedrig normalen Bereich (≤ 2,5 mU/L) eingestellt werden. Eine Hyperthyreose sollte ebenso behandelt werden.

Gerinnung

Bei bekannten Gerinnungsstörungen ist die Behandlung mit niedermolekularem Heparin aus maternaler Indikation zu erwägen. Ein Antiphospholipid Syndrom sollte mit ASS 100 bis zur 32. SSW und NMH bis mindestens sechs Wochen postpartum behandelt werden.

Umweltfaktoren und Ernährung

Bei Adipositas sollte der Patientin die Gewichtsreduktion präkonzeptionell dringend angeraten werden (Ziel BMI < 32 kg/m²). Der Konsum von Alkohol und Zigaretten sollte im gesamten Verlauf der Schwangerschaft unterbleiben. Der Kaffeekonsum sollte eingeschränkt werden bzw. in Maßen erfolgen.

Praxistipp

Checkliste

Eigenanamnese
- Anzahl der Schwangerschaften? Histologische Aufarbeitung des Abortgewebes erfolgt? Herzaktion nachgewiesen? Hinweis auf Molenschwangerschaft?
- Verlauf der Schwangerschaft? Gestationswoche?
- Anzahl der Geburten? Alter? Zyklusanamnese (Hinweise für Corpus luteum-Insuffizienz, Endometriose?)
- Bekannte Erkrankungen, stattgehabte thromboembolische Ereignisse, Autoimmunerkrankungen, Symptome einer Hypo-/Hyperthyreose, Operationen (insbesondere abdominell), (rezidivierende) genitale Infektionen (insb. Chlamydien)?
- Bekannte uterine Malformationen wie Uterus subseptus, bicornis, Myome? Z.n. Kürettage?

Familienanamnese
- Hinweis auf RSA in der Familie, hereditäre oder erworbene Gerinnungsstörungen?
- Erkrankungen des Partners?

Literatur

Andersen AM, Andersen PK, Olsen J, Gronbaek M, Strandberg-Larsen K (2012) Moderate alcohol intake during pregnancy and risk of fetal death. Int J Epidemiol 41: 405–413

Banderali G, Martelli A, Landi M, Moretti F, Betti F, Radaelli G, Lassandro C, Verduci E (2015) Short and long term health effects of parental tobacco smoking during pregnancy and lactation: a descriptive review. Journal of Translational Medicine 13: 327

Barnhart KT, Sammel MD, Rinaudo PF, Zhou L, Hummel AC, Guo W (2004) Symptomatic patients with an early viable intrauterine pregnancy: HCG curves redefined. Obstetrics and Gynecology 104: 50–55

Bech BH, Nohr EA, Vaeth M, Henriksen TB, Olsen J (2005) Coffee and fetal death: a cohort study with prospective data. Am J Epidemiol 162: 983–990

van den Berg MM, van Maarle MC, van Wely M, Goddijn M (2012) Genetics of early miscarriage. Biochim Biophys Acta 1822: 1951–1959

Boklage CE (1990) Survival probability of human conceptions from fertilization to term. International Journal of Fertility 35: 79–80, 81–94

Boots C, Stephenson MD (2011) Does obesity increase the risk of miscarriage in spontaneous conception: a systematic review. Semin Reprod Med 29: 507–513

Carvalho B, Doria S, Ramalho C, Brandao O, Sousa M, Matias A, Barros A, Carvalho F (2010) Aneuploidies detection in miscarriages and fetal deaths using multiplex ligation-dependent probe amplification: an alternative for speeding up results? Eur J Obstet Gynecol Reprod Biol 153: 151–155

Choi TY, Lee HM, Park WK, Jeong SY, Moon HS (2014) Spontaneous abortion and recurrent miscarriage: A comparison of cytogenetic diagnosis in 250 cases. Obstet Gynecol Sci 57: 518–525

Cogendez E, Dolgun ZN, Sanverdi I, Turgut A, Eren S (2011) Post-abortion hysteroscopy: a method for early diagnosis of congenital and acquired intrauterine causes of abortions. Eur J Obstet Gynecol Reprod Biol 156: 101–104

Goddijn M, Leschot NJ (2000) Genetic aspects of miscarriage. Baillieres Best Pract Res Clin Obstet Gynaecol 14: 855–865

Grimbizis G, Camus M, Clasen K, Tournaye H, De Munck L, Devroey P (1998) Hysteroscopic septum resection in patients with recurrent abortions or infertility. Hum Reprod 13: 1188–1193

Kwak-Kim J, Agcaoili MS, Aleta L, Liao A, Ota K, Dambaeva S, Beaman K, Kim JW, Gilman-Sachs A (2013) Management of women with recurrent pregnancy losses and antiphospholipid antibody syndrome. American Journal of Reproductive Immunology 69: 596–607

Larsen EC, Christiansen OB, Kolte AM, Macklon N (2013) New insights into mechanisms behind miscarriage. BMC Med 11: 154

McDonald HM, Chambers HM (2000) Intrauterine infection and spontaneous midgestation abortion: is the spectrum of microorganisms similar to that in preterm labor? Infect Dis Obstet Gynecol 8: 220–227

McNamee KM, Dawood F, Farquharson RG (2014) Mid-trimester pregnancy loss. Obstet Gynecol Clin North Am 41: 87–102

Metwally M, Ong KJ, Ledger WL, Li TC (2008) Does high body mass index increase the risk of miscarriage after spontaneous and assisted conception? A meta-analysis of the evidence. Fertil Steril 90: 714–726

Mollo A, De Franciscis P, Colacurci N, Cobellis L, Perino A, Venezia R, Alviggi C, De Placido G (2009) Hysteroscopic resection of the septum improves the pregnancy rate of women with unexplained infertility: a prospective controlled trial. Fertil Steril 91: 2628–2631

Morris JK, Wald NJ, Watt HC (1999) Fetal loss in Down syndrome pregnancies. Prenat Diagn 19: 142–145

Neilson JP, Gyte GM, Hickey M, Vazquez JC, Dou L (2013) Medical treatments for incomplete miscarriage. The Cochrane Database of Systematic Reviews 3: Cd007223

Nybo Andersen AM, Wohlfahrt J, Christens P, Olsen J, Melbye M (2000) Maternal age and fetal loss: population based register linkage study. BMJ 320: 1708–1712

Philipp T, Philipp K, Reiner A, Beer F, Kalousek DK (2003) Embryoscopic and cytogenetic analysis of 233 missed abortions: factors involved in the pathogenesis of developmental defects of early failed pregnancies. Hum Reprod 18: 1724–1732

Rand JH, Wolgast LR (2012) Dos and don'ts in diagnosing antiphospholipid syndrome. Hematology 2012: 455–459

Saravelos SH, Regan L (2011) The importance of preconception counseling and early pregnancy monitoring. Semin Reprod Med 29: 557–568

Toth B, Würfel W, Bohlmann MK, Gillessen-Kaesbach G, Nawroth F, Rogenhofer N, Tempfer C, Wischmann T, von Wolff M (2013) S1-Leitlinie: Diagnostik und Therapie beim wiederholten Spontanabort (aktueller Stand: 12/2013)

Twig G, Shina A, Amital H, Shoenfeld Y (2012) Pathogenesis of infertility and recurrent pregnancy loss in thyroid autoimmunity. J Autoimmun 38: J275–281

Wang S, Shi X, Hua X, Gu X, Yang D (2013) Hysteroscopic transcervical resection of uterine septum. JSLS 17: 517–520

Rezidivierende Aborte

Kapitel 12 Genetik – 89
Christina Evers

Kapitel 13 Anatomische Veränderungen des Uterus – 101
Frank Nawroth

Kapitel 14 Endokrinologie – 111
Thomas Strowitzki

Kapitel 15 Vorzeitiger Blasensprung und Amnioninfektionssyndrom – 119
Ioannis Mylonas

Kapitel 16 Rezidivierende Aborte und chronische Endometritis – 129
Lars Ismail, Bettina Toth

Kapitel 17 Hämostaseologie – 133
Michael K. Bohlmann

Kapitel 18 Immunologie: Diagnostik und Therapie – 141
Ruben-J. Kuon, Bettina Toth

Kapitel 19 Idiopathische rezidivierende Aborte – 153
Clemens Tempfer

Kapitel 20 Chinesische Medizin bei RSA – 163
Karin Bervoets

Kapitel 21 Neuraltherapie bei gefährdeter Schwangerschaft – 173
Stefan Weinschenk

Kapitel 22 **Konservatives Vorgehen bei Abort – 183**
Catherine Knieper

Kapitel 23 **Operatives Vorgehen bei Abort – 187**
Joachim Rom

Genetik

Christina Evers

12.1 Einleitung – 90

12.2 Chromosomenaberrationen – 90

12.3 Monogene Erkrankungen – 95

Literatur – 97

12.1 Einleitung

Eine der häufigsten Ursachen für RSA sind embryonale bzw. fetale Chromosomenanomalien. Von besonderer Bedeutung sind strukturelle Chromosomenanomalien, da diese auf einer elterlichen Chromosomenstörung beruhen und mit einem erhöhten Risiko für weitere Aborte sowie kindliche Fehlbildungen und Behinderungen einhergehen können. Hinweise für eine familiäre Chromosomenstörung sind neben Aborten auch Totgeburten oder Kinder mit Intelligenzminderung bzw. Fehlbildungen, so dass die Erhebung der Eigen- und Familienanamnese bereits erste Rückschlüsse auf mögliche genetische Ursachen erlaubt. Neben den Chromosomenstörungen wurde eine Vielzahl weiterer genetischer Ursachen bzw. Risikofaktoren für eine Abortneigung beschrieben. Dazu gehören einige monogene Erkrankungen des Feten (z.B. Incontinentia pigmenti mit Letalität im männlichen Geschlecht) sowie der Mutter (z.B. myotone Dystrophie), die jedoch in der gynäkologischen Praxis derzeit nur eine untergeordnete Rolle spielen.

Vor jeder genetischen Diagnostik muss laut Gendiagnostikgesetz eine entsprechende Aufklärung über Art und Umfang der Untersuchung durch einen dazu qualifizierten Arzt sowie die Einholung des schriftlichen Einverständnisses des Patienten erfolgen.

12.2 Chromosomenaberrationen

12.2.1 Chromosomenanomalien als Ursache für Aborte

Etwa 50% aller Spontanaborte im ersten und etwa 20% im zweiten Trimenon beruhen auf embryonalen und fetalen Chromosomenanomalien (Branch et al. 2010; Eiben et al. 1990; Meza-Espinoza et al. 2008). Somit sind Chromosomenaberrationen die häufigste Ursache für Fehlgeburten. Der Anteil der chromosomal auffälligen Feten ist bei Frauen mit zwei oder drei Fehlgeburten am höchsten (> 60%), sinkt dann jedoch mit zunehmender Zahl der Aborte auf 11% bei Frauen mit mehr als zehn Aborten (Ogasawara et al. 2000). In den meisten Fällen handelt es sich um numerische Chromosomenanomalien, oft um eine freie Trisomie der Autosomen. Besonders häufig liegt eine Trisomie 16 (ca. 30%), eine Trisomie 22 (ca. 14%) oder eine Monosomie X (ca. 20%) vor. In etwa 15% findet sich eine Triploidie (Philipp et al. 2003). Die meisten autosomalen Trisomien sind bereits in utero letal. Eine Ausnahme bilden die Trisomie 13, 18 und 21 sowie Trisomien, die im Mosaik, also nicht in allen Körperzellen, vorliegen. Strukturelle Chromosomenaberrationen sind eine deutlich seltenere Ursache für Aborte, jedoch deshalb von großer klinischer Bedeutung, weil sie auf einer familiären Chromosomenstörung beruhen können. Die strukturellen Chromosomenaberrationen bei Aborten entstehen etwa in der Hälfte der Fälle neu (de novo), bei der anderen Hälfte liegt bei einem Elternteil eine balancierte Strukturaberration vor. In letzterem Fall besteht für das Paar nicht nur ein erhöhtes Risiko für weitere Fehlgeburten, sondern oft auch ein erhöhtes Risiko für Nachkommen mit einer geistigen Behinderung und Fehlbildungen aufgrund eines unbalancierten Chromosomensatzes. Die Chromosomenanalyse bei Paaren mit zwei oder mehr Aborten zeigt bei ca. 3% eine balancierte strukturelle Chromosomenaberration bei einem der Partner (Franssen et al. 2005; Warren et al. 2008). Liegt anamnestisch eine Totgeburt vor, oder wurde ein Kind mit Fehlbildungen geboren, erhöht sich die Wahrscheinlichkeit einer strukturellen Chromosomenaberration bei einem der Partner auf ca. 5% (Meza-Espinoza et al. 2008; Pauer et al. 1999). Am häufigsten finden sich balancierte reziproke Translokationen (ca. 50–60%) sowie Robertson'sche Translokationen (ca. 16–25%). Sehr viel seltener liegen Inversionen oder andere strukturelle Chromosomenveränderungen vor (Franssen et al. 2005; Warren et al. 2008).

12.2.2 Diagnostik von Chromosomenveränderungen

Chromosomenanalyse des Paares

Bei zwei oder mehr Aborten sollte bei beiden Partnern eine Chromosomenanalyse durchgeführt werden (Branch et al. 2010; Wieacker et al. 2005). In den S1-Leitlinien der Deutschen Gesellschaft für Gynäkologie und Geburtshilfe (DGGG 2013) wird eine Chromosomenuntersuchung des Paares erst bei drei oder mehr Aborten empfohlen. Da jedoch bereits bei zwei Aborten elterliche Chromosomenstörungen mit einer erhöhten Wahrscheinlichkeit auftreten und der Leidensdruck der Paare oft hoch ist, erscheint es gerechtfertigt, auch Paaren mit zwei Aborten eine Chromosomenanalyse anzubieten (Franssen et al. 2005; Warren et al. 2008; Wieacker et al. 2005). Auch wenn ein oder mehrere Aborte mit einer Totgeburt oder einem Kind mit Intelligenzminderung oder Fehlbildungen aufgetreten sind, besteht eine Indikation für eine Chromosomenuntersuchung des Paares (DGGG 2013).

In der Regel werden für die zytogenetische Diagnostik periphere Lymphozyten eingesetzt, für die eine Heparinblutprobe notwendig ist. Die Aussagekraft der Chromosomenanalyse ist stark von deren Auflösung abhängig. Bei der Abklärung wiederholter Aborte soll eine Auflösung von mindestens 550 Banden pro haploidem Chromosomensatz vorliegen. Dabei liegt die Auflösungsgrenze bei etwa 5–10 Megabasen (Mb), d.h. dass Veränderungen, die mehr als 5–10 Mio. Basenpaare betreffen, erkannt werden können. Diese hohe Auflösung ist erforderlich, da die elterliche Chromosomenuntersuchung auf den Nachweis von strukturellen Aberrationen ausgerichtet ist. Das Risiko für ein lebendgeborenes Kind mit einer Behinderung aufgrund eines unbalancierten Chromosomensatzes ist dabei in der Regel umso größer, je kleiner die ausgetauschten Chromosomenfragmente beim betroffenen Elternteil sind.

Die Chromosomenanalyse an Abortgewebe (s.u.) kann die Chromosomenanalyse beider Eltern nicht ersetzen, da an Abortmaterial in der Regel methodisch bedingt keine hohe Auflösung erzielt werden kann (◘ Abb. 12.1). Auch mit der vorgeburtlichen zytogenetischen Routinediagnostik aus Chorion- oder Fruchtwasserzellen lassen sich kleinere strukturelle Chromosomenaberrationen des ungeborenen Kindes nicht zuverlässig erkennen. Je nach vorhandener elterlicher Chromosomenaberration müssen ergänzende Untersuchungen (z.B. Fluoreszenz-in-situ-Hybridisierungs-(FISH)-Analysen der beteiligten Chromosomenregionen) durchgeführt werden, für die genaue Kenntnisse des elterlichen Chromosomenbefundes erforderlich sind.

Seit einiger Zeit steht mit der molekularen Karyotypisierung (Array-Diagnostik) eine neue Technologie zur Verfügung, mit der sich auch kleinere chromosomale Imbalancen erkennen lassen. Methodisch bedingt lassen sich damit jedoch nur unbalancierte Chromosomenstörungen und keine balancierten Chromosomenaberrationen nachweisen. Diese Diagnostik ist somit bei Frauen mit RSA und deren Partner nicht sinnvoll, da die dort zu erwartenden balancierten Chromosomenstörungen durch eine Array-Analyse nicht erkannt werden können. In Einzelfällen kann diese Untersuchung an Abortgewebe sinnvoll sein, z.B. bei späten Fehlgeburten mit auffälligem Ultraschall, Fehlbildungen und/oder morphologischen Auffälligkeiten des Feten.

Chromosomenanalyse des Abortgewebes

Eine Chromosomenuntersuchung des Abortgewebes wird zunehmend empfohlen, da diese zur ursächlichen Klärung des Abortes beitragen und den betroffenen Paaren bei der psychischen Verarbeitung des Abortgeschehens helfen kann. Wird im Abortgewebe ein aberranter Karyotyp nachgewiesen, ist dieser meistens eine hinreichende Erklärung für die Fehlgeburt. Sollte eine strukturelle Chromosomenanomalie nachgewiesen werden, ist eine Untersuchung des Paares indiziert, um zu klären, ob es sich um eine familiäre Chromosomenstörung handelt. Wird hingegen im Abortgewebe ein normaler Karyotyp nachgewiesen, sind gegebenenfalls weitere diagnostische Maßnahmen zur ursächlichen Abklärung des Abortgeschehens notwendig.

Als Untersuchungsmaterial für die Karyotypisierung kommen Chorionzotten sowie verschiedene embryonale bzw. fetale Gewebe in Frage. Entscheidend ist, dass lebende, teilungsfähige Zellen vorhanden sind. Das bedeutet, dass die Chromosomenanalyse aus Abortgewebe ausschließlich an nicht formalinfixiertem Gewebe sowie nur in einem gewissen Zeitfenster nach dem Abort durchgeführt werden kann. Für die Untersuchung eignen sich neben Chorionzotten u.a. auch Fibroblasten aus Eihaut, Nabelschnurgewebe oder einer Hautbiopsie, sowie Blutlymphozyten. Welches Untersuchungsmaterial am besten geeignet ist, hängt von mehreren Faktoren, u.a. dem Zeitpunkt des Abortes ab. Bei Frühaborten im ersten Trimenon erfolgt in der Regel eine Analyse von Choriongewebe. Dieses sollte unmittelbar nach dem Abort in ein steriles Nährmedium

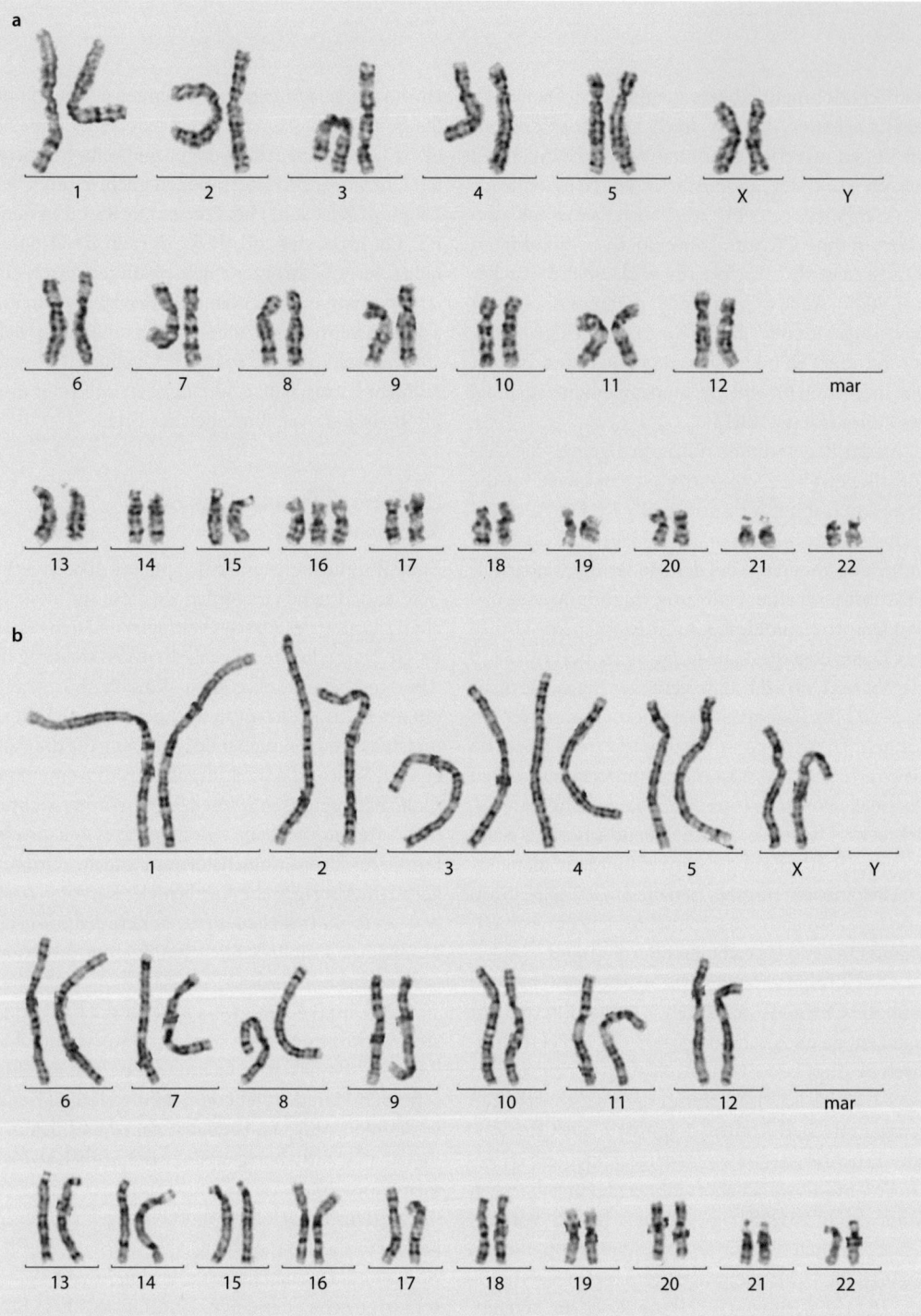

Abb. 12.1a,b Karyogramme mit unterschiedliche Auflösung in Abhängigkeit vom Untersuchungsmaterial: (a) weiblicher Chromosomensatz mit Trisomie 16 (47,XX,+16) nach Routinechromosomenuntersuchung aus Abortmaterial (Plazentazotten) mit geringerer Auflösung (300 Banden); (b) unauffälliger weiblicher Chromosomensatz (46,XX) nach hochauflösender Chromosomenuntersuchung aus Lymphozytenkulturen einer Frau mit RSA (~700 Banden pro haploidem Chromosomensatz) (mit freundlicher Genehmigung von Professor Johannes W.G. Janssen, Institut für Humangenetik, Universitätsklinik Heidelberg)

oder notfalls in sterile Kochsalzlösung – jedoch keinesfalls in Formalin – gegeben und schnellstmöglich an das untersuchende Labor geschickt werden. Erfolgt die Analyse lediglich aus einer Chorionzottenlangzeit- oder einer Fibroblastenzellkultur, kann bei unauffälligem weiblichem Chromosomensatz eine Kontamination mit mütterlichen Zellen vorliegen, wodurch ein falsch negatives Ergebnis entstehen kann. In diesem Fall kann der Ausschluss einer maternalen Kontamination durch ergänzende molekulargenetische Untersuchungsverfahren sinnvoll sein (Gfh 2011). Bei Verwendung einer fetalen Blutprobe ist die Wahrscheinlichkeit einer maternalen Kontamination gering, allerdings ist eine Probengewinnung (z.B. aus Nabelschnur- oder Herzblut) oftmals nur bei späten Aborten möglich.

In einigen Fällen gelingt die Kultivierung embryonaler bzw. fetaler Zellen aus dem Abortgewebe nicht, und es kann keine Chromosomenanalyse durchgeführt werden. In diesen Fällen besteht die Möglichkeit, eine chromosomale Imbalance mit Hilfe der molekularen Karyotypisierung (Array-Analyse) darzustellen, für die keine lebenden Zellen benötigt werden. Die Array-Analyse hat gegenüber der konventionellen Karyotypisierung außerdem den Vorteil, dass auch sehr kleine Zugewinne und Verluste von chromosomalem Material (Mikroduplikationen und -deletionen) meist ab einer Größe von etwa 100 Mb (d.h. ≥ 100.000 Basenpaare) erkannt werden können. In den bisherigen Studien, in denen allerdings überwiegend sporadische Aborte untersucht wurden, konnten mit Hilfe der Array-Analyse in einigen Fällen unbalancierte Chromosomenanomalien nachgewiesen werden, die mit der konventionellen Chromosomenanalyse nicht darstellbar waren (Bug et al. 2014; van den Berg et al. 2012; Wang et al. 2015). Die Datenlage zur Häufigkeit solcher Aberrationen ist jedoch uneinheitlich, so dass der Einsatz der Array-Diagnostik an Abortmaterial derzeit noch kontrovers diskutiert wird. Die Kassenärztliche Bundesvereinigung (KBV) erkennt die Array-Diagnostik bei RSA derzeit (Stand 11/2015) nicht als abrechnungsfähig an. In Einzelfällen, bei denen weitere Hinweise auf chromosomale Aberrationen als Ursache des Abortes vorliegen, z.B. multiple Fehlbildungen oder morphologische Auffälligkeiten des Feten, sollte diese Untersuchung allerdings in Erwägung gezogen werden. Es ist nicht auszuschließen, dass die Array-Diagnostik in Zukunft die konventionelle Chromosomenanalyse als ersten diagnostischen Schritt zum Nachweis von Chromosomenanomalien im Abortgewebe ablösen wird.

> Bei mehr als zwei Aborten, wenn ein oder mehrere Aborte mit einer Totgeburt aufgetreten sind oder wenn ein Kind mit Intelligenzminderung oder Fehlbildungen geboren wurde, sollte eine Chromosomenuntersuchung des Paares erfolgen.

12.2.3 Bedeutung der genetischen Auffälligkeiten für weitere Schwangerschaften

Numerische Chromosomenaberrationen beruhen meistens auf einer zufälligen Fehlverteilung der Chromosomen während der Reifeteilung der Eizelle oder des Spermiums (meiotische Non-disjunction). Mit zunehmendem mütterlichen Alter steigt das Risiko für embryonale bzw. fetale Trisomien aufgrund von Chromosomenfehlverteilungen. Für die Monosomie X ist keine Zunahme mit dem mütterlichen Alter zu beobachten. Im Falle einer autosomalen Trisomie im Abortgewebe ist das Wiederholungsrisiko im Vergleich zu einer gleichaltrigen Frau aus der Allgemeinbevölkerung nur gering erhöht (Branch et al. 2010; Meza-Espinoza et al. 2008; Rubio et al. 2003; Warburton et al. 2004). Als Ursache hierfür kommen ein Keimzell-Mosaik sowie – insbesondere wenn jüngere Frauen betroffen waren – möglicherweise eine erhöhte individuelle Prädisposition für eine Non-disjunction der Chromosomen in Frage (Robinson et al. 2001; Ulm 1999; Warburton et al. 2004). Das individuelle Wiederholungsrisiko ist abhängig sowohl von der Art der Trisomie als auch vom mütterlichen Alter. Wenn bei normalem Chromosomensatz beider Partner wiederholt die gleiche Chromosomenanomalie im Abortgewebe nachgewiesen wird, ist ein Keimzellmosaik anzunehmen. Je nach Anteil der betroffenen Keimzellen in den Gonaden kann das Wiederholungsrisiko eventuell erheblich erhöht sein. Während beim Keimzellmosaik ein erhöhtes Risiko für eine Wiederholung der gleichen Chromosomenaberration besteht, ist im Falle einer Prädisposition zur meiotischen Non-disjunction auch von einem erhöhten Risiko für andere numerische Chromosomenanomalien auszugehen.

Bei den selteneren strukturellen Chromosomenanomalien wird das Wiederholungsrisiko maßgeblich davon beeinflusst, ob einer der Partner Träger einer strukturellen Chromosomenveränderung ist. Bei De-novo-Strukturaberrationen ist das Wiederholungsrisiko sehr gering und ergibt sich im Wesentlichen durch die Möglichkeit eines Keimzellmosaiks. Bei balancierten strukturellen Chromosomenaberrationen eines Elternteils bestehen in der Regel ein erhöhtes Abortrisiko sowie möglicherweise ein erhöhtes Risiko für ein Kind mit einer Behinderung aufgrund eines unbalancierten Chromosomensatzes, je nach vorliegender elterlicher Chromosomenanomalie. Das individuelle Risiko für einen unbalancierten Chromosomensatz sowie die dadurch ggf. zu erwartenden Beeinträchtigungen des Kindes hängen stark von der zugrundeliegenden Chromosomenstörung ab.

Bei familiären reziproken Translokationen kann das Risiko für ein lebendgeborenes Kind mit einem unbalancierten Chromosomensatz je nach Art der Aberration sowie Lokalisation und Größe der betroffenen Chromosomenregionen stark variieren, meist zwischen < 0,5% und 22% (Gardner et al. 2004; Stene et al. 1990). Die Wahrscheinlichkeit, dass die resultierende unbalancierte Chromosomenaberration mit dem Leben vereinbar ist, ist umso größer, je kleiner die translozierten Chromosomenfragmente sind. Sind größere Segmente ausgetauscht, kommt es aufgrund der natürlichen Selektion häufiger zu einer Fehlgeburt. Die Robertson'schen Translokationen, bei der die langen Arme zweier akrozentrischer Chromosomen fusioniert sind, gehen ebenfalls mit einem erhöhten Abortrisiko einher. Sind zwei unterschiedliche Chromosomen (z.B. 13;14) fusioniert, können neben Gameten mit unbalancierten Chromosomensätzen (z.B. einer Translokationstrisomie) auch Gameten mit normalem oder balanciertem Chromosomensatz entstehen. Die seltenen (homologen) Verschmelzungen eines Chromosomenpaares (z.B. 14;14) führen fast immer zu RSA, da theoretisch 100% der befruchteten Eizellen einen unbalancierten Karyotyp tragen. Nur bei postzygotischer Korrektur einer Trisomie („trisomy rescue") oder bei potenziell lebensfähigen Trisomien (z.B. 13 oder 21) ist die Geburt eines Kindes möglich.

Da jede strukturelle Veränderung der elterlichen Chromosomen spezifische Risiken birgt, sollten die betroffenen Paare zur Klärung ihres individuellen Risikos und der sich daraus ergebenden Konsequenzen an einen Facharzt für Humangenetik überwiesen werden. Nicht selten lassen sich weitere Familienmitglieder als Träger der balancierten Chromosomenstörung identifizieren.

> **Bei Auffälligkeiten der Chromosomenuntersuchung des Paares oder des Abortgewebes sollte eine humangenetische Beratung angeboten werden.**

12.2.4 Therapeutische Optionen

Eine ursächliche Therapie für Chromosomenanomalien steht nicht zur Verfügung. Dennoch können sich wichtige Konsequenzen und Handlungsoptionen für die betroffenen Paare ergeben, insbesondere wenn es sich um eine elterliche balancierte Chromosomenaberration handelt. Besteht aufgrund einer elterlichen Chromosomenveränderung ein erhöhtes Risiko für ein lebend geborenes Kind mit einem unbalancierten Chromosomensatz, sollte dem Paar eine vorgeburtliche Diagnostik angeboten werden. Zum sicheren Nachweis einer unbalancierten Chromosomenstörung beim Ungeborenen werden Zellen aus der Plazenta oder fetale Zellen benötigt, für die eine invasive Diagnostik (z.B. mittels Chorionzottenbiopsie oder Fruchtwasserpunktion) erforderlich ist. Nichtinvasive Verfahren (z.B. Ultraschalluntersuchungen, Ersttrimester-Screening) erlauben in diesen Fällen keine zuverlässige Aussage darüber, ob bei dem Feten ein unbalancierter Chromosomensatz vorliegt. Auch die derzeit zur Verfügung stehenden Nicht-Invasiven Pränatalen Tests (NIPTs), anhand derer zellfreie DNA (cf DNA) im mütterlichen Blut analysiert wird, sind dafür nicht geeignet (Stand 11/2015). Entscheidet sich das Paar für eine pränatale Diagnostik, müssen in der Regel zusätzlich zu der konventionellen Karyotypisierung ergänzende Spezialuntersuchungen (z.B. Fluoreszenz-in-situ-Hybridisierungs-(FISH)-Analysen der beteiligten Chromosomen) erfolgen, da aufgrund des eingeschränkten Auflösungsvermögens einer pränatalen Routinechromosomenuntersuchung nur dadurch eine zuverlässige vorgeburtliche Diagnostik von strukturellen Chromosomenanomalien gewährleistet ist. Vorab sollten mögliche Konsequenzen eines auffälligen pränatalen Befundes einschließlich der rechtlichen Voraussetzungen für einen Schwangerschaftsabbruch thematisiert werden. Bei signifikant erhöhtem Risiko für eine unbalancierte Chromosomenveränderung kann außerdem eine Polkörper- oder Präimplantationsdiagnostik in Erwägung gezogen werden. Die Polkörperdiagnostik (PKD) erfolgt vor Abschluss der Befruchtung der Eizelle, indem die beiden Polkörperchen aus der ersten bzw. zweiten meiotischen Teilung entnommen und untersucht werden. Dadurch können Rückschlüsse auf das in der Eizelle verbliebene mütterliche Erbgut gezogen werden. Die Beurteilung des väterlichen Erbguts ist hierbei nicht möglich. Bei der Präimplantationsdiagnostik (PID) hingegen werden Blastozysten bzw. das Trophektoderm vor dem Embryotransfer (Tag 5) untersucht. Sie ist in Deutschland im Rahmen des PID-Gesetzes sowohl bei einem hohen Risiko für eine schwerwiegende Erbkrankheit des Kindes als auch bei einer habituellen Abortneigung erlaubt. Ob Paare mit RSA, bei denen keine elterliche Chromosomenstörung nachgewiesen wurde, von einer Untersuchung des Polkörpers oder Embryos auf numerische Chromosomenstörungen (sog. Aneuploidie-Screening, „preimplantation genetic screening", PGS) profitieren, kann derzeit noch nicht abschließend beurteilt werden (De Rycke et al. 2015; Harper et al. 2012; Hodes-Wertz et al. 2012; Munne et al. 2005; Murugappan et al. 2015; Musters et al. 2011). Bei RSA-Paaren mit nachgewiesener elterlicher Translokation kann die PID die Lebendgeburtrate (LGR) maßgeblich verbessern (De Rycke et al. 2015; Harper et al. 2012). Allerdings erfordert die PID eine kontrollierte ovarielle Stimulation mit assistierter Reproduktion und stellt somit für die Paare auch einen erheblichen finanziellen und zeitlichen Aufwand dar.

12.3 Monogene Erkrankungen

Bei einer Reihe von monogenen Erkrankungen besteht ein erhöhtes Risiko für Fehl- und Totgeburten. Zu unterscheiden ist zwischen maternalen Erkrankungen, die mit einem erhöhten Abortrisiko assoziiert sind, und Krankheiten des Feten, die aufgrund einer hohen intrauterinen Letalität zu einem Abort führen. Monogene Erkrankungen der Frau, die mit einem erhöhten Risiko für Fehlgeburten einhergehen, sind relativ selten. Eine Ausnahme stellen hereditäre Thrombophilien (z.B. Faktor-V-Leiden) dar, welche mit RSA assoziiert sind (▶ Kap. 16). Zu den Krankheiten des Feten, mit hoher intrauterinen Letalität gehören X-chromosomale Erkrankungen mit Letalität im männlichen Geschlecht (z.B. die Incontinentia pigmenti und Orofaziodigitales Syndrom I). Insbesondere wenn in der Familie mehrmals männliche Feten von dem Abortgeschehen betroffen waren, sollte diese Möglichkeit in Erwägung gezogen werden. Auch einige dominante Erkrankungen sind in ihrer schwersten Ausprägung nicht mit dem Leben vereinbar und können einen Abort verursachen (z.B. schwere Formen der Holoprosencephalie). Zu den autosomal rezessiven Erkrankungen, die mit einem erhöhten Abortrisiko assoziiert sind, gehören unter anderem einige Stoffwechselkrankheiten (z.B. peroxisomale Erkrankungen und lysosomale Speichererkrankungen). Ferner kann eine erhöhte intrauterine Mortalität bei Homozygotie für autosomal-rezessive Letalmutationen in bislang nicht bekannten Genen vorliegen. Dies ist besonders bei Verwandtenehen mit mehreren Aborten zu berücksichtigen. Oftmals lassen sich bei den genannten monogenen Erkrankungen Auffälligkeiten des Feten feststellen (z.B. Hydrops fetalis bei bestimmten Stoffwechselerkrankungen, Fehlbildungen bei syndromalen genetischen Erkrankungen). Bei Verdacht auf eine monogene Erkrankung sollte ein Humangenetiker hinzugezogen werden. Ist nicht bereits pränatal eine Diagnosestellung möglich, kann eine klinisch-genetische und pathologische Untersuchung des Feten wichtige Hinweise geben und ist unbedingt anzustreben (▶ Kap. 10). Eine Fotodokumentation kann eine wertvolle Ergänzung zu dem schriftlichen Untersuchungsbericht darstellen. Bei Hinweisen auf eine Skelettanomalie sollte eine Röntgenaufnahme des Feten (Fetogramm) erfolgen. Zudem sollte eine Blut- und Gewebeentnahme zur zytogenetischen und/oder molekulargenetischen Diagnostik erfolgen, wenn der Verdacht auf eine genetische Erkrankung besteht. Eine Asservierung von DNA aus fetalem Gewebe kann hilfreich sein,

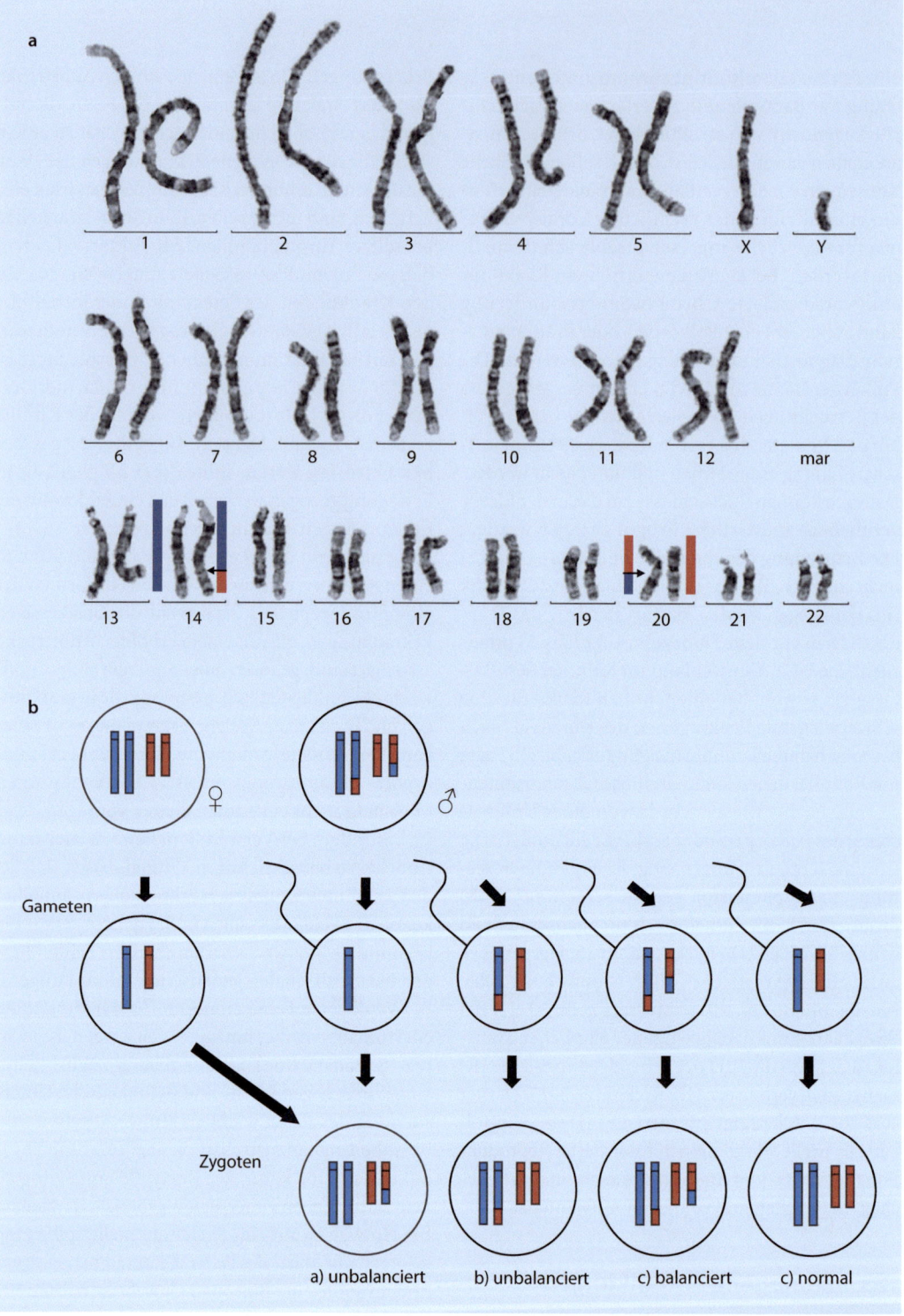

◻ **Abb. 12.2a,b** Segregation der balancierten reziproken Translokation zwischen den Chromosomen 14 und 20. Abhängig von der Segregation der Chromosomen sind chromosomal unbalancierte, balancierte oder normale Gameten möglich

um gegebenenfalls auch noch zu einem späteren Zeitpunkt Gentests zur Diagnosesicherung durchführen zu können. Die rasanten Fortschritte der genetischen Untersuchungstechniken, insbesondere durch genomweite Sequenziermethoden (Next-Generation-Sequencing), werden es wahrscheinlich in naher Zukunft ermöglichen, einen größeren Teil der genetischen Ursachen für Aborte zu identifizieren.

> Bei RSA sollte eine detaillierte Familienanamnese über drei Generationen erhoben werden. Bei Verdacht auf ursächliche monogen erbliche Erkrankungen sollte ein Facharzt für Humangenetik konsultiert werden.

Fallbeispiel
Bei einer 29-jährigen Frau traten zwei Fehlgeburten in der Frühschwangerschaft auf. Bei der Erhebung des Stammbaums fällt auf, dass die Mutter des Partners zwei Fehlgeburten hatte und auch seine Tante väterlicherseits eine Fehlgeburt erlitt und neben zwei gesunden Töchtern einen Sohn mit einer geistigen Behinderung und einem angeborenen Herzfehler hat. Die konventionelle Chromosomenuntersuchung zeigt bei der Ratsuchenden einen unauffälligen weiblichen Chromosomensatz (46,XX). Beim Partner liegt eine balancierte Translokation der Chromosomen 14 und 20 vor (◘ Abb. 12.2a). Die Bruchpunkte sind jeweils im langen Arm (q-Arm) von Chromosom 14 und 20 in der Bande q24.3 bzw. q12 lokalisiert. Der Chromosomensatz lautet 46,XY,t(14;20)(q24.3;q12). Bei zukünftigen Schwangerschaften besteht neben der Möglichkeit eines normalen sowie balancierten Karyotyps ein erhöhtes Risiko für einen unbalancierten Chromosomensatz beim erwarteten Kind (◘ Abb. 12.2b). Da die ausgetauschten Chromosomensegmente recht groß sind, ist die Wahrscheinlichkeit, dass eine Schwangerschaft mit einem unbalancierten Chromosomensatz in einer Fehlgeburt endet, hoch. Die zwei Fehlgeburten der Frau sind wahrscheinlich auf die Chromosomenaberration des Partners zurückzuführen. Zur Besprechung der individuellen Risiken und des weiteren Vorgehens wird das Paar an einen Facharzt für Humangenetik verwiesen. Im Rahmen einer Familienuntersuchung zeigt sich, dass auch der Vater sowie die Tante des Partners Träger der balancierten Translokation sind. Daher wird auch den beiden gesunden Töchtern der Tante eine Chromosomenuntersuchung angeboten. Die Chromosomenuntersuchung des Sohnes der Tante zeigt einen unbalancierten Chromosomensatz mit einer partiellen Duplikation des langen Armes von Chromosom 14 und einer partiellen Deletion des langen Armes von Chromosom 20 (46,XY,der(20)t(14;20)(q24.3;q12)).

Zu ◘ Abb. 12.2: In der Zygote sind unter anderem folgende Chromosomensätze zu erwarten:
— unbalancierte Translokation mit partieller Duplikation des langen Armes von Chromosom 14 (14q) und partieller Deletion des langen Armes von Chromosom 20 (20q)
— unbalancierte Translokation mit partiellen Deletion 14q und partiellen Duplikation 20q
— balancierte Translokation (wie beim Partner)
— normaler Chromosomensatz

Literatur

van den Berg MM, van Maarle MC, van Wely M, Goddijn M (2012) Genetics of early miscarriage. Biochim Biophys Acta 1822(12): 1951–1959

Branch DW, Gibson M, Silver RM (2010) Clinical practice. Recurrent miscarriage. N Engl J Med 363(18): 1740–1747

Bug S, Solfrank B, Schmitz F, Pricelius J, Stecher M, Craig A, Botcherby M, Nevinny-Stickel-Hinzpeter C (2014) Diagnostic utility of novel combined arrays for genome-wide simultaneous detection of aneuploidy and uniparental isodisomy in losses of pregnancy. Mol Cytogenet 7: 43

De Rycke M, Belva F, Goossens V, Moutou C, SenGupta SB, Traeger-Synodinos J, Coonen E (2015) ESHRE PGD Consortium data collection XIII: cycles from January to December 2010 with pregnancy follow-up to October 2011. Hum Reprod 30(8): 1763–1789

DGGG (2013) S1-Leitlinie: Diagnostik und Therapie beim wiederholten Spontanabort

Eiben B, Bartels I, Bahr-Porsch S, Borgmann S, Gatz G, Gellert G, Goebel R, Hammans W, Hentemann M, Osmers R et al. (1990) Cytogenetic analysis of 750 spontaneous abortions with the direct-preparation method of chorionic villi and its implications for studying genetic causes of pregnancy wastage. Am J Hum Genet 47(4): 656–663

Franssen MT, Korevaar JC, Leschot NJ, Bossuyt PM, Knegt AC, Gerssen-Schoorl KB, Wouters CH, Hansson KB, Hochstenbach R, Madan K, van der Veen F, Goddijn M (2005) Selective chromosome analysis in couples with two or more miscarriages: case-control study. BMJ 331(7509): 137–141

Gardner RJM, Sutherland GR (2004) Chromosome abnormalities and genetic counselling. New York
Gfh (2011) S2-Leitlinie Humangenetische Diagnostik. Medgen: 281–323
Harper JC, Wilton L, Traeger-Synodinos J, Goossens V, Moutou C, SenGupta SB, Pehlivan Budak T, Renwick P, De Rycke M, Geraedts JP, Harton G (2012) The ESHRE PGD Consortium: 10 years of data collection. Hum Reprod Update 18(3): 234–247
Hodes-Wertz B, Grifo J, Ghadir S, Kaplan B, Laskin CA, Glassner M, Munne S (2012) Idiopathic recurrent miscarriage is caused mostly by aneuploid embryos. Fertil Steril 98(3): 675–680
Meza-Espinoza JP, Anguiano LO, Rivera H (2008) Chromosomal abnormalities in couples with reproductive disorders. Gynecol Obstet Invest 66(4): 237–240
Munne S, Chen S, Fischer J, Colls P, Zheng X, Stevens J, Escudero T, Oter M, Schoolcraft B, Simpson JL, Cohen J (2005) Preimplantation genetic diagnosis reduces pregnancy loss in women aged 35 years and older with a history of recurrent miscarriages. Fertil Steril 84(2): 331–335
Murugappan G, Ohno MS, Lathi RB (2015) Cost-effectiveness analysis of preimplantation genetic screening and in vitro fertilization versus expectant management in patients with unexplained recurrent pregnancy loss. Fertil Steril 103(5): 1215–1220
Musters AM, Repping S, Korevaar JC, Mastenbroek S, Limpens J, van der Veen F, Goddijn M (2011) Pregnancy outcome after preimplantation genetic screening or natural conception in couples with unexplained recurrent miscarriage: a systematic review of the best available evidence. Fertil Steril 95(6): 2153–2157, 2157 e2151–2153
Ogasawara M, Aoki K, Okada S, Suzumori K (2000) Embryonic karyotype of abortuses in relation to the number of previous miscarriages. Fertil Steril 73(2): 300–304
Pauer HU, von Beust G, Bartels I (1999) Zytogenetische Ursachen von Aborten. Reproduktionsmedizin 15: 124–132
Philipp T, Philipp K, Reiner A, Beer F, Kalousek DK (2003) Embryoscopic and cytogenetic analysis of 233 missed abortions: factors involved in the pathogenesis of developmental defects of early failed pregnancies. Hum Reprod 18(8): 1724–1732
Robinson WP, McFadden DE, Stephenson MD (2001) The origin of abnormalities in recurrent aneuploidy/polyploidy. Am J Hum Genet 69(6): 1245–1254
Rubio C, Simon C, Vidal F, Rodrigo L, Pehlivan T, Remohi J, Pellicer A (2003) Chromosomal abnormalities and embryo development in recurrent miscarriage couples. Hum Reprod 18(1): 182–188
Stene J, Stengel-Rutowski S (1990) Genetic risks of familial reciprocal and Robertsonian translocation carriers. The cytogenetics of mammalial autosomal rearrangements. New York: A.R. Liss
Ulm JE. 1999. Recurrent Trisomies: Chance or Inherited Predisposition? J Genet Couns 8(2):109–117.
Warburton D, Dallaire L, Thangavelu M, Ross L, Levin B, Kline J (2004) Trisomy recurrence: a reconsideration based on North American data. Am J Hum Genet 75(3): 376–385
Warren JE, Silver RM (2008) Genetics of pregnancy loss. Clin Obstet Gynecol 51(1): 84–95
Wieacker P, Gromoll J, Hehr U (2005) Empfehlungen zur genetischen Diagnostik bei Aborten. J Reproduktionsmed Endokrinol 3(2): 148–150

Glossar

Autosomen alle Chromosomen, die im weiblichen und männlichen Geschlecht identisch vorliegen (alle außer Geschlechtschromosomen)

balancierte Chromosomenaberration strukturelle Chromosomenanomalie, bei der kein chromosomales Material verlorengegangen ist oder hinzugewonnen wurde

Deletion Verlust von chromosomalem Material

Duplikation Zugewinn (Verdoppelung) von chromosomalem Material

freie Trisomie Trisomie, bei der das überzählige Chromosom frei, d.h. nicht an ein anderes Chromosom gebunden, im Zellkern vorliegt

Inversion strukturelle Chromosomenanomalie, bei der eine Drehung um 180° eines Chromosomenstückes vorliegt

Karyogramm Summe aller Chromosomen einer Zelle, nach Größe und Morphologie geordnet

Karyotyp Chromosomensatz eines Individuums

Karyotypisierung Chromosomenanalyse mit Erstellung eines Karyogramms

Keimzellmosaik Mosaik, das die Keimzellen eines Individuums betrifft.

Monosomie einfaches statt zweifaches Vorkommen eines Chromosoms im diploiden Chromosomensatz

Mosaik Vorliegen von zwei oder mehr Zelllinien unterschiedlicher genetischer oder chromosomaler Zusammensetzung bei einem Individuum

numerische Chromosomenaberration Veränderung der Zahl der Chromosomen

Non-disjunction irreguläre Verteilung der Chromosomen in der mitotischen oder meiotischen Zellteilung

reziproke Translokation Translokation, bei der Bruchereignisse in zwei verschiedenen Chromosomen stattgefunden haben und es zum Austausch der betroffenen Chromosomensegmente gekommen ist

Glossar

Robertson'sche Translokation Verschmelzung der langen Arme von zwei akrozentrischen Chromosomen im Zentromerbereich

Translokation Positionsveränderung von Chromosomensegmenten

Translokationstrisomie Trisomie, bei der das überzählige Chromosom an ein anderes Chromosom angeheftet ist

Triploidie Vorliegen eines dreifachen kompletten Chromosomensatzes (69 Chromosomen) in einer Zelle

Trisomie überzähliges (dreifaches) Vorhandensein eines Chromosoms

unbalancierte Chromosomenaberration strukturelle Chromosomenanomalie, bei der chromosomales Material verlorengegangen ist oder hinzugewonnen wurde

Anatomische Veränderungen des Uterus

Frank Nawroth

13.1 Hereditäre anatomische Veränderungen – 102

13.2 Erworbene anatomische Veränderungen – 107

Literatur – 108

13.1 Hereditäre anatomische Veränderungen

13.1.1 Einleitung

Die embryonale Entwicklung bzw. Differenzierung des Uterus vollzieht sich in mehreren Etappen. Dabei können Störungen jederzeit einwirken und so zu den verschiedensten Fehlbildungen führen.

Uterusfehlbildungen bleiben vermutlich häufiger asymptomatisch, so dass die angenommene Inzidenz von < 1% in der normalen Bevölkerung das tatsächliche Vorkommen möglicherweise unterschätzt. Häufig führen erst RSA zur Diagnostik uteriner Anomalien. Im RSA-Kollektiv fand sich bei 10–25% der Patientinnen eine uterine Fehlbildung (hauptsächlich ein Uterus arcuatus oder septus), in einer Kontrollgruppe nur bei 5% (Branch et al. 2010).

13.1.2 Klassifikation

Uterusfehlbildungen können in großer Vielfalt auftreten. Ihre klassische Einteilung der amerikanischen Fachgesellschaft AFS (1988) reicht bei komplexen Anomalien teilweise nicht aus, so dass die zur Beschreibung komplexer Fehlbildungen besser reproduzierbare VCUAM-Klassifikation diskutiert wurde (Oppelt et al. 2005). Die aktuelle Klassifikation der europäischen Fachgesellschaften versucht, dieser Fehlbildungsvielfalt ebenfalls gerecht zu werden (Grimbizis et al. 2013, 2016), reicht aber ebenfalls eventuell noch nicht aus (Di Spiezo Sardo et al. 2015). Im Vergleich zur amerikanischen Nomenklatur scheint die europäische Klassifikation aber die Häufigkeit uteriner Septen zu überschätzen (Ludwin u. Ludwin 2015). Aus didaktischen Gründen basiert die nachfolgende Darstellung der Bedeutung der einzelnen Uterusfehlbildungen bei RSA auf der amerikanischen Klassifikation (◘ Tab. 13.1, ◘ Abb. 13.1).

13.1.3 Diagnostik

Die bildgebenden und operativen Verfahren zur Diagnostik und Klassifikation uteriner Fehlbildungen weisen eine unterschiedliche Effektivität auf (Saravelos et al. 2008; ◘ Tab. 13.2).

◘ Tab. 13.1 Klassifikation und Ursachen uteriner Fehlbildungen (AFS 1988)

Gruppe I	Uterusagenesie oder -hypoplasie
	Ursache: fehlende Entwicklung beider Müller-Gänge
Gruppe Ia	– vaginal
Gruppe Ib	– zervikal
Gruppe Ic	– fundal
Gruppe Id	– tubar
Gruppe Ie	– kombiniert
Gruppe II	Uterus unicornis
	Ursache: fehlende Entwicklung eines Müller-Ganges
Gruppe IIa	– mit kommunizierendem rudimentärem Horn
Gruppe IIb	– mit nicht-kommunizierendem rudimentärem Horn
Gruppe IIc	– mit rudimentärem Horn ohne Cavum
Gruppe IId	– ohne rudimentäres Horn
Gruppe III	Uterus didelphys
	Ursache: ausbleibende Fusion der Müller-Gänge
Gruppe IV	Uterus bicornis
	Ursache: gestörte Fusion der Müller-Gänge
Gruppe IVa	– komplett
Gruppe IVb	– partiell
Gruppe V	Uterus septus
	Ursache: gestörte Resorption des uterinen Septums
Gruppe Va	– komplett
Gruppe Vb	– partiell
Gruppe VI	Uterus arcuatus
	Ursache: gestörte Resorption des uterinen Septums
Gruppe VII	Diethylstilbestrol(DES)-induzierte Fehlbildungen
	Ursache: DES-induzierte Obliteration des Cavum uteri

In der Routine gestaltet sich die Klassifikation von Uterusfehlbildungen aufgrund der Untersucherabhängigkeit bei der Interpretation hysteroskopischer Befunde teilweise schwierig. In einer Studie wurden 78 Experten aus 24 Ländern HSK-Videos vorgelegt. Dabei zeigten sich erhebliche

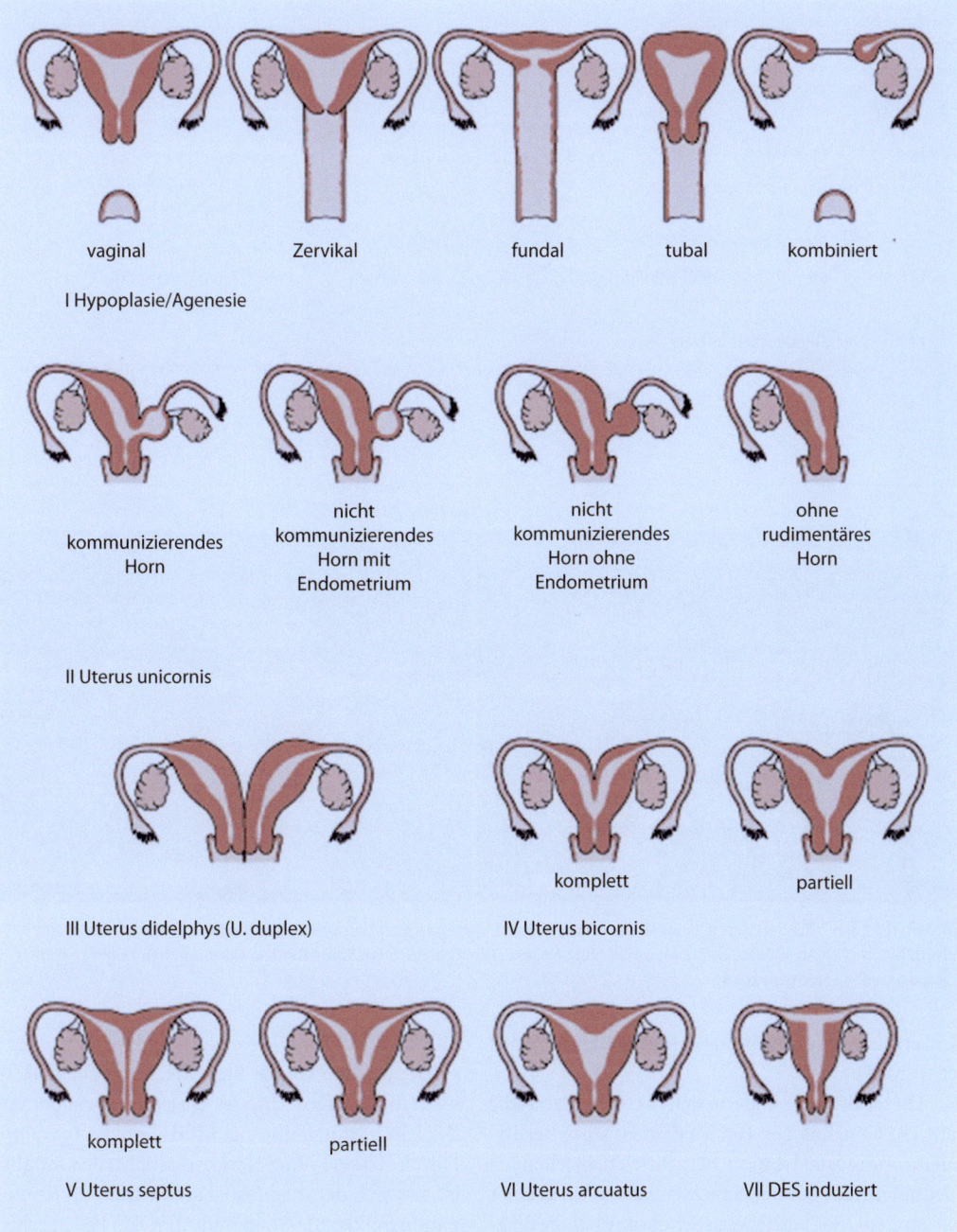

Abb. 13.1 Grafische Darstellung der AFS-Klassifikation der Uterusfehlbildungen (Römer u. Nawroth 2013)

Tab. 13.2 Diagnostische Verfahren und ihre Wertigkeit zur Identifikation und Klassifikation uteriner Fehlbildungen (Saravelos et al. 2008)

Klasse		
Ia	Identifikation und Klassifikation der Fehlbildung möglich	– HSK/LSK – Hysterokontrastsonografie – 3D- Ultraschall
Ib	Identifikation der Fehlbildung möglich (Genauigkeit > 90%)	– HSK
II	Identifikation der Fehlbildung möglich (Genauigkeit < 90%)	– Hysterosalpingografie – 2D-Ultraschall
III	Genauigkeit unklar	– MRT – gynäkologische Untersuchung

Abkürzungen: HSK= Hysteroskopie, LSK= Laparoskopie

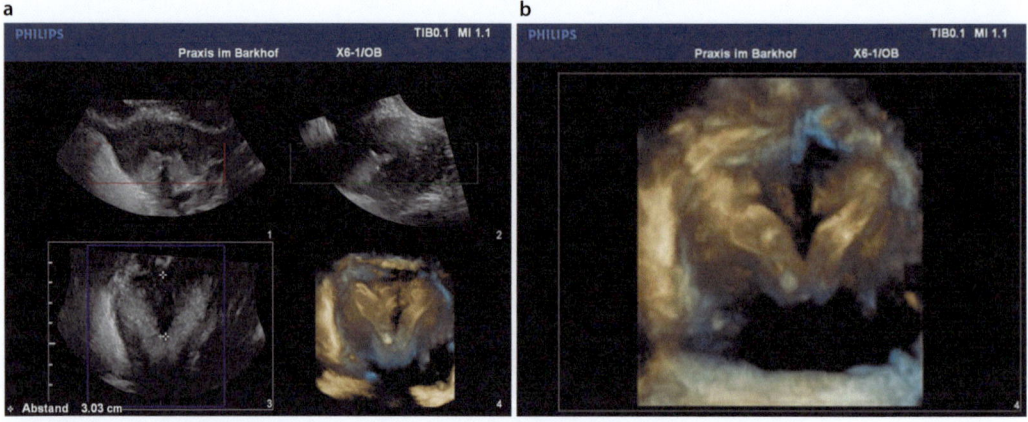

Abb. 13.2a, b 3D-Sonografie eines Uterus bicornis (Furchung etwa 3 cm) zur Differentialdiagnostik Uterus subseptus/ Uterus bicornis im Anschluss an eine Mini-HSK ohne Narkose (dort ca. 2,5–3 cm lange fundale Trennung beider gleich großer Cava darstellbar; Nawroth 2014)

Unterschiede in der Befundinterpretation (Smit et al. 2013).

Dieses Ergebnis änderte sich in einer Folgestudie mit 191 Gynäkologen (im Median 10 Jahre Berufserfahrung) aus 43 Ländern bei zehn zu beurteilenden Befunden auch dann nicht wesentlich, wenn in einer Gruppe (n = 86) vorher eine Schulung über die diagnostischen Kriterien des Uterus septus durchgeführt wurde (Smit et al. 2015).

Die 3D-Sonografie zeigt ihre Stärken besonders in der Differenzierung des Uterus septus vom Uterus didelphys sowie Uterus bicornis und erlaubt dadurch eine Selektion von Patientinnen, die von einer operativen HSK profitieren. Sie hat dazu beigetragen, dass die früher zur Fundusdarstellung erforderliche LSK (z.B. bei der Differenzierung zwischen Uterus subseptus und Uterus bicornis) nach der HSK oft nicht mehr erforderlich ist. Da letztere bei über 90% der Patientinnen mit sog. Mini-Optiken (ca. 3 mm Durchmesser) ohne Narkose problemlos möglich ist, hat sich der diagnostische Aufwand in Kombination mit der 3D-Sonografie in vielen Fällen erheblich reduziert (Abb. 13.2).

Auch wenn kein nachgewiesener Bezug zu Abortrisiken besteht, soll der Vollständigkeit halber erwähnt werden, dass uterine Fehlbildungen häufig mit einer Endometriose assoziiert sind. Dies gilt entgegen früherer Annahmen nicht nur für die obstruktiven Anomalien, für die das aufgrund der nachvollziehbar höheren Rate retrograder Menstruationen länger bekannt war. Die Koinzidenz obstruktiver uteriner Fehlbildungen mit einer Endometriose wurde mit 78,2% bzw. bei nicht-obstruktiven Uterusfehlbildungen mit 51,2% beschrieben (Römer u. Nawroth 2013). Daher sollte trotz der oben genannten Fortschritte der bildgebenden Diagnostik bei RSA und Uterusfehlbildungen die Indikation zur Laparoskopie erwogen werden.

Weiterhin relevant ist bei etwa 36% der Patientinnen eine bestehende Koinzidenz von Uterusfehlbildungen mit Anomalien der Nieren bzw. harnableitenden Wege (Oppelt et al. 2007). Diese Assoziation rechtfertigt eine gezielte Diagnostik, da urologische Anomalien im Schwangerschaftsverlauf und/oder peripartal relevant werden können (Nierenstauung, Sectio etc.).

Tab. 13.3 Schwangerschaftsverlauf und Uterus unicornis (Reichman et al. 2009)

Schwangerschaften und Uterus unicornis (n = 468)	
Tubargravidität	2,7%
Abort im 1. Trimenon	24,3%
Abort im 2. Trimenon	9,7%
Frühgeburt	20,1%
intrauteriner Fruchttod	10,5%
Lebendgeburt	49,9%

13.1.4 Therapie

Nachfolgend werden alle mit einer Schwangerschaft vereinbaren Uterusfehlbildungen (AFS-Gruppe II-VI) hinsichtlich ihrer praxisrelevanten Konsequenzen bei RSA-Patientinnen dargestellt.

Uterus unicornis (AFS-Gruppe II)

Obwohl eine Schwangerschaft bei Uterus unicornis eine Risikosituation darstellt, wurde die Wahrscheinlichkeit von Schwangerschaftskomplikationen in der Vergangenheit eher überschätzt (Reichman et al. 2009; Tab. 13.3).

Momentan ist aus den Studiendaten nicht sicher ableitbar, ob eine operative Intervention vor der Konzeption (Resektion eines rudimentären Hornes) oder in der frühen Schwangerschaft (prophylaktische Cerclage) den Schwangerschaftsverlauf positiv beeinflusst. Eine Operationsindikation besteht bei einem nicht-kommunizierenden rudimentären Uterushorn (Gruppe IIb) mit klinischer Symptomatik (Dysmenorrhoe, Hämatometra).

Uterus didelphys (AFS-Gruppe III)

Meist ist die Duplikatur auf Uterus und Zervix beschränkt, wobei auch Doppelbildungen von Vulva, Harnblase, Urethra, Vagina und Anus vorkommen können. Während die Fertilität durch diese Uterusfehlbildung nicht beeinflusst wird, treten Frühgeburten und fetale Wachstumsretardierungen häufiger auf (Heinonen 2000).

Die operative Intervention muss bei einer klinischen Symptomatik diskutiert werden. Dazu gehören z.B. die Resektion eines Vaginalseptums bei Kohabitationsbeschwerden oder eine Metroplastik bei Zustand nach Frühgeburt oder RSA (Nawroth 2009).

Auch ohne Kohabitationsprobleme erscheint die Operation eines Vaginalseptums bei bestehendem Kinderwunsch sinnvoll, um den Spermien die Aszension in beide Portiones zu ermöglichen.

Bei einer anamnestisch unauffälligen Patientin besteht keine Indikation für eine Metroplastik.

Uterus bicornis (AFS-Gruppe IV)

Im klinischen Alltag erweisen sich als „Uterus bicornis" postulierte Veränderungen häufig als septierter Uterus. Daher sollte eine definitive Diagnostik (Fundus uteri mit einer Impression ≥ 1 cm) mittels HSK/(LSK) und/oder 3D-Sono aus folgenden Gründen erfolgen (Abb. 13.2):
- Die Abortrate kann bis zu 47% und die Frühgeburtenrate bis zu 35% erreichen, bei einer Lebendgeburtenrate von 30–50% (Römer u. Nawroth 2013).
- Zeigt eine Patientin mit Uterus bicornis eine unauffällige Anamnese, besteht keine Indikation für eine operative Intervention vor einer Schwangerschaft.
- Treten bei einem Uterus bicornis RSA, Frühgeburten oder Lageanomalien auf, kann eine Metroplastik erwogen werden.

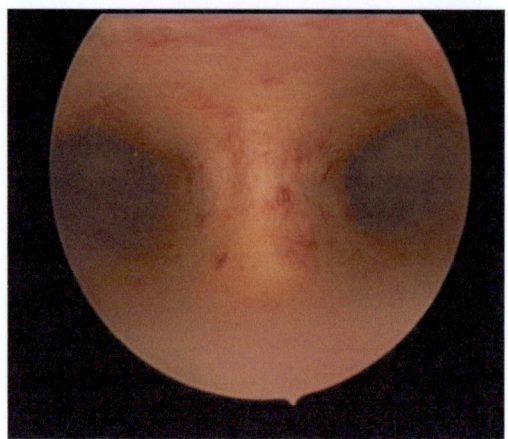

◘ **Abb. 13.3** Hysteroskopisches Bild eines Uterus septus

Uterus septus (AFS-Gruppe V)

Frauen mit einem Uterus septus zeigen gehäuft RSA (◘ Abb. 13.3).

Das septale Endometrium weist eine veränderte Expression von VEGF-Rezeptoren auf. Man vermutet, dass dies zu einer veränderten Vaskularisation bei der Plazentation führen und das erhöhte Abortrisiko bei Implantation im Septum erklären könnte (Raga et al. 2009).

Eine Cochrane-Metaanalyse unter Einschluss von Patientinnen mit ≥ 2 Aborten (Kowalik et al. 2011) zeigte, dass bislang nur retrospektive unkontrollierte Studien, aber keine prospektiven randomisierten Studien den Nutzen einer Septumdissektion nachwiesen. Hauptkritikpunkt an den in der Cochrane-Analyse ausgewerteten Studien ist, dass RSA-Patientinnen mit hysteroskopischer Metroplastik als ihre eigenen Kontrollen dienten.

Die Tatsache, dass ein nach der Operation verbliebenes Restseptum von ca. 1 cm eine erneute Schwangerschaft negativ zu beeinflussen scheint (Kormanyos et al. 2006), stützt allerdings den Verdacht auf einen kausalen Zusammenhang.

Postoperativ sinken die Abortraten auf das Niveau eines Vergleichskollektives ohne Aborte.

Für den Nutzen einer postoperativen Adhäsionsprophylaxe z.B. durch eine passagere IUD-Einlage oder Hormonersatztherapie gibt es keine Beweise (Nawroth et al. 2002).

Nach einer Septumdissektion bedarf es keiner definierten längeren „Heilungsphase" vor einer erneuten Schwangerschaft (Berkkanoglu et al. 2008; Nawroth et al. 2010).

Die postoperative Heilungsphase liegt bei etwa zwei Monaten (Yang et al. 2013), so dass danach ein erneuter Schwangerschaftseintritt vertretbar ist.

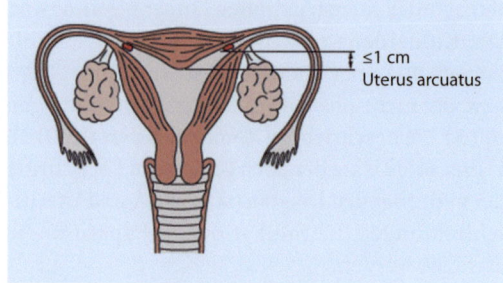

◘ **Abb. 13.4** Definition des Uterus arcuatus (Römer u. Nawroth 2013)

Uterus arcuatus (AFS-Gruppe VI)

Der Uterus arcuatus weist nur eine diskrete Impression des Uterusfundus auf. Der Abstand zwischen der Höhe der Tubenostien und dem tiefsten Punkt des Fundus beträgt maximal einen Zentimeter (◘ Abb. 13.4).

Oft ist der Fundus etwas weiter ausladend. Vermutlich handelt es sich eher um eine physiologische Normvariante, so dass wegen des als gering einzuschätzenden potenziellen negativen Einflusses auf den Schwangerschaftsverlauf primär keine Operationsindikation vorliegt.

Sonderform: Uterus septus completus

Inwieweit eine Operationsindikation auch für die Sonderform des septierten Uterus – den Uterus septus completus mit Zervix- und Vaginalseptum – aufrecht erhalten werden sollte, ist aktuell nicht endgültig geklärt. Ob hier ebenfalls ein Einfluss auf das Abortrisiko vorliegt, kann derzeit nicht beantwortet werden.

Eine retrospektive Studie (Vergleich mit/ohne Metroplastik) schlussfolgerte, dass der komplett septierte Uterus nicht häufiger mit einer primären Sterilität assoziiert ist und den Schwangerschaftsverlauf nicht beeinträchtigt (Heinonen 2006). Der Autor empfahl daher keine Operation bei asymptomatischen Patientinnen bzw. vor einer ersten

Tab. 13.4 Operationsindikation und -methoden bei Uterusfehlbildungen (überarbeitet nach Römer u. Nawroth 2013)

AFS-Gruppe	Bezeichnung	OP-Indikation	OP-Methode
I	Uterusagenesie (Mayer-Rokitansky-Küster-Hauser-Syndrom)	Kohabitationswunsch	Neovagina (Peritonealscheide)
II	Uterus unicornis	rudimentäres Horn mit Endometrium oder Unterbauchbeschwerden	laparoskopische Exzision des rudimentären Horns
III	Uterus didelphys	wiederholte Aborte	abdominale Metroplastik
IV	Uterus bicornis	wiederholte Aborte	abdominale Metroplastik
V	Uterus septus	Abort	hysteroskopische Septumdissektion
VI	Uterus arcuatus	keine	keine
VII	DES-Anomalien	keine	keine
Sonderform	Uterus septus completus	Abort	hysteroskopische corporale Septumdissektion mit Erhalt des Zervixseptums

Schwangerschaft. Bei Penetrationsproblemen wäre allerdings eine Resektion des Vaginalseptums zu überlegen.

Andere Autoren hingegen empfahlen bei RSA die Resektion des uterinen Septums unter simultaner laparoskopischer Kontrolle und bei Erhaltung des zervikalen Anteiles (Wang et al. 2009). Ein Argument waren fehlende intra- und postoperative Komplikationen. Durch das erhaltene zervikale Septum versprach man sich die Vermeidung des Risikos einer Zervixinsuffizienz in folgenden Schwangerschaften (Römer u. Lober 1997).

Im Kontrast dazu zeigte eine randomisierte und kontrollierte Untersuchung (Erhaltung des zervikalen Septums versus Dissektion des uterinen/zervikalen/vaginalen Septums), dass in der Gruppe mit komplett operiertem Septum die operative Komplikationsrate erstaunlicherweise sogar niedriger war, während sich der Schwangerschaftsverlauf in beiden Gruppen nicht unterschied (Parsanezhad et al. 2006).

13.1.5 Zusammenfassung

Die ◘ Tab. 13.4 fasst die praktischen Schlussfolgerungen zusammen, wobei die OP-Indikationen „Abort" sowie „wiederholter Abort" in der Tabelle besonders markiert sind.

13.2 Erworbene anatomische Veränderungen

13.2.1 Einleitung

Grundsätzlich wird für alle intrauterinen Pathologien (submuköse Myome, intrauterine Adhäsionen und Endometriumpolypen) eine kausale pathophysiologische Beziehung zu RSA vermutet. Diese Annahme beruht allerdings nicht auf prospektiv randomisierten, sondern vor allem retrospektiven Untersuchungen.

13.2.2 Submuköse Myome, intrauterine Adhäsionen, Endometriumpolypen

In einer Auswertung retro- und prospektiver Daten von RSA-Patientinnen lag die Inzidenz submuköser Myome bei 2,6% (25/966). Die Resektion submuköser Myome führte dabei zu einer signifikanten

Reduktion der Abortraten im 2. Trimester von 21,0 auf 0% (p < 0,01). Daraus resultierend stieg die Lebendgeburtenrate signifikant von 23,3 auf 52,0% (p < 0,05; Saravelos et al. 2011). Eine Cochrane-Analyse (Metwally et al. 2012) zeigte keine signifikante Reduktion des Abortrisikos nach Myomresektion (egal bei welcher Lokalisation).

Da bereits nach einer Abortkürettage das Risiko intrauteriner Adhäsionen bei fast 20% liegt (Römer 1994), sollte bei RSA grundsätzlich eine (Mini-)HSK erfolgen. Insbesondere intrauterine Adhäsionen Grad I/II können sowohl sonografisch als auch klinisch im Gegensatz zu hochgradigen Verwachsungen (Grad IV = Asherman-Syndrom) unauffällig bleiben (Klassifikation nach Wamsteker u. de Block 1998).

Inwieweit Endometriumpolypen (auch abhängig von ihrer Größe) das Abortrisiko beeinflussen, ist derzeit unklar. Insbesondere im Zusammenhang mit einer chronischen Endometritis sind sie in Form von Mikropolypen häufiger zu beobachten (Cicinelli 2005; ▶ Kap. 28).

13.2.3 Zusammenfassung

Bei RSA-Patientinnen sollte grundsätzlich eine (Mini-)HSK erfolgen und bei Auftreten von submukösen Myomen, intrauterinen Adhäsionen oder Endometriumpolypen trotz der wenigen Studien mit uneinheitlichen Resultaten eine großzügige Indikation zur operativen Behandlung gestellt werden.

Literatur

American Fertility Society (1988) The American Fertility Society classification of adnexal adhesions, distal tubal occlusion, tubal occlusion secondary to tubal ligation, tubal pregnancies, Müllerian anomalies and intrauterine adhesions. Fertil Steril 49: 944–955

Berkkanoglu M, Isikoglu M, Arici F, Ozgur K (2008) What is the best time to perform intracytoplasmic sperm injection/embryo transfer cycle after hysteroscopic surgery for an incomplete uterine septum? Fertil Steril 90: 2112–2115

Branch DW, Gibson M, Silver RM (2010) Clinical practice. Recurrent miscarriage. N Engl J Med 363: 1740–1747

Cicinelli E, Resta L, Nicoletti R, Zappimbulso V, Tartagni M, Saliani N (2005) Endometrial micropolyps at fluid hysteroscopy suggest the existence of chronic endometritis. Hum Reprod 20: 1386–1389

Di SpiezioSardo A, Campo R, Gordts S, Spinelli M, Cosimato C, Tanos V, Brucker S, Li TC, Gergolet M, De Angelis C, Gianaroli L, Grimbizis G (2015) The comprehensiveness of the ESHRE/ESGE classification of female genital tract congenital anomalies: a systematic review of cases not classified by the AFS system. Hum Reprod 30: 1046–1058

Grimbizis GF, Gordts S, Di Spiezio Sardo A, Brucker S, De Angelis C, Gergolet M, Li TC, Tanos V, Brölmann H, Gianaroli L, Campo R (2013) The ESHRE/ESGE consensus on the classification of female genital tract congenital anomalies. Hum Reprod 28: 2032–2044

Grimbizis GF, Di Spiezio Sardo A, Saravelos SH, Gordts S, Exacoustos C, Van Schoubroeck D, Bermejo C, Amso NN, Nargund G, Timmerman D, Athanasiadis A, Brucker S, De Angelis C, Gergolet M, Li TC, Tanos V, Tarlatzis B, Farquharson R, Gianaroli L, Campo R (2016) The Thessaloniki ESHRE/ESGE consensus on diagnosis of female genital anomalies. Hum Reprod 31: 2–7

Heinonen PK (2000) Clinical implications of the didelphic uterus: long-term follow-up of 49 cases. Eur J Obstet Gynecol Reprod Biol 91: 183–190

Heinonen PK (2006) Complete septate uterus with longitudinal vaginal septum. Fertil Steril 85: 700–705

Kormanyos Z, Molnar BG, Pal A (2006) Removal of a residual portion of a uterine septum in women of advanced reproductive age: obstetric outcome. Hum Reprod 21: 1047–1051

Kowalik CR, Goddijn M, Emanuel MH, Bongers MY, Spinder T, de Kruif JH, Mol BW, Heineman MJ (2011) Metroplasty versus expectant management for women with recurrent miscarriage and a septate uterus. Cochrane Database Syst Rev 6: CD008576

Ludwin A, Ludwin I (2015) Comparison of the ESHRE-ESGE and ASRM classifications of Müllerian duct anomalies in everyday practice. Hum Reprod 30: 569–580

Metwally M, Cheong YC, Horne AW (2012) Surgical treatment of fibroids for subfertility. Cochrane Database Syst Rev 11: CD003857

Nawroth F (2009) Uterusfehlbildungen. CME Prakt Fortbild Gynakol Geburtsmed Gynakol Endokrinol 5: 126–136

Nawroth F (2014) Die Patientin mit genitaler Fehlbildung, nach genitalen Operationen, mit Uterus myomatosus oder Endometriose. In: Gnoth C, Mallmann P (Hrsg) Perikonzeptionelle Frauenheilkunde. Springer, Heidelberg, S 215–222

Nawroth F, Schmidt T, Freise C, Foth D, Römer T (2002) Is it possible to recommend an „optimal" postoperative management after hysteroscopic metroplasty? A retrospective study with 52 infertile patients showing a septate uterus. Acta Obstet Gynecol Scand 81: 55–57

Nawroth F, Nawroth C, Foth D, Römer T (2010) Uterus septus – Neue Erkenntnisse zu einer bekannten Fehlbildung. Frauenarzt 51: 112–115

Oppelt P, Renner SP, Brucker S, Strissel PL, Strick R, Oppelt PG, Doerr HG, Schott HG, Schott GE, Hucke J, Wallwiener D, Beckmann MW (2005) The VCUAM (Vagina Cervix Uterus Adnex-Associated Malformation) Classification: a new

classification for genital malformations. Fertil Steril 84: 1493–1497
Oppelt P, von Have M, Paulsen M, Strissel PL, Strick R, Brucker S, Wallwiener D, Beckmann MW (2007) Female genital malformations and their associated abnormalities. Fertil Steril 87: 335–342
Parsanezhad ME, Alborzi S, Zarei A, Dehbashi S, Shirazi LG, Rajaeefard A, Schmidt EH (2006) Hysteroscopic metroplasty of the complete uterine septum, duplicate cervix, and vaginal septum. Fertil Steril 85: 1473–1477
Raga F, Casan EM, Bonilla-Musoles F (2009) Expression of vascular endothelial growth factor receptors in the endometrium of septate uterus. Fertil Steril 92: 1085–1090
Reichman D, Laufer MR, Robinson BK (2009) Pregnancy outcomes in unicornuate uteri: a review. Fertil Steril 91: 1886–1894
Römer T (1994) Post-abortion-hysteroscopy - a method for early diagnosis of congenital and acquired intrauterine causes of abortions. Eur J Obstet Gynecol Reprod Biol 57: 171–173
Römer T, Lober R (1997) Hysteroscopic correction of a complete septate uterus using a balloon technique. Hum Reprod 12: 478–479
Römer T, Nawroth F (2013) Uterine Fehlbildungen. In: Diedrich K, Griesinger G, Ludwig M (Hrsg) Reproduktionsmedizin. Springer, Heidelberg, S 375–387
Saravelos SH, Cocksedge KA, Li TC (2008) Prevalence and diagnosis of congenital uterine anomalies in women with reproductive failure: a critical appraisal. Hum Reprod Update 14: 415–429
Saravelos SH, Yan J, Rehmani H, Li TC (2011) The prevalence and impact of fibroids and their treatment on the outcome of pregnancy in women with recurrent miscarriage. Hum Reprod 26: 3274–3279
Smit JG, Kasius JC, Eijkemans MJ, Veersema S, Fatemi HM, Santbrink van EJ, Campo R, Broekmans FJ (2013) The international agreement study on the diagnosis of the septate uterus at office hysteroscopy in infertile patients. Fertil Steril 99: 2108–2113.e2
Smit JG, Overdijkink S, Mol BW, Kasius JC, Torrance HL, Eijkemans MJ, Bongers M, Emanuel MH, Vleugels M, Broekmans FJ (2015) The impact of diagnostic criteria on the reproducibility of the hysteroscopic diagnosis of the septate uterus: a randomized controlled trial. Hum Reprod 30: 1323–1330
Wamsteker K, De Block S (1998) Diagnostic hysteroscopy: technique and documentation. In: Sutton C, Diamond M (Hrsg) Endoscopic surgery for gynecologists. London: WB Saunders, S 511–524
Wang JH, Xu KH, Lin J, Chen XZ (2009) Hysteroscopic septum resection of complete septate uterus with cervical duplication, sparing the double cervix in patients with recurrent spontaneous abortions or infertility. Fertil Steril 91: 2643–2649
Yang JH, Chen MJ, Chen CD, Chen SU, Ho HN, Yang YS (2013) Optimal waiting period for subsequent fertility treatment after various hysteroscopic surgeries. Fertil Steril 99: 2092–2096.e3

Endokrinologie

Thomas Strowitzki

14.1 Einleitung – 112

14.2 Diabetes mellitus – 112

14.3 PCOS – 112

14.4 Schilddrüsenfunktionsstörungen – 113

14.5 Hyperprolaktinämie – 115

14.6 Luteale Insuffizienz – 115

Literatur – 116

© Springer-Verlag Berlin Heidelberg 2017
B. Toth (Hrsg.), *Fehlgeburten Totgeburten Frühgeburten*,
DOI 10.1007/978-3-662-50424-6_14

14.1 Einleitung

Hormonelle Störungen stellen eine heute oft wenig beachtete, aber durchaus häufige Ursache für frühe Schwangerschaftsverluste dar. Die Häufigkeit schwankt zwischen 15 und 60% (Tulandi und Al-Fozan 2015). Auch der embryonale Kontakt mit der mütterlichen Seite und die frühe Einnistung stehen unter Kontrolle des unmittelbaren lokalen endokrinen Milieus.

Hauptsächliche endokrine Faktoren, die am Abortgeschehen beteiligt sind und auf die in dieser Übersicht im Detail eingegangen wird, sind:
- Diabetes mellitus
- PCOS
- Schilddrüsenfunktionsstörungen
- Hyperprolaktinämie
- luteale Insuffizienz

14.2 Diabetes mellitus

Ein präkonzeptionell unerkannter bzw. unzureichend eingestellter Diabetes mellitus stellt heute eine absolute Ausnahme dar. Eine diabetogene Stoffwechsellage ist aber sowohl mit frühen als auch mit späten Aborten assoziiert (Sibai 2000; Melamed u. Hod 2009) und führt in ausgeprägter Form bei schwerem, nicht eingestelltem Diabetes zu zum Teil schweren kongenitalen Fehlbildungen (Kitzmiller et al. 2010). Ursächlich für die Aborthäufung sind am ehesten sekundäre Folgen der Hyperglykämie wie Gefäßveränderungen und möglicherweise immunologische Faktoren. In mehreren Studien wurde der Zusammenhang zwischen hohen HbA1c-Spiegeln als Ausdruck eines schlecht eingestellten Diabetes mit Frühaborten und auch embryonalen Fehlbildungen gezeigt (Greene et al. 1989, Miller et al. 1981, Ylinen et al. 1984). Einer sorgfältigen, bereits präkonzeptionellen Einstellung eines Diabetes ggf. auch einer diabetogenen Stoffwechsellage kommt deshalb höchste Priorität zu. Bei gut eingestelltem Diabetes unterscheidet sich die Abortwahrscheinlichkeit bei Diabetikerinnen nicht von der bei vergleichbaren Nichtdiabetikerinnen (Mills et al. 1988). Auf die Zusammenhänge zwischen Insulinresistenz, PCOS und Abortwahrscheinlichkeit wird im folgenden Abschnitt eingegangen.

14.3 PCOS

Frauen mit PCOS haben ein erhöhtes Abortrisiko, das je nach Studie mit 20–40% im Vergleich zum generellen Abortrisiko von 10–20% beziffert wird (Glueck et al. 2002; Rai et al. 2000). Deutlich variierende Angaben sind aber zum Teil auch durch die heterogene Definition des PCOS bedingt. Eine PCOS-typische Ovarmorphologie allein scheint nicht mit einem erhöhten Abortrisiko einherzugehen (Christiansen 2006). Bei Zugrundelegen der Rotterdam-Kriterien (The Rotterdam ESHRE/ASRM-Sponsored PCOS Consensus Workshop Group 2004) zeigt sich, dass die Aborthäufigkeit bei vermeintlichem PCOS in Wirklichkeit häufig überschätzt wurde (Cocksedge et al. 2009).

Auch ist es schwierig bis unmöglich, zwischen dem PCOS per se und häufigen Begleiterscheinungen bei Frauen mit PCOS, wie Hyperglykämie, Adipositas oder Insulinresistenz, als Abortursache zu unterscheiden (Wang et al. 2002; Angioni et al. 2011). Letztlich sind die Ursachen, die bei PCOS das Abortrisiko erhöhen, nicht geklärt. Erhöhte LH-Spiegel, eine Hyperandrogenämie, die die endometriale Entwicklung negativ beeinflusst, und eine Insulinresistenz scheinen möglicherweise eine Rolle zu spielen (Okon et al. 1998). Hormonelle Störungen bei PCOS führen zu vorzeitiger oder verspäteter, insuffizienter Ovulation und zu Störungen der Synthese und Sekretion von Prostaglandinen, Wachstumsfaktoren und Zytokinen (Bonney u. Franks 1990), wodurch ebenfalls gehäuft Aborte ausgelöst werden könnten.

Eine zentrale Rolle kommt der Insulinresistenz zu. Bei Frauen mit wiederholten Frühaborten ist die Inzidenz von Insulinresistenzen erhöht, auch unabhängig vom Vorliegen eines PCOS (Craig et al. 2002).

14.3.1 Behandlung

Die zentrale Bedeutung der Insulinresistenz wurde nach Publikation einer Studie von Glueck et al. (2001) klar, die zeigte, dass eine Verbesserung der Insulinresistenz durch Metforminbehandlung bei PCOS-Patientinnen zu einer verringerten Abortrate führte. Auch eine bereits präkonzeptionell eingeleitete Behandlung mit Metformin und Diät verringert die Fehlgeburtswahrscheinlichkeit. Wenn auch nicht in einer prospektiven, randomisierten Studie geprüft, so konnte doch bei 76 Frauen mit PCOS die Abortrate vor Behandlung von 47% nach präkonzeptioneller Einstellung auf 18% für Folgeschwangerschaften gesenkt werden (Glueck et al. 2013). Mehrere Studien berichteten Abortraten zwischen 62% und 73% bei Frauen mit PCOS ohne Metformin im Vergleich zu 9–36% bei denselben Patientinnen nach Metformineinnahme (Glueck et al. 2002; Jakubowicz et al. 2002; Glueck et al. 2001; Thatcher u. Jackson 2006).

Der Einsatz von Metformin und somit auch die Bedeutung der Insulinresistenz für die Abortneigung sind aber nach wie vor strittig. Palomba et al. (2007) fanden z.B. keine Unterschiede in der Abortrate im Vergleich zwischen Metformin und einer Clomifenstimulation. Eine Metaanalyse von 17 Studien, in denen Frauen Clomifen oder Metformin zur Ovulationsinduktion anwandten, fand ebenfalls keinen Effekt von Metformin auf die Abortwahrscheinlichkeit (Palomba et al. 2009). Diese Studien wurden aber beide für den primären Endpunkt Schwangerschaft und nicht für die Aborthäufigkeit konzipiert. Auch eine finnische randomisierte, Placebo-kontrollierte Studie zum präkonzeptionellen Einsatz von Metformin bei adipösen Frauen mit PCOS über drei Monate zeigte zwar eine höhere Konzeptionsrate, aber keine Beeinflussung der Häufigkeit von Frühaborten (15,2% vs. 17,9%; Morin-Papunen et al. 2012).

Ebenfalls konnte in einer aktuellen Metaanalyse aufgrund der insgesamt mangelnden Studienqualität kein positiver Einfluss von Metformin bei PCOS-Patientinnen mit einem BMI < 32 gesehen werden (Misso et al. 2013).

Bis dato liegen keine Studien vor, die eine Abortprophylaxe mit Metformin als primären Endpunkt gewählt hatten, sodass alle Studien nur mit Einschränkung zu bewerten sind. Zusammenfassend ist der Einsatz von Metformin als Abortprophylaxe bei Frauen mit PCOS und Insulinresistenz nach wie vor nicht stichhaltig bewiesen und stellt keine medizinische Indikation dar.

In Deutschland besteht eine Kontraindikation für die Anwendung von Metformin in der Schwangerschaft. Die aktuelle S3-Leitlinie „Diabetes und Schwangerschaft" empfiehlt: „Bei Schwangeren mit Typ 2 Diabetes, die vor der Schwangerschaft orale Antidiabetika erhalten haben oder bei einer Neueinstellung von bisher diätetisch behandelten Frauen sollte primär auf Humaninsuline eingestellt werden." Auch anhand der aktuellen Studienlage kann eine generelle Metformingabe in der Schwangerschaft nicht angeraten werden. Die Betreuung der Schwangeren mit einer Insulinresistenz bzw. einem Diabetes mellitus Typ I und II sollte grundsätzlich in Abstimmung mit internistischen Diabetologen erfolgen.

14.4 Schilddrüsenfunktionsstörungen

Unbehandelte Hypo- als auch Hyperthyreosen sind sowohl mit einer Sterilität als auch mit einem erhöhten Abortrisiko assoziiert.

14.4.1 Hyperthyreose

Eine manifeste Hyperthyreose findet sich in der Schwangerschaft in einer Häufigkeit von ca. 0,1–0,4% (Glinoer 1998). Es ist unklar, ob hohe Schilddrüsenhormonspiegel per se ein unabhängiger Risikofaktor für Frühaborte sind. Nur eine retrospektive Studie hat bis dato einen möglichen Zusammenhang aufgezeigt (Anselmo et al. 2004). Eine neue dänische Studie hat Daten von mehr als einer Million Schwangerschaften ausgewertet und eine erhöhte Abortrate bei Frauen mit Hyperthyreose gefunden, unabhängig davon, ob sie vor oder während der

Frühschwangerschaft mit Thyreostatika behandelt wurden (Andersen et al. 2014).

> Nicht nur die Hypo-, sondern auch die nicht behandelte Hyperthyreose ist ein Risiko für die Abortentstehung.

14.4.2 Hypothyreose

Eine Hypothyreose ist zumeist durch eine Autoimmunthyreoiditis verursacht. Dabei unterscheidet man die reine Autoimmunthyreoiditis ohne Hypothyreose von der Hashimoto Thyreoiditis mit gleichzeitigem Auftreten einer Hypothyreose. Von besonderer Bedeutung für Diagnostik und Therapie von Schilddrüsenfunktionsstörungen bei Abortneigung ist heute die latente Hypothyreose. Eine latente Hypothyreose findet sich bei 3–15% aller Schwangeren (Negro u. Stagnaro-Green 2014).

> Ist eine Hypothyreose hormonell gut eingestellt, so ist sie kein Risikofaktor für eine erhöhte Abortneigung.

14.4.3 TSH-Spiegel und Abortrisiko

Eine Hypothyreose sollte schon präkonzeptionell eingestellt werden. Entgegen der weit verbreiteten Meinung, eine Schilddrüseneinstellung auf einen TSH-Wert von < 1 mIE/l sei für Fertilität und Schwangerschaft erforderlich, gilt ein TSH-Wert von 2,5 mIE/l heute als oberer Normwert im ersten Trimenon und von 3 mIE/l im 2. und im 3. Trimenon. Trotz Thyroxingabe sind aber viele Frauen in der Frühschwangerschaft nicht suffizient eingestellt. In einer Studie an insgesamt 55.000 Frauen wurden 1.013 Schwangere untersucht, die in den letzten sechs Monaten auf L-Thyroxin eingestellt wurden. 62,8% wiesen trotz Schilddrüsenhormonsubstitution einen TSH-Wert über dem für die Frühschwangerschaft empfohlenen Wert von 2,5 mIE/l auf, 7,4% sogar über 10 mIE/l (Taylor et al. 2014). Bei einem TSH-Wert zwischen 2,5 und 4,5 mIE/l fand sich kein erhöhtes Abortrisiko (OR 1.09), wohl aber bei TSH-Werten > 4,5 mIE/l (OR 1.8). Bernardi et al. (2013) haben Daten von euthyreoten Frauen mit mehr als zwei Frühaborten und einem TSH-Wert über 2,5 mIE/l ausgewertet. Bis 2007 war in dieser retrospektiven Studie keine Thyroxingabe erfolgt, ab 2008 wurde der TSH-Wert auf < 2,5 mIE/l eingestellt. Bei diesen durchweg euthyreoten Frauen zeigte sich keinerlei Unterschied in der Lebendgeburtenrate (48% bei behandelten und 52% bei unbehandelten Frauen).

> Für eine Einstellung des TSH-Wertes auf einen Wert um 1 mIE/l bei Kinderwunsch und in der Frühschwangerschaft besteht keine Notwendigkeit.

14.4.4 Bedeutung von Schilddrüsenantikörpern

Autoimmune Schilddrüsenfunktionsstörungen sind die häufigste autoimmune Störung überhaupt und betreffen 5–20% der Frauen im fertilen Alter (Artini et al. 2013).

In einigen Studien wurden Zusammenhänge zwischen erhöhten Schilddrüsenantikörperspiegeln und gehäuften Frühaborten selbst bei euthyreoten Frauen berichtet (Bussen u. Steck 1995; Stagnaro-Green u. Glinoer 2004). Kausale Zusammenhänge sind aber schwer zu belegen (Matalon et al. 2001). Schilddrüsenantikörper sollen Ausdruck einer generellen Aktivierung des Immunsystems und einer verstärkten Immunreaktion gegen die feto-maternale Einheit sein (Stagnaro-Green et al. 1990). Eine weitere mögliche Abortursache liegt darin, dass Frauen mit erhöhten TPO-Antikörpern ein erhöhtes Risiko haben, in der Frühschwangerschaft eine Hypothyreose zu entwickeln. Daher müssen sie engmaschig endokrin mit Hilfe von TSH-Bestimmungen kontrolliert werden.

Ob aber eine prophylaktische Thyroxingabe bei euthyreoten Frauen mit erhöhten Schilddrüsenantikörpern das Abortrisiko senkt, ist unklar. In einer randomisierten Studie sank bei Gabe von 50 μg L-Thyroxin an euthyreote Frauen mit positiven Antikörpern die Abortrate von 13,8% auf 3,5% (RR 1.72, 95% CI 1.13-2.25, Negro et al. 2006). In dieser Studie lag aber das mittlere Gestationsalter bei Beginn der Thyroxingabe bei 10 SSW, was die Aussagekraft deutlich einschränkt. Eine Metaanalyse von fünf Studien konnte bei euthyreoten, antikörperpositiven Frauen keinen Effekt einer prophylaktischen Thyroxingabe finden (Vissenberg et al. 2012). Bei positiven Schilddrüsenantikörpern konnte auch die zusätzliche Gabe von Cortison oder Acetylsalicylsäure die Abortwahrscheinlichkeit bei Frauen mit RSA nicht senken.

Bei positiven Schilddrüsenantikörpern ist das Erzielen einer euthyreoten Stoffwechsellage ausreichend. Bei bestehender Euthyreose ist keine Gabe von Schilddrüsenhormonen erforderlich.

14.5 Hyperprolaktinämie

Prolaktin ist in vielfältiger Weise in die Pathophysiologie des Abortgeschehens eingebunden. Insgesamt findet sich eine Hyperprolaktinämie als Ursache aber eher selten. Bei 122 Frauen mit habituellem Abortgeschehen fand sich nur bei drei Patientinnen eine geringgradige Hyperprolaktinämie, und eine massive Prolaktinerhöhung nur in einem Fall (Li et al. 2000). Neben den laktotrophen Zellen der Hypophyse wird Prolaktin auch im Uterus, der Plazenta und u.a. in T-Lymphozyten gebildet. Sehr hohe Prolaktinspiegel beeinflussen die Follikelreifung und können so über eine unterwertige Lutealphase das Abortrisiko erhöhen (Pluchino et al. 2014). Die genauen Wirkmechanismen auf ovarieller Ebene sind aber nicht völlig geklärt. Prolaktin beeinflusst auch das Immungeschehen, da sich z.B. bei Frauen mit APLS signifikant häufiger eine Hyperprolaktinämie findet als bei Kontrollen. So wiesen 21 von 172 Frauen mit APLS eine Hyperprolaktinämie auf, dagegen keine von 100 Kontrollen (Praprotnik et al. 2010). In dieser Gruppe von APLS-Patienten korrelierte die Höhe des Prolaktinspiegels auch mit Abortneigung und Wachstumsretardierung, sodass Prolaktin eine Rolle bei mit APLS-assoziierten Schwangerschaftskomplikationen spielen könnte.

14.5.1 Behandlung

Bei Hyperprolaktinämie und Abortneigung ist eine Behandlung mit prolaktinsenkenden Medikamenten indiziert. In einer randomisierten Studie bei 64 Patientinnen mit Abortneigung und Hyperprolaktinämie betrug die Rate erfolgreich ausgetragener Schwangerschaften nach Bromocriptintherapie bis zur 9. SSW 85,7% im Vergleich zu immerhin noch 52,4% bei unbehandelten Patientinnen (Hirahara et al. 1998).

14.6 Luteale Insuffizienz

14.6.1 Bedeutung von Progesteron

Eine unterwertige Lutealphase aufgrund einer unzureichenden Progesteronproduktion gilt als häufige endokrine Ursache für frühe Aborte und wird bei bis zu 35% der Frauen mit RSA festgestellt (Smith u. Schust 2011). Progesteron ist wesentlich für die sekretorische Transformation des Endometriums und für eine erfolgreiche Implantation und sorgt auch für den Erhalt der Frühschwangerschaft. Deshalb kann eine gestörte Progesteronsekretion möglicherweise einen erfolgreichen Schwangerschaftsverlauf negativ beeinflussen. Progesteron bindet an spezifische Rezeptoren, PR-A und PR-B, wobei sich im Uterus überwiegend die PR-A-Rezeptorisoform findet. Progesteron entfaltet sowohl genomische als auch nichtgenomische Effekte, es induziert die Expression von Genen, die an der Implantation des Embryos direkt beteiligt sind wie u.a. Indian Hedgehog IHH, Wnt4/BMP2, GLUT, das IGF-System und Prostaglandine, und kontrolliert das Eindringen des Trophoblasten durch Regulation der Aktivität von Matrix-Metallo-Proteinasen (MMP) (Halasz u. Szekeres-Bartho 2013). Außerdem wirkt es anti-inflammatorisch in der Nacheinnistungsphase. Bei Schwangeren wird ein 35 kD Protein, der Progesteron-induzierte blockierende Faktor (PIBF, progesterone-induced blocking factor) freigesetzt, der das Expressionsprofil von Zytokinen in Richtung einer Dominanz von protektiven Th2-Zytokinen verschiebt und somit einen weiteren protektiven Effekt des Progesterons aufzeigt (Pluchino et al. 2014) (▶ Abschn. 6.8).

14.6.2 Diagnostik bei Lutealphaseninsuffizienz

Neben einer gestörten Follikelreifung kann eine inadäquate Progesteronproduktion auch durch verschiedene endokrine Störungen verursacht sein, wie z.B. durch eine Hyperprolaktinämie oder Schilddrüsenfunktionsstörungen. Eine sorgfältige endokrine Diagnostik ist deshalb bei Verdacht auf Corpus luteum-Insuffizienz unumgänglich, da sich hieraus eine spezifische endokrine Therapie ableiten kann.

Derzeit werden aber die Bedeutung und sinnvolle diagnostische bzw. therapeutische Optionen bei Lutealphaseninsuffizienzen kontrovers diskutiert. Eine direkte Störung der Corpus luteum-Funktion wird zwar als unmittelbare Ursache einer verminderten Progesteronsekretion eingestuft, bzgl. der geeigneten Diagnostik gibt es aber keine klaren Definitionen (Practice Committee of the American Society for Reproductive Medicine 2015).

Liegt der Serumprogesteronspiegel in der Mitte der Lutealphase über 10 ng/mL, so ist eine luteale Funktionsstörung sehr unwahrscheinlich. Progesteronspiegel zeigen aber eine pulsatile Sekretion, sodass eine abschließende Interpretation nur mit Vorsicht möglich ist. Auch ist kein unterer Normwert bekannt, unter dem eine intakte Schwangerschaft sicher nicht mehr möglich ist (Practice Committee of the American Society for Reproductive Medicine 2015).

Die Amerikanische Gesellschaft für Reproduktionsmedizin hat deshalb aktuell (2015) folgende Schlussfolgerung gezogen: „There is no reproducible, pathophysiologically relevant, and clinically practical standard to diagnose luteal phase deficiency and distinguish fertile from infertile women."

14.6.3 Therapie bei Corpus luteum-Insuffizienz

Die Supplementation mit Progesteron bzw. synthetischen Gestagenen ist in verschiedenen Studien zur Reduktion der Abortrate untersucht worden. Bei Einsatz des synthetischen Gestagens Dydrogesteron in drei Studien fand sich eine Abortrate von 10,5% (29/275) im Vergleich zu 23,5% in Kontrollen bei Frauen mit habituellen Aborten (OR 0,29), sodass ein wirklicher Dydrogesteron-Effekt angenommen wurde (Carp 2015).

In einer aktuellen Cochrane-Analyse wurden 14 Studien mit 2.158 Frauen eingeschlossen. Eine Reduktion der Abortrate durch Gestagengabe konnte aber nicht für die generelle Population gezeigt werden (Haas u. Ramsey 2013). Eine Untergruppe von vier Studien, die ausschließlich Frauen mit RSA (> 3 Aborte) untersuchten, bestätigte aber für diese Gruppe einen positiven Progesteron-Effekt (OR 0.39), auch wenn diese vier Studien methodologisch als von geringer Qualität eingestuft wurden. Im Rahmen der Placebo-kontrollierten Multicenter-Studie „PROMISE" wurden Frauen mit idiopathischen RSA randomisiert in eine Gruppe (n = 404) mit 400 mg mikronisiertem Progesteron (Vaginalsuppositorien) und in eine zweite Gruppe (n = 432) mit Placebo. Die Anwendung erfolgte kurz nach positivem Schwangerschaftstest bis zur 12. SSW. Es zeigte sich kein signifikanter Unterschied hinsichtlich der Lebendgeburtenrate (Coomarasamy 2015).

Eine Progesteron-Supplementation erscheint bei RSA sinnvoll. Genaue Dosierungsempfehlungen gibt es nicht, zumeist wird 200 mg natürliches Progesteron täglich für das erste Trimenon angewandt. Eine generelle Abortprophylaxe durch Progesteron bei Frauen ohne belastete Anamnese hat dagegen keinen Effekt.

Literatur

Andersen SL, Olsen J, Wu CS, Laurberg P (2014) Spontaneous abortion, stillbirth and hyperthyroidism: a danish population-based study. Eur Thyroid J 3: 164–167

Angioni S, Sanna S, Magnini R, Melis GB, Fulghesu AM (2011) The quantitative insulin sensitivity check index is not able to detect early metabolic alterations in young patients with polycystic ovarian syndrome. Gynecol Endocrinol 27: 468–474

Anselmo J, Cao D, Karrison T, Weiss RE, Refetoff S (2004) Fetal loss associated with excess thyroid hormone exposure. JAMA 292: 691–695

Artini PG, Uccelli A, Papini F, Simi G, Di Berardino OM, Ruggiero M, Cela V (2013) Infertility and pregnancy loss in euthyroid women with thyroid autoimmunity. Gynecol Endocrinol 29: 36–41

Bernardi LA, Cohen RN, Stephenson MD (2013) Impact of subclinical hypothyroidism in women with recurrent early pregnancy loss. Fertil Steril 100: 1326–1331

Bonney RC, Franks S (1990) The endocrinology of implantation and early pregnancy. Baillieres Clin Endocrinol Metab 4: 207–231

Bussen S, Steck T (1995) Thyroid autoantibodies in euthyroid non-pregnant women with recurrent spontaneous abortions. Hum Reprod 10: 2938–2940

Carp H (2015) A systematic review of dydrogesterone for the treatment of recurrent miscarriage. Gynecol Endocrinol 31: 422–430

Literatur

Christiansen OB (2006) Evidence-based investigations and treatments of recurrent pregnancy loss. Curr Opin Obstet Gynecol 18: 304–312

Cocksedge KA, Saravelos SH, Metwally M, Li TC (2009) How common is polycystic ovary syndrome in recurrent miscarriage? Reprod Biomed Online 19: 572–576

Coomarasamy A, Williams H, Truchanowicz E, Seed PT, Small R, Quenby S, Gupta P, Dawood F, Koot YE, Bender Atik R, Bloemenkamp KW, Brady R, Briley AL, Cavallaro R, Cheong YC, Chu JJ, Eapen A, Ewies A, Hoek A, Kaaijk EM, Koks CA, Li TC, MacLean M, Mol BW, Moore J, Ross JA, Sharpe L, Stewart J, Vaithilingam N, Farquharson RG, Kilby MD, Khalaf Y, Goddijn M, Regan L, Rai R (2015) A randomized trial of progesterone in women with recurrent miscarriages. N Engl J Med 373(22): 2141–2148

Craig LB, Ke RW, Kutteh WH (2002) Increased prevalence of insulin resistance in women with a history of recurrent pregnancy loss. Fertil Steril 78: 487–490

Glinoer D (1998) Thyroid hyperfunction during pregnancy. Thyroid 8: 859–864

Glueck CJ, Phillips H, Cameron D, Sieve-Smith L, Wang P (2001) Continuing metformin throughout pregnancy in women with polycystic ovary syndrome appears to safely reduce first-trimester spontaneous abortion: a pilot study. Fertil Steril 75: 46–52

Glueck CJ, Wang P, Goldenberg N, Sieve-Smith L (2002) Pregnancy outcomes among women with polycystic ovary syndrome treated with metformin. Hum Reprod 17: 2858–2864

Glueck CJ, Goldenberg N, Pranikoff J, Khan Z, Padda J, Wang P (2013) Effects of metformin-diet intervention before and throughout pregnancy on obstetric and neonatal outcomes in patients with polycystic ovary syndrome. Curr Med Res Opin 29: 55–62

Greene MF, Hare JW, Cloherty JP et al. (1989) First-trimester hemoglobin A1 and risk for major malformation and spontaneous abortion in diabetic pregnancy. Teratology 39: 225–231

Haas DM, Ramsey PS (2013) Progestogen for preventing miscarriage. Cochrane Database Syst Rev 10: CD003511

Halasz M, Szekeres-Bartho J (2013) The role of progesterone in implantation and trophoblast invasion. J Reprod Immunol 97: 43–50

Hirahara F, Andoh N, Sawai K, Hirabuki T, Uemura T, Minaguchi H (1998) Hyperprolactinemic recurrent miscarriage and results of randomized bromocriptine treatment trials. Fertil Steril 70: 246–252

Jakubowicz DJ, Iuorno MJ, Jakubowicz S, Roberts KA, Nestler JE (2002) Effects of metformin on early pregnancy loss in the polycystic ovary syndrome. J Clin Endocrinol Metab 87: 524–529

Kitzmiller JL, Wallerstein R, Correa A, Kwan S (2010) Preconception care for women with diabetes and prevention of major congenital malformations. Birth Defects Res A Clin Mol Teratol 88: 791–803

Li TC, Spuijbroek MDEH, Tuckerman E, Anstie B, Loxley M, Laird SM (2000) Endocrinological and endometrial factors in recurrent miscarriage. Br J Obstet Gynaecol 107: 1975–1980

Matalon ST, Blank M, Ornoy A, Shoenfeld Y (2001) The association between anti-thyroid antibodies and pregnancy loss. Am J Reprod Immunol 45: 72–77

Melamed N, Hod M (2009) Perinatal mortality in pregestational diabetes. Int J Gynaecol Obstet 104 (suppl 1): 20-24

Miller E, Hare JW, Cloherty JP et al. (1981) Elevated maternal hemoglobin A1c in early pregnancy and major congenital anomalies in infants of diabetic mothers. N Engl J Med 304: 1331–1334

Mills JL, Simpson JL, Driscoll SG, Jovanovic-Peterson L, Van Allen M, Aarons JH, Metzger B, Bieber FR, Knopp RH, Holmes LB et al. (1988) Incidence of spontaneous abortion among normal women and insulin-dependent diabetic women whose pregnancies were identified within 21 days of conception. N Engl J Med 319: 1617–1623

Misso ML, Costello MF, Garrubba M, Wong J, Hart R, Rombauts L, Melder AM, Norman RJ, Teede HJ (2013) Metformin versus clomiphene citrate for infertility in non-obese women with polycystic ovary syndrome: a systematic review and meta-analysis. Hum Reprod Update 19: 2–11

Morin-Papunen L, Rantala AS, Unkila-Kallio L, Tiitinen A, Hippeläinen M, Perheentupa A, Tinkanen H, Bloigu R, Puukka K, Ruokonen A, Tapanainen JS (2012) Metformin improves pregnancy and live-birth rates in women with polycystic ovary syndrome (PCOS): a multicenter, double-blind, placebo-controlled randomized trial. J Clin Endocrinol Metab 97:1492–1500

Negro R, Stagnaro-Green A (2014) Diagnosis and management of subclinical hypothyroidism in pregnancy. BMJ 349: g4929

Negro R, Formoso G, Mangieri T, Pezzarossa A, Dazzi D, Hassan H (2006) Levothyroxine treatment in euthyroid pregnant women with autoimmune thyroid disease: effects on obstetrical complications. J Clin Endocrinol Metab 91: 2587–2591

Okon MA, Laird SM, Tuckerman EM, Li TC (1998) Serum androgen levels in women who have recurrent miscarriages and their correlation with markers of endometrial function. Fertil Steril 69: 682–690

Palomba S, Orio F Jr, Falbo A, Russo T, Tolino A, Zullo F (2007) Clomiphene citrate versus metformin as first-line approach for the treatment of anovulation in infertile patients with polycystic ovary syndrome. J Clin Endocrinol Metab 92: 3498–3503

Palomba S, Falbo A, Orio F Jr, Zullo F (2009) Effect of preconceptional metformin on abortion risk in epolycystic ovary syndrome: a systematic review and meta-analysis of randomized controlled trials. Fertil Steril 92: 1646–1658

Pluchino N, Drakopoulos P, Wenger JM, Petignat P, Streuli I, Genazzani AR (2014) Hormonal causes of recurrent pregnancy loss (RPL). Hormones 13: 314–322

Practice Committee of the American Society for Reproductive Medicine (2015) Current clinical irrelevance of luteal phase deficiency: a committee opinion. Fertil Steril 103: e27-32

Praprotnik S, Agmon-Levin N, Porat-Katz BS, Blank M, Meroni PL, Cervera R, Miesbach W, Stojanovich L, Szyper-Kravitz M, Rozman B, Tomsic M, Shoenfeld Y (2010) Prolactin's role in the pathogenesis of the antiphospholipid syndrome. Lupus 19: 1515–1519

Rai R, Backos M, Rushworth F, Regan L (2000) Polycystic ovaries and recurrent miscarriage - a reappraisal. Hum Reprod 15: 612–615

Sibai BM (2000) Risk factors, pregnancy complications, and prevention of hypertensive disorders in women with pregravid diabetes mellitus. J Matern Fetal Med 9: 62–65

Smith ML, Schust DJ (2011) Endocrinology and recurrent early pregnancy loss. Semin Reprod Med 29: 482–490

Stagnaro-Green A, Glinoer D (2004) Thyroid autoimmunity and the risk of miscarriage. Best Pract Res Clin Endocrinol Metab 18: 167–181

Stagnaro-Green A, Roman SH, Cobin RH, el-Harazy E, Alvarez-Marfany M, Davies TF (1990) Detection of at-risk pregnancy by means of highly sensitive assays for thyroid autoantibodies. JAMA 264: 1422–1425

Taylor PN, Minassian C, Rehman A, Iqbal A, Draman MS, Hamilton W, Dunlop D, Robinson A, Vaidya B, Lazarus JH, Thomas S, Dayan CM, Okosieme OE (2014) TSH levels and risk of miscarriage in women on long-term levothyroxine: a community-based study. J Clin Endocrinol Metab 99: 3895–3902

Thatcher SS, Jackson EM (2006) Pregnancy outcome in infertile patients with polycystic ovary syndrome who were treated with metformin. Fertil Steril 85: 1002–1009

The Rotterdam ESHRE/ASRM-Sponsored PCOS Consensus Workshop Group (2004) Revised 2003 consensus on diagnostic criteria and long-term health risks related to polycystic ovary syndrome. Fertil Steril 81: 19–25

Tulandi T, Al-Fozan HM (2015) Definition and etiology of recurrent pregnancy loss. Up to date, Version 20.0 Wolters Kluwer 2016

Vissenberg R, van den Boogaard E, van Wely M, van der Post JA, Fliers E, Bisschop PH, Goddijn M (2012) Treatment of thyroid disorders before conception and in early pregnancy: a systematic review. Hum Reprod Update 18: 360–373

Wang JX, Davies MJ, Norman RJ (2002) Obesity increases the risk of spontaneous abortion during infertility treatment. Obes Res 10: 551–554

Ylinen K, Aula P, Stenman UH, Kesäniemi-Kuokkanen T, Teramo K (1984) Risk of minor and major fetal malformations in diabetics with high haemoglobin A1c values in early pregnancy. Br Med J 289: 345–346

Vorzeitiger Blasensprung und Amnioninfektionssyndrom

Ioannis Mylonas

15.1 Vorzeitiger Blasensprung – 120

15.2 Amnioninfektionssyndrom (AIS) – 120

15.3 Therapie bei vorzeitigem Blasensprung bzw. AIS – 123

Literatur – 126

15.1 Vorzeitiger Blasensprung

In Deutschland sind ca. 40% der Frühgeburten mit einer Infektion assoziiert. Aus diesem Grund sollte bei drohender Frühgeburt eine infektiologische Ursache differenzialdiagnostisch als erstes in Betracht gezogen werden, zumal sie auch mit einer vorzeitigen Wehentätigkeit und einem vorzeitigen Blasensprung einhergehen kann. Der vorzeitige Blasensprung ist somit einer der wichtigsten Risikofaktoren für eine vorzeitige Entbindung und demzufolge auch für die neonatale Morbidität und Mortalität. Die Erkennung von Schwangeren mit einem Risiko für eine Frühgeburt bzw. einem vorzeitigen Blasensprung ist von wesentlicher Bedeutung. Allerdings haben die meisten Patientinnen mit vorzeitigem Blasensprung keine wesentlichen Risikofaktoren, so dass sich die derzeitige Behandlung auf die Verbesserung des fetalen und maternalen Ausgangs konzentriert.

Die Diagnose eines vorzeitigen Blasensprungs ist nicht immer einfach, da die Patientin einen Fruchtwasserabgang leicht mit Urin oder einem vermehrten vaginalen Ausfluss verwechseln kann. Die klinischen Symptome können sehr unterschiedlich sein. Zum Beispiel kann bei einem ausgedehnten Blasensprung der Abgang von Fruchtwasser bei der Spiegeleinstellung leicht klinisch festgestellt werden. Im Gegensatz dazu ist die Erfassung eines okkulten Blasensprungs (z.B. nach einer Amniozentese) doch schwieriger.

Bei Verdacht auf einen vorzeitigen Blasensprung sollten zeitnah unterschiedliche Maßnahmen ergriffen werden (Abb. 15.1). Während die klinische Symptomatik von entscheidender diagnostischer Bedeutung ist, gehören mittlerweile auch weitere Untersuchungen zum Standard: serologische Laborparameter, kindliche Sonografie (einschließlich Evaluation der Fruchtwassermenge) sowie mikrobiologische Kulturen aus der Zervix bzw. der Vagina. Bei vorzeitiger Wehentätigkeit sollte eine Phasenkontrastmikroskopie erfolgen und gegebenenfalls eine mikrobiologische Diagnostik durchgeführt werden. Die Bestimmung des vaginalen pH-Wertes erscheint ebenfalls sinnvoll.

15.2 Amnioninfektionssyndrom (AIS)

Mikroorganismen können auf unterschiedlichen Wegen an der Fruchtblase ankommen und dadurch eine Infektion des ungeborenen Kindes verursachen. Prinzipiell können die Erreger den Feten entweder durch eine Aszension aus dem äußeren Genital oder hämatogen erreichen. Der häufigste Weg einer intrauterinen Infektion ist die Aszension der Erreger aus der Vagina und der Zervix. Interessanterweise zeigen bis zu 80% der Frauen mit einer Frühgeburt vor der 30. SSW eine bakteriellen Infektion der Eihäute oder des Fruchtwassers, im Vergleich zu 30% der Frauen mit einer Geburt nach der 37. SSW. Das Amnioninfektionssyndrom (AIS) beschreibt eine Infektion der Eihäute, der Dezidua, des Fruchtwassers und eventuell des Feten während der Schwangerschaft. Es stellt eine gefährliche Notfallsituation sowohl für das ungeborene Kind als auch für die Mutter dar.

Das AIS ist vor allem gekennzeichnet durch die Passage des Erregers zum Amnion oder/und zum Nabelschnuransatz an der Plazenta. Die natürliche Barriere für aszendierende Infektionen ist die intakte Fruchtblase. Die Entstehung einer Verbindung zwischen der Fruchthöhle und der Vagina ist sicherlich der wichtigste Faktor für die Entstehung eines AIS. Falls es zu einem Blasensprung und damit zum Wegfall dieses Schutzmechanismus kommt, steigt das Risiko eines AIS dramatisch an.

Bis zu 70% der Patientinnen, die uterine Kontraktionen bzw. einen Geburtsbeginn in dieser Situation aufweisen, zeigen ein AIS. Eine intrauterine kindliche Infektion kann aber auch bei einer intakten Barriere (d.h. intakte Fruchtblase) stattfinden. Es wird geschätzt, dass bei Frühgeburten ohne Blasensprung in ca. 30% ein AIS vorliegt.

Als Erreger eines AIS kommen allgemein alle Mikroorganismen der Vaginalflora in Frage. Häufige Erreger sind u.a.
- Mycoplasma hominis
- Ureaplasma urealyticum
- Chlamydia trachomatis
- Gardnerella vaginalis
- Enterobakterien
- Fusobacterium species und andere Anaerobier
- Streptokokken der Gruppe B

15.2 · Amnioninfektionssyndrom (AIS)

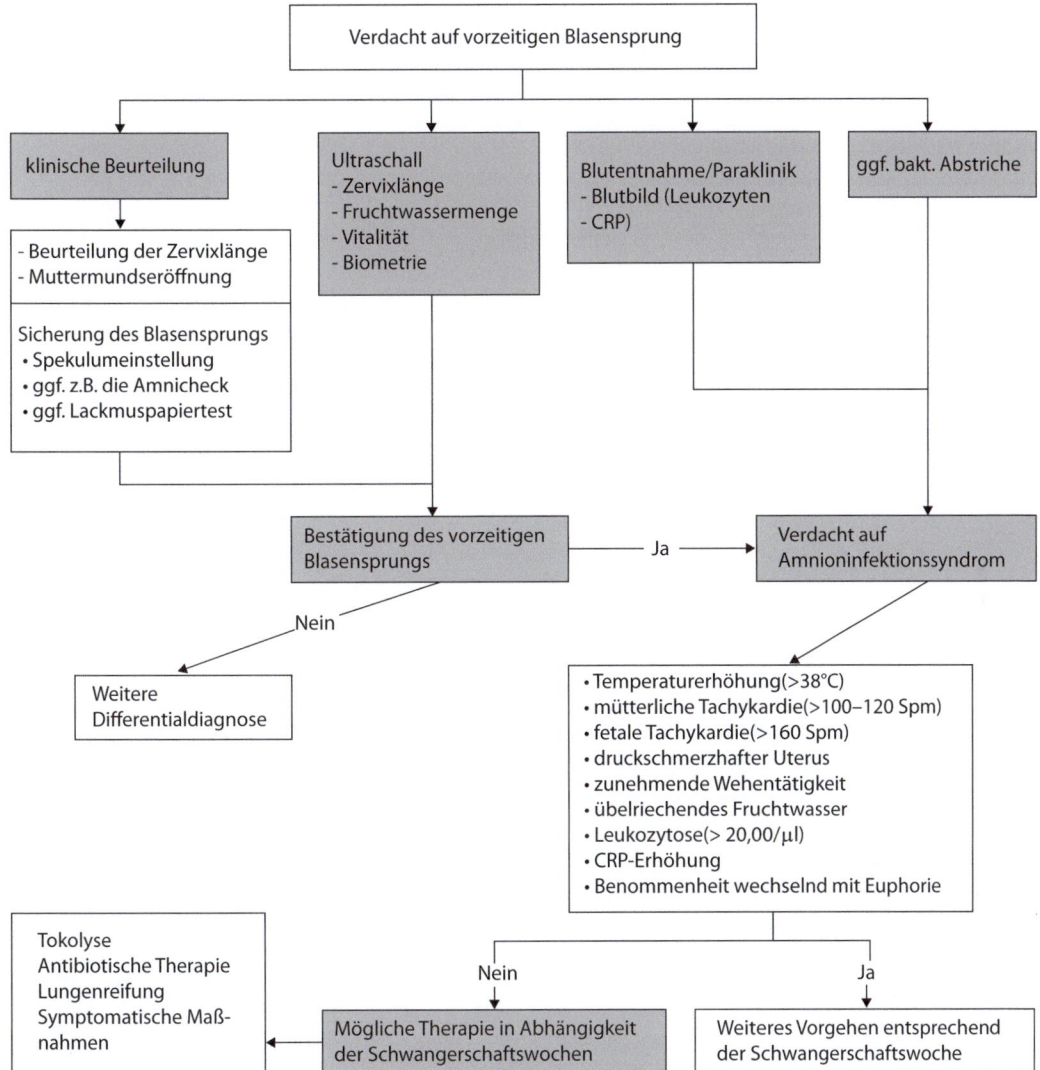

Abb. 15.1 Empfehlungen zum Vorgehen bei Verdacht auf vorzeitigen Blasensprung (aus Friese et al. 2013)

Die frühzeitige Diagnose und konsequente Behandlung vaginaler Infektion stellt die effektivste Prophylaxe des AIS dar.

Das Amnioninfektionssyndrom ist mit folgenden Symptome bzw. Befunden assoziiert:
- Temperaturerhöhung (> 38°C)
- mütterliche Tachykardie (> 100–120 Spm)
- fetale Tachykardie (> 160 Spm)
- druckschmerzhafter Uterus
- zunehmende Wehentätigkeit
- übelriechendes Fruchtwasser
- Leukozytose im Blut (> 20.000/μl)
- CRP-Erhöhung im Serum
- Benommenheit wechselnd mit Euphorie

Diese Zeichen sind jedoch keine Frühzeichen, sondern Parameter einer deutlichen Infektion. Allerdings ist die Unterscheidung zwischen einer uterinen

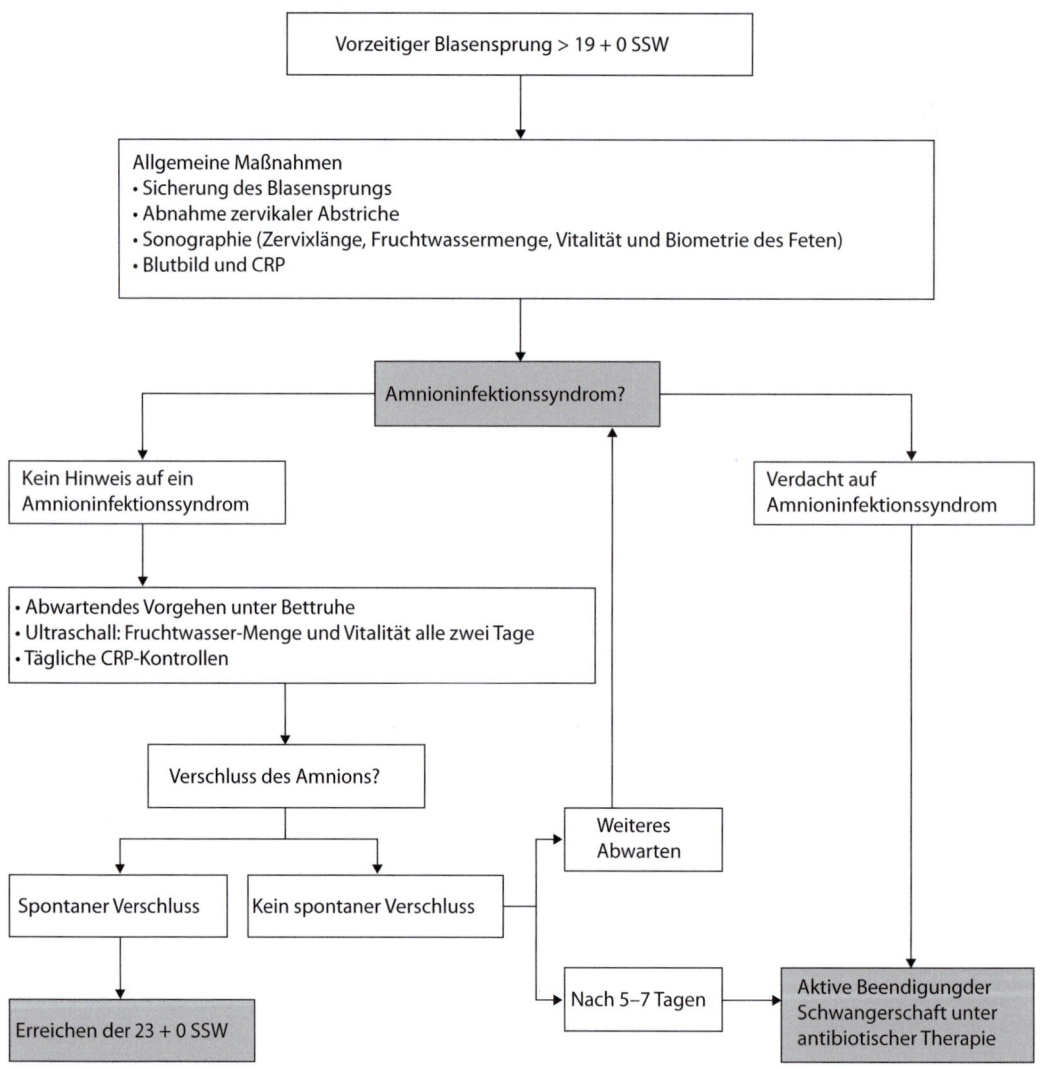

Abb. 15.2 Empfehlungen zum Vorgehen bei Verdacht auf vorzeitigen Blasensprung < 20. Schwangerschaftswoche (aus Friese et al. 2013)

Infektion und einer Infektionserkrankung an einer anderen Lokalisation (z.B. pulmonale Infektion, infizierte Verweilkanüle) oder auch einer anderen Infektion (z.B. einer Appendizitis) häufig schwer.

Risikofaktoren für ein AIS in der Schwangerschaft:
- vorzeitiger Blasensprung (> 80%)
- vorzeitige Wehen
- bakterielle Vaginose
- gestörte Vaginalflora
- Nachweis von pathogenen Erregern (z.B. Listerien, Gonokokken, Streptokokken der Gruppe A, Staphylococcus aureus u.a.)
- hohe Zahlen anderer fakultativ pathogener Erreger (z.B. Streptokokken der Gruppe B, Escherichia coli, Haemophilus influenzae u.a.)

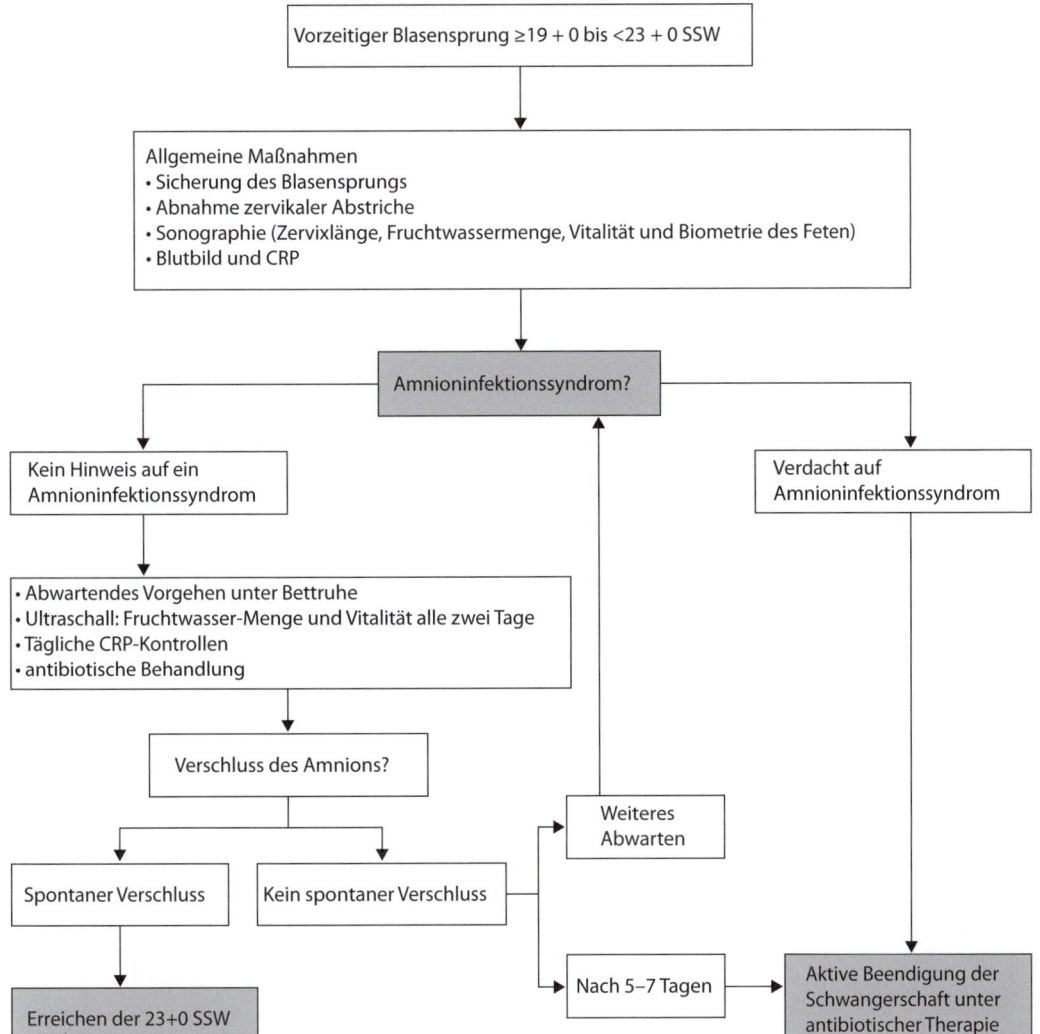

Abb. 15.3 Empfehlungen zum Vorgehen bei Verdacht auf vorzeitigen Blasensprung > 20. bis < 24 Schwangerschaftswoche (aus Friese et al. 2013)

15.3 Therapie bei vorzeitigem Blasensprung bzw. AIS

Das therapeutische Vorgehen richtet sich in jedem Fall nach der Schwangerschaftswoche (◘ Abb. 15.2, ◘ Abb. 15.3, ◘ Abb. 15.4, ◘ Abb. 15.5, ◘ Abb. 15.6). So wird man bei einem reifen Kind nicht Zuwarten, sondern die Entbindung anstreben. Bei dringendem Verdacht auf ein AIS sollte die Beendigung der Schwangerschaft unter Gabe von Antibiotika durchgeführt werden. Häufig wird eine strikte Bettruhe empfohlen, um, vor allem in niedrigen Schwangerschaftswochen, den spontanen Verschluss der Fruchtblase zu ermöglichen. Allerdings existieren keine wissenschaftlichen Daten, ob diese Bettruhe den Prozess überhaupt ermöglicht bzw. begünstigt.

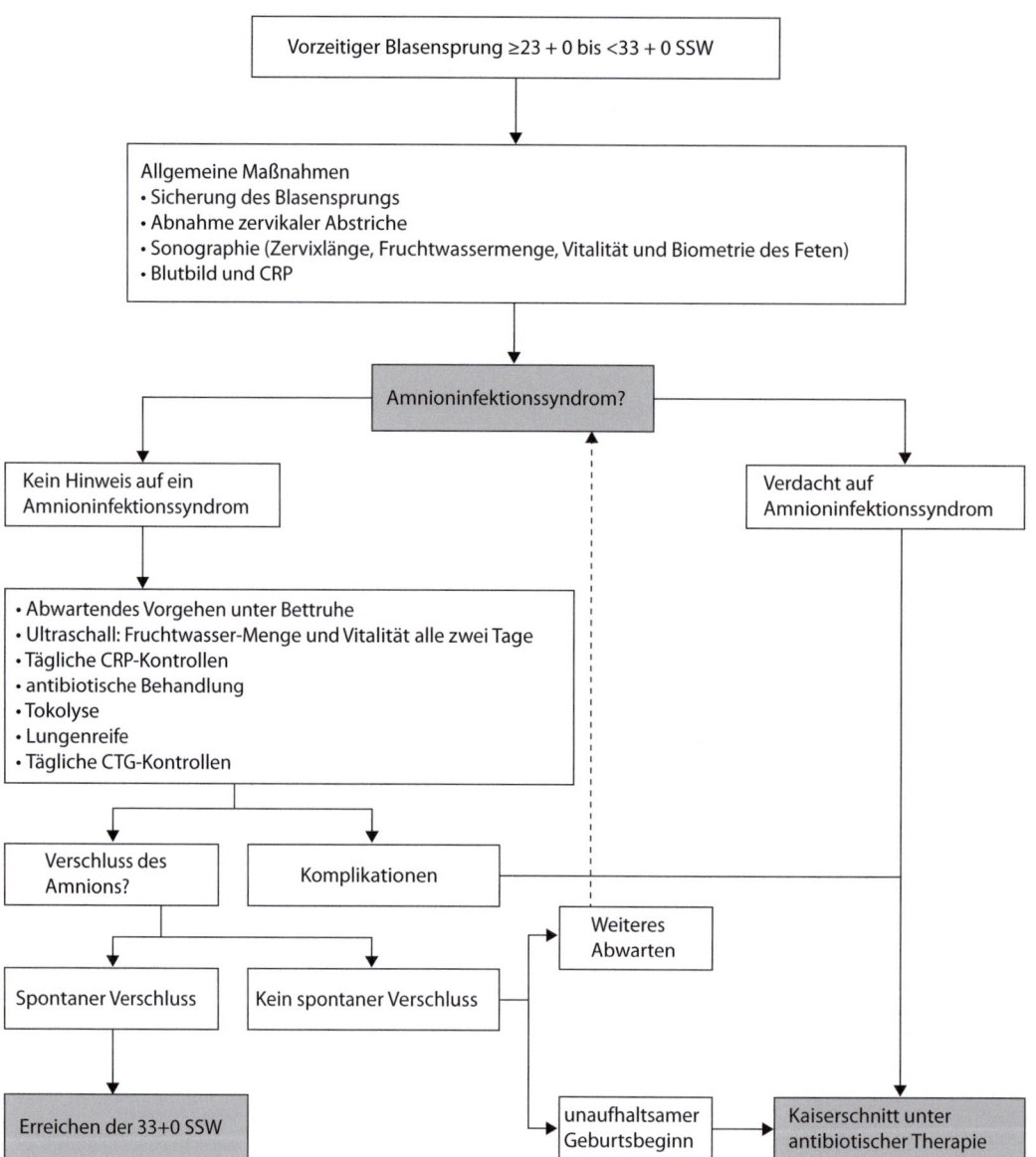

Abb. 15.4 Empfehlungen zum Vorgehen bei Verdacht auf vorzeitigen Blasensprung > 24. bis < 34 Schwangerschaftswoche (aus Friese et al. 2013)

Die antibiotische Behandlung erfolgt umgehend nach Anfertigung eines Erregernachweises mit Antibiogramm und sollte bis zum Vorliegen der endgültigen Diagnostik mit einem Breitspektrumantibiotikum (hierbei wird in den allermeisten Fällen ein Breitbandpenicillin) erfolgen. Bezüglich der RDS-Prophylaxe wird auf ▶ Kap. 32 verwiesen. Eine Tokolyse bis zur Beendigung der Lungenreife ist beim vorzeitigen Blasensprung obligat, beim AIS jedoch kontraindiziert. Im Gegensatz zur vorzeitigen Wehentätigkeit stellt ein Amnioninfektionssyndrom aufgrund der großen Gefährdung von Kind und Mutter einen Grund für die Beendigung der Schwangerschaft in Abwägung des fetalen und mütterlichen Risikos unter Breitbandantibiotikagabe dar.

15.3 · Therapie bei vorzeitigem Blasensprung bzw. AIS

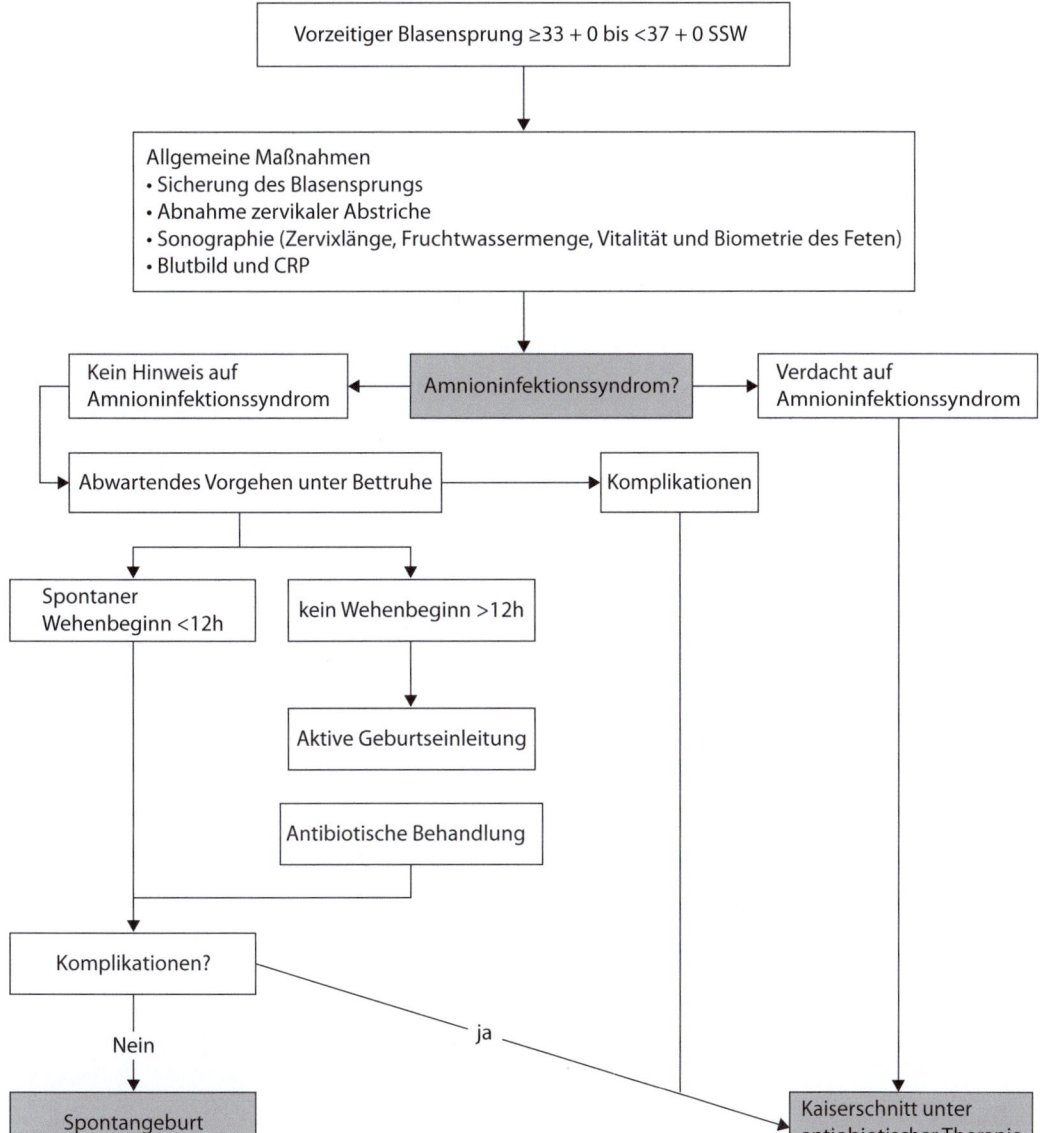

Abb. 15.5 Empfehlungen zum Vorgehen bei Verdacht auf vorzeitigen Blasensprung > 34. bis < 38. Schwangerschaftswoche (aus Friese et al. 2013)

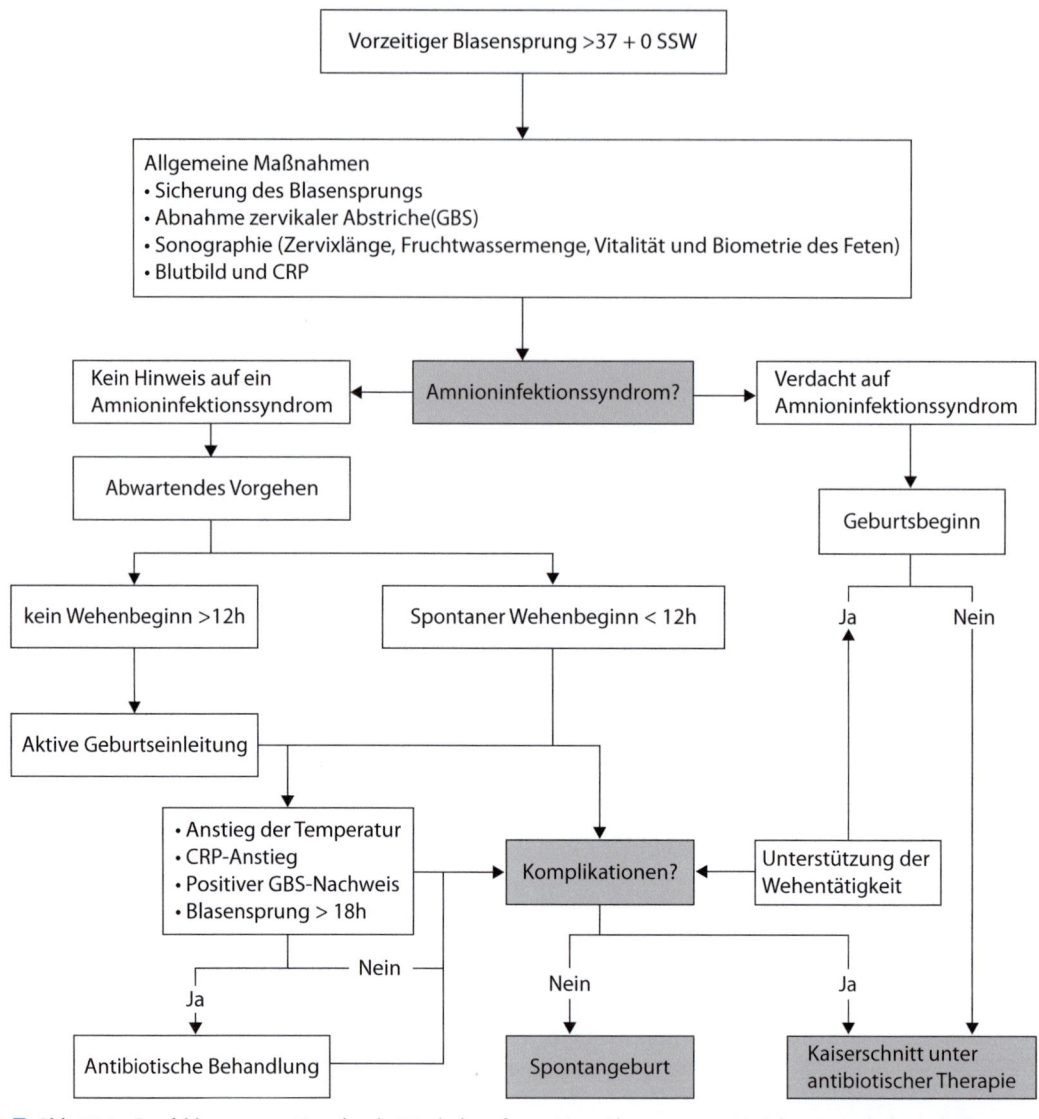

Abb. 15.6 Empfehlungen zum Vorgehen bei Verdacht auf vorzeitigen Blasensprung >38. Schwangerschaftswoche (aus Friese et al. 2013)

Literatur

AWMF-Leitline (2006) Empfehlungen zum Vorgehen beim vorzeitigen Blasensprung. Nummer 015–029. www.awmf.org

AWMF-Leitline (2007) Frühgeburt an der Grenze der Lebensfähigkeit des Kindes. Registernummer 024–019. www.awmf.org

Crowley P (2002) Prophylactic corticosteroids for preterm birth (Cochrane Review). The Cochrane Library 4

Friese K, Mylonas I, Schulze A (2013) Infektionserkrankungen der Schwangeren und des Neugeborenen (3. Aufl.). Springer, Heidelberg. doi:10.1007/978-3-540-78325-1

Goldenberg RL, Hauth JC, Andrews WW (2000) Intrauterine infection and preterm delivery. The New England Journal of Medicine 342(20): 1500–1507

Goldenberg RL, Culhane JF, Johnson DC (2005) Maternal infection and adverse fetal and neonatal outcomes. Clinics in Perinatology 32(3): 523–559

Goldenberg RL, Culhane JF, Iams JD, Romero R (2008) Epidemiology and causes of preterm birth. Lancet 371(9606): 75–84

Kenyon S, Boulvain M, Neilson JP (2010) Antibiotics for preterm rupture of membranes. Cochrane Database Syst Rev, CD001058

Kenyon SL, Taylor DJ, Tarnow-Mordi W (2001) Broad-spectrum antibiotics for preterm, prelabour rupture of fetal membranes: the ORACLE I randomised trial. ORACLE Collaborative Group, Lancet 357: 979–988

Kenyon SL, Taylor DJ, Tarnow-Mordi W (2001) Broad-spectrum antibiotics for spontaneous preterm labour: the ORACLE II randomised trial. ORACLE Collaborative Group, Lancet 357: 989–994

Mylonas I, Friese K (2009) Infektionen in der Gynäkologie und Geburtshilfe. Elsevier Urban & Fischer, München

Mylonas I, Friese K (2015) Infektionen in der Geburtshilfe. In: Schneider H, Husslein P, Schneider KTM (Hrsg) Die Geburtshilfe (5. Aufl.). Springer, Heidelberg

Romen Y, Greenspoon J, Artal R (1985) Clinical chorioamnionitis - analysis of the incubation period in patients with preterm premature rupture of membranes. Am J Perinatol 2: 314–316

Romero R, Espinoza J, Chaiworapongsa T, Kalache K (2002) Infection and prematurity and the role of preventive strategies. Semin Neonatol 7(4): 259–274

Simhan HN, Canavan TP (2005) Preterm premature rupture of membranes: diagnosis, evaluation and management strategies. BJOG 112 (suppl 1): 32–37

Rezidivierende Aborte und chronische Endometritis

Lars Ismail, Bettina Toth

16.1   Einleitung – 130

16.2   Therapie – 131

Literatur – 131

Tab. 16.1 Zusammenfassung der aktuellen Studienergebnisse zur Prävalenz der chronischen Endometritis im Zusammenhang mit RSA

Autor	Jahr	Studienort/Land	Anzahl (n =)	Methode	Ergebnis
Kitaya (2011)	2010	Kyoto/Japan	54	**Diagnostik:** Histologie Einschlusskriterium: Patienten mit ≥ 3 RSA < 22 SSW	CE bei **9,3%** der RSA-Patienten
Cicinelli et al. (2014)	2008–2011	Italien	360	retrospektive Analyse **Diagnostik:** Hysteroskopie und Histologie Einschlusskriterium: < 40 Jahre Frauen mit „iRSA" (≥ 3 aufeinanderfolgende Aborte < 20 SSW)	Bei **57,8%** (208/360) konnte eine CE mittels Hysteroskopie nachgewiesen werden. In 91,3% der Fälle wurde der Nachweis durch die Histologie bestätigt.
McQueen et al. (2014)	2004–2014	Chicago/USA	395	prospektive Beobachtungsstudie **Diagnostik:** Histologie Einschlusskriterium: Frauen mit ≥ 2 Aborten oder Totgeburt Intervention: Patienten mit CE erhalten eine Antibiotikatherapie. Outcome: LGR	CE bei 9%. Verbesserung der LGR bei CE nach Antibiose.
Zolghadri et al. (2011)	2006–2008	Teheran/Iran	142 mit iRSA 154 Kontrollgruppe (fertile Frauen)	**Diagnostik:** Hysteroskopie u. Histologie Einschlusskriterium: Frauen mit ≥ 3 Aborten < 20 SSW Kontrollgruppe: fertile Frauen, die aufgrund vaginaler Blutungen eine Hysteroskopie erhalten	Inzidenz einer CE bei RSA höher sowohl in der Hysteroskopie (**67,7% vs. 27,4%**) als auch in der Histologie (**42,9% vs. 18,2%**).

RSA = rezidivierende Spontanaborte, iRSA = idiopathische RSA, SSW = Schwangerschaftswoche, LGR = Lebendgeburtenrate, CE = chronische Endometritis

16.1 Einleitung

Die Prävalenz einer chronischen Endometritis bei Frauen mit RSA schwankt zwischen 9% und 67,7% (Tab. 16.1). Es fehlen verlässliche epidemiologische Daten zur chronischen Endometritis, da kein internationaler Konsens hinsichtlich der Definition einer chronischen Endometritis besteht. Zudem lässt sich die Streuung der Prävalenz durch geografische Unterschiede, inhomogene Studienpopulationen, Altersbeschränkungen sowie unterschiedliche diagnostische Untersuchungsmethoden (Immunhistochemie versus Hysteroskopie) erklären.

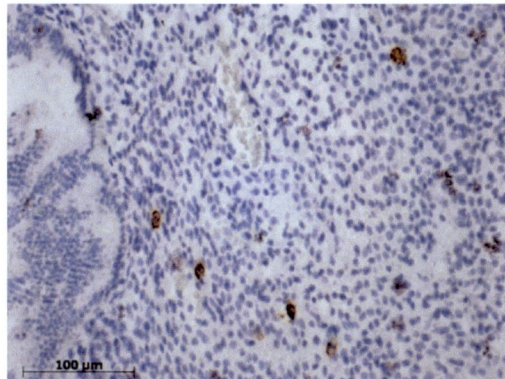

Abb. 16.1 CD138-positive Plasmazellen im Endometrium (zur Verfügung gestellt von Dr. Maja Weber, Placentalabor Jena)

Da meist nur milde und unspezifische Symptome wie Unterbauchschmerzen, (irreguläre) vaginale Blutungen sowie Dyspareunie auftreten, stellt die Diagnostik eine besondere Herausforderung dar.

Als diagnostische Verfahren kommen derzeit in erster Linie eine Endometriumbiopsie mit immunhistochemischer Aufarbeitung sowie eine diagnostische Hysteroskopie zum Einsatz. Die Etablierung einer standardisierten Diagnostik (u.a. Zeitpunkt im Zyklus) ist bislang nicht erfolgt.

Die immunhistochemische Detektion einer chronische Endometritis erfolgt anhand des Nachweises von Plasmazellen im Endometrium mittels Hämatoxylin-Eosin-Färbung (Russell et al. 2013). Der sensitivste Marker hierfür besteht aktuell in einer immunhistochemischen Färbung mit Syndecan-1 (CD138) (McQueen et al. 2015; Abb. 16.1).

Ein weiteres Kriterium, welches hinzugezogen werden kann, ist die Veränderung der Anzahl endometrialer B- und T-Lymphozyten, welche im Falle einer Endometritis erhöht sind. Dieses Kriterium wird kontrovers diskutiert, da das bloße Vorhandensein von Lymphozyten im Endometrium physiologisch ist und deren Anzahl in Abhängigkeit vom weiblichen Zyklus variiert (Russell et al. 2013).

Neben der Immunhistochemie stellt die Hysteroskopie ein weiteres diagnostisches Instrument dar. Zu den charakteristischen Veränderungen einer Endometritis werden Zeichen einer Hyperämie, Blutung, Mikropolypen oder muköse Ödeme gezählt (Cicinelli et al. 2005).

Derzeit werden unterschiedliche pathophysiologische Ursachen diskutiert. Hierbei spielen insbesondere transvaginale Infektionen, endometriale Polypen und submuköse Leiomyome eine Rolle (Smith et al. 2010). Eine US-amerikanische Studie konnte zeigen, dass eine chronische Endometritis häufig mit sexuell übertragbaren bakteriellen Infektionen (z.B. Gonorrhoe, Chlamydien) und nicht-sexuell übertragbaren Infektionen mit Escheria coli, Streptokokken, Staphylokokken, Enterokokkus faecalis oder Pilzinfektionen assoziiert ist (McQueen et al. 2014).

16.2 Therapie

Aktuelle Studien zeigen, dass eine 14- bis 21-tägige Antibiotikatherapie zu einem Rückgang der Entzündungsreaktion führt und die Chancen einer Lebendgeburt in der Folgeschwangerschaft erhöht werden.

So berichtet eine Studie aus Italien, dass bei einer Infektion mit gram-positiven oder gram-negativen Bakterien unter der Therapie mit Amoxicillin + Clavulansäure bzw. Ceftriaxon + Doxycyclin + Metrodinazol die Wahrscheinlichkeit einer erfolgreichen Schwangerschaft signifikant erhöht ist (Cicinelli et al. 2014).

Zu einem ähnlichen Ergebnis kam eine US-amerikanische Studie, in der bei RSA-Patientinnen mit chronischer Endometritis durch eine 14- bis 21-tägige Antibiotikatherapie mit Doxycyclin eine komplette Remission der chronischen Endometritis erzielt wurde (McQueen et al. 2015).

Literatur

Cicinelli E, Resta L, Nicoletti R, Zappimbulso V, Tartagni M, Saliani N (2005) Endometrial micropolyps at fluid hysteroscopy suggest the existence of chronic endometritis. Hum Reprod 20(5): 1386–1389

Cicinelli E, Matteo M, Tinelli R, Pinto V, Marinaccio M, Indraccolo U, De Ziegler D, Resta L (2014) Chronic endometritis due to common bacteria is prevalent in women with recurrent miscarriage as confirmed by improved pregnancy outcome after antibiotic treatment. Reprod Sci 21(5): 640–647

Kitaya K (2011) Prevalence of chronic endometritis in recurrent miscarriages. Fertil Steril 95(3): 1156–1158

McQueen DB, Bernardi LA, Stephenson MD (2014) Chronic endometritis in women with recurrent early pregnancy loss and/or fetal demise. Fertil Steril 101(4): 1026–1030

McQueen DB, Perfetto CO, Hazard FK, Lathi RB (2015) Pregnancy outcomes in women with chronic endometritis and recurrent pregnancy loss. Fertil Steril 104(4): 927–931

Russell P, Sacks H, Tremellen K, Gee A (2013) The distribution of immune cells and macrophages in the endometrium of women with recurrent reproductive failure. III: Further observations and reference ranges. Pathology 45(4): 393–401

Smith M, Hagerty KA, Skipper B, Bocklage T (2010) Chronic endometritis: a combined histopathologic and clinical review of cases from 2002 to 2007. Int J Gynecol Pathol 29(1): 44–50

Zolghadri J, Momtahan M, Aminian K, Ghaffarpasand F, Tavana Z (2011) The value of hysteroscopy in diagnosis of chronic endometritis in patients with unexplained recurrent spontaneous abortion. Eur J Obstet Gynecol Reprod Biol 155(2): 217–220

Hämostaseologie

Michael K. Bohlmann

17.1 Einleitung – 134

17.2 Thrombophilie – 134

17.3 Hereditäre Thrombophilie – 134

17.4 Hämophilie – 137

17.5 Therapeutische Vorgehensweisen – 138

Literatur – 138

© Springer-Verlag Berlin Heidelberg 2017
B. Toth (Hrsg.), *Fehlgeburten Totgeburten Frühgeburten*,
DOI 10.1007/978-3-662-50424-6_17

17.1 Einleitung

Bei hämostaseologischen Alterationen liegt ein Ungleichgewicht zwischen Gerinnungsaktivierung und Fibrinolyse vor. Dabei ist grundsätzlich eine gesteigerte Gerinnungsneigung (Thrombophilie) von einer erhöhten Blutungstendenz (Hämophilie) abzugrenzen. Beide Varianten der Gerinnungsstörung können in angeborener oder erworbener Form auftreten sowie transient oder dauerhaft sein.

Im Folgenden soll auf die jeweiligen Veränderungen und ihre Bedeutung im Rahmen von wiederholten Fehlgeburten eingegangen werden.

17.2 Thrombophilie

Thrombophilie definiert eine angeborene oder erworbene Hyperkoagulabilität. Eine Schwangerschaft geht per se mit einer quantitativen Veränderung pro- und koagulatorischer Faktoren einher, wobei sich das prägravide Gleichgewicht in Richtung einer Gerinnungsaktivierung verschiebt. Diese gesteigerte Gerinnung ist dabei bereits im ersten Trimester festzustellen (Abb. 17.1).

Aus dieser für die Reduktion des peripartalen Blutverlustes vorteilhaften, transienten Konstellation ergibt sich andererseits ein im Vergleich zu Nicht-Schwangeren erhöhtes Thromboserisiko in Schwangerschaft und Wochenbett (Marik u. Plante 2008; Bohlmann et al. 2011).

Zusätzlich zu dieser schwangerschaftsbedingten Alteration des Gerinnungssystems können angeborene oder erworbene Veränderungen einzelner Gerinnungsfaktoren zu einer weiteren Steigerung des Thromboserisikos führen. Dabei sind sowohl qualitative als auch quantitative Veränderungen denkbar.

17.3 Hereditäre Thrombophilie

 Abb. 17.2 gibt eine Übersicht über die Häufigkeit angeborener Thrombophilien.

Zu den angeborenen Veränderungen zählen qualitative Alterationen (z.B. eine Faktor-V-Leiden-Mutation, eine Prothrombin-G20210A-Mutation sowie eine mutationsbedingten Reduktion der Antithrombin-Funktion) ebenso wie quantitative

Faktor	Trimenon		
	I.	II.	III.
Fibrinogen	↑	↑↑	↑↑↑
Faktor VII	↑	↑↑	↑↑↑
Faktor IX	↑	↑↑	↑↑↑
Faktor X	↑	↑↑	↑↑↑
Faktor XII	↑	↑↑	↑↑↑
Faktor VIII	↑	↑↑	↑
Von-Willebrand-Faktor	↑	↑↑	↑↑↑
Thrombin-Antithrombin-Komplex		↑	↑↑
Protein S	↓	↓	↓
Thrombozytenzahl		(↓)	(↓)
Fibrinolyseaktivität	↓	↓↓	↓↓
Plasminogen-Aktivator-Inhibitor 1		↑↑	↑↑↑
D-Dimere	↑	↑	↑

 Abb. 17.1 Veränderungen ausgewählter Gerinnungsfaktoren im Verlauf der Schwangerschaft (aus Baumann et al. 2011)

Einschränkungen des Gerinnungssystem (z.B. ein Mangel an Protein C oder an Protein S, der Mangel an Protein Z oder Antithrombin sowie der Mangel an Faktor XII). All diese gelten als Risikofaktor für Thrombosen. Die Prävalenz für zumindest einen dieser Thrombophilie-Parameter liegt in der kaukasischen Bevölkerung bei zumindest 15% (Roberts et al. 2009). Dies ist insofern bedeutsam, da spezifische Thrombophilien mit unterschiedlicher Prävalenz in verschiedenen Ethnien auftreten, wiederholte Fehlgeburten aber nicht zwangsläufig seltener in Bevölkerungsgruppen mit geringerer Thrombophilie-Häufigkeit zu finden sind.

Die hohen Häufigkeiten dieser Veränderungen in der Allgemeinbevölkerung einerseits und das in Relation hierzu seltenere Auftreten schwangerschaftsassoziierter Thrombosen unterstreicht die geringe Penetranz der angeborenen Thrombophilien in Hinblick auf das Auftreten thrombo-embolischer Ereignisse. Zudem spricht die alleinige Tatsache des Vorhandenseins dieser vererbten Thrombophilien gegen eine Induktion einer kompletten Infertilität bzw. Sterilität,

Veränderung	Asymptomatische Allgemein-bevölkerung (%)	Patienten mit thromboembo-lischen Ereignissen (%)	Patienten mit habituellen Aborten (%)
Antithrombin-Mangel (einschließlich Mutationen)	0,02	1	0-2
Angeborene APC-Resistenz Heterozygote Faktor-V-Leiden-Mutation Homozygote Faktor-V-Leiden-Mutation	3-7 0,02	20 3	9-38
Protein-C-Mangel	0,2	3	6
Protein-S-Mangel	N.e.	1–2	5–6
Prothrombin-Mutation(G20210A)	1,2–3,5	4,6–7,1	4–13
KombinierteThrombophilien			8–25
N.e. nicht ermittelt.			

Abb. 17.2 Häufigkeit hereditärer Thrombophilien (aus Bohlmann et al. 2009)

da diese sonst eine Fortpflanzung vollkommen unmöglich machen würden. Vor diesem Hintergrund können somit hereditäre Thrombophilien nicht als monokausal für (habituelle) Aborte angesehen werden.

17.3.1 Studienlage zu hereditären Thrombophilien und habituellen Fehlgeburten

Die internationale Literatur weist zahlreiche Arbeiten über mögliche Zusammenhänge zwischen einer maternalen (bzw. auch paternalen) Thrombophilie und dem Auftreten von Schwangerschaftskomplikationen wie RSA auf. Befürworter eines Zusammenhangs interpretieren dabei thrombophilie-bedingte plazentare Thrombosierungen als einen zugrundeliegenden Pathomechanismus für Fehlgeburten. Es ist davon auszugehen, dass eine maternale Thrombophilie das plazentare Wachstum sowie das Überleben der Embryonen jedoch nicht vor der 8. SSW – wenn überhaupt – negativ beeinflussen kann (Lissalde-Lavigne et al. 2006). Die publizierten Daten bzgl. eines Zusammenhanges zwischen einer erhöhten Risikokonstellation für RSA und einer maternalen hereditären Thrombophilie sind uneinheitlich: Ältere Metaanalysen stellten einen statistisch signifikanten Zusammenhang zwischen der maternalen Faktor-V-Leiden-Mutation und sowohl wiederholten Frühaborten (Rey et al. 2003; Kovalevsky et al. 2004) als auch Spätaborten (Rey et al. 2003) her. Ebenso wurden das Vorliegen einer maternalen Prothrombin-Mutation (Rey et al. 2003; Kovalevsky et al. 2004) sowie eines Protein-S-Mangels (Rey et al. 2003) als Risikofaktoren für wiederholte Fehlgeburten interpretiert. Die Zusammenhänge ließen sich für den MTHFR- (C677T) Polymorphismus, den Protein-C- und den Antithrombin-Mangel nicht etablieren, wobei hier möglicherweise eine zu geringe Anzahl von untersuchten Personen eine Rolle gespielt haben könnte. Zusammenhänge zwischen anamnestischen Schwangerschaftskomplikationen wie habituellen Frühaborten (heterozygote Faktor-V-Leiden-Mutation, heterozygote Prothrombin-Mutation, Hyperhomocysteinämie), nicht-habituellen Spätaborten (heterozygote Faktor-V-Leiden-Mutation, heterozygote Prothrombin-Mutation) sowie intrauterinen Fruchttoden (heterozygote Faktor-V-Leiden-Mutation, heterozygote Prothrombin-Mutation, Protein-S-Mangel) und maternalen Thrombophilien werden ebenfalls in aktuelleren Übersichtsarbeiten vermutet (Bates et al. 2012). Weitere hereditäre maternale Thrombophilien oder beispielsweise erhöhte Konzentrationen an Mikropartikeln sind in ihrer Bedeutung für wiederholte Aborte aktuell noch umstritten. (Bates et al. 2012; Shetty et al. 2013, Patil et al. 2013). Andererseits ist bekannt, mit welch hoher Prävalenz mütterlicher und embryo-fetaler Komplikationen beispielsweise ein qualitativer oder quantitativer mütterlicher Antithrombin-Mangel einhergeht (Rogenhofer et al. 2014).

Erschwerend für die Interpretation entsprechender Analysen bei RSA muss die zwischen ethnischen Gruppen differierende Prävalenz hereditärer Thrombophilien (Roberts et al. 2009) angesehen werden. Eine nationale Arbeitsgruppe konnte bei der Auswertung ausschließlich kaukasischer Patientinnen trotz strikter Einschlusskriterien und hoher Fallzahl in Studien- und Kontrollarm einen Zusammenhang zwischen ausgewählten hereditären Thrombophilien und habituellen Aborten nicht nachweisen (Baumann et al. 2013). Es ist daher zu fordern, dass auch ethnische Aspekte im Rahmen der Erstellung von Metaanalysen nicht außer Acht gelassen werden.

Prospektive Kohortenstudien in der Allgemeinbevölkerung konnten einen Zusammenhang zwischen einer maternalen Thrombophilie und (wiederholten) Fehlgeburten ebenfalls nicht bestätigen (Dizon-Townson et al. 2005; Silver et al. 2010). Es ist daher davon auszugehen, dass nicht jede Schwangere mit einer z.B. „einfachen", heterozygoten hereditären Thrombophilie generell ein erhöhtes Risiko für RSA aufweist. Somit ist einem „therapeutischen Aktionismus" bei einem zufälligen Nachweis einer leichten Gerinnungsstörung ohne entsprechend belastete Eigenanamnese für Aborte oder thrombo-embolische Ereignisse eine klare Absage zu erteilen.

Hiervon abzugrenzen sind Frauen mit RSA in der Eigenanamnese und nachgewiesener Thrombophilie: So weisen ältere Daten darauf hin, dass beispielsweise bei Trägerinnen einer Faktor-V-Leiden-Mutation signifikant niedrigere Austragungsraten als bei nicht Betroffenen in einer unbehandelten Folgegravidität auftreten (Rai et al. 2002; Jivraj et al. 2009).

Inwieweit kombinierte Thrombophilien bei Paaren mit RSA eine Rolle spielen (Jivraj et al. 2006), ist ebenfalls noch nicht abschließend geklärt.

Dieser uneinheitlichen Datenlage tragen mittlerweile auch internationalen Leitlinien gemäß dem Motto „keine Diagnostik ohne evidenzbasierte therapeutische Konsequenz" Rechnung. So empfiehlt die britische Leitlinie eine Untersuchung auf (wenige) maternale Thrombophilien (Faktor-V-Leiden-Mutation, Prothrombin-Mutation, Protein-S-Mangel) nur bei unklaren Fehlgeburten im zweiten Schwangerschaftsdrittel (RCOG). Noch spezifischere Empfehlungen werden vom American College of Obstetricians and Gynecologists (ACOG) gegeben, das eine Diagnostik auf hereditäre Thrombophilie nicht mehr als indiziert aufführt (ACOG 2015). Einen Mittelweg beschreitet die deutsche Leitlinie, in der im Sinne einer abgestuften Diagnostik bei Frauen mit RSA die Bedeutung thrombo-embolischer Ereignisse in der Familien- oder Eigenanamnese als Triagierungsgrundlage herangezogen wird: Während bei Patientinnen ohne solche Ereignisse nur die Bestimmung der Antithrombin-Aktivität, der APC-Resistenz und eine molekulargenetische Diagnostik zum Ausschluss einer Prothrombin-Mutation erfolgen soll, sollen bei einer Vorgeschichte thrombo-embolischer Ereignisse zudem ein Protein-S- und -C-Mangel ausgeschlossen werden. Eine Diagnostik auf MTHFR-Polymorphismen wird nicht als notwendig erachtet (Toth et al. 2013). Eine Abklärung des Partners – und putativen Kindsvaters – wird aktuell ebenfalls nicht empfohlen (Toth et al. 2013).

Die Bedeutung eines mit einer Thrombophilie eingehergehenden Mangels an Protein Z (Vasse 2008; Dossenbach-Glaninger et al. 2008) ist für RSA aktuell noch nicht endgültig geklärt. Hingegen scheint der zu einer Thrombophilie führende Mangel an Faktor XII in seiner Bedeutung für RSA gesichert zu sein (Ogasawara et al. 2001; Iinuma et al. 2002).

> Die folgende Aufzählung listet endogene und exogene Ursachen auf, die das Thromboserisiko generell erhöhen (Bohlmann et al. 2009). Hieraus lässt sich allerdings – mit Ausnahme des Antiphospholipid-Syndroms (▶ Abschn. 18.2.1) – kein spezifisch thrombophiler Risikofaktor für RSA ableiten:
> — Lebensalter
> — Schwangerschaft, Puerperium
> — orale Kontrazeption
> — Hormonersatztherapie
> — Antiphospholipid-Syndrom
> — Immobilisierung
> — Adipositas
> — Nikotinabusus
> — Operationen
> — maligne Grunderkrankung

17.3.2 Studienlage zu erworbener Thrombophilien und habituellen Fehlgeburten

Erworbene thrombophile Veränderungen im Sinne von Konzentrationsanpassungen der plasmatischen Gerinnungsfaktoren finden in jeder Schwangerschaft statt (◘ Abb. 17.1). Daher gilt es, über das Normale hinausgehende Veränderungen auf einen möglichen Zusammenhang mit Frühaborten zu identifizieren.

In der Tat ließen sich in Fall-Kontroll-Studien beispielsweise Assoziationen persistierend erhöhter Faktor-VIII:c-Konzentrationen (> 150 IU/dl) mit RSA feststellen (Dossenbach-Glaninger et al. 2004; Marietta et al. 2003). Hierbei ist jedoch entscheidend, dass die Diagnose einer Faktor-VIII:c-Erhöhung nur unter bestimmten Voraussetzungen gestellt werden kann: So können Faktor-VIII-Erhöhungen ebenfalls durch Entzündungen, Lebererkrankungen, einen zu kurzen Abstand zu einer Schwangerschaft oder die Einnahme hormoneller Kontrazeptiva bedingt sein; auch bestimmte Blutgruppenkonstellationen können hierzu beitragen (Anadure et al. 2014). Ebenfalls als Zeichen einer generell gesteigerten Gerinnungsaktivität können erhöhte Konzentration der Fibrin-Spaltprodukte D-Dimere angesehen werden. D-Dimere sind in der Gravidität im Vergleich zum nicht-schwangeren Zustand erhöht; daher können für Nicht-Schwangere geltende etablierte Normwerte in der Schwangerschaft nicht als Referenz gelten (Reger et al. 2013). Die D-Dimer-Konzentration steigt im Verlauf der Schwangerschaft weiter an (Kawaguchi et al. 2013) und liegt bei Mehrlingen höher als bei Einlingen (Yamada et al. 2013). Die bisher publizierten Daten zur prognostischen Aussagekraft des D-Dimer-Spiegels erlauben keinerlei Rückschluss, ob eine Schwangerschaft in einem Abort enden wird oder nicht (Sarig et al. 2005). Somit ist die Evidenz einer D-Dimer-Bestimmung in Hinblick auf deren Bedeutung bei RSA nicht als gegeben anzusehen (Toth et al. 2013).

17.4 Hämophilie

Hämophilie definiert eine angeborene oder erworbene Blutungsneigung, wobei auch hier zwischen transienten und persistierenden Konstellationen zu unterscheiden ist. Ein Mangel eines Gerinnungsfaktors kann dabei sowohl qualitativ oder quantitativ als auch durch Antikörper (Jones et al. 2002) bedingt sein.

So ist beispielsweise der angeborene Mangel des Gerinnungsfaktors XIII als Risikofaktor für eine schwerwiegende Blutungsneigung, eine insuffiziente Wundheilung sowie habituelle Aborte etabliert (de Jager et al. 2014; Tahlan et al. 2014). Auch konnten Polymorphismen im Faktor-XIII-Gen in bestimmten ethnischen Gruppen (Elmahgoub et al. 2014) mit habituellen Aborten in Bezug gebracht werden. Allerdings sollten insbesondere bei einem scheinbaren Mangel an Gerinnungsfaktoren andere Störungen der Hämostase wie Thrombophilien als eigentliche Abortursachen nicht außer Acht gelassen werden (Vora et al. 2007). Eine von-Willebrand-Erkrankung wurde bei Frauen mit RSA nicht häufiger als in der fertilen Kontrollgruppe gefunden (Gris et al. 1997).

17.5 Therapeutische Vorgehensweisen

17.5.1 Thrombophilie und habituelle Frühaborte

Prinzipiell kommen zur Beeinflussung der Hämostase bei Frauen mit habituellen Frühaborten Heparin(e) sowie Thrombozyten-Aggregationshemmer (wie niedrig dosierte Acetylsalicylsäure) zur Anwendung.

Ein abortpräventiver Effekt von Heparin(en) bei Frauen mit RSA konnte nach Ausschluss eines Antiphospholipid-Syndroms in neueren, randomisierten Studien (wie z.B. in der großen, multizentrischen, nationalen EThIG-2-Studie; Schleussner et al. 2015) nicht mehr belegt werden (Studien-Übersicht bei Toth et al. 2013). Trotz der Sicherheit einer Heparin-Behandlung in der Schwangerschaft – fehlende Plazentagängigkeit, gutes maternales Sicherheitsprofil mit sehr wenigen schwerwiegenden Komplikationen (Bauersachs et al. 2007) sowie vermutet vorteilhafte Effekte auf molekularer Ebene der embryo-maternalen Grenzfläche (Bohlmann 2011) – sollten somit Heparine zur Abortprävention nicht mehr außerhalb von Studien angewendet werden. Dies ist insbesondere für Patientinnen ohne nachgewiesene Thrombophilie gesichert zu konstatieren, so dass sich internationale Experten zwischenzeitlich klar gegen eine Heparingabe in einer Folgegravidität bei fehlendem Nachweis einer maternalen Thrombophilie positionieren (Rodger 2015). Die Datenlage bei Frauen mit nachgewiesener Thrombophilie erscheint bis dato nicht ausreichend, um eine endgültige Bewertung abzugeben oder eine routinemäßige Heparinisierung aus fetaler Indikation zu empfehlen.

Hiervon muss das bei Schwangeren mit bekannter Thrombophilie signifikant erhöhte Thromboembolie-Risiko abgegrenzt werden, so dass gemäß der nationalen Leitlinie in speziellen Konstellationen (homozygoten Faktor-V-Leiden-Mutation, compound heterozygote Faktor-V-Leiden-Mutation und Prothrombin-Mutation, etc.) eine Heparinisierung aus maternaler Indikation gerechtfertigt ist (Toth et al. 2013). Ein maternaler Antithrombin-Mangel, der mit einem besonders hohen Risiko für maternale und fetale Komplikationen einhergeht, bedarf unter Umständen sogar einer Kombinationstherapie aus niedermolekularem Heparin und einer Antithrombin-Substitution (Rogenhofer et al. 2014).

Aus der internationalen Literatur ergeben sich Hinweise, dass bei maternalem Faktor-XII-Mangel niedrigdosiertes ASS abortpräventive Effekte aufweist (Ogasawara et al. 2001), wobei allerdings Fragen zum optimalen Beginn sowie zum Ende der Behandlung nicht vollständig geklärt sind (Toth et al. 2013). Für eine routinemäßige Anwendung von ASS bei Abortpatientinnen ohne Thrombophilie liegt keine Evidenz vor (Toth et al. 2013).

17.5.2 Hämophilie und habituelle Frühaborte

Durch den physiologischen Anstieg der meisten Gerinnungsfaktoren in der Gravidität (◻ Abb. 17.1) kann eine ggf. prägravide existente Hämophilie abgemildert werden. Im Falle des Mangels an spezifischen Gerinnungsfaktoren mit konsekutiv persistierender Hämophilie wird die Substitution mit rekombinanten Faktoren – ggf. auch nur peripartal bzw. im Wochenbett – empfohlen (Tahlan et al. 2014).

Literatur

American College of Obstetricians and Gynecologists (2015) Early pregnancy loss. ACOG Practice Bulletin. https://www.acog.org/-/media/Practice-Bulletins/Committee-on-Practice-Bulletins----Gynecology/Public/pb150.pdf?dmc=1&ts=20160217T0302169470

Anadure RK, Nagaraja D, Christopher R (2014) Plasma factor VIII in non-puerperal cerbral venous thrombosis: a prospective case-control study. J Neurol Sci 339:140–143

Bates SM, Greer IA, Middeldorp S, Veenstra DL, Prabulos AM, Vandvik PO (2012) VTE, thrombophilia, antithrombotic therapy, and pregnancy: antithrombotic therapy and prevention of thrombosis (9th ed.). Chest 141 (2 suppl): e691S–736S

Bauersachs RM, Dudenhausen J, Faridi A, Fischer T, Fung S, Geisen U, Harenberg J, Herchenhan E, Keller F, Kemkes-Matthes B, Schinzel H, Spannagl M, Thaler CJ (2007) Risk stratification and heparin prophylaxis to prevent venous thromboembolism in pregnant women. Thromb Haemost 98: 1237–1245

Baumann K, Luedders DW, Diedrich K, Bohlmann MK (2011) Mütterliche Thrombophilie – Bedeutung für Kinderwunsch-Behandlung und Frühschwangerschaft. Gynäkologe 44: 509–514

Bohlmann MK (2011) Effects and effectiveness of heparin in assisted reproduction. J Reprod Immunol 90: 82–90

Bohlmann MK, Luedders DW, Weichert J, Baumann K, Thill M, Diedrich K, Schleussner E, Hornemann A (2009) Thrombophile Gerinnungsstörungen als Risikofaktoren für habituelle Aborte. Gynäkologe 42: 17–24

Bohlmann MK, Baumann K, Bauersachs R (2011) Prävention und Therapie thromboembolischer Erkrankungen in Schwangerschaft und Wochenbett. Gynäkologe 44: 533–537

Dizon-Townson D, Miller C, Sibai B, Spong CY, Thom E, Wendel G Jr, Wenstrom K, Samuels P, Cotroneo MA, Moawad A, Sorokin Y, Meis P, Miodovnik M, O'Sullivan MJ, Conway D, Wapner RJ, Gabbe SG (2005) The relationship of the factor V Leiden mutation and pregnancy outcomes for mother and fetus. Obstet Gynecol 106: 517–524

Dossenbach-Glaninger A, van Trotsenburg M, Krugluger W, Dossenbach MR, Oberkanins C, Huber J, Hopmeier P (2004) Elevated coagulation factor VIII and the risk for recurrent early pregnancy loss. Thromb Haemost 91: 694–699

Dossenbach-Glaninger A, van Trotsenburg M, Helmer H, Oberkanins C, Hopmeier P (2008) Association of the protein Z intron F G79A gene polymorphism with recurrent pregnancy loss. Fertil Steril 90: 1155–1160

Elmahgoub IR, Afify RA, Abdel Aal AA, El-Sherbiny WS (2014) Prevalence of coagulation factor XIII and plasminogen activator inhibitor-1 gene polymorphisms among Egyptian women suffering from unexplained primary recurrent miscarriage. J Reprod Immunol 103: 18–22

Gris JC, Ripart-Neveu S, Maugard C, Tailland ML, Brun S, Courtieu C, Biron C, Hoffet M, Hedon B, Mares P (1997) Respective evaluation of the prevalence of haemostasis abnormalities in unexplained primary early recurrent miscarriages. The Nimes Obstetricians and Haematologists (NOHA) Study. Thromb Haemost 77: 1096–1103

Iinuma Y, Sugiura-Ogasawara M, Makino A, Ozaki Y, Suzumori N, Suzumori K (2002) Coagulation factor XII activity, but not an associated common genetic polymorphism (46C/T), is linked to recurrent miscarriage. Fertil Steril 77: 353–356

de Jager T, Pericleous L, Kokot-Kierepa M Naderi M, Karimi.M (2014) The burden and management of factor XIII deficiency. Haemophilia 20: 733–740

Jivraj S, Rai R, Underwood J, Regan L (2006) Genetic thrombophilic mutations among couples with recurrent miscarriage. Hum Reprod 21: 1161–1165

Jivraj S, Makris M, Saravelos S, Li TC (2009) Pregnancy outcome in women with factor V Leiden and recurrent miscarriage. BJOG 116: 995–998

Jones DW, Gallimore MJ Winter M (2003) Antibodies to factor XII: a possible predictive marker for recurrent foetal loss. Immunobiology 207: 43–46

Kawaguchi S, Yamada T, Takeda M, Nishida R, Yamada T, Morikawa M, Minakami H (2013) Changes in d-dimer levels in pregnant women according to gestational week. Pregnancy Hypertens 3: 172–177

Kovalevsky G, Gracia CR, Berlin JA, Sammel MD, Barnhart KT (2004) Evaluation of the association between hereditary thrombophilias and recurrent pregnancy loss: a meta-analysis. Arch Intern Med 164: 558–563

Marietta M, Facchinetti F, Sgarbi L, Simoni L, Bertesi M, Torelli G, Volpe A (2003) Elevated plasma levels of factor VIII in women with early recurrent miscarriage. J Thromb Haemost 1: 2536–2539

Marik PE, Plante LA (2008) Venous thromboembolic disease and pregnancy. N Eng J Med 359: 2025–2033

Ogasawara MS, Aoki K, Katano K, Ozaki Y, Suzumori K (2001) Factor XII but not protein C, protein S, antithrombin III, or factor XIII is a predictor of recurrent miscarriage. Fertil Steril 75: 916–919

Ogasawara MS, Iinuma Y, Aoki K, Katano K, Ozaki Y, Suzumori K (2001) Low-dose aspirin is effective for treatment of recurrent miscarriage in patients with decreased coagulation factor XII. Fertil Steril 76: 203–204

Patil R, Ghosh K, Satoskar P, Shetty S (2013) Elevated procoagulant endothelial and tissue factor expressing microparticles in women with recurrent pregnancy loss. PLoS One 8: e81407

Rai R, Backos M, Elgaddal S, Shlebak A, Regan L (2002) Factor V Leiden and recurrent miscarriage – prospective outcome of untreated pregnancies. Hum Reprod 17: 442–445

Réger B, Péterfalvi A, Litter I, Póto L, Mózes R, Tóth O, Kovács GL, Losonczy H (2013) Challenges in the evaluation of D-dimer and fibrinogen levels in pregnant women. Thromb Res 131: e183–187

Rey E, Kahn SR, David M, Shrier I (2003) Thrombophilic disorders and fetal loss: a meta-analysis. Lancet 361: 901-908

Roberts LN, Patel RK, Arya R (2009) Venous thromboembolism and ethnicity. Br J Haematol 146: 369–383

Rodger MA (2015) Recurrent pregnancy loss: drop the heparin needles. Blood 125 (14): 2179–2180

Rogenhofer N, Bohlmann MK, Beuter-Winkler P, Würfel W, Rank A, Thaler CJ, Toth B (2014) Prevention, management and extent of adverse pregnancy outcomes in women with hereditary Antithrombin deficiency. Ann Hematol 93: 385–392

Royal College of Obstetricians and Gynaecologists (RCOG) (2011) The investigation and treatment of couples with recurrent first-trimester and second trimester miscarriage. Green-top guideline No. 17. www.rcog.org.uk

Sarig G, Blumenfeld Z, Leiba R, Lanir N, Brenner B (2005) Modulation of systemic hemostatic parameters by enoxaparin during gestation in women with thrombophilia and pregnancy loss. Thromb Haemost 94: 980–985

Schleussner E, Kamin G, Seliger G, Rogenhofer N, Ebner S, Toth B, Schenk M, Henes M, Bohlmann MK, Fischer T, Brosteanu O, Bauersachs R, Petroff D (2015) Low-molecular-weight heparin for women with unexplained recurrent pregnancy loss: a multicentre trial with a minimization randomization scheme. Ann Intern Med 162: 601–609

Shetty S, Patil R, Ghosh K (2013) Role of microparticles in recurrent miscarriage and other adverse pregnancies: a review. Eur J Obstet Gynecol Reprod 169; 123–129

Silver RM, Zhao Y, Spong CY, Sibai B, Wendel G, Wenstrom K, Samuels P, Caritis SN, Sorokin Y, Modovnik M, O'Sullivan MJ, Conway D, Wapner RJ (2010) Prothrombin gene G20210A mutation and obstetric complications. Obstet Gynecol 115: 14–20

Tahlan A, Ahluwalia J (2014) Factor XIII: congenital deficiency factor XIII, acquired deficiency, factor XIII A-subunit, and factor XIII B-subunit. Arch Pathol Lab Med 138: 278–281

Toth B, Würfel W, Bohlmann MK, Gillessen-Kaesbach G, Nawroth F, Rogenhofer N, Tempfer C, Wischmann T, von Wolff M (2014) Diagnostik und Therapie beim wiederholten Spontanabort, S1-Leitlinie AWMF-Register Nr. 015/050. http://www.awmf.org/uploads/tx_szleitlinien/015-050l_S1_Spontanabort_Diagnostik_Therapie_2014-01.pdf

Vasse M (2008) Protein Z, a protein seeking a pathology. Thromb Haemost 100: 548–556

Vora S, Shetty S, Ghosh K (2007) Coagulation factor deficiency as a cause of recurrent fetal loss: a red herring! Blood Coagul Fibrinolysis 18: 571–574

Yamada T, Kawaguchi S, Araki N, Takeda M, Nishida R, Yamada T, Morikawa M, Minakami H (2013) Difference in the D-dimer rise between women with singleton and multifetal pregnancies. Thromb Res 131: 493–496

Immunologie: Diagnostik und Therapie

Ruben-J. Kuon, Bettina Toth

18.1 Einleitung – 142

18.2 Immunologische Diagnostik bei RSA – 142

18.3 Immunmodulierende Therapie bei RSA – 145

18.4 Zusammenfassung – 148

Literatur – 149

18.1 Einleitung

In den letzten Jahren sind immunologische Faktoren als mögliche Ursachen für das habituelle Abortgeschehen immer stärker in den Fokus der Wissenschaft gerückt. Mit Hilfe zahlreicher neuer diagnostischer Verfahren lassen sich bei RSA-Patientinnen immunologische Veränderungen aufzeigen, welche in Kontrollgruppen nicht nachgewiesen werden. Inwieweit es sich dabei allerdings um die Ursache und nicht die Folge des Abortgeschehens handelt, bleibt unklar.

Immunmodulatorische Therapien sind seit vielen Jahren in der Behandlung von Patienten mit rheumatologischen oder gastrointestinalen Erkrankungen im Einsatz und werden zunehmend auch in der Therapie von Frauen mit RSA eingesetzt. Zu den klassischen Therapieansätzen mit Glucocorticoiden und Immunglobulinen kommen nun G-CSF, TNF-Inhibitoren und Intralipide hinzu. Es fehlt bislang eine klare Zuordnung eines spezifischen diagnostischen Markers zu einer gezielten immunmodulatorischen therapeutischen Maßnahme.

18.2 Immunologische Diagnostik bei RSA

Die diagnostische Abklärung immunologischer Veränderungen bei RSA bestand früher vorwiegend in der Bestimmung von Anti-Phospholipid und antinukleären Antikörpern und umfasst mittlerweile eine Vielzahl an immunkompetenten Faktoren wie natürliche Killerzellen (NK-Zellen), T- und B-Zellen sowie Zytokine, die sowohl im peripheren Blut als auch im Bereich des Endometriums untersucht werden können (Tab. 18.1).

18.2.1 Autoimmune Faktoren

Antiphospholipid-Syndrom

Ein Antiphospholipid-Syndrom betrifft 2–15% aller Patientinnen mit Fehlgeburten und wird in den internationalen Leitlinien als etablierter Risikofaktor beschrieben (Bustos et al. 2006; Miyakis et al. 2006; Perricone et al. 2012; Shoenfeld et al. 2006; Toth et al. 2010). Wichtig ist der zweimalige Nachweis der Antiphospholipid-Antikörper (mittlere bis hohe Titer; aPL-AK; Lupus Antikoagulanz, beta-2 Glykoprotein IgG/IgM, Cardiolipin IgG/IgM) im Abstand von mindestens zwölf Wochen (Bingley et al. 2004; Hughes 2011; Kolho et al. 1999; Tatar et al. 2004). Die pathogenen Mechanismen, welche den geburtshilflichen Verlauf negativ beeinflussen, sind komplex und werden nicht nur durch das Gerinnungssystems, sondern auch durch direkte Effekte auf den Trophoblasten vermittelt (Perricone et al. 2012; Tersigni et al. 2014). Darüber hinaus fördern aPL-AK möglicherweise die Synthese von Prostaglandinen durch deziduale Zellen und steigern die Expression und Sekretion proinflammatorischer Zytokine wie TNF, IL-1

Tab. 18.1 Möglichkeiten der immunologischen Diagnostik bei Abortneigung

Autolog
– Anti-Phospholipid-AK
– Anti-Cardiolipin (IgM, IgG)
– Anti-β2-Glykoprotein I (IgM, IgG)
– Lupus-Antikoagulanz
– Thyroidale AK
– TPO-AK
– TG-AK
– Anti-nukleäre AK
– IgA-AK gegen Gewebstransglutaminase
Allogen
– HLA
– Sharing von maternalen und paternalen HLA-Merkmalen
– HLA-C/KIR (killer cell immunoglobuline-like receptor)
– Genetische Abklärung
Regulatorische T-Zellen
Zytokine
TH1-Zytokine: IL-2, Lymphotaxin-α (TNF-ß), IFN-γ
TH2-Zytokine: IL-4, IL-5, IL-6, IL-10 und IL-13
NK-Zellen (uterin/peripher)
Uterine und periphere NK-Zellen (Anzahl, Aktivität)

und IL-6 (Carp u. Shoenfeld 2007; Hadziselimovic et al. 2007; Tersigni et al. 2014). Daraus resultieren plazentare apoptotische Vorgänge und eine Aktivierung von NK-Zellen (Carp u. Shoenfeld 2007; Kumar et al. 2011). Patientinnen mit APS erreichen ohne Behandlung eine Lebendgeburtenrate von lediglich 10% (Beydoun u. Saftlas 2005; Huong et al. 2001; Ober et al. 1992; Rai et al. 1995). Nach sorgfältiger Diagnosestellung und adäquater Therapie mittels niedermolekularem Heparin (LMWH) und Acetylsalicylsäure kann die Lebendgeburtenrate erheblich verbessert werden, jedoch bleibt die Komplikationsrate im zweiten und dritten Trimester weiterhin hoch (Eblen et al. 2000; Empson et al. 2005; Kwak-Kim et al. 2013).

Schilddrüsenantikörper

Autoantikörper gegen Schilddrüsengewebe (▶ Abschn. 14.4) (z.B. Antikörper gegen Thyreoperoxidase und/oder Thyreoglobulin) stellen die häufigste autoimmune Störung dar und betreffen etwa 5–20% aller schwangeren Frauen (Perricone et al. 2012). Mehrere Studien beschreiben einen 3- bis 5-fachen Anstieg von Fehlgeburten im ersten Trimester bei Vorliegen von Schilddrüsenantikörpern auch ohne thyroidale Dysfunktion (Perricone et al. 2012; Toth et al. 2010; Vaquero et al. 2000).

Anti-nukleäre Antikörper

Anti-nukleäre Antikörper können im Rahmen der Diagnostik Hinweise auf eine autologe Aktivierung des Immunsystems geben. Ein Nachweis dieser Antikörper gelingt sowohl bei verschiedenen autoimmunen Erkrankungen (z.B. beim systemischen Lupus erythematodes) als auch bei gesunden Individuen (in ca. 30% bei einem Titer von 1:40 und in ca. 10% bei einem Titer von 1:80; Hughes 2011; Kurien u. Scofield 2006). Die Rolle anti-nukleärer Antikörper im Rahmen des Abortgeschehens wird kontrovers diskutiert, da in Studien teils erhöhte, teils unauffällige Titer bei RSA-Patientinnen im Vergleich zu einem gesunden Kontrollkollektiv beschrieben wurden (Bustos et al. 2006; Perricone et al. 2012; Shoenfeld et al. 2006).

Zöliakie

Die Zöliakie ist eine chronische Enteropathie, welche durch eine Glutenunverträglichkeit charakterisiert ist. Sie geht mit einer unterschiedlichen Symptomausprägung einher, da nur etwa 20–50% aller betroffener Individuen auch Beschwerden aufweisen (Bingley et al. 2004; Carp u. Shoenfeld 2007; Kolho et al. 1999; Tatar et al. 2004). Eine kürzlich publizierte Metaanalyse zeigte eine Odds Ratio von 5.82 (95% Konfidenzintervall 2.30–14.74) für den Nachweis einer Zöliakie bei Frauen mit RSA (Carp u. Shoenfeld 2007; Tersigni et al. 2014). Möglicherweise führen die Autoantikörper über eine direkte Bindung an trophoblastäre Zellen und eine Hemmung der endometrialen Angiogenese zu Schwangerschaftskomplikationen (Hadziselimovic et al. 2007; Huong et al. 2001; Rai et al. 1995; Tersigni et al. 2014). Obgleich eine Assoziation mit Fehlgeburten kontrovers diskutiert wird, sollten im Rahmen der Diagnostik habitueller Aborte IgA-Antikörper gegen Gewebstransglutaminase bestimmt und bei positivem Befund ggf. eine Dünndarmbiopsie zur weiteren Abklärung einer Sprue erfolgen bzw. eine glutenfreie Diät eingeleitet werden (Empson et al. 2005; Kumar et al. 2011; Kwak-Kim et al. 2013).

18.2.2 Allogene Faktoren

Studien weisen darauf hin, dass eine vermehrte Kompatibilität mütterlicher und väterlicher HLA-Antigene (HLA-Sharing) mit einer erhöhten Rate von Fehlgeburten assoziiert sein könnte (Beydoun u. Saftlas 2005; Ober et al. 1992; Perricone et al. 2012). Es wird vermutet, dass die vermehrte HLA-Übereinstimmung dazu führt, dass keine Bildung von spezifischen Antikörpern erfolgt, welche paternale fetale und plazentare Antigene im Sinne eines kompetitiven Antagonismus blockieren und dadurch eine Schutzfunktion ausüben (Eblen et al. 2000; Perricone et al. 2012; Toth et al. 2010; Vaquero et al. 2000). Es konnte gezeigt werden, dass RSA-Patientinnen eine signifikant niedrigere Konzentration dieser Antikörper aufweisen (Eblen et al. 2000). Andere Studien weisen jedoch darauf hin, dass die Mehrheit der Transplantationsantigene in den ersten 16 SSW an der feto-maternalen Grenzzone noch nicht ausgebildet sind und stellen somit die Theorie des HLA-Sharings in Frage (Hiby et al. 2004) (▶ Abschn. 7.2).

TH1/TH2-Lymphozyten und TH17

TH1- und TH2-Lymphozyten sind Lymphozyten mit einem besonderen Profil der sezernierten Zytokine. Typ1 T-Helferzellen (TH1-Zellen, zelluläre Immunantwort) vermitteln eine pro-inflammatorische Antwort und sezernieren überwiegend Zytokine wie Interleukin (IL)-2, Interferon-γ (IFN-γ), und Tumornekrosefaktor (TNF, früher TNF-α), wohingegen TH2-Zellen (humorale Immunantwort) IL-4, IL-5, IL-6, IL-10 und IL-13 bilden. Die ehemals propagierte Theorie einer Veränderung der TH1/TH2-Balance hin zu einer TH1-Immunantwort in der gestörten (Früh-) Schwangerschaft ist deutlich vielschichtiger und komplexer geworden (Beaman et al. 2012). Dennoch existieren Hinweise, dass es bei RSA-Patientinnen zu einem Shift der TH1/TH2-Balance hin zu einer TH1-Dominanz kommt (Beaman et al. 2012). Frauen mit habitueller Abortneigung zeigen höhere Werte von IFN-γ/IL-4, TNF/IL-4, TNF/IL-10 (Fukui et al. 2008). Zudem gibt es Belege, dass TH17-Zellen (hohe Produktion von IL-17) bei RSA-Patientinnen unter dem Einfluss proinflammatorischer Zytokine sowohl im peripheren Blut als auch im Endometrium vermehrt vorkommen (Lee et al. 2012). Für die Diagnostik stehen Zytokin-Assays im Fokus, welche die Aktivität der TH1-/TH2-Zellen reflektieren.

Regulatorische T-Zellen

Patientinnen mit RSA weisen eine reduzierte Anzahl an regulatorischen T-Zellen sowohl im peripheren Blut als auch in der Dezidua auf (Sasaki et al. 2004; Wang et al. 2010). Es gibt Hinweise, dass mütterliche regulatorischen T-Zellen die Plazentaschranke überqueren und dem Fetus helfen, die Selbst-Toleranz aufrechtzuerhalten (Lee et al. 2012).

Natürliche Killerzellen

Natürliche Killerzellen (NK-Zellen) gehören zum angeborenen Immunsystem und exprimieren den Oberflächenmarker CD56 (Robertson u. Ritz 1990). Es können zwei unterschiedliche Populationen unterschieden werden: peripherere und uterine NK-Zellen.
- Periphere NK-Zellen (pNK-Zellen) haben eine zytotoxische Aktivität mit anti-viralen und anti-neoplastischen Effekten, wohingegen uterine NK Zellen (uNK-Zellen) nur eine geringe zytotoxische Aktivität entfalten (Tang et al. 2011).
- pNK-Zellen reflektieren nicht unbedingt die Aktivität von uNK-Zellen(Tang et al. 2011).

Etwa 70% der Immunzellen im ersten Trimester an der feto-maternalen Grenzzone sind uNK-Zellen. Sie steigen in der Lutealphase an, erhöhen sich weiter in der Frühschwangerschaft, bleiben konstant von der 8.–20. SSW und vermindern sich zum Entbindungstermin (Lash u. Bulmer 2011).

Eine vermehrte Konzentration an uNK-Zellen bei Abortpatientinnen kann dazu führen, dass sich Aggregate um Spiralarterien und endometriale Drüsen bzw. in der Dezidua bilden, und dass diese Einfluss nehmen auf das „Remodelling" der uterinen Spiralarterien (Robson et al. 2012). Möglicherweise führen diese pro-angiogenen Prozesse zu einem vermehrten Blutfluss im Zuge der Implantation und stören die Einnistung (Lash u. Bulmer 2011). Der Embryo bevorzugt eine hypoxische Umgebung, welche dadurch gestört wird (Lash u. Bulmer 2011). Auch wenn die Zahl der pNK-Zellen mit den uNK-Zellen nicht direkt korreliert, bestehen doch Hinweise für das Einwandern von pNK-Zellen in das Endometrium und eine Differenzierung zu uNK-Zellen (Croy et al. 2006; Kitaya et al. 2007). Der prognostische Nutzen sowohl der pNK- als auch der uNK-Zellanalyse im Zusammenhang mit einer habituellen Abortneigung ist Gegenstand wissenschaftlicher Kontroversen (Moffett u. Shreeve 2015; Sacks 2015). Eine kürzlich publizierte Metaanalyse zeigte signifikant höhere pNK-Zellen, jedoch nicht uNK-Zellen bei Abortpatienten im Vergleich zu gesunden Kontrollen (Seshadri u. Sunkara 2014). Die Etablierung einer einheitlichen und standardisierten NK-Zell-Diagnostik im Rahmen wissenschaftlicher Untersuchungen ist daher dringend erforderlich (u.a.

Zeitpunkt der Diagnostik, Bestimmung von Referenzwerten). In diesem Zusammenhang ist die Initiative des Plazentalabors Jena zu erwähnen, welche deutschlandweit eine etablierte Diagnostik von uNK-Zellen im Endometrium von RSA-Patientinnen bzw. Implantationsversagen anbietet (Abb. 3.1a,b).

NK-Zellen besitzen zudem spezifische Rezeptoren, sog. „killer cell immunoglobuline-like receptors" (KIRs), mit deren Hilfe eine Bindung an HLA-C Moleküle trophoblastärer Zellen stattfindet (Trowsdale u. Moffett 2008).

Eine Antwort maternaler NK-Zellen auf trophoblastäre Zellen wird möglicherweise über diese KIR-HLA-Bindung moduliert. Es gibt Hinweise, dass Veränderungen in dieser Interaktion mit dem Auftreten einer Fehlgeburt, aber auch mit anderen Schwangerschaftskomplikationen wie der Präklampsie assoziiert sind (Hiby et al. 2008).

Trotz der Vielzahl an diagnostischen Abklärungen im Bereich des mütterlichen Immunsystems bleiben viele Fragen offen. Neben der zentralen Frage nach „der Henne und dem Ei" bleibt das Problem der kleinen Studienpopulationen, unterschiedlichen methodischen Ansätzen und der uneinheitlichen Patientengruppen.

18.3 Immunmodulierende Therapie bei RSA

Der Vielzahl an potenziellen immunologischen Einflussfaktoren auf das Abortgeschehen steht eine zunehmende Anzahl an immunmodulierenden Therapieansätzen gegenüber (Tab. 18.2).

18.3.1 Progesteron

Progesteron entfaltet unter anderem durch eine Modulation der Zytokinproduktion immunmodulatorische Eigenschaften (Choi et al. 2000; Druckmann u. Druckmann 2005). Unter dem Einfluss von Progesteron sezernieren Lymphozyten einen speziellen immunmodulatorischen Faktor, den sog. Progesteron-induced blocking factor (PIBF), welcher die Balance der Zytokine zugunsten der TH2-Zytokine verschiebt, die Aktivität der NK-Zellen hemmt und durch eine Beeinflussung des Arachidonsäuremetabolismus zu einer Reduktion von Prostaglandinen führt (Beta et al. 2011). Trotz teilweise kontroverser Daten zeigte eine Cochrane-Übersichtsarbeit einen möglichen Benefit einer Progesteronsubstitution bei Patientinnen mit drei und mehr Aborten (Haas u. Ramsey 2013). Eine aktuelle Placebo-kontrollierte Multicenter-Studie konnte jedoch bei Frauen mit ≥ 3 idiopathischen RSA keine höhere Lebendgeburtenrate durch eine tägliche Therapie mit 400 mg vaginalem Progesteron im ersten Trimenon nachweisen (Coomarasamy et al. 2015).

18.3.2 Niedermolekulares Heparin (LMWH) und Aspirin

Aspirin, LMWH oder die Kombination dieser Medikamente wurde in mehreren Studien bei Patientinnen mit unerklärten Aborten angewandt (Kaandorp et al. 2010; Pasquier et al. 2015; Schleussner et al. 2015). Neben dem bekannten anti-koagulatorischen Effekt weist Heparin auch antiinflammatorische Eigenschaften auf (Quaranta et al. 2015). Eine aktuelle Cochrane-Analyse kommt jedoch zu der Einschätzung, dass es derzeit keine Evidenz gibt, dass Aspirin und/oder Heparin bei idiopathischen RSA vorteilhafte Effekte entfaltet (de Jong et al. 2014).

18.3.3 Intravenöse Immunglobuline

Der Nutzen der passiven Immunisierung mittels i.v.-Gabe gepoolter Immunglobuline für den Schwangerschaftsverlauf bei RSA-Patientinnen wird kontrovers diskutiert (Ata et al. 2011; Ensom u. Stephenson 2011; Stephenson et al. 2010). Ein therapeutischer Effekt wird über eine Down-Regulation der Anzahl und Aktivität von NK-Zellen und eine Alteration TH1-vermittelter Immunprozesse vermutet. Es gibt derzeit keine klaren Indikationen bei bekannten Nebenwirkungen (wie z.B. anaphylaktischer Schock, Übelkeit, Fieber, Muskelschmerz, Infektionsübertragung; Jauniaux et al. 2006).

Tab. 18.2 Aktuelle Studien zu immunmodulatorischen Therapieoptionen bei RSA

Studien	Studienpopulation	Medikation	LGR	Signifikanz
Steroide				
Gomaa (2014)	≥ 2 Aborte primäre RSA, idiopathisch	I. Prednisolon 5 mg/d (n = 74) II. Placebo (n = 76) beide Gruppen: NMH, ASS 81 mg/d	I. 70,3% (52/74) II. 9,2% (7/76)	$p < 0,05$
Fawzy (2008)	≥ 3 Aborte, primär (n = 75) sekundär (n = 32) beide idiopathisch	I. Enoxaparin 20 mg/d, (n = 57) II. Prednisolon 20 mg/d, Progesteron 20 mg/d, ASS 75 mg/d (n = 53) III. Placebo (n = 50)	I. 80,7% (46/57) II. 84,9% (45/53) III. 48% (24/50)	$p < 0,05$
Tempfer (2006)	≥ 3 Aborte, primär (n = 69) sekundär (n = 35) beide idiopathisch	I. Prednisolon (20 mg/d) Progesteron (20 mg/d) ASS 100 mg/d, Folsäure 5 mg/d (n = 50) II. Folsäure 5 mg/d (n = 52)	I. 77% (40/50) II. 35% (18/52)	$p = 0,04$
Tang (2013)	≥ 3 Aborte, idiopathisch	I. Predisolon 20 mg/d, 10 mg/d, 5 mg/d (n = 20) II. Placebo (n = 20)	I. 60% (12/20) II. 40% (8/20)	$p > 0,05$
G-CSF				
	n = 68, primäre RSA (≥ 4)	I. G-CSF (n = 35) II. Placebo (n = 33)	I. 83% (29/35) II. 49% (16/33)	$p = 0,0061*$
Santjohanser et al. (2013)	≥ 2 Aborte, ART	I. G-CSF (n = 49) II. keine Med. (n = 33) III. andere Med. (Hep./ASS + i.v.Ig + Prednisone; Doxycyclin) (n = 45)	I. 32% II. 13% III. 14%	I. vs. II. $p = 0,016*$ I. vs. III. $p = 0,006*$
TNF-Inhibitoren				
Winger et al. (2008)	n = 75, RSA (≥ 3)	I. Hep. (n = 21) II. Hep. + i.v.Ig (n = 37) III. Hep. + i.v.Ig + TNF-Inhib. (n = 17)	I. 19% (4/21) II. 54% (20/37) III. 71% (12/17)	II. vs. I.: $p = 0,01*$ III. vs. I.: $p = 0,003*$ III. vs. II.: $p = 0,37$
Immunglobuline				
Christiansen et al. (2002)	n = 58, primäre und sekundäre RSA ≥ 4	I. i.v.Ig (n = 29) II. Placebo (n = 29)	I. 45% II. 45%	$p > 0,05$
Stephenson et al. (2010)	n = 77, idiopath. sekundäre RSA (≥ 3), 47 Index-SS	I. i.v.Ig (n = 38, n = 23 Index-SS) II. Placebo (n = 39, n = 24 Index-SS)	I. 70% (16/23) II. 63% (15/24)	$p > 0,05$
Moraru et al. (2012)	n = 64 (RSA: n = 24, RIF: n = 40), erhöhte NK-Zellzahl	I. i.v.Ig (n = 40) II. keine Med. (n = 20)	I. 82,5% II. 12,5%	$p < 0,0001*$

Tab. 18.2 Fortsetzung

Studien	Studienpopulation	Medikation	LGR	Signifikanz
Christiansen et al. (2015)	n = 82, sekundäre RSA ≥ 4	I. i.v.Ig (n = 42) II. Placebo (n = 40)	I. 54,8% II. 50,0%	p > 0,05
Intralipide vs. i.v.Ig				
Coulam et al. (2012) (Metaanalyse)	n = 442, erhöhte NK-Zellaktivität	I. i.v.Ig (n=242) II. Intralipide (n = 200, RSA: n = 38, RIF: n = 162)	I. 56% II. 61%	p > 0,05

Zusammenstellung der relevanten und aktuellen Studien zu immunmodulatorischen Therapieoptionen wie TNF-Inhibitoren, G-CSF, Immunglobulinen und Intralipiden bei Patientinnen mit habitueller Abortneigung; ART = assistierte Reproduktionstechnik, Hep. = Heparin, RIF = rezidivierendes Implantationsversagen, RSA = rezidivierende Spontanaborte

18.3.4 Allogene Lymphozytenimmunisierung

Eine mögliche Hypothese, warum Paare mit hoher HLA-Übereinstimmung ein höheres Fehlgeburtsrisiko aufweisen, besteht im Fehlen von protektiven Antikörpern (Eblen et al. 2000). Bei der allogenen Lymphozytenimmunisierung findet eine Exposition des mütterlichen Immunsystems mit paternalen bzw. Spenderlymphozyten statt, welche zur Aktivierung dieser Schutzmechanismen für die Schwangerschaft führen soll (Porter 2012). Diese Therapie wurde in zahlreichen Studien überprüft und zeigte widersprüchliche Ergebnisse hinsichtlich des Schwangerschaftsverlaufs und ist zudem mit Komplikationen (Infektionsübertragung, Bildung irregulärer erythrozytärer und thrombozytärer Antikörper) verbunden (Porter 2012).

18.3.5 Glukokortikoide

Glukokortikoide finden als anti-inflammatorisches und immunsuppressives Medikament weit verbreitet Anwendung. Es bestehen Hinweise, dass eine Therapie mit Steroiden sowohl die Aktivität der regulatorischen T-Zellen erhöht als auch endometriale NK-Zellen und deren Zytotoxizität reduziert (Quenby et al. 2005; Thum et al. 2008). Die trophoblastäre Expression von HLA-G, welche einen protektiven Effekt auf die Schwangerschaft ausübt, konnte in vitro durch Glukokortikoide erhöht werden (Akhter et al. 2012). Bei Patientinnen mit idiopathischen RSA zeigen einige Studien einen positiven Effekt einer Therapie mit Prednisolon (meist in Kombination mit Aspirin/Heparin) auf die Fehlgeburtenrate (Fawzy et al. 2008; Gomaa et al. 2014; Tempfer et al. 2006). Zudem konnte gezeigt werden, dass Frauen mit einer Abortneigung und einer erhöhten Aktivität der NK-Zellen möglicherweise von einer Therapie mit Prednisolon profitieren (Quenby et al. 2005; Tang et al. 2013). Weitere randomisierte und Placebo-kontrollierte Studien sind dringend erforderlich. Mögliche Risiken einer Kortisontherapie während der Schwangerschaft beinhalten das Auftreten einer arteriellen Hypertonie, Diabetes, Frühgeburt und reduziertes Geburtsgewicht der Kinder. Bezüglich der Entwicklung fetaler Fehlbildungen beschreibt eine Metaanalyse eine 3,35-fache Risikoerhöhung für eine orale Spaltbildung (Park-Wyllie et al. 2000).

18.3.6 G-CSF

Granulocyte-Colony Stimulating Factor (G-CSF) ist ein u.a. von dezidualen Zellen gebildetes Zytokin, welches die Proliferation und Differenzierung von neutrophilen Granulozyten stimuliert (McCracken et al. 1999). Es entfaltet einen positiven Effekt auf das Wachstum des Trophoblasten und beeinflusst den plazentaren Metabolismus günstig (McCracken et al. 1999). In einer Studie an Patientinnen mit idiopathischen RSA, welche mit G-CSF s.c. ab dem sechsten Tag nach der Ovulation behandelt wurden, zeigte sich eine signifikant erhöhte Konzentration des beta-HCGs in der Frühschwangerschaft sowie eine signifikant höhere Lebendgeburtenrate (82,8% in der Therapiegruppe vs. 48,5% in der Placebogruppe) ohne Hinweis für eine fetale Beeinträchtigung (Scarpellini u. Sbracia 2009). Eine weitere Studie, bei der RSA-Patientinnen eine Therapie mit G-CSF oder alternativ andere Therapieoptionen wie LMWH, ASS oder Cortison erhielten, bestätigt die positiven Effekte einer Therapie mit G-CSF hinsichtlich der Lebendgeburtenrate in diesem Kollektiv (Santjohanser et al. 2013). Zu beachten sind jedoch die Nebenwirkungen einer G-CSF-Therapie, zu denen das Auftreten einer Leukozytose, Störungen der Leber- und Nierenfunktion, Hautreaktionen sowie Fieber und Anaphylaxie zählen (Santjohanser et al. 2013).

18.3.7 Intralipide

Es gibt Hinweise, dass parenterale Infusionen mit überwiegend Sojaöl enthaltenden Lipidemulsionen die Aktivität des Immunsystems modulieren, insbesondere im Sinne einer Suppression der Zytotoxizität von NK-Zellen sowie der Produktion pro-inflammatorischer Zytokine (Granato et al. 2000). Studien zeigen, dass durch diese Therapie eine Reduktion des Verhältnisses der TH1/TH2- Zytokine und eine Normalisierung einer erhöhten Aktivität von NK-Zellen erreicht werden können (Roussev et al. 2008). Die Anwendung von Intralipiden bei Patientinnen mit Implantationsversagen bzw. habitueller Abortneigung und zugleich erhöhter Zytotoxizität der NK-Zellen scheint äquieffektiv wie eine Therapie mit i.v.-IgG bzgl. der Lebendgeburtenrate zu sein (Coulam u. Acacio 2012). Möglicherweise profitieren Patientinnen mit erhöhter NK-Zellaktivität von einer solchen Therapie (Coulam u. Acacio 2012; Moraru et al. 2012).

18.3.8 TNF-Inhibitoren

Hohe Konzentrationen von TNF (früher TNF-α) sind möglicherweise mit dem Auftreten von habituellen Aborten assoziiert (Winger u. Reed 2008). Patientinnen mit hoher Aktivität der NK-Zellen, welche zusätzlich zu LMWH, Aspirin und i.v.-Ig TNF-Inhibitoren erhielten, zeigten eine hohe Lebendgeburtenrate (LGR; Gruppe 1: LMWH, Aspirin, i.v.-Ig, LGR: 54%; Gruppe 2: zusätzlich TNF-Inhibitoren, LGR: 71%; Winger u. Reed 2008). Die zusätzliche Therapie mit TNF-Inhibitoren (Adalimumab s.c. 40 mg alle 1–2 Wochen, oder Etanercept s.c. 25 mg alle 84 Stunden), welche 30 Tage vor dem eigentlichen Konzeptionszyklus gestartet und bis zum sonografischen Nachweis einer Herzaktion fortgesetzt wurde, zeigte sich demnach gegenüber der alleinigen Therapie mit LMWH/Aspirin sowie der Kombination aus LMWH/Aspirin und i.v.-Ig überlegen (Winger u. Reed 2008). TNF-Inhibitoren werden seit einigen Jahren in der Behandlung der rheumatoiden Arthritis und des Morbus Crohn eingesetzt und zeigen eine Vielzahl an Nebenwirkungen, die von Hautreaktionen und Infektionen bis hin zu seltenen Erscheinungen wie arzneimittelbedingtem Lupus und dem Azathioprin-assoziierten hepatosplenischen T-Zelllymphom reichen (Rychly u. DiPiro 2005). Grundsätzlich sollte der Einsatz von TNF-Inhibitoren bei habitueller Abortneigung derzeit randomisierten kontrollierten Studien vorbehalten sein.

18.4 Zusammenfassung

Trotz neuer Erkenntnisse zählen lediglich die Diagnostik und Therapie eines APS sowie einer thyroidalen Autoimmunerkrankungen zu den evidenzbasierten Maßnahmen. Es gibt derzeit keine spezifischen Behandlungsansätze im Falle von Auffälligkeiten bei der diagnostischen Abklärung des maternalen Immunsystems. Mittlerweile steht eine Vielzahl an immunmodulatorischen Therapien zur Verfügung, allerdings waren in vielen Untersuchungen die Studienpopulationen klein bzw. wurden uneinheitliche Patienten(sub-)gruppen eingeschlossen. Immuntherapien sollten daher bis zum Vorliegen weiterer Evidenzen nur im Rahmen von kontrollierten Studien

Anwendung finden. Eine spezifische immunologische Diagnostik, welche zentrenübergreifend angeboten wird, ermöglicht eine weitere Identifizierung möglicher immunologischer Risikofaktoren bei habituellen Aborten.

Literatur

Akhter A, Faridi RM, Das V, Pandey A, Naik S, Agrawal S (2012) In vitro up-regulation of HLA-G using dexamethasone and hydrocortisone in first-trimester trophoblast cells of women experiencing recurrent miscarriage. Tissue Antigens 80: 126–135

Ata B, Tan SL, Shehata F, Holzer H, Buckett W (2011) A systematic review of intravenous immunoglobulin for treatment of unexplained recurrent miscarriage. Fertility and Sterility 95: 1080–5.e1–2

Beaman KD, Ntrivalas E, Mallers TM, Jaiswal MK, Kwak-Kim J, Gilman-Sachs A (2012) Immune etiology of recurrent pregnancy loss and its diagnosis. Am J Reprod Immunol 67: 319–325

Beta J, Szekeres-Bartho J, Skyfta E, Akolekar R, Nicolaides KH (2011) Maternal serum progesterone-induced blocking factor at 11–13 weeks' gestation in spontaneous early preterm delivery. Fetal Diagn Ther 29: 197–200

Beydoun H, Saftlas AF (2005) Association of human leucocyte antigen sharing with recurrent spontaneous abortions. Tissue Antigens 65: 123–135

Bingley PJ, Williams AJK, Norcross AJ, Unsworth DJ, Lock RJ, Ness AR, Jones RW, Avon Longitudinal Study of Parents and Children Study Team (2004) Undiagnosed coeliac disease at age seven: population based prospective birth cohort study. BMJ 328: 322–323

Bustos D, Moret A, Tambutti M, Gogorza S, Testa R, Ascione A, Prigoshin N (2006) Autoantibodies in Argentine women with recurrent pregnancy loss. Am J Reprod Immunol 55: 201–207

Carp HJA, Shoenfeld Y (2007) Recurrent spontaneous abortions in antiphospholipid syndrome: natural killer cells - an additional mechanism in a multi factorial process. Rheumatology 46: 1517–1519

Choi BC, Polgar K, Xiao L, Hill JA (2000) Progesterone inhibits in-vitro embryotoxic Th1 cytokine production to trophoblast in women with recurrent pregnancy loss. Hum Reprod 15 (suppl 1): 46–59

Christiansen OB, Pedersen B, Rosgaard A, Husth M (2002) A randomized, double-blind, Placebo-controlled trial of intravenous immunoglobulin in the prevention of recurrent miscarriage: evidence for a therapeutic effect in women with secondary recurrent miscarriage. Hum Reprod 17: 809–816

Christiansen OB, Larsen EC, Egerup P, Lunoee L, Egestad L, Nielsen HS (2015) Intravenous immunoglobulin treatment for secondary recurrent miscarriage: a randomised, double-blind, Placebo-controlled trial. BJOG 122: 500–508

Coomarasamy A, Williams H, Truchanowicz E, Seed PT, Small R, Quenby S, Gupta P, Dawood F, Koot YEM, Bender Atik R, et al. (2015) A randomized trial of progesterone in women with recurrent miscarriages. N Engl J Med 373: 2141–2148

Coulam CB, Acacio B (2012) Does immunotherapy for treatment of reproductive failure enhance live births? Am J Reprod Immunol 67: 296–304

Croy BA, van den Heuvel MJ, Borzychowski AM, Tayade C (2006) Uterine natural killer cells: a specialized differentiation regulated by ovarian hormones. Immunol Rev 214: 161–185

Druckmann R, Druckmann MA (2005) Progesterone and the immunology of pregnancy. J Steroid Biochem Mol Biol 97: 389–396

Eblen AC, Gercel-Taylor C, Shields LB, Sanfilippo JS, Nakajima ST, Taylor DD (2000) Alterations in humoral immune responses associated with recurrent pregnancy loss. Fertility and Sterility 73: 305–313

Empson M, Lassere M, Craig J, Scott J (2005) Prevention of recurrent miscarriage for women with antiphospholipid antibody or lupus anticoagulant. Cochrane Database Syst Rev CD002859

Ensom MHH, Stephenson MD (2011) A two-center study on the pharmacokinetics of intravenous immunoglobulin before and during pregnancy in healthy women with poor obstetrical histories. Human Reproduction 26: 2283–2288

Fawzy M, Shokeir T, El-Tatongy M, Warda O, El-Refaiey A, Mosbah A (2008) Treatment options and pregnancy outcome in women with idiopathic recurrent miscarriage: a randomized Placebo-controlled study. Arch Gynecol Obstet 278: 33–38

Fukui A, Kwak-Kim J, Ntrivalas E, Gilman-Sachs A, Lee SK, Beaman K (2008) Intracellular cytokine expression of peripheral blood natural killer cell subsets in women with recurrent spontaneous abortions and implantation failures. Fertility and Sterility 89: 157–165

Gomaa MF, Elkholy AG, El-Said MM, Abdel-Salam NE (2014) Combined oral prednisolone and heparin versus heparin: the effect on peripheral NK cells and clinical outcome in patients with unexplained recurrent miscarriage. A double-blind Placebo randomized controlled trial. Arch Gynecol Obstet 290: 757–762

Granato D, Blum S, Rössle C, Le Boucher J, Malnoë A, Dutot G (2000) Effects of parenteral lipid emulsions with different fatty acid composition on immune cell functions in vitro. J Parenter Enteral Nutr 24: 113–118

Haas DM, Ramsey PS (2013) Progestogen for preventing miscarriage. Cochrane Database Syst Rev 10: CD003511

Hadziselimovic F, Geneto R, Buser M (2007) Celiac disease, pregnancy, small for gestational age: role of extravillous trophoblast. Fetal Pediatr Pathol 26: 125–134

Hiby SE, Regan L, Lo W, Farrell L, Carrington M, Moffett A (2008) Association of maternal killer-cell immunoglobulin-like receptors and parental HLA-C genotypes with recurrent miscarriage. Human Reproduction 23: 972–976

Hiby SE, Walker JJ, O'shaughnessy KM, Redman CWG, Carrington M, Trowsdale J, Moffett A (2004) Combinations of maternal KIR and fetal HLA-C genes influence the risk of preeclampsia and reproductive success. J Exp Med 200: 957–965

Hughes GRV (2011) Hughes syndrome (the antiphospholipid syndrome): a disease of our time. Inflammopharmacology 19: 69–73

Huong DL, Wechsler B, Bletry O, Vauthier-Brouzes D, Lefebvre G, Piette JC (2001) A study of 75 pregnancies in patients with antiphospholipid syndrome. J Rheumatol 28: 2025–2030

Jauniaux E, Farquharson RG, Christiansen OB, Exalto N (2006) Evidence-based guidelines for the investigation and medical treatment of recurrent miscarriage. Hum Reprod 21: 2216–2222

de Jong PG, Kaandorp S, Di Nisio M, Goddijn M, Middeldorp S (2014) Aspirin and/or heparin for women with unexplained recurrent miscarriage with or without inherited thrombophilia. Cochrane Database Syst Rev 7: CD004734

Kaandorp SP, Goddijn M, van der Post JAM, Hutten BA, Verhoeve HR, Hamulyák K, Mol BW, Folkeringa N, Nahuis M, Papatsonis DNM et al. (2010) Aspirin plus heparin or aspirin alone in women with recurrent miscarriage. N Engl J Med 362: 1586–1596

Kitaya K, Yamaguchi T, Yasuo T, Okubo T, Honjo H (2007) Postovulatory rise of endometrial CD16(–) natural killer cells: in situ proliferation of residual cells or selective recruitment from circulating peripheral blood? Journal of Reproductive Immunology 76: 45–53

Kolho KL, Tiitinen A, Tulppala M, Unkila-Kallio L, Savilahti E (1999) Screening for coeliac disease in women with a history of recurrent miscarriage or infertility. Br J Obstet Gynaecol 106: 171–173

Kumar A, Meena M, Begum N, Kumar N, Gupta RK, Aggarwal S, Prasad S, Batra S (2011) Latent celiac disease in reproductive performance of women. Fertility and Sterility 95: 922–927

Kurien BT, Scofield RH (2006) Autoantibody determination in the diagnosis of systemic lupus erythematosus. Scand J Immunol 64: 227–235

Kwak-Kim J, Agcaoili MSL, Aleta L, Liao A, Ota K, Dambaeva S, Beaman K, Kim JW, Gilman-Sachs A (2013) Management of women with recurrent pregnancy losses and antiphospholipid antibody syndrome. Am J Reprod Immunol 69: 596–607

Lash GE, Bulmer JN (2011) Do uterine natural killer (uNK) cells contribute to female reproductive disorders? Journal of Reproductive Immunology 88: 156–164

Lee SK, Kim JY, Lee M, Gilman-Sachs A, Kwak-Kim J (2012) Th17 and regulatory T cells in women with recurrent pregnancy loss. Am J Reprod Immunol 67: 311–318

McCracken SA, Grant KE, MacKenzie IZ, Redman CW, Mardon HJ (1999) Gestational regulation of granulocyte-colony stimulating factor receptor expression in the human placenta. Biol Reprod 60: 790–796

Miyakis S, Lockshin MD, Atsumi T, Branch DW, Brey RL, Cervera R, Derksen RH, De Groot PG, Koike T, Meroni PL et al. (2006) International consensus statement on an update of the classification criteria for definite antiphospholipid syndrome (APS). J Thromb Haemost 4(2): 295–306

Moffett A, Shreeve N (2015) First do no harm: uterine natural killer (NK) cells in assisted reproduction. Human Reproduction 30: 1519–1525

Moraru M, Carbone J, Alecsandru D, Castillo-Rama M, García-Segovia A, Gil J, Alonso B, Aguarón A, Ramos-Medina R, Martínez de María J et al. (2012) Intravenous immunoglobulin treatment increased live birth rate in a Spanish cohort of women with recurrent reproductive failure and expanded CD56(+) cells. Am J Reprod Immunol 68: 75–84

Ober C, Elias S, Kostyu DD, Hauck WW (1992) Decreased fecundability in Hutterite couples sharing HLA-DR. Am J Hum Genet 50: 6–14

Park-Wyllie L, Mazzotta P, Pastuszak A (2000) Birth defects after maternal exposure to corticosteroids: prospective cohort study and meta-analysis of epidemiological studies. Teratology 62(6): 385–392

Pasquier E, de Saint Martin L, Bohec C, Chauleur C, Bretelle F, Marhic G, Le Gal G, Debarge V, Lecomte F, Denoual-Ziad C et al. (2015) Enoxaparin for prevention of unexplained recurrent miscarriage: a multicenter randomized double-blind Placebo-controlled trial. Blood 125: 2200–2205

Perricone C, de Carolis C, Perricone R (2012) Pregnancy and autoimmunity: a common problem. Best Practice and Research Clinical Rheumatology 26: 47–60

Porter TF, LaCoursiere Y, Scott JR (2012) Immunotherapy for recurrent miscarriage. Cochrane Database Syst Rev 2: CD000112

Quaranta M, Erez O, Mastrolia SA, Koifman A, Leron E, Eshkoli T, Mazor M, Holcberg G (2015) The physiologic and therapeutic role of heparin in implantation and placentation. Peer J 3: e691

Quenby S, Kalumbi C, Bates M, Farquharson R, Vince G (2005) Prednisolone reduces preconceptual endometrial natural killer cells in women with recurrent miscarriage. Fertility and Sterility 84: 980–984

Rai RS, Clifford K, Cohen H, Regan L (1995) High prospective fetal loss rate in untreated pregnancies of women with recurrent miscarriage and antiphospholipid antibodies. Hum Reprod 10: 3301–3304

Robertson MJ, Ritz J (1990) Biology and clinical relevance of human natural killer cells. Blood 76: 2421–2438

Robson A, Harris LK, Innes BA, Lash GE, Aljunaidy MM, Aplin JD, Baker PN, Robson SC, Bulmer JN (2012) Uterine natural killer cells initiate spiral artery remodeling in human pregnancy. Faseb J 26: 4876–4885

Roussev RG, Acacio B, Ng SC, Coulam CB (2008) Duration of intralipid"s suppressive effect on NK cells functional activity. Am J Reprod Immunol 60: 258–263

Rychly DJ, DiPiro JT (2005) Infections associated with tumor necrosis factor-alpha antagonists. Pharmacotherapy 25: 1181–1192

Sacks G (2015) Enough! Stop the arguments and get on with the science of natural killer cell testing. Hum Reprod 30(7): 1526–1531

Santjohanser C, Knieper C, Franz C, Hirv K, Meri O, Schleyer M, Würfel W, Toth B (2013) Granulocyte-colony stimulating factor as treatment option in patients with recurrent miscarriage. Arch Immunol Ther Exp 61: 159–164

Sasaki Y, Sakai M, Miyazaki S, Higuma S, Shiozaki A, Saito S (2004) Decidual and peripheral blood CD4+CD25+ regulatory T cells in early pregnancy subjects and spontaneous abortion cases. Mol Hum Reprod 10: 347–353

Scarpellini F, Sbracia M (2009) Use of granulocyte colony-stimulating factor for the treatment of unexplained recurrent miscarriage: a randomised controlled trial. Human Reproduction 24: 2703–2708

Schleussner E, Kamin G, Seliger G, Rogenhofer N, Ebner S, Toth B, Schenk M, Henes M, Bohlmann MK, Fischer T et al. (2015) Low-molecular-weight heparin for women with unexplained recurrent pregnancy loss: a multicenter trial with a minimization randomization scheme. Ann Intern Med 162: 601–609

Seshadri S, Sunkara SK (2014) Natural killer cells in female infertility and recurrent miscarriage: a systematic review and meta-analysis. Human Reproduction Update 20: 429–438

Shoenfeld Y, Carp HJA, Molina V, Blank M, Cervera R, Balasch J, Tincani A, Faden D, Lojacono A, Doria A et al. (2006) Autoantibodies and prediction of reproductive failure. Am J Reprod Immunol 56: 337–344

Stephenson MD, Kutteh WH, Purkiss S, Librach C, Schultz P, Houlihan E, Liao C (2010) Intravenous immunoglobulin and idiopathic secondary recurrent miscarriage: a multicentered randomized Placebo-controlled trial. Human Reproduction 25: 2203–2209

Tang AW, Alfirevic Z, Quenby S (2011) Natural killer cells and pregnancy outcomes in women with recurrent miscarriage and infertility: a systematic review. Human Reproduction 26: 1971–1980

Tang AW, Alfirevic Z, Turner MA, Drury JA, Small R, Quenby S (2013) A feasibility trial of screening women with idiopathic recurrent miscarriage for high uterine natural killer cell density and randomizing to prednisolone or Placebo when pregnant. Human Reproduction 28: 1743–1752

Tatar G, Elsurer R, Simsek H, Balaban YH, Hascelik G, Ozcebe OI, Buyukasik Y, Sokmensuer C (2004) Screening of tissue transglutaminase antibody in healthy blood donors for celiac disease screening in the Turkish population. Dig Dis Sci 49: 1479–1484

Tempfer CB, Kurz C, Bentz EK, Unfried G, Walch K, Czizek U, Huber JC (2006) A combination treatment of prednisone, aspirin, folate, and progesterone in women with idiopathic recurrent miscarriage: a matched-pair study. Fertility and Sterility 86: 145–148

Tersigni C, Castellani R, de Waure C, Fattorossi A, De Spirito M, Gasbarrini A, Scambia G, Di Simone N (2014) Celiac disease and reproductive disorders: meta-analysis of epidemiologic associations and potential pathogenic mechanisms. Human Reproduction Update 20: 582–593

Thum MY, Bhaskaran S, Abdalla HI, Ford B, Sumar N, Bansal A (2008) Prednisolone suppresses NK cell cytotoxicity in vitro in women with a history of infertility and elevated NK cell cytotoxicity. Am J Reprod Immunol 59: 259–265

Toth B, Jeschke U, Rogenhofer N, Scholz C, Würfel W, Thaler CJ, Makrigiannakis A (2010) Recurrent miscarriage: current concepts in diagnosis and treatment. Journal of Reproductive Immunology 85: 25–32

Trowsdale J, Moffett A (2008) NK receptor interactions with MHC class I molecules in pregnancy. Semin. Immunol 20: 317–320

Vaquero E, Lazzarin N, De Carolis C, Valensise H, Moretti C, Ramanini C (2000) Mild thyroid abnormalities and recurrent spontaneous abortion: diagnostic and therapeutical approach. Am J Reprod Immunol 43: 204–208

Wang WJ, Hao CF, Yi-Lin, Yin GJ, Bao SH, Qiu LH, Lin QD (2010) Increased prevalence of T helper 17 (Th17) cells in peripheral blood and decidua in unexplained recurrent spontaneous abortion patients. Journal of Reproductive Immunology 84: 164–170

Winger EE, Reed JL (2008) Treatment with tumor necrosis factor inhibitors and intravenous immunoglobulin improves live birth rates in women with recurrent spontaneous abortion. Am J Reprod Immunol 60(1): 8–16

Idiopathische rezidivierende Aborte

Clemens Tempfer

19.1　Häufigkeit von idiopathischen Spontanaborten – 154

19.2　Definition und Prävalenz idiopathischer RSA – 155

19.3　Therapie idiopathischer RSA – 156

19.4　Schwangerschaftsrisiken bei Frauen nach idiopathischen RSA – 159

　　　Literatur – 160

19.1 Häufigkeit von idiopathischen Spontanaborten

Sporadische idiopathische Spontanaborte sind häufig und ereignen sich in 10–15% aller klinisch diagnostizierten Schwangerschaften und insgesamt in 50–75% aller Schwangerschaften (Boklage 1990), was sich aus Tiermodellen und experimentellen Studien ableiten lässt. In den meisten Fällen handelt es sich bei Spontanaborten um biochemische Schwangerschaften, die subjektiv als Menstruationsblutung oder Metrorrhagie interpretiert werden. Von den klinisch diagnostizierten Schwangerschaften enden etwa 10–15% in einem Spontanabort (Wilcox et al. 1988; American College of Obstetricians and Gynecologists (ACOG) 2001), wobei 80% der Spontanaborte sich in den ersten zwölf Schwangerschaftswochen ereignen. In einer klinischen Untersuchung mit täglichen Messungen von humanem Choriongonadotropin (hCG) im Urin von Schwangeren wurde eine Spontanabortrate von 31% dokumentiert (Wilcox et al. 1988). In einer populationsbasierten Untersuchung mit täglichen hCG-Messungen im Urin von 518 sexuell aktiven nulliparen Frauen wurden im ersten Beobachtungsjahr 586 Konzeptionen registriert. Präklinische Spontanaborte ereigneten sich in 26% der Schwangerschaften, 8% der Frauen hatten einen klinisch nachweisbaren Spontanabort (Wang et al. 2003). Basierend auf diesen Daten kann man davon ausgehen, dass zumindest ein Drittel aller biochemisch detektierbaren Schwangerschaften nicht ausgetragen wird. Der Spontanabort ist daher die häufigste Komplikation der Frühschwangerschaft, bleibt allerdings meist ein einmaliges Ereignis im reproduktiven Leben einer Frau. Wiederholte Spontanaborte sind bei etwa 0,5–2% aller Frauen zu finden (Wilcox et al. 1988; Jauniaux et al. 2006) und etwa 10% aller Spontanaborte treten bei Frauen mit rezidivierenden Spontanaborten (RSA) auf.

19.1.1 Ätiologie

Die häufigste Ursache des idiopathischen Spontanaborts sind zytogenetische Anomalien. Untersucht man den fetalen Karyotyp nach einem Spontanabort, so ist dieser in etwa 60–75% der Fälle auffällig (Carrington et al. 2005; Philipp et al. 2003). Generell ist der Anteil an zytogenetisch abnormen Feten umso höher, je früher es zu einem Abort kommt. Dabei sind Trisomien und Triploidien am häufigsten, gefolgt von Monosomien und Aneuploidien. Eine Karyotypenanalyse von 8.841 Spontanaborten fand in 52% autosomale Trisomien, in 22% Polyploidien, in 19% Monosomien X und in 7% andere chromosomale Störungen (Hsu 1998). Trisomien der Chromosomen 15, 16, 21 und 22 scheinen aus unbekannter Ursache bei Spontanaborten gehäuft aufzutreten. In einer fetoskopischen und zytogenetischen Studie an 233 Frauen mit verhaltenem Spontanabort fanden sich in 93% der Fälle entweder Chromosomenanomalien oder morphologische Fehlbildungen der Embryonen (Philipp et al. 2003). Daher ist davon auszugehen, dass bei Spontanaborten neben den durch Karyotypisierung erkennbaren Anomalien ein erheblicher Anteil der karyotypisch normalen Feten syndromale Erkrankungen oder letale Mutationen aufweisen. Interessanterweise gilt dies nicht für RSA. In vergleichenden genetischen Untersuchungen konnte gezeigt werden, dass mit zunehmender Zahl der Spontanaborte der Anteil an Karyotypanomalien kontinuierlich abnimmt. Von 63% fetalen Karyoatypanomalien bei Frauen mit zwei Aborten fällt der Anteil kontinuierlich bis auf 11% bei Frauen mit zehn oder mehr Aborten (Ogasawara et al. 2000).

19.1.2 Mütterliches Alter als Risikofaktor für idiopathische Spontanaborte

In einer epidemiologischen Studie an über einer Million Schwangerschaften betrug die Rate an klinisch diagnostizierten Spontanaborten 11% (Nybo Andersen et al. 2000). Das Risiko eines Spontanaborts war vor allem vom mütterlichen Alter abhängig. So betrug die Inzidenz der Spontanaborte 9–17% in der Altersgruppe von 20–30 Jahren, 20% in der Altersgruppe von 31–35 Jahren, 40% in der Altersgruppe von 36–40 Jahren und 80% in der Altersgruppe über 41 Jahre. Eine dänische Studie an über 600.000 Schwangeren ermittelte ähnliche Zahlen: 8,9% Spontanaborte bei Frauen zwischen 20 und 24 Jahren und 74,7% bei Frauen über 45 Jahre (Andersen et al. 2000; ◘ Tab. 19.1).

Tab. 19.1 Spontanaborte in Abhängigkeit vom mütterlichen Alter (adaptiert nach Royal College of Obstetricians and Gynaecologists (RCOG) 2011)

Alter	Wahrscheinlichkeit eines Spontanaborts
20-30 Jahre	9-17%
35 Jahre	20%
35-40 Jahre	40%
> 45 Jahre	80%

19.1.3 Gravidität und Schwangerschaftsanamnese als Risikofaktor für idiopathische Spontanaborte

Die Anzahl der vorangegangenen Schwangerschaften sowie eine belastete geburtshilfliche Anamnese sind mit einem erhöhten Risiko für idiopathische Spontanaborte assoziiert (Osborn et al. 2000). Gegenüber Erstschwangeren ist das Risiko für einen Spontanabort etwa doppelt so hoch, wenn die betroffene Frau bereits zweimal oder öfter schwanger war. Wiederholte Spontanaborte sind ein ungünstiger prognostischer Faktor für weitere Schwangerschaften (Boklage 1990). Nach einem Spontanabort beträgt das Risiko eines neuerlichen Spontanaborts etwa 20%, nach zwei Spontanaborten erhöht sich dieser Wert auf 21–28%, nach drei oder mehr Spontanaborten auf 38–43%. Hingegen beträgt die Rate an Spontanaborten nach einer erfolgreichen Schwangerschaft lediglich 5% (Regan u. Rai 2000; Gerhard et al. 1996).

19.1.4 Biochemische Marker des idiopathischen Spontanaborts

Traditionell gilt ein Serum-hCG-Anstieg von mindestens 100% innerhalb von 48 Stunden als Nachweis einer viablen Schwangerschaft im ersten Trimester. Tatsächlich beträgt der mittlere hCG-Anstieg 50% pro 24 Stunden und 124% pro 48 Stunden (Barnhart et al. 2004). Konkret bedeutet das, dass die Hälfte aller viablen Frühschwangerschaften einen hCG-Anstieg < 100% über 48 Stunden aufweisen. Dies ist ein wichtiger klinischer Hinweis für die Indikationsstellung zu einer Kürettage im Falle einer fraglich gestörten Frühschwangerschaft und einem vermeintlich zu geringen hCG-Anstieg. In einer Untersuchung von 287 gesunden Schwangeren mit erfolgreicher Schwangerschaft (Lebendgeburt) betrug der geringste verzeichnete Anstieg von hCG in der Frühschwangerschaft 24% pro 24 Stunden und 53% pro 48 Stunden. Im Vergleich zu experimentellen Serummarkern wie Inhibin A, pro alpha C-Inhibin oder Activin A erwies sich hCG aber dennoch als bester Diskriminator zwischen viablen und nonviablen Schwangerschaften (Wallace et al. 2004). Im Gegensatz zu hCG ist die Kombination aus pregnancy-associated plasma protein (PAPP) A, freiem ß-hCG und der ultrasonografisch gemessenen fetalen Nackendichte eine hervorragende Markerkombination für die Diagnose einer intakten Schwangerschaft. In einer prospektiven Untersuchung an 7.932 Schwangeren betrug die Spontanabortrate nur 0,36%, wenn alle drei genannten Marker im Normbereich lagen (Goetzl et al. 2004).

19.2 Definition und Prävalenz idiopathischer RSA

Bei idiopathischen rezidivierenden Spontanaborten (iRSA) handelt es sich um eine Ausschlussdiagnose. Konkret liegen iRSA dann vor, wenn die Kriterien für die Diagnose RSA erfüllt sind und genetische, anatomische, endokrine, etablierte immunologische sowie hämostaseologische Faktoren im Rahmen der leitlinienkonformen Abklärung ausgeschlossen wurden. Der Anteil von Frauen mit iRSA am Gesamtkollektiv von Frauen mit RSA ist hoch und beträgt etwa die Hälfte (Scott 1994). Aufgrund international unterschiedlicher Abklärungsalgorithmen schwankt allerdings der Anteil der iRSA erheblich und liegt zwischen 50% und 75% (ACOG 2001; Jauniaux et al. 2006; World Health Organization (WHO) 1976).

Aufgrund des hohen Anteils an Frauen ohne erkennbare und potenziell therapierbare Ursache der RSA ist es ratsam, die Betroffenen vor Beginn der diagnostischen Abklärung darüber aufzuklären, dass die Wahrscheinlichkeit unauffälliger Befunde sehr hoch ist. Dies ist damit zu erklären, dass mit den gängigen diagnostischen Möglichkeiten nicht alle Ursachen von RSA erkennbar sind. Darüber hinaus tritt ein erheblicher Anteil der Spontanaborte zufällig auf und ist daher ohne erkennbare Ursache im Sinne einer zugrundeliegenden Erkrankung oder Prädisposition. In dieser Beziehung ist vor allem der Effekt des maternalen Alters anzusprechen. Aufgrund der bereits beschriebenen altersbedingten Steigerung des Risikos für idiopathische Spontanaborte kommt es mit zunehmendem mütterlichen Alter zwangsläufig auch zu einer Häufung von iRSA.

19.2.1 Lebendgeburtrate bei Frauen mit idiopathischen RSA

Die Prognose von Patientinnen mit iRSA ist gut. Die zu erwartende Chance auf eine Lebendgeburt beträgt bei Frauen mit iRSA im Durchschnitt etwa 77% (Harger et al. 1983). In einer Metaanalyse randomisierter Therapiestudien betrug die Lebengeburtrate (LGR) von Frauen mit RSA und iRSA in den Kontrollgruppen zwischen 60% und 70% (Jeng et al. 1995). Auch bei dieser Fragestellung schwanken die Angaben in der Literatur und liegen zwischen 35% und 85%, wobei vor allem die Anzahl der bereits erfolgten Spontanaborte bei Diagnosestellung sowie das mütterliche Alter als wesentliche prognostisch ungünstige Faktoren anzusehen sind (Kaandorp et al. 2010; Liddell et al. 1991; Jeng et al. 1995).

Gerade bei Frauen mit iRSA werden in der täglichen Praxis oft empirische Therapien eingesetzt. Dies ist aufgrund des starken Therapiewunsches der betroffenen Paare und der Frustration nach ergebnisloser Abklärung verständlich. Aufgrund der hohen Rate an Lebendgeburten bei Frauen mit iRSA ohne jegliche Therapie erscheinen daher empirische Therapien auch oft als vermeintlich erfolgreich. Die anekdotische Anamnese einer erfolgreichen Schwangerschaft bei Patientinnen mit iRSA nach empirischer Therapie ist daher immer kritisch zu hinterfragen. Auch und gerade im Fall von Frauen mit iRSA sollte eine evidenzbasierte Beratung und Therapie betroffener Paare unter Verzicht auf nicht erwiesene und vermeintlich erfolgreiche Therapien erfolgen.

19.3 Therapie idiopathischer RSA

19.3.1 Heparinisierung

Während ältere Kohortenstudien bei Frauen mit RSA und iRSA Hinweise auf positive Effekte einer Heparinisierung auf die Austragungsraten in Folgegraviditäten ergaben, ließen sich diese Effekte in prospektiv-randomisierten Studien nicht bestätigen (▶ Kap. 17; de Jong et al. 2013; Check JH 2012; Gris et al. 2011; Schleussner et al. 2015). Eine generelle Heparinisierung in Folgegraviditäten von Frauen mit iRSA ist bei fehlendem Wirkungsnachweis daher nicht indiziert. Für vorteilhafte Effekte einer prä- oder perikonzeptionellen Heparinisierung zur Prävention von Spontanaborten bei Frauen mit iRSA liegt ebenfalls keine Evidenz vor.

Hiervon unabhängig zu sehen ist das erhöhte Thrombose- und Thromboembolie-Risiko von thrombophilen Schwangeren, das in speziellen Konstellationen (Antithrombin-Mangel, homozygote Faktor-V-Leiden-Mutation, compound heterozygote Faktor V Leiden- und Prothrombin-Mutation, etc.) eine Antikoagulation zur mütterlichen Thromboseprophylaxe ebenso rechtfertigen kann wie bei zusätzlich auftretenden Risikofaktoren für eine Thrombose in der Schwangerschaft (z.B. Immobilisierung oder Operation).

Bei positiver Eigenanamnese für thrombo-embolische Ereignisse sollte eine Heparinisierung in Schwangerschaft und Wochenbett erfolgen. Bei auffälliger Familien-, aber unauffälliger Eigenanamnese für Thrombosen und thrombo-embolische Ereignisse und fehlendem Thrombophilie-Nachweis ist eine maternale Heparinisierung nicht empfehlenswert.

19.3.2 Acetylsalizylsäure – Aspirin

In einer Cochrane-Analyse von zwei randomisierten Studien an 189 Frauen mit iRSA wurde kein statistisch signifikanter Effekt von Aspirin versus Placebo sowie von Aspirin versus Enoxaparin auf die Lebendgeburtrate nachgewiesen (Kaandorp et al. 2009). In einer randomisierten Studie an 364 Frauen mit idiopathischen RSA wurde durch Aspirin im Vergleich zu Aspirin und Nadroparin sowie Placebo kein Effekt auf die LGR erzielt (Kaandorp et al. 2010). Die Verabreichung von Aspirin ist daher aufgrund der vorliegenden Evidenz bei Frauen mit iRSA als nachweislich unwirksam anzusehen und daher nicht empfehlenswert.

19.3.3 Progesteron

Progesteron im ersten Schwangerschaftstrimester wurde als Therapie von Frauen mit iRSA in vier randomisierten Studien untersucht und zeigte einen signifikanten Therapieeffekt im Sinne einer Reduktion der Abortrate (Coomarasamy et al. 2011). In einer Metaanalyse von drei dieser vier randomisierten Studien führte Progesteron zu einer statistisch signifikanten, 61%-igen relativen Reduktion der Spontanabortrate. Einschränkend muss allerdings angeführt werden, dass in den vier publizierten Studien nur 132 Frauen mit Progesteron behandelt wurden, die LGR als wesentlicher klinischer Endpunkt nicht untersucht wurde und die Studienqualität gering war. Ebenso ist zu erwähnen, dass die Einnahme von Progesteron und synthetischen Gestagenen in der Frühschwangerschaft mit einem erhöhten Risiko für eine Hypospadie assoziiert ist (OR 3.7, 95%, CI 2.3–6.0; Carmichael et al. 2013). In einer dreiarmigen, randomisierten Studie an 170 Frauen mit iRSA wurden Enoxaparin und eine Kombination aus Prednison, Aspirin und Progesteron mit Placebo verglichen (Fawzy et al. 2008). Beide aktiven Arme wiesen eine signifikant höhere Lebendgeburtrate als die Placebogruppe auf (46/57 und 45/53 versus 24/59). Die Qualität der Studie ist allerdings stark eingeschränkt, und es besteht hinsichtlich des Effektes von Aspirin auch ein Widerspruch zu den Ergebnissen der qualitativ hochwertigeren Studie von Kaandorp et al. (2010). Auch die größte Studie zur Frage der Effektivität von Progesteron bei Frauen mit iRSA erbrachte ein negatives Ergebnis. Die prospektiv-randomisierte PROMISE-Studie verglich 2 × 400 mg vaginal appliziertes Progesteron ab einem positiven Schwangerschaftstest bis inklusive der 12. Schwangerschaftswoche mit Placebo bei 836 Frauen mit iRSA. Die Lebendgeburtrate betrug 65% in der Progesterongruppe und 63% in der Placebogruppe (Coomarasamy et al. 2015). Aufgrund dieser Datenlage sind die Deutsche Gesellschaft für Gynäkologie und Geburtshilfe (DGGG) und die American Society for Reproductive Medicine (ASRM) in ihren einschlägigen Leitlinien zu dem Schluss gelangt, derzeit Progesteron zur Therapie von iRSA nicht zu empfehlen (Toth et al. 2014; ASRM 2012).

19.3.4 Humanes Chorion-Gonadotropin

Humanes Chorion-Gonadotropin (hCG) in der Dosierung 5.000–10.000 IE im ersten und zweiten Trimester wurde in vier randomisierten Studien an insgesamt 180 Frauen mit RSA untersucht, darunter auch an Frauen mit iRSA. In einer Cochrane-Analyse dieser vier Studien führte hCG zu einer signifikanten Reduktion der Aborthäufigkeit (Odds Ratio 0.26; Scott u. Pattison 2000). Daten zur Lebendgeburtrate liegen allerdings nicht vor. Eine eigene Subgruppenanalyse für Frauen mit iRSA liegt ebenfalls nicht vor. Eine Empfehlung zur Anwendung von hCG bei Frauen mit iRSA kann daher derzeit nicht ausgesprochen werden.

19.3.5 Granulocyte-Colony Stimulating Factor

Granulocyte-Colony Stimulating Factor (G-CSF) und Granulocyte-Macrophage Colony Stimulating Factor (GM-CSF) gehören zur Familie der Kolonie-stimulierenden Faktoren, die die Proliferation und Differenzierung neutrophiler Granulozyten bzw. Makrophagen fördern und auch von dezidualen Zellen gebildet werden (McCracken et al. 1999). Bislang wurde lediglich in einer randomisierten Studien gezeigt, dass Frauen mit iRSA von einer G-CSF-Gabe im ersten Trimenon profitieren (Scarpellini et al. 2009). In dieser Studie an 68 Frauen mit iRSA mit mindestens vier Spontanaborten betrug die Lebendgeburtrate unter 1 µg/ Tag s.c. ab dem sechsten Tag nach Ovulation 83% (29/35) gegenüber 49% (16/33) in der Kontrollgruppe. Hinweise auf eine fetale Beeinträchtigung durch G-CSF gab es in dieser Studie nicht. In einer retrospektiven Analyse von 127 Frauen mit mindestens zwei Spontanaborten und einer IVF-/ICSI-Indikation betrug die Lebendgeburtenrate 32% nach G-CSF (34 Mio.

Einheiten 1 × wöchentlich oder 2 × 13 Mio. Einheiten pro Woche bis zur 12. Schwangerschaftswoche) gegenüber 13% in der Kontrollpopulation (Santjohanser et al. 2013).

Obwohl diese Daten vielversprechend sind, ist derzeit ist noch unklar, welche Subgruppe von RSA-Patientinnen von einer G-CSF-Gabe profitiert und welche Dosierung als optimal anzusehen ist. Die Daten von Scarpellini et al. sind bis dato noch nicht unabhängig bestätigt worden, sodass weitere randomisierte Studien notwendig sind, bevor eine Empfehlung für G-CSF als Standardtherapie bei Frauen mit iRSA ausgesprochen werden kann.

19.3.6 Kombinationstherapie (Cortison, Progesteron, Aspirin, Folsäure)

In einer retrospektiven Fall-Kontroll-Studie von 104 Frauen mit iRSA wurden 52 Frauen mit einem Kombinationsschema (Prednisolon 20 mg/Tag, Progesteron 20 mg/Tag), Aspirin (100 mg/Tag) und Folsäure (5 mg jeden 2. Tag) behandelt. 52 Frauen erhielten eine lokal übliche geburtshilfliche Routineversorgung (Tempfer et al. 2006). In der Interventionsgruppe betrug die Lebendgeburtenrate 77% (40/52) gegenüber 35% (18/52) in der Kontrollgruppe. Diese Ergebnisse wurden durch die bereits erwähnte dreiarmige, randomisierte Studie an 170 Frauen mit iRSA (Enoxaparin versus Prednison, Aspirin und Progesteron versus Placebo) bestätigt, da der Kombinationstherapiearm der Studie eine signifikant höhere LGR aufwies als der Placeboarm (45/53 versus 24/59) (Fawzy et al. 2008). Die methodische Qualität dieser Studie ist allerdings stark eingeschränkt, und es besteht auch hinsichtlich des Effektes von Aspirin ein Widerspruch zu den Ergebnissen der qualitativ hochwertigeren Studie von Kaandorp et al. (2010). In Zusammenschau der vorliegenden Befunde kann daher derzeit keine Empfehlung für die in diesen Studien evaluierte Kombinationstherapie gegeben werden.

19.3.7 Psychologische Unterstützung

Das im Zusammenhang mit RSA und iRSA oft genannte Konzept der „tender loving care" (TLC) geht auf zwei Veröffentlichungen von Stray-Pedersen zurück (Stray-Pedersen u. Stray-Pedersen 1984, 1988). Beide Veröffentlichungen beziehen sich auf eine Gruppe von 37 Frauen mit RSA, die neben wöchentlichen Untersuchungen und dem Verweis auf körperliche Schonung (einschließlich Bettruhe und Koitusverbot) mit „optimaler psychologischer Unterstützung" behandelt wurden. Es wurden bei 32 von 37 Frauen Geburten registriert, im Vergleich zu acht von 24 unbehandelten Frauen einer Vergleichsgruppe. Das ASRM Practice Committee weist darauf hin, dass es sich nicht um eine Kontrollgruppe gehandelt hatte, da die Zuteilung zur TLC- bzw. zur Vergleichsgruppe aufgrund des Wohnortes der Patientinnen erfolgte und Unterschiede zwischen den beiden Gruppen bezüglich Lebensstilfaktoren, sozialer Unterstützung sowie anderer psychologischer Variablen unbekannt waren (ASRM 2012). Im Sinne der evidenzbasierten Medizin fehlt dem Konzept der TLC eine wissenschaftliche Validierung mittels randomisierter kontrollierter Studien.

Zwei weitere Studien mit psychologischer Unterstützung als therapeutische Intervention bei Frauen mit RSA sind bisher publiziert worden. Bei Clifford et al. (1997) war „supportive care" als wöchentliche Ultraschallkontrollen der Schwangerschaft definiert, bei Liddell et al. (1991) wurden zusätzlich dazu „stressreduzierende Physiotherapie" und ein „Entspannungstonband" angeboten. Eine Replizierung dieser Studien erscheint aufgrund der vagen Interventions- und Stichprobenbeschreibungen kaum möglich. Da in den genannten drei Studien die Abortrate in der Interventionsgruppe mit 14–26% nahezu identisch mit der in der Allgemeinbevölkerung ist, kommen Saravelos und Li (2012) in einer Übersichtsarbeit zum Thema psychologische Unterstützung als therapeutische Maßnahme bei Frauen mit RSA zu einer negativen Beurteilung des Konzeptes der TLC zur Therapie von Frauen mit RSA.

Derzeit kann daher keine evidenzbasierte Empfehlung zu einer psychologischen Intervention als Therapie von Frauen mit RSA oder iRSA ausgesprochen werden (Toth et al. 2014).

Ungeachtet der Tatsache, dass kein Nachweis des therapeutischen Effektes einer wie auch immer gearteten psychologischen Intervention bei Frauen

■ **Tab. 19.2** Therapeutische Maßnahmen bei Frauen mit iRSA laut Empfehlung der Leitlinie der DGGG zur Diagnostik und Therapie von Frauen mit wiederholten Spontanaborten (Toth et al. 2014)

Intervention	Empfehlung
Heparinisierung	keine Empfehlung; bei Frauen mit Thrombophilie und/oder belasteter Eigenanamnese zur Thrombose-/Thromboembolie-prophylaxe möglich
Aspirin	keine Empfehlung
Progesteron	keine Empfehlung
hCG	keine Empfehlung
GCSF	keine Empfehlung
Kombinationstherapie (C, P, A, F)	keine Empfehlung
Oozytenspende, Leihmutterschaft	in Deutschland nicht möglich
psychotherapeutische Intervention	keine Empfehlung
empathischer Umgang und patientenorientierte intensive Begleitung während Abklärung, Therapie und Schwangerschaft	Empfehlung

Anmerkung: iRSA = idiopathische rezidivierende Spontanaborte, DGGG = Deutsche Gesellschaft für Gynäkologie und Geburtshilfe, hCG = humanes Choriongonadotropin, G-CSF = Granulocyte-Colony Stimulating Factor, C = Cortison, P = Progesteron, A = Aspirin, F = Folsäure

mit iRSA existiert, ist ein empathischer und entlastender Umgang mit der Patientin und ihrem Partner im Sinne der „patient-centered care" mit einer individuell abgestimmten Informationsgabe und dem Angebot emotionaler Unterstützung sowohl in der Arzt-Patientin-Beziehung als auch durch das weitere medizinische Personal sinnvoll und empfehlenswert (Musters et al. 2013). Während einer laufenden Schwangerschaft einer Frau mit RSA/iRSA-Anamnese sollte auch eine hochfrequente ärztliche Kontaktaufnahme möglich sein. Eine prophylaktische stationäre Behandlung der Frauen ist weder notwendig noch von den Patientinnen erwünscht (Musters et al. 2013). Bei Bedarf ist an die Vermittlung einer psychosozialen professionellen Trauerbegleitung zu denken, z.B. zur Unterstützung des Paares mit Trauerritualen im Falle eines neuerlichen Aborts. Bei Verdacht auf eine reaktive Depression ist das Hinterziehen eines Psychiaters zur Abklärung der Behandlungsbedürftigkeit empfehlenswert (■ Tab. 19.2).

19.4 Schwangerschaftsrisiken bei Frauen nach idiopathischen RSA

Frauen mit iRSA haben im Falle einer erfolgreichen Schwangerschaft ein erhöhtes Risiko für Schwangerschaftskomplikationen. Konkret handelt es sich um eine erhöhte perinatale Mortalität sowie ein erhöhtes Risiko für fetale Wachstumsretardierung und Frühgeburt, nicht jedoch für Präeklampsie und Gestationsdiabetes. Zum Beispiel betrug in einer retrospektiven Fall-Kontroll-Studie von 2.030 Frauen mit RSA und 28.000 Kontrollen die Rate an Frühgeburten 8% bei Frauen mit RSA gegenüber 5,5% bei den Kontrollschwangeren. Auch die Rate an frühen Frühgeburten (< 32. SSW; 2,2% versus 1,2%) und die perinatale Mortalität (1,2% versus 0,5%) waren bei Schwangeren mit RSA-Anamnese signifikant erhöht (Field u. Murphy 2015). In einer kleineren Fall-Kontroll-Studie mit 162 Frauen mit RSA zeigte sich gegenüber Kontrollen ebenfalls ein signifikant erhöhtes Risiko für Wachstumsretardierung (13%

versus 2%), Frühgeburt (13% versus 4%), perinatale Todesfälle (2,5% versus 1%) und Kaiserschnittentbindung (36% versus 17%) (Jivraj et al. 2001).

Literatur

American College of Obstetricians and Gynecologists (2002) ACOG Practice Bulletin. Management of recurrent pregnancy loss. Int J Gynaecol Obstet 78(2): 179–190

American Society for Reproductive Medicine (ASRM) Practice Committee of the American Society for Reproductive Medicine (2012) Evaluation and treatment of recurrent pregnancy loss: a committee opinion. Fertil Steril 98(5): 1103–1111

Andersen AN, Wohlfahrt J, Christens P, Olsen J, Melbye M (2000) Maternal age and fetal loss: population based register linkage study. Brit Med J 320: 1708–1712

Barnhart KT, Sammel M, Rinaudo PF, Zhou L, Hummel AC, Guo W (2004) Symptomatic patients with an early viable intrauterine pregnancy – hCG curves redefined. Obstet Gynecol 104: 50–55

Boklage CE (1990) Survival probability of human conceptions from fertilization to term. Int J Fertil 35: 75–94

Carmichael SL (2013) Hypospadias and maternal intake of phytoestrogens. Am J Epidemiol 178(3): 434–440

Carrington B, Sacks G, Regan L (2005) Recurrent miscarriage: pathophysiology and outcome. Curr Opin Obstet Gynecol 17(6): 591–597

Check JH (2012) The use of heparin for preventing miscarriage. Am J Reprod Immunol 67(4): 326–333

Clifford K, Rai R, Regan L (1997) Future pregnancy outcome in unexplained recurrent first trimester miscarriage. Human Reproduction 12(2): 387–389

Coomarasamy A, Truchanowicz EG, Rai R (2011) Does first trimester progesterone prophylaxis increase the live birth rate in women with unexplained recurrent miscarriages? BMJ 342: 1914

Coomarasamy A, Williams H, Truchanowicz E, Seed PT, Small R, Quenby S, Gupta P, Dawood F, Koot YE, Bender Atik R, Bloemenkamp KW, Brady R, Briley AL, Cavallaro R, Cheong YC, Chu JJ, Eapen A, Ewies A, Hoek A, Kaaijk EM, Koks CA, Li TC, MacLean M, Mol BW, Moore J, Ross JA, Sharpe L, Stewart J, Vaithilingam N, Farquharson RG, Kilby MD, Khalaf Y, Goddijn M, Regan L, Rai R (2015) A randomized trial of progesterone in women with recurrent miscarriages. N Engl J Med 373(22): 2141–2148

Fawzy M (2008) Treatment options and pregnancy outcome in women with idiopathic recurrent miscarriage: a randomized placebo-controlled study. Arch Gynecol Obstet 278(1): 33–38

Field K, Murphy DJ (2015) Perinatal outcomes in a subsequent pregnancy among women who have experienced recurrent miscarriage: a retrospective cohort study. Hum Reprod 30: 1239

Gerhard I, Daniel F, Runnebaum B (1996) Habitueller Abort. Gynäkol Prax 20: 13–24

Goetzl L, Krantz D, Simpson JL, Silver RK, Zachary JM (2004) Pregnancy-associated plasma protein A, free ß-hCG, nuchal translucency, and risk of pregnancy loss. Obstetrics Gynecol 104: 30–36

Gris JC (2011) LMWH have no place in recurrent pregnancy loss: debate-against the motion. Thromb Res 127 (suppl 3): S110–112

Harger JH, Archer DF, Marchese SG (1983) Etiology of recurrent pregnancy losses and outcome of subsequent pregnancies. Obstet Gynecol 62: 574

Hsu, LYF (1998) Prenatal diagnosis of chromosomal abnormalities through amniocentesis. In: Milunsky A (ed) Genetic disorders and the fetus. Johns Hopkins University Press, Baltimore, p. 179

Jauniaux E (2006) Evidence-based guidelines for the investigation and medical treatment of recurrent miscarriage. Hum Reprod 21(9): 2216–2222

Jeng GT, Scott JR, Burmeister LF (1995) A comparison of meta-analytic results using literature vs individual patient data. Paternal cell immunization for recurrent miscarriage. JAMA 274(10): 830–836

Jivraj S, Anstie B, Cheong YC (2001) Obstetric and neonatal outcome in women with a history of recurrent miscarriage: a cohort study. Hum Reprod 16: 102

de Jong PG, Goddijn M, Middeldorp S (2013) Antithrombotic therapy for pregnancy loss. Hum Reprod Update 19(6): 656–673

Kaandorp S (2009) Aspirin or anticoagulants for treating recurrent miscarriage in women without antiphospholipid syndrome. Cochrane Database Syst Rev 1: CD004734

Kaandorp S (2010) Aspirin plus heparin or aspirin alone in women with recurrent miscarriage. N Engl J Med 362(17): 1586–1589

Liddell HS, Pattison NS, and Zanderigo A (1991) Recurrent miscarriage - outcome after supportive care in early pregnancy. Aust N Z J Obstet Gynaecol 31(4): 320–322

McCracken SA (1999) Gestational regulation of granulocyte-colony stimulating factor receptor expression in the human placenta. Biol Reprod 60(4): 790–796

Musters AM (2013) Supportive care for women with recurrent miscarriage: a survey to quantify women's preferences. Hum Reprod 28(2): 398–405

Nybo Andersen AM, Wohlfahrt J, Christens P (2000) Maternal age and fetal loss: population based register linkage study. BMJ 320: 1708

Ogasawara M, Aoki K, Okada S, Suzumori K (2000) Embryonic karyotype of abortuses in relation to the number of previous miscarriages. Fertil Steril 73(2): 300–304

Osborn JF, Cattaruzza MS, Spinelli A (2000) Risk of spontaneous abortion in Italy, 1978-1995, and the effect of maternal age, gravidity, marital status, and education. Am J Epidemiol 151: 98

Philipp T, Philipp K, Reiner A, Beer F, Kalousek DK (2003) Embryoscopic and cytogenetic analysis of 233 missed abortions: factors involved in the pathogenesis of developmental defects of early failed pregnancies. Hum Reprod 18(8): 1724–1732

Regan L, Rai R (2000) Epidemiology and the medical causes of miscarriage. Baillieres Best Pract Res Clin Obstet Gynaecol 14: 839

Royal College of Obstetricians and Gynaecologists (RCOG) (2011) Recurrent Miscarriage, Investigation and Treatment of Couples (Green-top Guideline No. 17). https://www.rcog.org.uk/en/guidelines-research-services/guidelines/gtg17 (Zugriff: 30.08.2015)

Santjohanser C (2013) Granulocyte-colony stimulating factor as treatment option in patients with recurrent miscarriage. Arch Immunol Ther Exp 61(2): 159–164

Saravelos SH, Li TC (2012) Unexplained recurrent miscarriage: how can we explain it? Human Reproduction 27(7): 1882–1886

Scarpellini F, Sbracia M (2009) Use of granulocyte colony-stimulating factor for the treatment of unexplained recurrent miscarriage: a randomised controlled trial. Hum Reprod 24(11): 2703–2708

Scott JR (1994) Recurrent miscarriage: overview and recommendations. Clin Obstet Gynecol 37: 768

Scott JR, Pattison N (2000) Human chorionic gonadotrophin for recurrent miscarriage. Cochrane Database Syst Rev 2: CD000101

Schleussner E, Kamin G, Seliger G, Rogenhofer N, Ebner S, Toth B, Schenk M, Henes M, Bohlmann MK, Fischer T, Brosteanu O, Bauersachs R, Petroff D; ETHIG II group (2015) Low-molecular-weight heparin for women with unexplained recurrent pregnancy loss: a multicenter trial with a minimization randomization scheme. Ann Intern Med 162(9): 601–609

Stray-Pedersen B, Stray-Pedersen S (1984) Etiologic factors and subsequent reproductive performance in 195 couples with a prior history of habitual abortion. Am J Obstet Gynecol 148(2): 140–146

Stray-Pedersen B, Stray-Pedersen S (1988) Recurrent abortion: The role of psychotherapy. In: Beard R, Sharp F (eds.) Early pregnancy loss. Mechanisms and treatment. Springer, Heidelberg, p. 433–440

Tempfer CB, Kurz C, Bentz EK, Unfried G, Walch K, Czizek U, Huber JC (2006) A combination treatment of prednisone, aspirin, folate, and progesterone in women with idiopathic recurrent miscarriage: a matched-pair study. Fertil Steril 86(1): 145–148

Toth B et al.; Deutsche Gesellschaft für Gynäkologie und Geburtshilfe (DGGG) und Arbeitsgemeinschaft Immunologie in der Gynäkologie und Geburtshilfe (AGIM) (2014) Diagnostik und Therapie beim wiederholten Spontanabort. AWMF-Leitlinie 015/050. http://www.awmf.org/uploads/tx_szleitlinien/015-050k_S1_Spontanabort_Diagnostik_Therapie_2014-05.pdf (Zugriff: 30.08.2015)

Wallace EM, Marjono B, Tyzack K, Tong S (2004) First trimester levels of inhibins and activin A in normal and failing pregnancies. Clin Endocrinol 60: 484–490

Wang X, Chen C, Wang L (2003) Conception, early pregnancy loss, and time to clinical pregnancy: a population-based prospective study. Fertil Steril 79: 577

Wilcox AJ, Weinberg CR, O´Connor JF, Baird DD, Schlatterer JP (1988) Incidence of early loss of prgnancy. N Engl J Med 319: 189–194

World Health Organization (WHO) (1977) Recommended definitions, terminology and format for statistical tables related to the perinatal period and use of a new certificate for cause of perinatal deaths. Modifications recommended by FIGO as amended October 14, 1976. Acta Obstet Gynecol Scand 56(3): 247–253

Chinesische Medizin bei RSA

Karin Bervoets

20.1 Einleitung – 164

20.2 Allgemeine Physiologie aus der Sicht der chinesischen Medizin – 164

20.3 Empfängnis und Schwangerschaft aus der Sicht der chinesischen Medizin – 164

20.4 Ätiologie, Pathologie und Therapie RSA – 165

20.5 Vorgehen in der Praxis vor und während einer erneuten Schwangerschaft – 169

20.6 RCT zur Behandlung der RSA mit chinesischer Arzneimitteltherapie – 170

Literatur – 170

20.1 Einleitung

Die Behandlung von Paaren mit RSA gilt als eine vorbereitende Maßnahme, die idealerweise sechs Monate vor dem erneuten Eintritt einer Schwangerschaft begonnen werden sollte.

Gemäß der chinesischen Frauenheilkunde ist das Ereignis einer Fehlgeburt für die Frau aus dem Blickwinkel von Qi, Blut („Xue") und den Jing-Essenzen energetisch zehrender und belastender, verglichen mit den Anstrengungen einer Entbindung (Maciocia 1998). Die Erklärung liegt in einem möglicherweise hohen Blutverlust und dem plötzlichen Abfall der Hormonwirkungen, verbunden mit einer ausgeprägten emotionalen Belastung, die der Verlust der Schwangerschaft und ein subjektives Gefühl des Versagens mit sich bringen können. Umso mehr darf dies gelten, je häufiger sie sich in der Vorgeschichte ereignet hat.

RSA, die als „schlüpfriger Fetus" („hua tai") bezeichnet werden, sind primär verursacht durch eine Disharmonie der eng mit der Reproduktion verknüpften Funktionen. Hierzu gehören die Nieren („shen"), der Uterus („bao gong") sowie die beiden außerordentlichen Gefäße Ren Mai („See des Yin", Konzeptionsgefäß) und Chong Mai („See des Blutes", Durchdringungsgefäß).

Jede Behandlung richtet sich daher immer an diese Organ- bzw. Gefäßsysteme, wobei der Fokus nicht nur auf der Vermeidung einer erneuten Fehlgeburt liegen soll, sondern vielmehr in einer allgemeinen Stärkung der reproduktiven Gesundheit.

Auch wenn es sich bei den genannten Behandlungszielen in erster Linie um eine Domäne der chinesischen Arzneimitteltherapie handelt, kann die Therapie synergistisch von der Akupunktur und der Moxibustion unterstützt werden.

20.2 Allgemeine Physiologie aus der Sicht der chinesischen Medizin

Die grundlegende Theorie der chinesischen Medizin fußt auf dem Prinzip von Yin und Yang und auf der Vorstellung der „Qi Hua", der Qi-Transformation. Dabei handelt es sich um eine individuell ausgeprägte, konstitutionelle Stärke, welche eher passive Essenzen („Jing") in den Nieren in aktive Energien und Substanzen wie Qi, Xue-Blut, Säfte und Essenzen umwandelt.

Erst durch die Umwandlung gewinnen sie eine Yin- oder Yang-Qualität, die immer nur im Kontext einer unterscheidenden, obgleich eng ineinander verwobenen Perspektive zugeeignet wird: Das Xue-Blut hat im Vergleich zum Qi mehr Yin-Natur, während es im Vergleich zum Jing mehr Yang-Qualität aufweist. Alle Organsysteme, Leitbahnen, Netz- und außerordentlichen Gefäße werden von diesen Energien und Substanzen durchströmt und ernährt. Sie gewährleisten die körperliche und geistig-seelische Integrität des Organismus, hauptsächlich durch zyklische Umwandlung und Zirkulation.

20.3 Empfängnis und Schwangerschaft aus der Sicht der chinesischen Medizin

Die Voraussetzung für Fruchtbarkeit, Empfängnis und Erhalt einer Schwangerschaft liegt in der Stärke der Nieren, dem Mingmen-Feuer und der Festigkeit der außerordentlichen Gefäße (Kirschbaum 1995).

In dem Moment, in dem der Uterus und die durch ihn verlaufenden Gefäße Ren Mai und Chong Mai mit Jing-Essenz, Qi, Blut und Säften gefüllt werden, ist die Fruchtbarkeit einer Frau „angekommen": die Menarche, der „himmlische Tau" („Tian Gui") fließt nach unten. Während der Pubertät stabilisieren und harmonisieren sich diese Gefäße zunehmend, bis ein regelmäßiger, ovulatorischer Zyklus einen geordneten Ablauf aller daran beteiligten Umwandlungen anzeigt (Bervoets 2010). Kommt es zu einer Schwangerschaft[1], verändert sich die

---

1 Im klassischen China wurde eine Schwangerschaft im ersten Monat nach dem Ausbleiben der Menstruation durch Veränderungen der Pulsqualitäten an verschiedenen Taststellen festgestellt: „Wenn die Gefäßbewegungen an der Yin(stelle) schlagend sind und sich von denen an der Yang(stelle) unterscheiden", bedeutet, dass eine Schwangerschaft vorliegt (Suwen, Kapitel 7, zitiert nach Riegel 1999)

Zirkulation von Qi und Blut: Das Qi steigt aufwärts und kann im Magen eine morgendliche Übelkeit verursachen. Das sich im Uterus sammelnde Blut dient dem Ren Mai und Chong Mai dazu, den Fetus zu nähren, sein Wachstum zu fördern und ihn zu halten. Ab dem 2. Trimenon werden sie unterstützt von der Funktion der Milz („pi") und einem weiteren, außerordentlichem Gefäß, Dai Mai (Gürtelgefäß), in einer nach oben gerichteten Bewegung von Qi, die dazu dient, den Fetus bis kurz vor der Geburt zu halten (Maciocia 1998).

20.4 Ätiologie, Pathologie und Therapie RSA

Im Gegensatz zum drohenden Abort („tai luo"), gehen RSA meist mit Schwächezuständen einher (Marciocia 1995; Marchment 2007), die eine längere Behandlungsdauer erfordern könnten. Die häufigsten mütterlichen Ursachen liegen in einer konstitutionellen oder erworbenen Nierenschwäche und der mangelnden Festigkeit des Ren und Chong Mai. Häufige Aborte schädigen die Nieren, den Ren Mai und Chong Mai und verstärken ihrerseits die bereits bestehende Schwäche (Rochat de la Vallée 2007). Weitere Ursachen sind ein allgemeiner Mangel an Blut (Xue) und im Rahmen der Milz-Qi-Schwäche ein sinkendes Qi.

> In der Praxis sollte eine Behandlungsdauer von mehreren Monaten sorgfältig abgewogen werden, insbesondere im Hinblick auf das Alter und die Dringlichkeit des bestehenden Kinderwunsches der Patientin.

20.4.1 Konstitutionelle oder erworbene Nierenschwäche

Der Ren Mai und Chong Mai werden nicht ausreichend durch die Nieren mit Qi und Jing-Essenzen versorgt bzw. gefestigt und können somit den Fetus weder nähren noch halten. Die Nierenschwäche manifestiert sich, je nach Überwiegen der Disharmonie, entweder betonter als Nieren-Yang-Schwäche oder als Nieren-Yin-Schwäche (Maciocia 1998).

Ätiologie beider Muster angeborene oder erworbene Fehlbildungen des Uterus mit Störungen der Einnistung, mütterliches Alter > 40 Jahre, körperliche und/oder geistige Überarbeitung, chronische Erkrankungen, eingeschränkte Rekonvaleszenz

Nieren-Yang-Schwäche mit konsekutiver Leere-Kälte

Allgemeine klinische Zeichen Rückenschmerzen, Energielosigkeit, häufiges Wasserlassen (auch in der Nacht), kälteempfindliche Gliedmaßen

Gynäkologische Anamnese Tendenz zu kurzen, unregelmäßigen Zyklen, schwache Blutung im Wechsel mit stärkerer Blutung, blasses, eher dünnflüssiges Blut, Ovulation oft verzögert, mit verkürzter Lutealphase, eher wässriges Zervixsekret, in der BTK langsamer bzw. kein ausreichender Temperaturanstieg, oft lange Anamnese von Infertilität

Zunge und Puls blasse, geschwollene Zunge, tiefer, schwacher, evtl. langsamer Puls

Therapieprinzip das Yang der Nieren stärken, den Uterus wärmen, Ren und Chong Mai konsolidieren

Akupunktur
- Du 4 – Mingmen – wärmt das Mingmen-Feuer und den Uterus (Moxa), stärkt das Nieren-Yang
- Bl 23 – Shenshu – stärkt das Nieren-Yang, insbesondere bei Moxa
- Du 20 – Baihui – hebt das Qi nach oben, fördert den Verschluss des Muttermundes, besänftigt den Geist
- Ren 6 – Qihai – „Meer des Qi", im Zentrum des Dantian tonisiert das Yuan Qi des ganzen Körpers, kräftigt den Ren Mai, wärmt den Unterleib
- Ni 13 – Qixue – harmonisiert den Ren und Chong Mai, stärkt das Nieren-Qi, Kreuzungspunkt mit dem Chong Mai

- Ren 4 – Guanyuan – kräftigt intensiv das Nieren-Yang, Yuan Qi und das Nieren-Yin, das Blut-Xue, wärmt und reguliert den Uterus, beseitigt Kälte und Feuchtigkeit aus dem unteren Jiao
- Jinggong – Extrapunkt, halbes Cun seitl. Bl 52 („zhishi"), stärkt das Jing und wärmt das Nieren-Yang

Arzneimitteltherapie[2] 補腎固冲囊 Bu Shen Gu Chong Tang (das die Nieren stärkende, den Chong (Mai) konsolidierende Dekokt), neue Kompilation der chinesischen Medizin
- Tu Si Zi, Cuscutae Sm.: 6 g
- Xu Duan, Dipsaci Rx.: 6 g
- Du Zhong, Eucommiae Cx.: 6 g
- Ba Ji Tian, Morindae Rx.: 6 g
- Lu Jiao Shuang, Cervi Cornu degelatinum: 6 g
- Shu Di Huang, Rehmanniae Rx. praep.: 9 g
- Dang Gui, Angelicae sinensis Rx.: 6 g
- Gou Qi Zi, Lycii Fr.: 9 g
- E Jiao, Asini Corii Colla: 6 g
- Bai Zhu, Atractylodes Rz.: 9 g
- Dang Shen, Codonopsis Rx.: 6 g
- Da Zao, Jujubae Fr.: 3 St.
- Sha Ren, Amomi Fr.: 3 g

Rezeptanalyse Die ersten vier Arzneien kräftigen und wärmen das Nieren-Yang. Durch ihre bewegende und befeuchtende Wirkung bringen sie die Verschreibung in den Ren Mai, unterstützt von Lu Jiao Shuang, einer der Hauptarzneien für den Yang-Aspekt des Ren Mai im Bezug auf die weibliche Fruchtbarkeit. Die folgenden vier Arzneien kräftigen das Blut im Chong Mai. E Jiao festigt durch seine adstringierende Wirkung den Chong Mai. Die letzten vier Arzneien stärken das Qi der Milz. Sha Ren ist eine wichtige Botenarznei für die Nieren und erleichtert die Verdaubarkeit von Shu Di Huang. Es beugt in der Frühschwangerschaft einer morgendlichen Übelkeit vor.

Nieren-Yin-Schwäche mit konsekutiver Leere-Hitze

Allgemeine klinische Zeichen Rückenschmerzen, Unruhe, Schwindel, Tinnitus, Schlafstörungen, Nachtschweiß, Wangenrötung, Trockenheit der Haut, Obstipation

Gynäkologische Anamnese kurze Zyklen, kurze und schwache Blutung, je stärker die Hitze, umso stärker der Blutfluss, dann auch verkürzte Follikelphase, vorzeitige Ovulation mit Zwischenblutung, dünnes Endometrium, zähes und trockenes Zerxixsekret, Trockenheit der Vagina

Zunge und Puls trockene, eher gerötete Zunge, evtl. mit Rissen im Zungenkörper, wenig oder kein Zungenbelag, schneller, oberflächlicher, leerer Puls an den Chi-Positionen

Therapieprinzip das Nieren-Yin und Blut stärken, Ren und Chong Mai festigen, Leere-Hitze klären

Akupunktur
- Ni 3 – Taixi – stärkt das Nieren-Yin, stabilisiert das Nieren-Qi, unterstützt die Jing-Essenz, reguliert den Uterus, klärt Leere-Hitze
- Ni 6 – Zhaohai – stärkt das Nieren-Yin, reguliert den Uterus, klärt Leere-Hitze, klärt den Geist
- He 6 – Yinxi – stärkt das Herz-Yin, klärt Hitze im Herzen, beruhigt den Geist, fördert den Schlaf, vermindert Nachtschweiße durch Yin-Mangel
- Mi 10 – Xuehai – „Meer des Blutes", klärt Leere-Hitze im Blut, beseitigt Blutstase
- Mi 6 – Sanyinjiao – stärkt und harmonisiert die Milz, nährt Yin und Blut, reguliert den Uterus, beruhigt den Geist
- Ren 4 – Guanyuan – kräftigt das Nieren-Yin und das Blut-Xue, reguliert den Uterus
- Ren 7 – Yinjiao – stärkt Yin und Blut, reguliert den Qi-Fluss im Uterus, Kreuzungspunkt mit Chong Mai und der Nierenleitbahn

---

2 Therapieverfahren der chinesischen Medizin, das auf der Abkochung vorwiegend von Pflanzenteilen (Wurzeln, Rinden, Stängel, Blüten, Blätter), seltener von Mineralien bzw. tierischen Bestandteilen beruht. Die Rezepturen bestehen aus mehreren Arzneien, die miteinander in Wasser abgekocht und mehrmals am Tag als Tee getrunken werden. Moderne Darreichungen sind in Form von konzentrierten Extrakten, Pulver oder Pillen erhältlich.

- Lu7 – Lieque – und Ni 6, Zhaohai öffnen und regulieren den Ren Mai, stärken den Uterus

Arzneimitteltherapie bei einem Yin-Mangel, mit fehlenden oder nur milden Hitzezeichen
两地汤 Liang Di Tang (Dekokt der beiden Di), von Fu Qingzhu (1827)
- Sheng Di Huang, Rehmanniae Rx. viride: 18 g
- Di Gu Pi, Lycii Cx.: 9 g
- Xuan Shen, Scrophulariae Rx.: 12 g
- Mai Men Dong, Ophiopogonis Tb.: 9 g
- E Jiao, Asini Corii Colla: 9 g
- Bai Shao, Paeoniae Rx. alba: 12 g

Rezeptanalyse Sheng Di Huang, Xuan Shen und Mai Men Dong bilden das Rezept Zeng Ye Tang (Dekokt zur Vermehrung der Ye-Säfte). Es fördert die Bildung der Jin- und Ye-Säfte im Blut, die durch Hitze verbraucht werden. Durch ihre kühle Eigenschaft klären sie milde Leere-Hitze im Blut und beruhigen den Geist. Zusammen mit E Jiao und Bai Shao beenden sie vorzeitige Blutungen. Zusammen mit Di Gu Pi beenden sie Nachtschweiße, die durch Yin-Mangel entstehen.

Arzneimitteltherapie be einem Yin-Mangel mit ausgeprägteren Hitzezeichen
保阴煎 Bao Yin Jian (die Yin beschützende Abkochung) von Zhang Jingyue (1624)
- Sheng Di Huang, Rehmanniae Rx. viride: 24 g
- Shu Di Huang, Rehmanniae Rx. praep.: 15 g
- Bai Shao, Paeoniae Rx. albae: 12 g
- Xu Duan, Dipsaci Rx.: 6 g
- Shan Yao, Dioscorea Rz.: 12 g
- Huang Qin, Scutellariae Rx.: 9 g
- Huang Bai, Phellodendri Cx.: 9 g
- Gan Cao, Glycyrrhizae Rx.: 3 g

Rezeptanalyse Sheng Di Huang, Shu Di Huang, Bai Shao, Shan Yao und Gan Cao bilden Säfte, Blut und Qi. Sie bauen kräftig das Yin auf und gleichen die harschen Wirkungen von Huang Qin und Huang Bai aus, die durch ihre Bitterkeit und Kälte (feuchte) Hitze aus dem Unterleib ausleiten. Kalte Arzneien gefährden die geschmeidige Bewegung von Qi und Entfaltung des Yang. Zum Ausgleich wird die den Ren Mai erreichende Arznei Xu Duan hinzugegeben, so dass sich nach dem Ausleiten der Hitze das Yang wieder physiologisch entfalten kann.

> Um das Rezept unverändert einzusetzen, sollte ein geröteter Zungenkörper bei schmierig gelbem Zungenbelag, v.a. der Zungenwurzel, vorhanden sein. Die gynäkologischen Zeichen sollten auf eine Hitze im Blut hinweisen: evtl. riechende, eher zähflüssigere Blutungen, verkürzter Zyklus durch eine verkürzte Follikelphase, Zwischenblutung, evtl. riechender Fluor albus.

20.4.2 Unzureichende Bildung von Blut

Der Uterus wird nicht ausreichend über den Chong Mai mit Blut versorgt, Störungen der Implantation bzw. verminderte endometriale Rezeptivität, der Embryo wird nicht ausreichend genährt, eher Frühabort

Ätiologie aufgrund einer nährstoffarmen Ernährung, z.B. bei veganer oder vegetarischer Ernährungsweise, Anorexie in der Vorgeschichte, nach langjähriger Einnahme von Kontrazeptiva

Allgemeine klinische Zeichen Kopf- und Nackenschmerzen, Schwindel, unklares Sehen, Taubheitsgefühle der Extremitäten, Trockenheit der Haut, Schleimhäute und Haare, Schlafstörungen, Palpitationen, geringes Selbstbewusstsein

Gynäkologische Anamnese auffallend dünnes Endometrium, Hypo-, Brachy-, Oligomenorrhoe, blass-bräunliche, eher tröpfelnde Blutung, von sehr kurzer Dauer

Zunge und Puls blasse, dünne, trockene Zunge, rauher, dünner Puls

Therapieprinzip das Blut und die Niere nähren, den Ren Mai festigen, den Chong Mai auffüllen

Akupunktur
- Le 8 – Ququan – nährt das Leberblut
- Mi 6 – Sanyinjiao – stärkt das Qi der Milz, um Blut zu bilden
- Ma 36 – Zusanli – stärkt Milz und Magen, reguliert die Zirkulation von Qi und Blut

- Bl 17 – Geshu – stärkt das Blut, einflussreicher Punkt des Blutes (Hui-Punkt)
- Bl 20 – Pishu – nährt das Blut, reguliert und tonisiert die Milz
- Ni 3 – Taixi – tonisiert die Nieren, kräftigt das Yin und die Jing-Essenzen
- Ni 13 – Qixue – harmonisiert den Ren und Chong Mai, Kreuzungspunkt mit dem Chong Mai
- Ren 4 – Guanyuan – nährt das Yin und das Blut, kräftigt den Uterus

Arzneimitteltherapie 八阵方 Ba Zhen Tang (Dekokt der acht Schätze) ist die Kombination aus 四乌汤 Si Wu Tang (Dekokt der vier Bestandteile) und 四君子汤 Si Jun Zi Tang (Dekokt der vier edlen Herren)
oder
人参滋血汤 Ren Shen Zi Xue Tang (Dekokt mit Ginseng zum Wachsenlassen des Blutes)
- Ren Shen, Ginseng Rx.: 9 g
- Shan Yao, Dioscorea Rx.: 9 g
- Shu Di Huang, Rehmanniae praep. Rx.: 9 g
- Dang Gui, Angelicae sinensis Rx.: 9 g
- Bai Shao, Paeoniae Rx. albae: 9 g
- Chuan Xiong, Chuanxiong Rx. et Rz.: 3 g
- Fu Ling, Poriae: 3 g

Rezeptanalyse Über das Stärken von Qi mithilfe von Ren Shen, Shan Yao und Fu Ling gilt es, das Blut zu stärken durch die Kombination Shu Di Huang, Dang Gui, Bai Shao und Chuan Xiong, welches dem Rezept 四乌汤 Si Wu Tang entspricht.

> Erfahrungsgemäß ist die unzureichende Bildung von Blut eine Disharmonie, deren Behandlung besonders langwierig und hartnäckig sein kann. Es gilt, dies im Gespräch mit der Patientin entsprechend zu berücksichtigen.

20.4.3 Sinkendes Qi durch Qi-Schwäche der Milz

Ab dem 2. Trimenon mit der Zunahme des fetalen Größenwachstum und der Dehnung des Uterus ist die haltende Funktion der Milz auf den Verschluß der Zervix von großer Bedeutung. Sie wird darin von einem weiteren außerordentlichen Gefäß unterstützt, dem Dai Mai (Gürtelgefäß).

Ätiologie sinkendes Milz-Qi durch frühere Geburten, Schwächung des Beckenbodens, anamnestisch Zervixinsuffizienz, -cerclage, mehrfache Fehlgeburten in der Anamnese, Abortkürettagen

Allgemeine klinische Zeichen Verdauungsstörungen, häufige Blähungen, Nahrungsmittelunverträglichkeiten, postprandiale Müdigkeit, eher ungeformter Stuhlgang, Urininkontinenz, Neigung zu Organprolaps, Gewichtszunahme, Bindegewebsschwäche, subkutane Hämatome bei geringfügigen Anlässen

Gynäkologische Anamnese verkürzter Zyklus, stärkere oder sehr starke Blutungen, Ausscheiden von Koageln beachtlicher Größe, blasse Farbe, dünnflüssige Konsistenz, „bearing down sensation" Unterbauchschmerz während der Menstruation, der sich bis in die Oberschenkel fortsetzen kann, häufig Vaginalmykosen, vermehrter Fluor („dai xia") vor dem Einsetzen der Menstruation

Zunge und Puls blasse, geschwollene Zunge, klebriger Zungenbelag, evtl. gestaute Unterzungenvenen, schwache oder betont schlüpfrige, gespannte Pulse

Therapieprinzip die Milz stärken, das Qi anheben, den Ren Mai festigen

Akupunktur
- Du 20 – Baihui – hebt das Qi nach oben, fördert den Verschluss des Muttermundes
- Mi 6 – Sanyinjao – tonisiert das Milz-Qi
- Ma 36 – Zusanli – tonisiert und reguliert das Qi von Magen und Milz
- Ren 6 – Qihai – stärkt das Yuan Qi im gesamten Körper, einer der wirksamsten Punkte zur Stärkung des Qi, v.a. bei Moxibustion
- Ren 12 – Zhongwan – harmonisiert das Qi von Magen und Milz
- Tituo – Extrapunkt, 4 Cun lateral der Mittellinie auf Höhe von Ren 4, medial der Spina iliaca anterior superior, hebt und reguliert das Uterus-Qi

Arzneimitteltherapie um das Milz Qi zu kräftigen und zu heben:

泰山磐石散 Tai Shan Pan Shi San (das Pulver, das die Stabilität eines Felsen vom Tai-Berg verleiht), von Zhang Jingyue (1624)
- Ren Shen, Ginseng Rx.: 3 g
- Huang Qi, Astragali Rx.: 3 g
- Xu Duan, Dipsaci Rx.: 3 g
- Huang Qin, Scutellariae Rx: 3 g
- Bai Zhu, Atractylodes Rz: 6 g
- Shu Di Huang, Rehmanniae Rx. praep.: 2,4 g
- Bai Shao, Paeoniae Rx. albae: 2,4 g
- Chuan Xiong, Chuanxiong Rx et Rz: 2,4 g
- Sha Ren, Amomi Fr.: 1,5 g
- Zhi Gan Cao, Glycyrrhizae Rx. tosta: 1,5 g
- Nuo Mi, Klebreis: 4-6 g

Rezeptanalyse Dieses Rezept erinnert an die berühmte Verschreibung 补中益气汤 Bu Zhong Yi Qi Tang (Dekokt, das die Mitte stärkt und das Qi vermehrt) des Arztes Li Dong-yuan, der Hauptvertreter der „Milz und Magen-Schule" (Piweilun 1249). Durch eine entsprechende Abwandlung führte der Arzt Zhang Jingyue knapp 400 Jahre später das Rezept mehr in die Nieren und in das Blut, in der Vorstellung, nur aus einem starken Yin könne ein kräftiges Yang erwachsen. Mit seiner Vorliebe für die im Ofen zubereitete Rehmannia-Wurzel begründete er als „Rehmannia-Zhang" am Übergang zur Qing-Dynastie die „wärmende und stärkende" Schule, die einen großen Einfluss auf die weitere Entwicklung der Medizingeschichte Chinas nahm.

> **Achtung: Die Pulverform erklärt die niedrigen Dosierungen im Vergleich zum wässrigen Dekokt (Tang). Sie müssen bei einer Abkochung entsprechend angeglichen werden.**

Ren Shen und Huang Qi stärken beide das Qi und führen es nach oben, unterstützt von Bai Zhu und Zhi Gan Cao, die betont das Qi der Mitte stärken. Xu Duan führt das Rezept in den Ren Mai, Shu Di Huang und Bai Shao bauen das Blut in den Nieren und der Milz auf, während Chuan Xiong es sanft in einer nach oben führenden Bewegung harmonisiert.

um den Dai Mai[3] zu festigen 壽胎丸 Shou Tai Wan (das Leben des Fetus verlängernde Pille) von Zhang Xichun[4] (1860–1934)
- Tu Si Zi, Cuscutae Sm.: 6 g
- Sang Ji Sheng, Taxili Ram.: 6 g
- Xu Duan, Dipsaci Rx.: 6 g
- E Jiao, Asini Corii Colla: 6 g

Rezeptanalyse Im Gegensatz zu den vorgenannten Verschreibungen, die sämtlich ihren Fokus auf die Regeneration des mütterlichen Wohlbefindens legen, ist Shou Tai Wan ein Rezept, das sich unmittelbar an den Fetus wendet. Es kann daher sehr gut auch während eines drohenden Abortes eingesetzt werden. Aus der Erfahrung von Zhang Xichun war der mütterliche Allgemeinzustand nicht ausschlaggebend dafür, ob eine Schwangerschaft in einer Fehlgeburt mündet. Er kombinierte daher vier Arzneien, die seit jeher bekannt waren, um den „Fetus zu beruhigen", die führende Strategie bei einem drohenden Abort. Für ihn ist Tu Si Zi die wichtigste Arznei in der gesamten Materia medica, um einer Fehlgeburt vorzubeugen (Scheid 2009). Sang Ji Sheng stärkt das Blut, kräftigt die Knochen und das fötale Qi. Xu Duan zeichnet sich durch seine Wirkung aus, (Auseinandergehendes) zusammenzuhalten. E Jiao nährt das Blut, vermehrt das Yin, stoppt Blutungen und beruhigt den Fetus.

20.5 Vorgehen in der Praxis vor und während einer erneuten Schwangerschaft

Aus der Vorgeschichte RSA ergibt sich für eine erneute Schwangerschaft ein erhöhtes Risiko eines Abortes. Es hat sich daher bewährt, vor dem Beginn einer der oben aufgeführten Behandlungen für

---

3 „Der Daimai ist das (Gefäß), das die Nabelschnur hält („baotai zhi xi"). Ist der Daimai ohne Kraft, dann hat er Schwierigkeit(en), die Nabelschnur (hoch)zuhalten, die den Fetus in eine unsichere Lage bringt. Daher sagt man, wenn der Daimai schwach ist, der Fetus leicht (ab)geht" (zitiert nach Scheid 2002).

4 Zhang Xichun gilt als einer der führenden Ärzte, der sich in den ersten drei Jahrzehnten des 20. Jahrhunderts intensiver mit der westlichen Medizin beschäftigte und sie in die chinesische Medizin zu integrieren versuchte.

mindestens einen Zyklus blutbewegende Arzneien zu verordnen, insbesondere in den Fällen, in denen keine Abortkürettage zuvor erfolgt ist. Dieses Vorgehen orientiert sich an einer wichtigen Strategie der chinesischen Medizin, wonach erst „altes Blut auszuleiten ist, bevor sich neues Blut bilden kann" und beinhaltet die Therapie sowohl körperlicher als auch geistig-seelischer Aspekte RSA (Bervoets 2008).

> Die Verschreibung von 桃红四物汤丸 Tao Hong Si Wu Tang (Dekokt der Vier Arzneien mit Saffranblüte und Pfirsichkernen) unter Zusatz von San Qi, Notoginseng, Rx. und Yi Mu Cao, Leonuri, Herbae, ist für diese klinische Situation ausgezeichnet wirksam.

Dieses Konzept ist der Patientin, die ihrerseits so schnell wie möglich wieder schwanger werden möchte, behutsam darzustellen, denn eine Therapie mit blutbewegenden Arzneien schließt ggf. eine gleichzeitige empfängnissteigernde Behandlung aus (Bervoets 2008). Auch nach einer oder mehreren Kürettagen ist es ratsam, blutbewegende Arzneien, wie auch Arzneien, die die Wundheilung fördern, einzusetzen. Lässt die Anamnese vermuten, dass gleichzeitig eine Zyklusstörung vorliegt, ist es von übergeordneter Bedeutung, diese erst zu regulieren.

Bei der Behandlung einer in ihrer Fruchtbarkeit eingeschränkten Patientin (als solche wird sich eine Patientin mit mehreren Fehlgeburten häufig nicht verstehen) ist die (erneute) Regulierung des Zyklus (Tiao Jing Zhong Zi) vorrangig (Bervoets 2010). Dieser Ansatz beinhaltet neben der Regulation vorhandener hormoneller Ungleichgewichte (z.B. nach kurz aufeinanderfolgenden IVF-/ICSI-Zyklen) und dem Fördern einer Ovulation im natürlichen Zyklus insbesondere auch die Einflussnahme auf den Menstruationsfluss. Nur wenn die „Blut-Essenz" im Überfluss vorhanden ist und unbehindert zur und durch die Gebärmutter fließen kann, sind die notwendigen Voraussetzungen für eine (erneute) Empfängnis gegeben.

Im Falle einer erneuten Schwangerschaft sollte, ähnlich der üblichen Schwangerenvorsorge, die Unterstützung mit Akupunktur und chinesischer Arzneimitteltherapie im Sinne eines „tender loving care" bis mindestens eine Woche nach dem Zeitpunkt der früher erreichten Schwangerschaftswoche(n) fortgeführt werden.

20.6 RCT zur Behandlung der RSA mit chinesischer Arzneimitteltherapie

In der Kombination mit Progesteron wies die chinesische Arzneimitteltherapie (壽胎丸 Shou Tai Wan und Modifikationen) eine höhere Wirksamkeit in Bezug auf die LGR und embryonale Entwicklung auf als die alleinige Progesterongabe bei Frauen mit RSA (Yang 2013). Die Kombination chinesischer Arzneien, Progesteron und ß-HCG war einer Behandlung aus Progesteron und ß-HCG überlegen, in Bezug auf die embryonale Entwicklung, nicht aber auf die LGR. Die Untergruppenanalyse in 41 RCTs (Yang 2013) ergab eine beträchtliche Heterogenität bezüglich der Anwendung chinesischer Arzneien, so dass keine Empfehlung einer spezifischen Verschreibung für RSA möglich scheint.

Eine kürzlich veröffentlichte Übersicht (Gao 2015) von 98, in chinesischer Sprache publizierten randomisierten kontrollierten Studien kam zu dem Ergebnis, dass sich die Qualität entscheidender methodologischer Kriterien als unbefriedigend erwiesen hat und weitere Empfehlungen zur Qualitätsverbesserung der RSA-Studien in China auszusprechen sind.

Literatur

Bervoets K (2008) Unerfüllter Kinderwunsch. Unterstützung der IVF/ICSI durch Akupunktur und Chinesische Arzneimitteltherapie. Seminarunterlagen. CCM Nord, Hamburg; ABZ Mitte, Offenbach.
Bervoets K (2010) Gynäkologie, Zyklusstörungen, Leitfaden Chinesische Medizin. Elsevier/Urban & Fischer, München, S 1359–1394
Bervoets K (2010) Infertilität der Frau, Leitfaden Chinesische Medizin. Elsevier/Urban & Fischer, München, S 1426–1447
Gao J, Deng GP, Hu Y, Huang Y, Lu L, Huang D, Li Y, Zhu L, Liu X, Jin X, Luo S (2015) Quality of reporting on randomized contolled trails on recurrent spontaneous abortion in China. Biomed Central 16: 172
Kirschbaum B (1995) Die 8 außerordentlichen Gefäße in der TCM. Medizinisch Literarische Verlagsgesellschaft mbH, Uelzen, S 72

Literatur

Maciocia G (1998) Obstetrics and gynecology in Chinese Medicine. Churchill Livingstone

Marchment R (2007) Gynaecology revisited (2007). Churchill Livingstone, Elsevier Australia, Marrickville

Riegel AM (1999) Das Streben nach dem Sohn. Fruchtbarkeit und Empfängnis in den medizinischen Texten Chinas von der Hanzeit bis zur Mingzeit. Herbert Utz, München

Rochat de la Vallée E (2007) Pregnancy and gestation in Chinese classical texts. Monkey Press, Norfolk

Scheid V (2002) The eight extraordinary vessels. Qi Jing Ba Mai. Threatened miscarriage. EIOM Seminar, Munich, S 24

Scheid V, Bensky B, Ellis A, Barolet, B (2009) Chinese herbal medicine, formulas and strategies (2nd ed.). Eastland Press, Seattle, S 441–442

Yang G Y, Luo H, Liao X, Liu J P (2013) Chinese herbal medicine for the treatment of recurrent miscarriage: a systematic review of randomized clinical trials. BMC Complementary and Alternative Medicine 13(1): 1

Neuraltherapie bei gefährdeter Schwangerschaft

Stefan Weinschenk

21.1 Einleitung – 174

21.2 Definition Neuraltherapie – 174

21.3 Geschichte der Neuraltherapie bei gefährdeter Schwangerschaft – 174

21.4 Die pleiotrope Wirkung von Lokalanästhetika – 175

21.5 Fünf Zugänge zur therapeutischen Anwendung von Lokalanästhetika – 175

21.6 Therapie – 177

21.7 Forschung, Aus- und Weiterbildung – 179

Literatur – 180

© Springer-Verlag Berlin Heidelberg 2017
B. Toth (Hrsg.), *Fehlgeburten Totgeburten Frühgeburten*,
DOI 10.1007/978-3-662-50424-6_21

21.1 Einleitung

Die Therapie mit Lokalanästhetika (in Deutschland bekannt als Neuraltherapie) ist ein Verfahren, welches mit der Behandlung chronischer Schmerzzustände, aber üblicherweise nicht mit Indikationen in der Schwangerschaft in Verbindung gebracht wird. Es gibt bei manchen Ärzten Vorbehalte gegen eine solche Anwendung aus Furcht vor Nebenwirkungen.

Dieser Beitrag analysiert die möglichen Wirkungsmechanismen, die eine solche Anwendung sinnvoll und Erfolg versprechend erscheinen lassen, sowie die Frage der Zulässigkeit der Applikation von Lokalanästhetika (LA) während der Schwangerschaft bzw. außerhalb derselben bei Z.n. RSA. Einfache Therapieschemata erlauben auch dem wenig erfahrenen Anwender eine Indikationsstellung und Durchführung in der täglichen Praxis.

21.2 Definition Neuraltherapie

Unter Neuraltherapie verstehen wir die Therapie mit Lokalanästhetika (Weinschenk 2010). Diese Definition umfasst alle Arten der therapeutischen und diagnostischen Anwendung, von der lokalen und segmentalen über die regionale bis zur systemischen Therapie als Infusion. Die vielfältigen Injektionstechniken der Neuraltherapie wurden über Jahrzehnte erprobt und verfeinert (siehe Lehrbücher, z.B. Fischer 2007; Weinschenk 2010; Barop 2013).

In der Frauenheilkunde war die Neuraltherapie schon sehr früh als fester Bestandteil im Spektrum ganzheitlich denkender Ärzte verankert (Goecke 1962). Sie bewährt sich in der Frauenheilkunde heute bei unklaren Unterbauchbeschwerden, Dysmenorrhoe, Vulvodynie, Narbenschmerzen und sogar Hitzewallungen, (Weinschenk 2015). Die Methode findet breite Anwendung bei deutschen Ärzten (Joos et al. 2009), galt aber über lange Zeit als gefährlich. Vor allem wurde die angeblich hohe Allergenität des dabei häufig verwendeten LA Procain kritisiert. Neue Arbeiten zeigen, dass diese Auffassung offensichtlich auf einer Fehlinterpretation der durchblutungsfördernden Wirkung dieses LA beruhte (Mergenthaler et al. 2016).

21.3 Geschichte der Neuraltherapie bei gefährdeter Schwangerschaft

Schon im frühen neuraltherapeutischen Schrifttum wird von Therapieansätzen des imminenten Abortes berichtet, so z.B. in dem damaligen Standardwerk von Peter Dosch (1964). Der Gynäkologe Mink (1976) beschreibt folgendes Vorgehen *beim akuten Abortus imminens*: Paracervicale Injektion, segmentale Injektion bei Th10-11, Schilddrüse, i.v., dann Patientin eine Stunde ruhen lassen, klinische Kontrolle, bei Erfolg Wiederholung, dann Entlassung und Standardtherapie (Ruhe, Magnesium), Einbestellung und Wiederholung nach ein bis zwei Tagen, dann Wiederholung nach einer Woche.

Bei Abortus imminens empfahl auch Zahn (1980) die Injektion an die Schilddrüse unter der Vorstellung der Beteiligung einer latenten Schilddrüsenfunktionsstörung am Abortgeschehen. Dieser Injektion wird auch ein anxiolytischer Effekt zugeschrieben. Zahn beschreibt im gleichen Artikel die erfolgreiche wöchentliche Anwendung der Schilddrüseninjektion bei drohender Frühgeburt ab der 20. SSW ergänzend zur Standardtherapie. Alle diese Empfehlungen beruhen auf Expertenwissen und wurden nicht in Studien geprüft.

Aus heutiger Sicht (Weinschenk 2010) unterliegen neuraltherapeutische Behandlungen im 1. Trimenon aus forensischen Gründen grundsätzlich einer strengen Indikation. Procain ist nicht plazentagängig (Usubiaga et al. 1968) und weder embryotoxisch noch teratogen (Hagiwara et al. 2006). Für eine enge Indikationsstellung sprechen aber grundsätzliche Überlegungen in Hinblick auf die hohe Abortrate vor der 12. SSW: Wer beweist, dass ein eingetretener Abort nicht durch eine aus anderer Indikation durchgeführte Neuraltherapie induziert war? Die Indikation zur Anwendung beim Abortus imminens dagegen ist auch aus heutiger Sicht als individueller Heilversuch in besonderen Situationen möglich, z.B. bei einer Patientin mit akuten Abortbestrebungen bei vorausgegangenen RSA.

Der Autor überblickt selbst drei Einzelkasuistiken bei Z.n. RSA mit erfolgreichem Ausgang der nachfolgenden Schwangerschaft, bei denen es bei vorausgegangenen drei, vier bzw. fünf Aborten nach neuraltherapeutischer Behandlung im Intervall jeweils zu erfolgreich ausgetragenen Schwangerschaften kam.

Es ergeben sich somit zwei mögliche Indikationen für eine therapeutische Anwendung von Lokalanästhetika bei der gefährdeten Schwangerschaft: Abortus imminens und RSA. Bei Frühgeburtsbestrebungen dürfte dagegen allenfalls die Injektion an die Schilddrüse als ergänzende Maßnahme zur Standardtherapie für fortgeschrittene Therapeuten in Frage kommen.

Welche wissenschaftlichen Daten bilden die Rationale für eine solche Indikationsstellung?

21.4 Die pleiotrope Wirkung von Lokalanästhetika

Die allgemein bekannte Anwendung zur perioperativen Schmerzausschaltung beruht auf der Unterbrechung der Reizweiterleitung durch Lokalanästhetika über die Blockade des Na^+-Ionen-Kanals. Wichtige therapeutische Eigenschaften dieser Substanzgruppe werden aber über andere Rezeptoren vermittelt: Sie wirken antiinflammatorisch (Pecher et al. 2004) und antithrombotisch (Lo et al. 2001), wirken am Zellkern onkoprotektiv über eine DNA-Demethylierung (Lirk et al. 2012), sind durchblutungsfördernd (Mergenthaler et al. 2016), haben eine direkte Wirkung auf das vegetative Nervensystem (VNS; Wisseler 2012) und bewirken eine lang dauernde Schmerzfreiheit (Hollmann u. Durieux 2000). Bei dieser Vielzahl von molekularen Wirkungen spricht man von „pharmakologischer Pleiotrophie" (pleios (griech.) = voll; tropos (griech.) = Drehung, Wendung).

Die intrauterine Anwendung bei endometrioseassoziierter Infertilität ermöglicht eine erhöhte Schwangerschafts- und Geburtenrate (Edelstam et al. 2001), vermutlich über antiinflammatorische Effekte am Peritoneum. Eine andere Hypothese postuliert eine Reduzierung der uterinen Kontraktilität und einen sympathikolytischen Effekt auf die Archimetra (Weinschenk 2004). Einige, vor allem amidstrukturierte LA wie Lidocain dämpfen in vitro in bestimmten Konzentrationen die uterine Kontraktilität (Weinschenk 2016) und sollen Oxytocin antagonisieren (Jung 1959).

Indikationen in der Frauenheilkunde ergeben sich aus Studien in anderen Fachgebieten: Therapeutische Wirkungen von LA konnten u.a. bei akuter Pankreatitis (Layer et al. 2011), bei Kopfschmerz und Migräne (Tobin u. Flitman 2009) und bei generalisierter Hyperalgesie nachgewiesen werden. LA eignen sich auch zur perioperativen Reduzierung des Schmerzmittelverbrauchs (Herroeder et al. 2007) und haben eine Tumor hemmende Wirkung (Lirk et al. 2012). Die Faszienforschung hat weitere interessante Aspekte für die Neuraltherapie als systemisch-ganzheitlichen Ansatz beigesteuert (Klingler 2017).

Es existieren derzeit noch keine Studiendaten für die Indikation „Abortgeschehen". Dennoch ergeben die verfügbaren Daten eine analoge Grundlage, um einen individueller Heilversuch in bestimmten Fällen gerechtfertigt erscheinen lassen. Hierzu gehört das akute imminente Abortgeschehen bei dringlichem Kinderwunsch, insbesondere nach vorausgegangenen Aborten. Die Indikationsstellung wird erleichtert durch eine gute „benefit-risk-ratio" der LA aufgrund der sehr geringen Rate an Nebenwirkungen (Weinschenk et al. 2016).

> Neuraltherapie ist zulässig und möglich als individueller Heilversuch bei akutem Abortgeschehen und dringlichem Kinderwunsch.

21.5 Fünf Zugänge zur therapeutischen Anwendung von Lokalanästhetika

Die verschiedenen Anwendungsformen lassen sich in fünf Gruppen zusammenfassen (◘ Tab. 21.1). Meist werden lokale (Triggerpunkte) und segmentale Injektionstechniken (Quaddeln) verwendet (◘ Abb. 21.1). Diese Techniken sind auch ohne vertiefte Kenntnisse der Methode anwendbar. Die geringe Nebenwirkungsrate erlaubt eine Anwendung ex juvantibus im Sinne einer diagnostischen Testbehandlung, in unserem Zusammenhang aber nicht als Schmerztherapie, sondern zur Beeinflussung komplexer funktioneller Störungen. Ein Überblick zu den fünf Ebenen findet sich bei Weinschenk (2012).

Bei der Behandlung komplexer Störungen wie dem rezidivierenden Abortgeschehen ist eine

Ebene	Wirkung vorwiegend	Indikationsbereich	Beispiele
Lokal	antiinflammatorisch, analgetisch	Gelenkbeschwerden ohne organischen Befund; postoperativer Wundschmerz	Tennisellenbogen; Wundinfiltration (Bamigboye u. Hofmeyr 2009)
Segmental	reflektorisch (cutiviszeraler Reflex) im gleichen spinalen Segment	alle Erkrankungen viszeraler und parietaler Organe	chronische Gastritis, anderweitig nicht behandelbar
Regional (Ganglien)	nerval („Blockade", „reset")	Durchblutungsstörungen, Kopfschmerzen (Tobin u. Flitman 2009)	Injektion Ganglion stellatum bei CRPS (Pfister u. Fischer 2009), suprapubische Injektion
Systemisch	wie lokal	funktionelle Beschwerden; postoperative Analgesie; Durchblutungsstörungen	akute Pankreatitis (Layer et al. 2011), CRPS (Pfister u. Fischer 2009), Kopfschmerz (Williams u. Stark 2003)
Störfeld	Fernwirkung (fascial? Fibroblastennetzwerk? reflektorisch über VNS?)	austherapierte chronische Beschwerden ohne organischen Befund	unklare muskuloskelettale Beschwerden (Schmidt et al. 2010)

Tab. 21.1 Verschiedene Ebenen der Neuraltherapie (Weinschenk 2012)

CRPS = complex regional pain syndrome (Algodystrophie, Morbus Sudeck), VNS = vegetatives Nervensystem

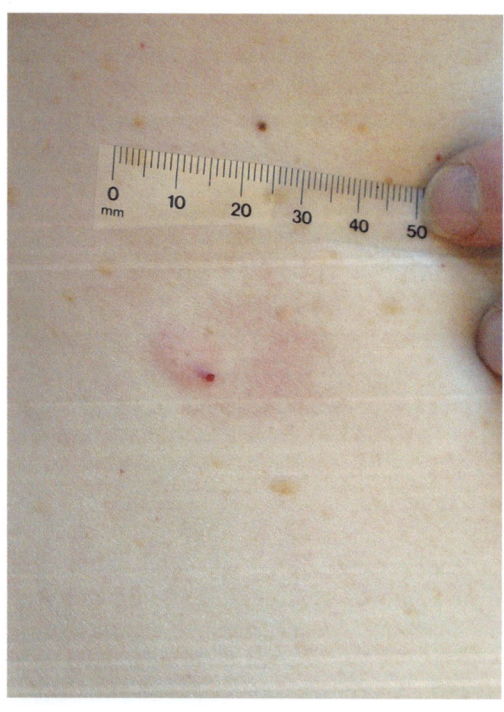

Abb. 21.1 Quaddeltherapie

Berücksichtigung ganzheitlicher Zusammenhänge unabdingbar. Wir kommen damit nicht umhin, auch die Diagnostik und Ausschaltung sog. Störfelder in das therapeutische Vorgehen einzubeziehen.

Injektionen von LA an Störfelder ist eine bislang wenig erforschte Anwendungsweise. Störfelder werden auch als „Fokus" oder „neurovegetatives Irritationszentrum" bezeichnet. Wir verstehen darunter symptomlose, anatomisch nicht mit dem Beschwerdebild zusammenhängende Strukturen, die an anderer Stelle Beschwerden auslösen oder unterhalten.

Eine ganzheitliche Diagnostik unter Berücksichtigung solcher Zusammenhänge bei RSA deckt gelegentlich auch entfernt liegende Krankheitsursachen auf: Entzündungen im Zahnkieferbereich wie Parodontitis und apikale Ostitis, chronische viszerale Organerkrankungen oder systemische Störungen wie Bindegewebserkrankungen. Diese lassen sich, erstmal erkannt, mit oft relativ geringem Aufwand sanieren (z.B. apikale Ostitis) und verbessern nach Erfahrung vieler Anwender die Chancen auf eine nachfolgend erfolgreich verlaufende

Schwangerschaft, ohne dass hierzu systematische Studien vorliegen.

Beispiele für weitere Störfelder sind Narben oder chronische Entzündungen, die einen pathologischen Einfluss vermutlich über Veränderung von Faszienstrukturen oder neurovegetativen Reflexen auf ein entferntes Krankheitsgeschehen haben. Untersuchungen zum neuronanatomischen Zusammenhang zwischen Zahnherden und Wirbelsäulenbeschwerden (Nackenreflexpunkten) werden derzeit an den Universitäten Essen und Heidelberg durchgeführt (Weinschenk 2016a, b). Ein Überblick zu diesem wissenschaftlich interessanten Phänomen findet sich bei Langer und Weinschenk (2010).

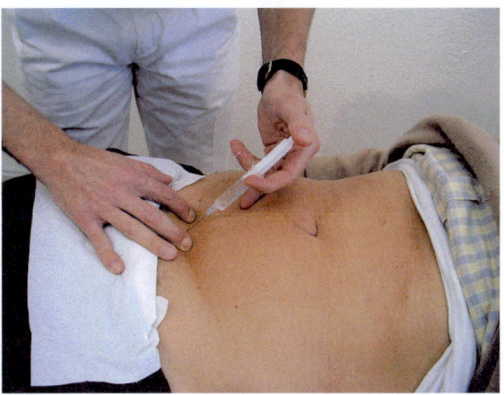

Abb. 21.2 Injektion an den Plexus uterovaginalis von abdominal

21.6 Therapie

21.6.1 Aufklärung und Einverständnis

Von besonderer Bedeutung ist bei individuellen Heilversuchen eine umfassende und ergebnisoffene Aufklärung der Patientin. Eine Therapie ist auch dann gerechtfertigt, wenn sie zwar „nicht durch Studien belegt ist, aber zur Erreichung des ärztlichen Behandlungsziels erforderlich ist und sich in der Erprobung bewährt hat" (BGH 2005). Ein schriftliches Einverständnis ist dringend anzuraten. Weitere Hinweise finden sich bei Niggehoff (2016).

21.6.2 Therapieschemata

Die nachfolgenden Therapieschemata (◘ Tab. 21.3, ◘ Tab. 21.4) sind gute Hilfsmittel für den Anfänger, um mit einfachen Injektionstechniken gute Erfolge zu erzielen.

> Die einfachen und ungefährlichen Injektionstechniken haben oft die beste Wirksamkeit.

Fortgeschrittene Therapeuten (z.B. mit Zertifikat) wenden diese verschiedenen Injektionstechniken individueller an. Beispielsweise wird der Fortgeschrittene bei anamnestisch deutlichen Hinweisen auf eine Fernwirkung (z.B. aus dem Kopf- oder Wirbelsäulenbereich) früher vom streng lokal-segmentalen Vorgehen abweichen können. Das Grundprinzip segmentaler Behandlung lautet: „Alle Strukturen eines Segments beeinflussen sich gegenseitig und reagieren gemeinsam." Zum Segment gehören neben den viszeralen Genitalorganen auch die entsprechenden Dermatome, Muskeln, Bindegewebsstrukturen, Nerven und Gefäße. Daraus leiten sich die möglichen Injektionsstellen ab. Die einfachste Beeinflussung des Segments erfolgt über intrakutane Injektionen (Quaddeln) und über Injektionen in Triggerpunkte der zugehörigen Muskulatur. Hierdurch kommt es zu einer Sympathikolyse und reflektorischen Perfusionsverbesserung der zugehörigen viszeralen Organe (◘ Abb. 21.2, ◘ Tab. 21.2).

21.6.3 Imminenter Abort

Das therapeutische Bemühen erfolgt erstens unter der Vorstellung einer Unterbrechung von pathologisch veränderten sympathischen Reiz-Reflex-Bögen mit Folge einer erhöhten Kontraktilität der glatten Muskulatur und zweitens unter der Hypothese einer (ggf. damit zusammenhängenden) chronisch-latenten Minderperfusion des Uterus. Nach einer Injektion von LA an den Plexus uterovaginalis lässt sich dopplersonografisch eine Perfusionsverbesserung der A. uterina nachweisen (eigene unveröffentlichte Daten).

Tab. 21.2 Rolle der fünf Therapieebenen bei verschiedenen Anwendungen der Neuraltherapie bei gefährdeter Schwangerschaft

Prinzip (Ebene)	Abortus imminens	Frühgeburt	Rezidivierende Aborte
Lokal	+	+	0
Segmental	+++	+++	+
Regional	+	+?	++
Störfeld	0	0	++
Systemisch	0	?	+?

Tab. 21.3 Therapieschemata beim akuten Abortus imminens. Die Injektionen sind nach den verschiedenen Therapieebenen geordnet

Therapieebene	Beispiele
Lokal	---
Segmental	Periumbilikal; Quaddeln „Gynäkologisches W", L1-L5
Regional (Ganglien)	Plexus uterovaginalis von abdominal
Über Fernwirkungen (Störfeld)	Injektion an die Schilddrüse

Uterusnahe Injektionen in der Schwangerschaft (wie von Dosch früher empfohlen) sollten allerdings besonderen Notsituationen vorbehalten bleiben. Die segmentale Therapie ist dagegen einfach und ungefährlich: Quaddelserien insbesondere im Bereich von L1-L5 sind schonend und wirksam (Tab. 21.3). Mittel der Wahl ist Procain wegen fehlender Plazentapassage.

21.6.4 Frühgeburtsbestrebungen: Begleitende Therapie

Therapieziel ist die Behebung einer akuten Notsituation. Sie erfolgt segmental durch Quaddeln und Triggerpunktinfiltrationen in den zugehörigen Segmenten. Für den Fortgeschrittenen besteht zudem die Möglichkeit, ergänzend zur leitliniengerechten Therapie Injektionen an die Schilddrüse durchzuführen. Die Indikation ergibt sich aus dem Gesamteindruck der Persönlichkeit der Patientin bei erkennbarer vegetativer Übererregbarkeit. Sie sind aufgrund der geringen Nebenwirkungen als individueller Heilversuch zulässig, sofern dadurch die Standardtherapie nicht behindert wird. Daten zur klinischen Wirksamkeit existieren nicht.

In der Schwangerschaft dürfen nur esterstrukturierte LA wie z. B. Procain verwendet werden. Amid-LA wie Lidocain und Mepivacain sind plazentagängig und sollten keine Anwendung finden. Die Abklärung eines Störfeldgeschehens spielt bei dieser akuten Indikation in der Regel keine Rolle.

21.6.5 RSA: Einbindung in ein multimodales Konzept

Grundüberlegung ist die Prophylaxe im Intervall. Therapieziel ist die langfristige Verbesserung der Uterusperfusion. Im Gegensatz zur Schmerztherapie mit LA ist eine direkte Messung der Wirkung nicht durch einen unmittelbaren klinischen Effekt, sondern erst mit Eintritt einer nachfolgenden, erfolgreich verlaufenden Schwangerschaft möglich. Dieser

Tab. 21.4 Therapieschemata beim rezidivierenden Abort. Die Injektionen sind nach den verschiedenen Therapieebenen geordnet

Therapieebene	Beispiele
Lokal	intrauterine Instillation (Edelstam et al. 2001)
Segmental	Quaddeln „Gynäkologisches W", L1-L5
Regional (Ganglien)	Plexus uterovaginalis von abdominal und vaginal
Über Fernwirkungen (Störfelder)	Injektion an die Schilddrüse; Narbeninfiltrationen (Laparoskopie-, Appendektomie-, Pfannenstielnarbe); Zahnerkrankungen abklären (apikale Ostitis? Parodontitis?)
Systemisch	Procain-Infusion

Umstand stellt eine gewisse Schwierigkeit in der Beurteilung der Wirksamkeit dieser Anwendung dar und sollte mit der Patientin erörtert werden.

Es besteht hier keine akute Therapieindikation wie beim Abortus imminens. Deshalb sollte mehr Zeit auf eine umfassende Aufklärung und auf eine stufenweise Therapieplanung über mehrere Sitzungen vor der nachfolgenden Schwangerschaft verwandt werden.

Bei dieser Behandlung außerhalb der Schwangerschaft ist auch die Anwendung von amidstrukturierten LA wie z.B. Lidocain möglich.

Die Anwendung ähnelt dem Therapieregime von chronischen Unterbauchbeschwerden und Dysmenorrhoe. Dazu gehören neben der Quaddeltherapie und Triggerpunkt-Injektionen in den Lumbalsegmenten (Ling u. Slocumb 1993) auch Injektionen in Narben im Genitalgebiet (Labat et al. 2010) oder intrauterine Instillationen von LA (Edelstam et al. 2001). Die therapeutische Wirkung resultiert möglicherweise auch aus einem repetitiven neurologischen „reset" pathologisch gestörter autonomer Regelkreise, gemäß dem Konzept der wiederholten „Schmerzferien" in der Schmerztherapie (Weinschenk 2012).

Wichtig ist bei der Therapie von chronischen Störfaktoren, welche die physiologische Uterusfunktion ungünstig beeinflussen können, auch toxische Faktoren wie bakterielle Streuung aus dem Zahn-Kiefer-Bereich zu eliminieren.

Eine einfachere Alternative zur intrauterinen Anwendung stellt die systemische Therapie mit Infusionen mit Procain oder Lidocain dar. Hierbei werden ansteigende Dosen von 1–5 mg/kg KG in 250 ml Kochsalzlösung über zwei Stunden ein- bis zweimal wöchentlich appliziert (Layer et al. 2011; Reuter u. Saha 2016). Kreislaufbeschwerden sind die häufigste Nebenwirkung der Therapie mit LA. Während der Infusionsbehandlung ist deshalb eine entsprechende Kreislaufüberwachung erforderlich. Bei Beschwerden muss die Tropfgeschwindigkeit angepasst werden (◘ Tab. 21.4).

21.7 Forschung, Aus- und Weiterbildung

Die Anwendung von LA bei gefährdeter Schwangerschaft stellt ein wissenschaftlich bislang wenig erforschtes und interessantes Anwendungsgebiet dar. Einfache Therapieschemata wie die Infusionsbehandlung erlauben die Durchführung von Anwendungsbeobachtungen und Studien ohne großen Aufwand. Eine Grundausbildung in Neuraltherapie ist für den Studienleiter jedoch unabdingbar.

Für den interessierten Frauenarzt gibt es Angebote zur Weiterbildung in Neuraltherapie-Spezialkursen zum gynäkologisch-geburtshilflichen Fachgebiet an der Universität Heidelberg sowie in Basiskursen an den Universitäten Essen und Heidelberg (► www.hunter-heidelberg.com). Die Weiterbildung kann mit Prüfung und Zertifikat abgeschlossen werden. Alle Injektionstechniken und deren „pitfalls" sind in den einschlägigen Lehrbüchern zu finden (z.B. Weinschenk 2017).

> **Neuraltherapie stellt eine sinnvolle Erweiterung der Therapieoptionen bei gefährdeter Schwangerschaft dar. Sie ist bereits mit wenig Übung einfach und gefahrlos anzuwenden.**

Literatur

Bamigboye AA, Hofmeyr GH (2009) Local anaesthetic wound infiltration and abdominal nerves block during caesarean section for postoperative pain relief. Cochrane Database Syst Rev 3: CD006954

Barop H (2013) Lehrbuch und Atlas der Neuraltherapie. Haug, Stuttgart

Diehl L (2015) Effect of pharyngeal injections with local anaesthetics to neck reflex points of the cervical spine. Universität Heidelberg, Heidelberg

Dosch P (1964) Lehrbuch der Neuraltherapie nach Huneke. Haug, Stuttgart

Edelstam GA, Sjosten AC et al. (2001) Pertubation with lignocaine - a possible new treatment for women with endometriosis and impaired fertility. Ups J Med Sci 106(1): 51–57

Fischer L (2007) Neuraltherapie nach Huneke Neurophysiologie, Injektionstechnik und Therapievorschläge. Hippokrates, Stuttgart

Goecke H (1962) On experiences with neural therapy in gynecology and obstetrics. Hippokrates 33: 153–156

Hagiwara M, Watanabe E et al. (2006) Assessment of genotoxicity of 14 chemical agents used in dental practice: ability to induce chromosome aberrations in Syrian hamster embryo cells. Mutat Res 603(2): 111–120

Herroeder S, Pecher S et al. (2007) Systemic lidocaine shortens length of hospital stay after colorectal surgery: a double-blinded, randomized, placebo-controlled trial. Ann Surg 246(2): 192–200

Hollmann MW, Durieux ME (2000) Prolonged actions of short-acting drugs: local anesthetics and chronic pain. Reg Anesth Pain Med 25(4): 337–339

Joos S, Musselmann B, Szecsenyi J (2011) Integration of complementary and alternative medicine into family practices in Germany: results of a national survey. Evid Based Complement Alternat Med 2011: 495813. doi: 10.1093/ecam/nep019. PMID: 19293252

Jung H (1959) Die Bedeutung des Membranpotentials der Uterusmuskelzelle für die Erregung und Erregbarkeit. Arch Gynecol 193: 335–336

Klingler W (2017) Die Bedeutung der Faszien für die Neuraltherapie. In: Weinschenk S (Hrsg) Handbuch Neuraltherapie. Thieme, Stuttgart

Labat JJ, Robert R et al. (2010) Symptomatic approach to chronic neuropathic somatic pelvic and perineal pain. Prog Urol 20(12): 973–981

Langer H, Weinschenk S (2017) Die Nacken-Reflexpunkte (Adler-Langer Punkte) der Halswirbelsäule. In: Weinschenk S (Hrsg) Handbuch Neuraltherapie (2. Aufl.). Thieme, Stuttgart

Layer P, Bronisch HJ et al. (2011) Effects of systemic administration of a local anesthetic on pain in acute pancreatitis: a randomized clinical trial. Pancreas 40(5): 673–679

Ling FW, Slocumb JC (1993) Use of trigger point injections in chronic pelvic pain. Obstet Gynecol Clin North Am 20(4): 809–815

Lirk P, Berger R et al. (2012) Lidocaine time- and dose-dependently demethylates deoxyribonucleic acid in breast cancer cell lines in vitro. Br J Anaesth 109(2): 200–207

Lo B, Honemann CW et al. (2001) Local anesthetic actions on thromboxane-induced platelet aggregation. Anesth Analg 93(5): 1240–1245

Mergenthaler C, Göllner R et al. (2016) Local anesthetics procaine, lidocaine, and mepivacaine show vaso-dilatation, but no type-1 allergy. A double-blind, placebo controlled study. Reg Anesth Pain Med (accepted for publication)

Mink E (1976) Procaintherapie in der Gynäkologie. Haug, Stuttgart

Niggehoff D (2017) Forensische Aspekte der Neuraltherapie. In: Weinschenk S (Hrsg) Handbuch Neuraltherapie (2. Aufl.). Thieme, Stuttgart

Pecher S, Bottiger BW et al. (2004) Alternative effects of local anesthetic agents. Anaesthesist 53(4): 316–325

Pfister M, Fischer L (2009) The treatment of the complex regional pain syndrome (CRPS 1 and CRPS 2) of the upper limb with repeated local anaesthesia to the stellate ganglion. Praxis 98(5): 247–257

Reuter U, Saha FJ (2017) Procain-Infusion. In: Weinschenk S (Hrsg) Handbuch Neuraltherapie (2. Aufl.). Thieme, Stuttgart

Schmidt M, Hennke T et al. (2010) Can chronic irritations of the trigeminal nerve cause musculoskeletal disorders? Forsch Komplementmed 17(3): 149–153

Tobin JA, Flitman SS (2009) Occipital nerve blocks: effect of symptomatic medication: overuse and headache type on failure rate. Headache 49(10): 1479–1485

Usubiaga JE, La Iuppa M et al. (1968) Passage of procaine hydrochloride and para-aminobenzoic acid across the human placenta. Am J Obstet Gynecol 100(7): 918–923

Weinschenk S (2004) Endometriose, Dysmenorrhoe und Vegetatives Nervensystem. Erfahrungsheilkunde 53: 523–532

Weinschenk S (2012) Neural therapy - a review of the therapeutic use of local anaesthetics. Acupunct Rel Ther 4(1): 25–29

Weinschenk S (2015) Neuraltherapie in der Gynäkologie. Evidenz und Perspektiven der Therapie mit Lokalanästhetika. Gynäkologe 48: 20–27

Weinschenk F (2016) Wirkung von Lokalanästhetika am isolierten, perfundierten Schweineuterus. Universität Erlangen-Nürnberg

Weinschenk S (2017) Handbuch Neuraltherapie (2. Aufl.). Thieme, Stuttgart

Weinschenk S, Hollmann MW, Göllner R, Picardi S, Strowitzki T, Diehl L, Hotz L, Meuser T; Heidelberg University Neural Therapy Education and Research Group (The HUNTER Group) (2016a) Injections of local anesthetics into the pharyngeal region reduce trapezius muscle tenderness. Forsch Komplementmed 23(2): 111–116. doi: 10.1159/000444665. PMID:27177452

Weinschenk S, Göllner R, Hollmann MW, Hotz L, Picardi S, Hubbert K, Strowitzki T, Meuser T; Heidelberg University Neural Therapy Education and Research Group (The HUNTER Group) (2016b) Neck reflex points (NRP) in patients with chronic neck pain show high interrater reliability. Forsch Komplementmed 24

Weinschenk S, Horn J et al. (2016) Immediate effects after therapy with local anesthetics: rate of adverse reactions (prepared for publication)

Williams DR, Stark RJ (2003) Intravenous lignocaine (lidocaine) infusion for the treatment of chronic daily headache with substantial medication overuse. Cephalalgia 23(10): 963–971

Wisseler H (2012) Change of heart rate variability during different medical interventions in a CAM practice in Germany. Universität Heidelberg, Heidelberg

Zahn V (1980) Abortus imminens. Was ist vom Procain zu halten? Medical Tribune 9: 43–47

Konservatives Vorgehen bei Abort

Catherine Knieper

22.1 Abwartendes Vorgehen – 184

22.2 Medikamentöse Abortinduktion – 184

22.3 Abortinduktion > 12. SSW – 185

22.4 Zusammenfassung – 185

Literatur – 186

Traditionell gilt die Kürettage (Ausschabung der Gebärmutter) als Standardeingriff bei inkomplettem Abort bzw. Missed abortion. Gründe dafür sind die schnelle Durchführbarkeit und die Möglichkeit, das Abortgewebe kontrolliert vollständig zu entfernen (Ankum et al. 2001). Die Abortkürettage ist jedoch laut aktueller Studienlage nicht mehr zwangsläufig indiziert (Schenker u. Margalioth 1982; Deans u. Abbott 2010). Daher sollte insbesondere bei RSA eine zurückhaltende Indikation zum chirurgischen Eingriff bestehen. Bei Komplikationen wie exzessiver (kreislaufrelevanter) Blutung, Infektion, starken Schmerzen oder Wunsch der Patientin bleibt der chirurgische Eingriff allerdings die Methode der Wahl.

Nicht-operative Ansätze beinhalten ein abwartendes Vorgehen bzw. eine medikamentöse Abortinduktion unter sonografischer Kontrolle bzw. Bestimmung des hCG-Spiegels.

22.1 Abwartendes Vorgehen

Im Falle eines abwartenden Vorgehens sollte die Patientin darüber aufgeklärt werden, dass die Blutung bis zur kompletten Ausstoßung der Frucht einen Monat anhalten kann. 50% der Patientinnen wünschen sieben Tage nach Diagnosestellung eine Kürettage, 70% nach 14 Tagen (Bagratee et al. 2004). Die Wahrscheinlichkeit einer spontanen Ausstoßung sinkt bereits rapide nach einer Woche. Daher kann Patientinnen ein abwartendes Vorgehen für sieben Tage vorgeschlagen werden, bevor weitere Therapieoptionen diskutiert werden. Dabei müssen die SSW und das Stadium des Aborts (inkomplett oder verhaltener Abort) in die Abwägung einbezogen werden. Patientinnen mit einem inkompletten Abort sprechen eher auf ein abwartendes Vorgehen an als Patientinnen mit verhaltenem Abort (Missed abortion oder Blighted Ovum; etwa 85% vs. 33% Komplettierung; Bagratee et al. 2004).

22.2 Medikamentöse Abortinduktion

Eine medikamentöse Abortinduktion kann eine vielversprechende, non-invasive Alternative bei verhaltenem Abort oder inkomplettem Abort sein, falls ein abwartendes Verhalten nicht gewünscht wird oder es nach sieben Tagen nicht zu einer Ausstoßung gekommen ist.

Misoprostol, ein synthetisches Prostaglandin E1 Analogon, ist das hierzu am häufigsten angewandte und in Studien untersuchte Medikament. Es stimuliert den schwangeren Uterus, indem es selektiv myometrane EP-2/EP-3 Prostanoid-Rezeptoren bindet und uterine Kontraktionen auslöst, die das Abortgewebe ausstoßen. Es ist kostengünstig, bei Raumtemperatur stabil und hat geringe Nebenwirkungen, darunter Erbrechen, Diarrhoe und Hypertension. Es kann sowohl oral als auch vaginal oder sublingual appliziert werden. Etablierte Anwendungsgebiete sind die Abortinduktion im ersten und zweiten Trimester (Costa u. Vessey 1993) und die Geburtseinleitung sowie die postpartale Blutung (Hofmeyr et al. 2010).

Das Sensitivität des Uterus steigt mit dem Gestationsalter, daher sollte die Dosierung entsprechend angepasst werden (◘ Abb. 22.1). Die aktuelle Dosierungsempfehlung der Fédération Internationale de Gynécologie et d'Obstétrique (FIGO) und des American Congress of Obstetricians and Gynecologists (ACOG) beträgt im ersten Trimenon bei Missed abortion 600 µg vaginal oder 800 µg sublingual alle drei Stunden (max. zweimal), bei inkomplettem Abort 400 µg sublingual oder 600 µg oral als Einzeldosis (ACOG 2009; FIGO 2012; ◘ Tab. 22.1). Insgesamt zeigt sich unter 800 µg die höchste Ausstoßungsrate mit wenig Effektverstärkung nach der dritten Gabe (Neilson et al. 2013).

Sowohl die Dosierung als auch die Applikationsformen sind weiterhin Schwerpunkt verschiedener Studien. Vaginal appliziertes Misoprostol hat die längste Halbwertszeit mit bis zu sechs Stunden persistierenden Serummetaboliten im Vergleich zu zwei Stunden nach oraler oder sublingualer Gabe. Die schnellste Serumabsorption wird durch die orale Gabe erreicht, da der First pass-Mechanismus der Leber umgangen wird (Tang u. Ho 2006).

Die Patientin sollte über die häufigsten Nebenwirkungen wie Übelkeit, Erbrechen, aber auch ggf. Fieber und Schüttelfrost aufgeklärt werden. Das Blutungsmuster wird typischerweise stärker als die Menstruationsblutung beschrieben und hält etwa drei bis vier Tage an. Die Blutung geht in der Regel in ein vaginales Spotting über, das eine Woche oder länger andauert (Allison et al. 2011).

22.4 · Zusammenfassung

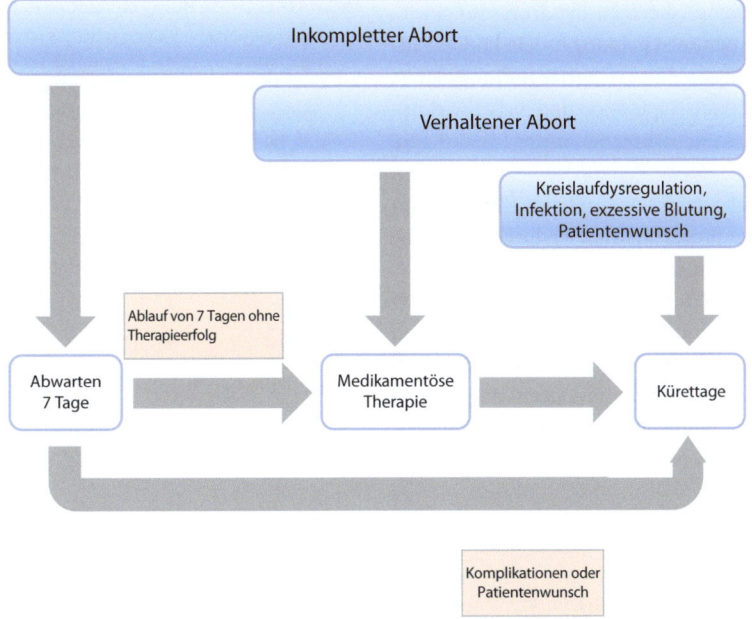

Abb. 22.1 Therapiemöglichkeit nach der Diagnose eines Spontanaborts in der 12. SSW

Tab. 22.1 Empfehlungen der FIGO zur Dosierung von Misoprostol entsprechend des Gestationsalters und der Indikation (FIGO 2012)

Zervixreifung vor Kürettage	Inkompletter Abort	Missed abortion
400 µg pv 3 h oder sl 2–3 h vor Eingriff	600 µg po als Einzeldosis oder 400 µg sl als Einzeldosis	800 µg pv 3 stdl. (max. 2×) oder 600 µg sl 3 stdl. (max. 2×)
Legende: po = oral, pv = vaginal, sl = sublingual, stdl. = stündlich		

Die Häufigkeit von Anämien bzw. der Notwendigkeit von Bluttransfusionen scheint laut aktueller Studien jedoch im Vergleich zum chirurgischen Eingriff nicht erhöht zu sein (Neilson et al. 2013).

22.3 Abortinduktion > 12. SSW

Ab der 12. bzw. spätestens ab der 14. SSW wird eine Weheninduktion mit anschließender Ausstoßung und in der Regel mit einer postpartalen Kürettage empfohlen. Dem kann eine Zervixreifung vorangehen. Die Weheninduktion erfolgt mit Misoprostol oder Gemeprost, bei Therapieversagen mit Sulproston i.v. (Dennemark et al. 2006).

22.4 Zusammenfassung

Bei einem Abort < 12. SSW sollte eine umfassende Aufklärung über Vor- und Nachteile der unterschiedlichen Verfahren erfolgen. Der Patientin sollten die möglichen Nebenwirkungen eines chirurgischen Eingriffs erläutert werden. Bei RSA und Z.n. wiederholten Kürettagen sollte sie auch auf das erhöhte Risiko eines Asherman-Syndroms hingewiesen werden. Bei der Entscheidung für ein konservatives Verfahren müssen die verlängerte Blutungsdauer, das Risiko einer (Not-)Operation und Nebenwirkungen wie Übelkeit und Erbrechen unter Misoprostol erläutert werden.

Bei Kreislaufinstabilität, exzessiver Blutung oder Hinweis auf eine akute Infektion ist die chirurgische Kürettage umgehend indiziert.

Für den klinischen Alltag stellen konservativ behandelte Patientinnen das weniger planbare und potenziell zeit- und kontrollintensivere Patientenkollektiv dar. Schwere Komplikationen wie ausgeprägte Anämie mit Kreislaufinstabilität oder akute Infektionen sind jedoch selten.

Literatur

ACOG (2009) ACOG Committee Opinion No. 427: Misoprostol for postabortion care. Obstetrics and Gynecology 113: 465–468

Allison JL, Sherwood RS, Schust DJ (2011) Management of first trimester pregnancy loss can be safely moved into the office. Reviews in Obstetrics and Gynecology 4: 5–14

Ankum WM, Wieringa-De Waard M, Bindels PJ (2001) Management of spontaneous miscarriage in the first trimester: an example of putting informed shared decision making into practice. BMJ 322: 1343–1346

Bagratee JS, Khullar V, Regan L, Moodley J, Kagoro H (2004) A randomized controlled trial comparing medical and expectant management of first trimester miscarriage. Human Reproduction 19: 266–271

Costa SH, Vessey MP (1993) Misoprostol and illegal abortion in Rio de Janeiro, Brazil. Lancet 341: 1258–1261

Deans R, Abbott J (2010) Review of intrauterine adhesions. Journal of Minimally Invasive Gynecology 17: 555–569

Dennemark N, Egarter C, Husslein P, Schmidt W, Rath W, Surbek D, Vetter K, Zahradnik H, Bartz C (2006) Anwendung von Prostaglandinen in Geburtshilfe und Gynäkologie. AWMF 15: 031

FIGO (2012) Misoprostol Recommended Dosages 2012 – FIGO. http://www.figo.org/sites/default/files/uploads/project-publications/Miso/Misoprostol_Recommended Dosages 2012.pdf (Zugriff: 23.10.2015)

Harris LH, Dalton VK, Johnson TR (2007) Surgical management of early pregnancy failure: history, politics, and safe, cost-effective care. American Journal of Obstetrics and Gynecology 196: 445.e441–445

Hofmeyr GJ, Gulmezoglu AM, Pileggi C (2010) Vaginal misoprostol for cervical ripening and induction of labour. The Cochrane Database of Systematic Reviews, Cd000941

Neilson JP, Gyte GM, Hickey M, Vazquez JC, Dou L (2013) Medical treatments for incomplete miscarriage. The Cochrane Database of Systematic Reviews 3: Cd007223

Schenker JG, Margalioth EJ (1982). Intrauterine adhesions: an updated appraisal. Fertil Steril 37: 593–610

Tang OS, Ho PC (2006) The pharmacokinetics and different regimens of misoprostol in early first-trimester medical abortion. Contraception 74: 26–30

Operatives Vorgehen bei Abort

Joachim Rom

23.1　Einleitung – 188

23.2　Vergleich von operativem und medikamentösem Vorgehen – 188

23.3　Patientenaufklärung – 188

23.4　Operation – 189

23.5　Zusammenfassung – 189

　　　Literatur – 189

23.1 Einleitung

Bei Patientinnen mit einem Abortus incipiens, incompletus oder einem verhaltenen Abort (Missed abortion) im ersten Trimenon konnte nachgewiesen werden, dass die operative und medikamentöse Therapie (z.B. Misoprostol) oder ein abwartendes Verhalten gleichwertige Ergebnisse erzielen (Nanda et al. 2012; Sotiriadis et al. 2005; Neilson et al. 2010; Shelley et al. 2005). Da die Effektivität aller drei Möglichkeiten je nach Schwangerschaftswoche vergleichbar sind, sollte die Wahl der Methode mit der Patientin, unter Darstellung der Vor- und Nachteile, diskutiert werden.

23.2 Vergleich von operativem und medikamentösem Vorgehen

Ein primäres operatives Vorgehen wird bei Frauen empfohlen, die eine Kontraindikation gegen ein medikamentöses Vorgehen (z.B. starke Blutungen) oder V. a. eine intrauterine Infektion haben. Ein operatives Vorgehen ist vor allem in den ersten 48 Stunden nach der Diagnose eines Abortus incompletus, incipiens oder einer Missed abortion der medikamentösen Therapie und auch dem abwartenden Verhalten überlegen (Nanda et al. 2012; Sotiriadis et al. 2005; Neilson et al. 2010; Shelley et al. 2005). In der MIST-Studie („miscarriage treatment study") wurden 1.200 Patientinnen mit einer den obg. Diagnosen vor der 13. SSW in drei Gruppen randomisiert (Trinder et al. 2006). In der ersten Gruppe (Gruppe I) wurden die Patientinnen engmaschig beobachtet ohne jegliche Therapie. Frauen in Gruppe II erhielten eine medikamentöse Therapie mit Misoprostol oder Mifepriston. In Gruppe III wurden die Patientinnen nach Diagnosestellung kürettiert. 49% der Patientinnen in Gruppe I wurden für eine stationäre Behandlung eingewiesen, in Gruppe II waren es noch 18%, und 8% bei den Frauen, welche bereits kürettiert wurden. Bei 44% der Patientinnen, welche medikamentös behandelt wurden (Gruppe I), musste im weiteren Verlauf eine Kürettage (Ausschabung) durchgeführt werden, in Gruppe II waren es 13%. Allerdings musste auch in der Gruppe III noch in 5% der Fälle eine Re-Kürettage erfolgen. Intraoperative Komplikationen traten bei etwa 1–2% auf, und in allen drei Gruppen kam es bei 2–3% zu einer Infektion. Erstaunlicherweise musste bei 2% der Patientinnen aus Gruppe I und bei 1% aus Gruppe II eine Transfusion verabreicht werden.

Einer der wichtigsten Endpunkte der Studie stellt die zukünftige Fertilität dar. Hier konnte nach fünf Jahren kein Unterschied in allen drei Gruppen in Bezug auf die LGR nachgewiesen werden (Smith et al. 2009). Ein Vorteil der operativen Behandlung besteht in der Möglichkeit der chromosomalen Analyse des Abortgewebes, welche nach einer medikamentösen oder expektativen Vorgehensweise oftmals nicht möglich. Im ersten und frühen zweiten Trimenon sollte bei Indikationsstellung für eine operative Intervention eine Dilatation der Zervix mit anschließender Saugküraettage des Cavum uteri erfolgen. Hierbei sollte der Durchmesser des verwendeten Instrumentariums dem sonografischen Schwangerschaftsalter entsprechen, z.B. 8. SSW entspricht einer Größe von 8 mm. Im Anschluss daran kann mit einer stumpfen Kürette eine zirkuläre Nachkürettage erfolgen, um sicherzustellen, dass keine Schwangerschaftsreste intrauterin verbleiben (Tuncalp et al. 2010). Eine Sondierung sollte aufgrund des Risikos der Uterusperforation vermieden werden. Ebenso sollte eine scharfe Kürette nicht zur Anwendung kommen, da hierdurch das Risiko eines Ashermann-Syndroms (Synechien der Uterusvorder- und -hinterwand; Baltzer et al. 2004) und einer Uterusperforation erhöht wird.

Eine intra- oder postoperative sonografische Kontrolle ist nicht zwingend erforderlich, jedoch kann hierdurch ggf. das Risiko einer Uterusperforation vermindert werden. Durch die Sonografie kann außerdem die Wahrscheinlichkeit, dass Schwangerschaftsgewebe intrauterin verbleibt, verringert werden. Eine hysteroskopische Kontrolle im Rahmen einer Kürettage bei Abortus incompletus, incipiens oder Missed abortion ist nicht erforderlich.

23.3 Patientenaufklärung

Im Vorfeld sollte eine ausführliche Aufklärung der Patientin über die möglichen Risiken des Eingriffs erfolgen. Hierbei ist neben den üblichen operativen

Risiken auf das Risiko einer Infektion und einer Uterusperforation, auf zervikale Verletzungen und intrauterine Synechien (Ashermann-Syndrom), welche zur einer sekundären Sterilität führen können, hinzuweisen.

23.4 Operation

Präoperativ kann eine Vorbereitung der Zervix (Priming) mit Prostaglandinen hilfreich sein. Hierdurch wird die Zervix erweicht, was die Dilatation erleichtert und weniger traumatisierend ist, außerdem kommt es zu einer Tonisierung des Uterus (Reduktion des Risikos der Perforation) und einer Minimierung des Blutverlustes. Hierzu sollte mindestens drei Stunden vor der Kürettage z.B. 1 mg Gemeprost in die Scheide (hinteres Gewölbe) eingelegt werden. Als Alternative kommt auch Misoprostol in einer Dosis von 400 µg s.l. oder vaginal drei Stunden vor der OP in Frage (Tang et al. 2004; Vimala et al. 2004).

Postoperativ ist eine Kontrolle des HCG-Wertes nicht zwingend erforderlich. Der HCG-Wert muss allerdings kontrolliert werden, wenn sich innerhalb von sechs Wochen nach dem operativen Eingriff kein regulärer Zyklus einstellt bzw. Beschwerden auftreten.

Bei Rhesus-negativen Patientinnen ist eine Rhesus-Prophylaxe ab der 7. SSW zwingend erforderlich.

23.5 Zusammenfassung

Ein primäres operatives Vorgehen ist zwischen der 7. und 13. SSW möglich. Vor der 7. SSW ist in vielen Fällen ein abwartendes Verhalten mit engmaschigen Kontrollen ausreichend. Nach der 13. SSW oder bei einem biparietalen Durchmesser des Feten von mehr als 25 mm ist ein zweizeitiges Vorgehen vor zu ziehen. Dies muss jedoch situationsbedingt diskutiert werden.

Letztlich besteht kein Unterschied, ob die Abortpatientin durch eine Observanz, medikamentös oder durch ein operatives Vorgehen behandelt wird. Jedoch sollten die Gesamtsituation und die Compliance der Patientin betrachtet und daran orientierend die Wahl der Therapie getroffen werden.

Literatur

Baltzer J, Friese K, Graf M, Wolff F (2004) Praxis der Gynäkologie und Geburtshilfe. Thieme, Stuttgart

Nanda K, Lopez LM, Grimes DA, Peloggia A, Nanda G (2012) Expectant care versus surgical treatment for miscarriage. The Cochrane Database of Systematic Reviews 3: CD003518. doi:10.1002/14651858.CD003518.pub3

Neilson JP, Gyte GM, Hickey M, Vazquez JC, Dou L (2010) Medical treatments for incomplete miscarriage (less than 24 weeks). The Cochrane Database of Systematic Reviews 1: CD007223. doi:10.1002/14651858.CD007223.pub2

Shelley JM, Healy D, Grover S (2005) A randomised trial of surgical, medical and expectant management of first trimester spontaneous miscarriage. The Australian and New Zealand Journal of Obstetrics and Gynaecology 45(2): 122–127. doi:10.1111/j.1479-828X.2005.00357.x

Smith LF, Ewings PD, Quinlan C (2009) Incidence of pregnancy after expectant, medical, or surgical management of spontaneous first trimester miscarriage: long term follow-up of miscarriage treatment (MIST) randomised controlled trial. BMJ 339: b3827. doi:10.1136/bmj.b3827

Sotiriadis A, Makrydimas G, Papatheodorou S, Ioannidis JP (2005) Expectant, medical, or surgical management of first-trimester miscarriage: a meta-analysis. Obstetrics and Gynecology 105 (5 Pt 1):1104–1113. doi:10.1097/01.AOG.0000158857.44046.a4

Tang OS, Mok KH, Ho PC (2004) A randomized study comparing the use of sublingual to vaginal misoprostol for preoperative cervical priming prior to surgical termination of pregnancy in the first trimester. Human Reproduction 19(5): 1101–1104. doi:10.1093/humrep/deh143

Trinder J, Brocklehurst P, Porter R, Read M, Vyas S, Smith L (2006) Management of miscarriage: expectant, medical, or surgical? Results of randomised controlled trial (miscarriage treatment (MIST) trial). BMJ 332(7552): 1235–1240. doi:10.1136/bmj.38828.593125.55

Tuncalp O, Gulmezoglu AM, Souza JP (2010) Surgical procedures for evacuating incomplete miscarriage. The Cochrane Database of Systematic Reviews 9: CD001993. doi:10.1002/14651858.CD001993.pub2

Vimala N, Mittal S, Kumar S, Dadhwal V, Sharma Y (2004) A randomized comparison of sublingual and vaginal misoprostol for cervical priming before suction termination of first-trimester pregnancy. Contraception 70(2): 117–120. doi:10.1016/j.contraception.2004.02.017

Frühgeburten

Kapitel 24 Versorgungsmöglichkeiten: Perinatalzentren unterschiedlicher Versorgungsstufe – 193
Sven Seeger

Kapitel 25 Rechtliche Aspekte bei Frühgeburten – 199
Bernd Gerber, Dirk Olbertz

Kapitel 26 Infektionen – 211
Ioannis Mylonas

Kapitel 27 Frühgeburten – Anatomie und Zervixlängenmessung – 221
Florian Schütz

Kapitel 28 Nicht-medikamentöse Frühgeburtsprävention: Cerclage, totaler Muttermundverschluss, Pessar – 229
Ina Rühl

Kapitel 29 Progesterontherapie zur Prävention der Frühgeburt – 235
Ruben-J. Kuon

Kapitel 30 Besonderheiten der Frühgeburtsprävention bei Zwillingen und höhergradigen Mehrlingen inklusive selektiver Mehrlingsreduktion – 241
Holger Maul

Kapitel 31 Vorgehen bei PPROM – 251
Yves Garnier, Julia Yassin

Kapitel 32 Biochemische Tests zur Prädiktion der Frühgeburt – 259
Julia Spratte, Christoph Sohn

Kapitel 33	Medikamentöse Therapie bei drohender Frühgeburt – 265
	Ekkehard Schleußner

Kapitel 34	Lungenreifeinduktion – 271
	Andreas W. Flemmer

Kapitel 35	Geburtsmodus bei Frühgeburt – 277
	Harald Abele, Markus Hoopman, Karl-Oliver Kagan

Kapitel 36	Neuroprotektion – 285
	Richard Berger, Carolin Kienast

Kapitel 37	Moderne Neonatologie: Frühgeburten – 291
	Johannes Pöschl

Versorgungsmöglichkeiten: Perinatalzentren unterschiedlicher Versorgungsstufe

Sven Seeger

24.1 Einleitung – 194

24.2 Perinatalzentren – Ein fester Begriff? – 194

24.3 Die vier Stufen der perinatalen Versorgung laut GBA-Richtlinie – 195

24.4 Die Wahl des richtigen Geburtsortes – 196

24.5 Zertifizierte Perinatalzentren – 196

Literatur – 197

24.1 Einleitung

Im Streben nach einer Senkung von Säuglingssterblichkeit und frühkindlich entstandener Behinderung sowie schwangerschaftsbedingter oder -assoziierter mütterlicher Mortalität und Morbidität nimmt die Wahl des „richtigen Geburtsortes" zunehmend eine Schlüsselstellung ein. Die Einweisung von Schwangeren mit Risiken und von Risikoneugeborenen in regionale medizinische Kompetenzzentren ist eine seit vielen Jahren verfolgte, einzufordernde und leider auch immer wieder anzumahnende Behandlungsstrategie. Es ist allgemeines ärztliches Wissen, dass sehr frühe Frühgeburten am besten in Perinatalzentren mit dem höchsten Leistungsspektrums versorgt werden können. Aber auch Schwangere und Neugeborene mit anderen relevanten Risiken als die Frühgeburt profitieren von einer Behandlung in spezialisierten perinatologischen Schwerpunktkliniken.

24.2 Perinatalzentren – Ein fester Begriff?

Die Deutsche Gesellschaft für Perinatale Medizin beschreibt seit 1989 das „Perinatalzentrum als Stätte der maximalen perinatalen Versorgung" (Berg 1989). In den „Empfehlungen für die strukturellen Voraussetzungen der perinatologischen Versorgung in Deutschland" definiert diese Fachgesellschaft für Perinatalzentren ein maximales perinatales Leistungsspektrum und stellt Anforderungen an die interdisziplinäre Vernetzung, Personal- und Organisationsstruktur, räumliche Gegebenheiten, Leitungsqualifikationen sowie an die personelle Weiterbildung (DGPM 2015).

Mehrere Leitlinien geburtsmedizinischer, pädiatrischer oder medizinjuristischer Fachgesellschaften beschäftigen sich mit der Frage des risikoadjustiert „richtigen Geburtsortes" und dessen strukturellen, personellen und organisatorischen Kriterien:

> **Leitlinien und Empfehlungen zur perinatologischen Versorgung von Schwangeren und Neugeborenen mit und ohne erhöhtem Risiko**
>
> — „Indikationen zur Einweisung von Schwangeren in Krankenhäuser der adäquaten Versorgungsstufe" (AWMF-LL 024/0001; DGGG, DGNPI, DGPM, Stand 06/2008, erwartet neu Ende 2015)
> — „Verlegung von Früh- und Reifgeborenen in Krankenhäuser der adäquaten Versorgungsstufe" (AWMF-LL 024/0002; DGGG, GNPI, DPPM, Stand 04/2013)
> — „Empfehlungen für die strukturellen Voraussetzungen der perinatologischen Versorgung in Deutschland" (AWMF 087/00, DGPM, Stand 05/2015)
> — „Mindestanforderungen an prozessuale, strukturelle und organisatorische Voraussetzungen für geburtshilfliche Abteilungen der Grund und Regelversorgung" (AWMF 015/078, DGGG AG Medizinrecht, Stand 05/2013)

Den Überblick über die sich ergänzenden und teilweise auch widersprechenden Leitlinien zu behalten, ist selbst für den Kliniker nicht einfach, geschweige denn für den in der Breite tätigen, niedergelassenen Kollegen. Auch wenn Leitlinien nur einen empfehlenden Charakter haben, so wird das Handeln „entsprechend der ärztlichen Kunst" de jure oft an ihnen bewertet. Einen grundsätzlich gesetzlich verbindlichen Charakter hat dagegen der „Beschluss des Gemeinsamen Bundesauschusses (GBA) über Maßnahmen zur Qualitätssicherung der Versorgung von Früh- und Neugeborenen". „Das Ziel dieser Richtlinie besteht in der Verringerung von Säuglingssterblichkeit und von frühkindlich entstandenen Behinderungen", so aus der Präambel zitiert (QFR-RL 2014). Der Geburtsmediziner wird an dieser Stelle irritiert sein. Sollte nicht auch die Verringerung maternaler schwangerschaftsbedingter oder -assoziierter Morbidität und Mortalität nominiertes Ziel sein? So weitreichend im GBA-Beschluss zwar neonatologische Aspekte einer risikoadaptierten Versorgung definiert sind, so sucht der Geburtshelfer Festlegungen zu manch geburtsmedizinischen Unabdingbarkeiten vergeblich. Zudem schmälerte die leidige Mindestmengen-Diskussion über Jahre hinweg die Akzeptanz und den Durchdringungsgrad der GBA-Richtlinie und stand einer adäquaten, risikoadaptierten und zentralisierten Versorgung von Risikoschwangeren bzw. von Früh- und Risikoneugeborenen im Wege.

24.3 Die vier Stufen der perinatalen Versorgung laut GBA-Richtlinie

Unter Berücksichtigung der Belange einer flächendeckenden, d.h. allerorts zumutbaren Erreichbarkeit der Einrichtungen, definiert diese Richtlinie ein Stufenkonzept der perinatologischen Versorgung. Sie regelt verbindliche Mindestanforderungen an die Versorgung von bestimmten Schwangeren und von Früh- und Reifgeborenen in nach § 108 SGB V zugelassenen Krankenhäusern. Zur Optimierung der perinatologischen Versorgung haben Zuweisungen von Schwangeren in die Einrichtung nach dem Risikoprofil der Schwangeren oder des Kindes zu erfolgen.

Hierzu wurden vier perinatale Versorgungsstufen definiert. Die Aufnahme von Schwangeren bzw. ihre Zuweisung aus Einrichtungen einer niedrigeren Versorgungsstufe erfolgt dabei nach folgenden Kriterien:

> **Perinatale Versorgungsstufen**
> **Versorgungsstufe I: Perinatalzentrum Level 1**
> - Schwangere mit erwartetem Frühgeborenen mit einem geschätzten Geburtsgewicht unter 1.250 g oder mit einem Gestationsalter < 29 + 0 SSW
> - Schwangere mit Drillingen und mit einem Gestationsalter < 33 + 0 SSW sowie Schwangere mit über drei Mehrlingen
> - Schwangere mit allen pränatal diagnostizierten fetalen oder mütterlichen Erkrankungen, bei denen nach der Geburt eine unmittelbare spezialisierte intensivmedizinische Versorgung des Neugeborenen absehbar ist. Dieses betrifft insbesondere den Verdacht auf angeborene Fehlbildungen (z.B. kritische Herzfehler, Zwerchfellhernien, Meningomyelozelen, Gastroschisis). Hierbei ist darauf zu achten, dass in der aufnehmenden Einrichtung die erforderliche spezialisierte Versorgung gewährleistet werden kann.
>
> **Versorgungsstufe II: Perinatalzentrum Level 2**
> - Schwangere mit erwartetem Frühgeborenen mit einem geschätzten Geburtsgewicht von 1.250–1.499 g oder mit einem Gestationsalter von 29 + 0 bis 31 + 6 SSW
> - Schwangere mit schweren schwangerschaftsassoziierten Erkrankungen, z.B. HELLP-Syndrom oder Wachstumsretardierung des Fetus unterhalb des 3. Perzentils
> - Schwangere mit insulinpflichtiger diabetischer Stoffwechselstörung mit absehbarer Gefährdung für Fetus bzw. Neugeborenes
>
> **Versorgungsstufe III: Perinataler Schwerpunkt**
> - Schwangere mit erwartetem Frühgeborenen mit einem geschätzten Geburtsgewicht von mindestens 1.500 g oder mit einem Gestationsalter von 32 + 0 bis ≤ 35 + 6 SSW
> - Schwangere mit Wachstumsretardierung des Fetus (zwischen dem 3. und 10. Perzentil des auf das Gestationsalter bezogenen Gewichts)
> - Schwangere mit insulinpflichtiger diabetischer Stoffwechselstörung ohne absehbare Gefährdung für Fetus bzw. Neugeborenes
>
> **Versorgungsstufe IV: Geburtsklinik**
> - Schwangere ab 36 + 0 SSW ohne zu erwartende Komplikationen

> Jeder Arzt, der in die Betreuung von Schwangeren und Neugeborenen involviert ist, muss über die vier Stufen der perinatologischen Versorgung informiert sein und ist zu einer Einhaltung der Zuweisung und Aufnahmekriterien verpflichtet. Ein unbegründeter, insbesondere nicht notfälliger Verstoß gegen diese Richtlinie kann zu einer Verweigerung der Vergütung der Behandlungsaufwendungen und im Falle eines ungünstigen Behandlungsergebnisses zu Schadensersatzansprüchen führen.

24.4 Die Wahl des richtigen Geburtsortes

Die Wahl des richtigen Geburtsortes kann für Mutter und Kind alles entscheidend sein. Doch welches ist der „richtige Geburtsort"? Eine Frage, die für von einer Frühgeburt betroffene Eltern eher rhetorischer Art ist. Mehrheitlich sind es akut einsetzende Schwangerschaftskomplikationen, die eine Frühgeburt zur Folge haben, Situationen also, in denen für die werdenden Eltern hinsichtlich der Geburtsklinik kaum noch Entscheidungsspielraum existiert oder sie Zeit für eigene Recherchen bzgl. „des richtigen Geburtsortes" haben. Die Wahl des „richtigen Geburtsortes" liegt also nahezu alleinig in der Entscheidung der Therapeutenkette –> niedergelassener Facharzt –> Rettungsdienst –> Vor-Ort-Klinik.

Doch wie gut sind diese Schlüsselpositionen selbst informiert? Die Schwangere hat gegenüber dem Frauenarzt einen Anspruch auf Information über die Kompetenzen der umgebenden Kliniken bzw. einen Anspruch auf eine indikationsgerechte Zentrumseinweisung. Es ist also unerlässlich, dass sich Ärzte informieren, welchen Versorgungsstatus die geburtsmedizinischen Häuser in der Region bestätigt bekommen haben und besser noch auch über deren Ergebnisqualität. Auf der vom GBA betriebenen Internetplattform ▶ www.perinatalzentren.org kann sich jeder Interessierte über die pflichtgemäß zu veröffentlichenden (Teil-)Ergebnisse der einzelnen Perinatalzentren zum perinatalen Outcome von Kindern mit Geburtsgewicht < 1.500 g informieren. Nur wenige Perinatalzentren stellen über diese Pflichtangaben hinaus die vollständigen Ergebnisse der Neonatalerhebung und Angaben zum Langzeit-Outcome der Frühgeborenen zur Verfügung. Die mindestens genauso relevanten Perinataldaten zum maternalen, geburtshilflichen Outcome fehlen auf der GBA-Plattform gänzlich und werden nur von einigen Perinatalzentren auf deren Homepages in Vollständigkeit veröffentlicht.

Selbstverständlich sollte die intrauterine Verlegung des Frühgeborenen angestrebt werden. Die postnatale Verlegung ist die begründbare, notfällige Ausnahmesituation, die stets mit einem zusätzlichen kindlichen Risiko verbunden ist.

Die Einrichtungen verschiedener Versorgungsstufen sollten miteinander vernetzt werden. Verlegungen sind medizinische, ökonomische und nicht zuletzt medizinforensische Schnittstellen und unter Umständen Achillesfersen im Behandlungsablauf. Häuser, die regelmäßig Patienten untereinander verlegen, sollten die Abläufe und Zuständigkeiten über Kooperationsverträge schriftlich vereinbaren.

24.5 Zertifizierte Perinatalzentren

Die „Güte von Perinatalzentren" wird bisher kaum kontrolliert. Die Erfüllung der GBA-Mindestanforderungen von Perinatalzentren wird von Bundesland zu Bundesland verschieden intensiv geprüft. Diese Aufgabe ist mehrheitlich an den Medizinischen Dienst der Krankenkassen delegiert. In anderen Bundesländern wird im Rahmen der Landeskrankenhausplanung über den Versorgungsstatus entschieden. Egal, wie die Zuordnung erfolgt, geprüft wird in der Regel nur die Struktur- und Prozessqualität und nicht die Ergebnisqualität. So führt selbst die Nichterfüllung der bundeseinheitlichen geburtshilflichen und neonatologischen Qualitätsindikatoren nicht automatisch zum Verlust des Versorgungsstatus.

Das Perinatalzentrum im engeren Sinne als funktionelle Einheit von Geburtsmedizin und Neonatologie hat strukturbedingt eine große interdisziplinäre und interprofessionelle Schnittstelle zwischen zwei Einrichtungen unterschiedlicher Fachrichtungen, die Kontrolle erfordert und nicht von allein gut funktioniert. Darüber hinaus schiebt sich die forensische Komponente immer mehr in den Vordergrund, was nicht zuletzt daran abgelesen werden kann, dass es mittlerweile nur noch drei Haftpflichtversicherer für Perinatalzentren gibt. Generell kann davon ausgegangen werden, dass Strukturen und Abläufe besser durch eine externe Sicht analysiert und kontrolliert werden können als in der Innensicht. Aufgedeckte Defizite (z.B. bezüglich Personal, Ausstattung) können dann besser gegenüber dem Einrichtungsträger thematisiert werden, der die nötigen Ressourcen bereitstellen muss, wenn er Perinatalmedizin bester Qualität betreiben möchte. Eine Verbesserung der Qualität wird nicht durch ein einmaliges Audit erreicht. Die Erstzertifizierung legt vielmehr den Grundstein für eine nachhaltige

Qualitätskultur und legt den Anspruch fest, sich selbst immer wieder zu hinterfragen und zu verbessern. Zertifizierung sollte als Werkzeug zur ständigen Beschäftigung mit den Themen Qualität, Standardisierung und Optimierung verstanden werden (Stepan et al. 2014), d.h. z.B.:
- Schaffen der notwendigen infrastrukturellen und personellen Voraussetzungen
- Standardisierung von Prozessen, z.B. leitliniengerechte Behandlung von definierten geburtsmedizinischen und neonatologischen Situationen
- Optimierung der Prozesse hinsichtlich der medizinischen sowie der ökonomischen Effizienz, z.B. hinsichtlich Verschwendung von Ressourcen für sinnlose Diagnostik oder Antibiotika
- regelmäßige Trainings („firedrills") und Qualitätskontrollen mit dem Ziel der Erhöhung des Qualitätsniveaus der medizinischen und pflegerischen Tätigkeiten
- Vereinbarung und Einhaltung von Regelungen mit den Partnern, die an der Behandlung der Patienten beteiligt sind
- Verbesserung der internen und externen Kommunikation bzw. Information

Eine Zertifizierung von Perinatalzentren erfolgt in Deutschland bisher nur auf freiwilliger Basis. In Westfalen-Lippe wird zur Erteilung eines Zertifikates die Einhaltung der Mindestanforderungen des GBA-Beschlusses überprüft.

Auf Bundesebene etabliert sich seit 2012 das von den führenden Fachgesellschaften wie DGGG, DGPGM und DGPM getragene Zertifizierungsverfahren nach periZert®. Delegierte dieser Fachgesellschaften haben einen Anforderungskatalog an Perinatalzentrum Level 1 definiert, der weit über die Mindestanforderungen der GBA-Richtlinie hinaus tiefgreifend die Struktur-, Prozess- und im besonderen Maße die Ergebnisqualität überprüft und wesentliches Augenmerk auf die profunde Fort- und Weiterbildung des medizinischen Zentrumpersonals lenkt. Der Anforderungskatalog sowie die bereits zertifizierten Perinatalzentren sind auf der Internetseite ▶ www.perizert.com einsehbar. Eine analoge Zertifizierung von Perinatalzentren Level 2 ist seitens periZert® in Vorbereitung.

Literatur

Berg D (1989) Empfehlungen der Deutschen Gesellschaft für Perinatale Medizin zur Struktur von Perinatal-Zentren. Perinatalmedizin 1: S2-S24

DGPM (2015) Empfehlungen für die strukturellen Voraussetzungen der perinatologischen Versorgung in Deutschland. S1-Leitlinie 087-00. AWMF online

Qualitätssicherungsrichtlinie Früh- und Reifgeborene/QFR-RL; zuletzt geändert am 20.11.2014. Bundesanzeiger BAnz AT

Stepan H, Schleußner E, Louwen F, Seeger S (2014) Warum wir eine Zertifizierung von Perinatalzentren brauchen. Geburtsh Frauenh 74(4): 323-324

Rechtliche Aspekte bei Frühgeburten

Bernd Gerber, Dirk Olbertz

25.1 Grenzen der Frühgeburtlichkeit (22.–28. SSW) – 200

25.2 Rechtliche und ethische Aspekte der „sehr frühen" Frühgeburtlichkeit – 200

25.3 Vorgehen bei „sehr früher" drohender Frühgeburt – 204

25.4 Sonstiges – 208

25.5 CTG-Schreibung – 208

25.6 Verlegung in ein Perinatalzentrum – 208

25.7 Entbindungsmodus – 208

Literatur – 209

25.1 Grenzen der Frühgeburtlichkeit (22.–28. SSW)

Medienwirksam wird immer wieder von Frühgeburten deutlich vor der vollendeten 24. SSW berichtet. Allerdings wird selten die weitere körperliche und geistige Entwicklung geschildert. Frühgeborene unter der 24. vollendeten SSW post menstruationem haben extrem geringe Überlebenschancen (Tab. 25.1). Wenn diese dann überhaupt überleben, sind weniger als 10% dieser Kinder ohne nennenswerte körperliche und/oder geistige Behinderungen (Kutz et al. 2009; Jarjour 2015; Rysavy et al. 2015; Stoll et al. 2015).

Die Überlebensraten von sehr früh geborenen Kindern haben sich in den letzten Jahren bei Geburt in der 23. SSW (2009: 27%, 2012: 33%) und in der 24. SSW (2009: 63%, 2012: 65%) nur geringfügig verbessert, während diese in der 22. und 26.–28. SSW nahezu unverändert blieben (Stoll et al. 2015). Gleichzeitig verbesserte sich das Überleben ohne schwere Handicaps für in der 25.– 28. SSW geborene Kinder um rund 2% pro Jahr, ohne nachweisbare Verbesserung für Kinder, die vor der 25. SSW geboren wurden. Als Todesursachen waren Lungenfunktionsstörungen, Unreife, Infektionen und ZNS-Schädigungen rückläufig, wohingegen Todesfälle infolge einer nekrotisierenden Enterokolitis zunahmen (Patel et al. 2011).

Besonders ungünstig ist die kindliche Entwicklung unter der 26. SSW. In einem Kollektiv von 4.446 Frühgeborenen mit einem SS-Alter von 22.0–25.6 SSW (1998–2003) starben 49%, und weitere 24% zeigten ausgeprägte Behinderungen (Tyson et al. 2008).

Aufgrund der obigen Ausführungen stellt sich die Frage, ab welchem Zeitpunkt drohende Frühgeburten bzw. Frühgeborene mit einem kurativen Behandlungsziel therapiert werden sollten. Die Interventionsgrenzen bei drohender Frühgeburt bzw. bei Frühgeborenen werden in verschiedenen europäischen und außereuropäischen Ländern erst bei 24. (23.–26.) SSW post menstruationem gesehen (Rossi 2014; Abb. 25.1). Es soll aber betont werden, dass diese Grenzen (in Deutschland 24. SSW) weder medizinisch noch juristisch als „Schallmauer" zu verstehen sind, wonach in der 23.6 SSW „Nichts" und am nächsten Morgen (24.0 SSW) eine „Maximalmedizin" gemacht wird. Es gibt eine breite Grauzone (vgl. rechtliche und ethische Aspekte), die individuell festgelegt werden muss.

Die rechnerische SSW sollte auch nicht das alleinige Kriterium für eine Intervention sein. Vielmehr sollten Faktoren wie antenatale Lungenreifeinduktion, Geschlecht (Mädchen > Knaben), fetales Schätzgewicht ($\geq$ oder $\leq$ 500 g), Fruchtwassermenge und Dopplerbefunde berücksichtigt werden (Winer u. Flamant 2015).

Die Gesamtzahl der Frühgeborenen in Deutschland ist in den letzten Jahren stabil geblieben, jedoch nahm die Zahl der extremen Frühgeburten (< 28. SSW) um 65% zu (Schleussner 2013). Ursächlich sind neben dem Anstieg des mütterlichen Alters bei Schwangerschaft und damit einhergehenden Risikofaktoren (Hypertonus, Übergewicht, Diabetes etc.) auch die in Deutschland sehr früh beginnenden SS-erhaltenden Maßnahmen und die bei extrem Frühgeborenen eingeleiteten neonatologischen Intensivtherapien zu nennen.

Eine aktuelle Auswertung aus neonatologischen Spitzenzentren der USA zeigt, dass vor der 24. SSW geborene Kinder nur in 20% (22. SSW) bzw. 70% (23. SSW) aktiv therapiert werden, während dies bei über 97% der nach der 24. SSW Geborenen erfolgte (Tab. 25.2).

25.2 Rechtliche und ethische Aspekte der „sehr frühen" Frühgeburtlichkeit

Entsprechend dem Grundgesetz der Bundesrepublik Deutschland (Art. 1 und 2) ist es ärztliche Aufgabe, unter Achtung der Würde des Patienten und seiner Grundrechte auf Leben und körperliche Unversehrtheit, Leben zu erhalten, Gesundheit zu schützen oder wiederherzustellen sowie Leiden zu lindern und Sterbenden bis in den Tod beizustehen.

Das individuelle Vorgehen in der Grauzone der sehr frühen Frühgeburtlichkeit bzw. Frühgeburt sollte wenn möglich rechtzeitig und unter Umständen in mehreren Gesprächen vereinbart werden. Frühzeitige Aufklärung und Einbeziehung der Eltern in die Entscheidung zum Therapieplan (SS-Verlängerung, Reanimation, Intensivtherapie etc.)

25.2 · Rechtliche und ethische Aspekte der „sehr frühen" Frühgeburtlichkeit

Tab. 25.1 Überleben von sehr früh (22.–28. SSW) geborenen Kindern (Daten aus den Zentren des Eunice Kennedy Shriver National Institute of Child Health and Human Development Neonatal Research Network, USA; Zeitraum Januar 2003 bis Dezember 2007; Stoll et al. 2010)

	% (Range der 23 beteiligten Zentren)							
	22. SSW (n = 421)	23. SSW (n = 871)	24. SSW (n = 1.370)	25. SSW (n = 1.498)	26. SSW (n = 1.576)	27. SSW (n = 1.838)	28. SSW (n = 2.001)	Total (n = 9.575)
Überlebend	6 (0–50)	26 (2–35)	55 (20–100)	72 (50–90)	84 (61–100)	88 (76–100)	92 (88–100)	72 (55–95)
Verstorben	94 (50–100)	74 (74–98)	45 (0–80)	28 (10–50)	16 (0–39)	12 (0–24)	8 (0–12)	28 (5–45)
Sterbezeitpunkt								
≤12 h	85 (0–100)	43 (0–90)	11 (0–44)	5 (0–19)	3 (0–11)	1 (0–5)	2 (0–7)	11 (1–25)
>12–24 h	2 (0–6)	3 (0–7)	2 (0–6)	<1 (0–3)	<1 (0–2)	<1 (0–2)	<1 (0–1)	1 (0–2)
<1–3 d	1 (0–8)	9 (0–30)	6 (0–11)	3 (0–25)	2 (0–8)	1 (0–6)	<1 (0–4)	3 (0–7)
4–7 d	2 (0–23)	4 (0–20)	4 (0–11)	3 (0–7)	1 (0–8)	1 (0–6)	<1 (0–2)	2 (0–5)
8–14 d	2 (0–50)	5 (0–50)	5 (0–20)	3 (0–9)	2 (0–6)	2 (0–19)	<1 (0–5)	3 (1–8)
15–28 d	1 (0–15)	4 (0–16)	7 (0–15)	4 (0–8)	3 (0–11)	2 (0–5)	2 (0–7)	3 (0–6)
≥29 d	1 (0–8)	6 (0–17)	10 (0–30)	8 (0–15)	5 (0–10)	4 (0–8)	2 (0–5)	5 (1–9)
Überlebende	n = 25	n = 226	n = 748	n = 1.078	n = 1.319	n = 1.616	n = 1.847	n = 6.859
ohne Morbidität[a]	0 (0–0)	8 (0–14)	9 (0–18)	20 (0–43)	34 (0–49)	44 (19–65)	57 (6–74)	37 (7–50)

[a] intraventrikuläre Blutung (IVH), periventrikuläre Leukomalazie (PVL), bronchopulmonale Dysplasie (BPD), nekrotisierende Enterokolitis (NEC), Retinopathie der Frühgeburt (ROP) ≥ 3°
[b] fehlende Daten von 52 Kindern
[c] fehlende Daten von 2 Kindern

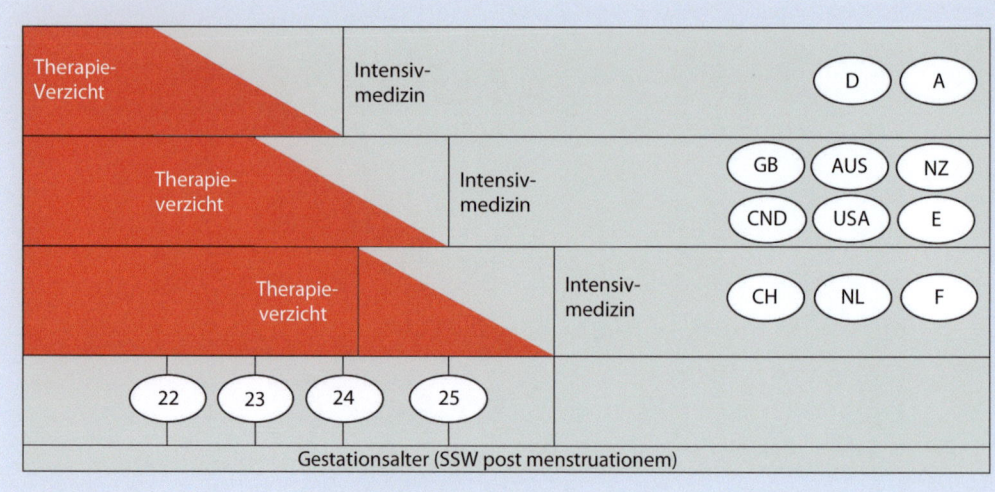

◘ **Abb. 25.1** Interventionsgrenzen an der Grenze der Lebensfähigkeit in verschiedenen europäischen und außereuropäischen Ländern (modifiziert nach Rossi 2014)

schützen vor juristischen Auseinandersetzungen. Wesentliche Aspekte der Entscheidungsfindung beinhalten[1]:
- Eltern können Entscheidung nur treffen, wenn sie ermessen können, welche Belastungen auf das Kind und sie selbst zukommen könnten und mit welcher Lebensqualität zu rechnen ist.
- Aufklärung der Eltern über die Prognose anhand international publizierter Daten sowie eigener Ergebnisse und Erfahrungen, Veranschaulichung mittels vorbereiteter Unterlagen („decision aids").
- Entwicklung einer gemeinsam getragenen Entscheidung von Eltern, Ärzten und Pflege zum weiteren Vorgehen („shared decision making").
- Möglichkeit, die ursprünglich vereinbarten Therapieziele zu verändern, falls sich die Situation (z.B. aufgrund von schwerwiegenden Komplikationen) ändert.
- Zurückstellung eigener Präferenzen, selbstkritische Distanz zu eigenen Wertvorstellungen und externen (z.B. ökonomischen) Beweggründen („competing interests").
- psychologische und seelsorgerische Hilfe anbieten
- Dokumentation des Entscheidungsprozesses

Nach der UN-Kinderrechtskonvention hat grundsätzlich jedes Kind einen Anspruch auf Behandlung und Betreuung entsprechend seinen individuellen Bedürfnissen, unabhängig von seinen Lebens- und Überlebensaussichten.[2] Es ist aber nicht so, dass ein Arzt auf jeden Fall „Leben erhalten muss". So hat die Bundesärztekammer (2011) „Grundsätze zur ärztlichen Sterbebegleitung" formuliert:
- Eine ärztliche Verpflichtung zur Lebenserhaltung unter allen Umständen besteht nicht.
- Unabhängig von den jeweiligen Therapiezielen (kurativ, palliativ) hat jedes Kind/jeder Mensch ein Recht auf Grundversorgung, Linderung von Leiden und Schmerzen sowie optimale Pflege.
- Medizinische Maßnahmen müssen mit Blick auf das erreichbare Therapieziel vernünftig indiziert sein.

---

[1] AWMF-Leitlinie: Frühgeborene an der Grenze der Lebensfähigkeit. http://www.awmf.org/leitlinien/detail/ll/024-019.html

[2] UNICEF: UN-Kinderrechtskonvention. http://www.unicef.de/ueber-uns/unicef-und-kinderrechte

25.2 · Rechtliche und ethische Aspekte der „sehr frühen" Frühgeburtlichkeit

Tab. 25.2 Überleben von sehr früh (22.–26. SSW) geborenen Kindern in Abhängigkeit von der neonatologischen Ersttherapie (Daten aus den Zentren des Eunice Kennedy Shriver National Institute of Child Health and Human Development Neonatal Research Network, USA; Zeitraum April 2006 bis März 2011; Stoll et al. 2010)

Aktive Therapie	22. SSW n = 357 Ja n (%)	22. SSW Nein n (%)	23. SSW n = 755 Ja n (%)	23. SSW Nein n (%)	24. SSW n = 1.152 Ja n (%)	24. SSW Nein n (%)	25. SSW n = 1.262 Ja n (%)	25. SSW Nein n (%)	26. SSW n = 1.332 Ja n (%)	26. SSW Nein n (%)
In-hospital Outcome	n = 79	n = 278	n = 542	n = 213	n = 1.119	n = 33	n = 1.257	n = 5	n = 1.330	N = 2
Tod < 12 h	32 (40,5)	278 (100,0)	110 (20,3)	210 (98,6)	86 (7,7)	32 (97,0)	43 (3,4)	5 (100,0)	30 (2,3)	2 (100,0)
Tod vor Entlassung	60 (75,9)	0	341 (62,9)	213 (100,0)	444 (39,7)	33 (100,0)	306 (24,3)	5 (100,0)	208 (15,6)	2 (100,0)
kein Follow-up	1 (1,3)	0	23 (4,2)	0	62 (5,5)	0	82 (6,5)	0	115 (8,6)	0
Outcome der Überlebenden nach 18–22 Lebensmonaten	18 (23,1)		173 (33,3)		589 (56,6)		850 (72,3)		991 (81,6)	
– mit schwerer NDI	6 (7,7)		42 (8,1)		111 (10,5)		129 (11,0)		71 (5,8)	
– ohne schwerer NDI	12 (15,4)		131 (25,2)		487 (46,1)		721 (61,3)		920 (75,7)	
– mit moderater/schwerer NDI	11 (14,1)		90 (17,3)		271 (25,6)		327 (27,8)		279 (23,0)	
– ohne moderater/schwerer NDI	7 (9,0)		83 (16,0)		327 (30,9)		523 (44,5)		712 (58,6)	

NDI = Neurodevelopmental impairment
GMF CS = Gross Motor Functional Classification

- Indizierte Maßnahmen bedürfen der Einwilligung des Patienten oder des Patientenvertreters (Eltern).
- Die Eltern haben das Recht, einer ärztlich indizierten intensivmedizinischen Behandlung zuzustimmen oder sie abzulehnen.
- Der Arzt hat weder das Recht noch die Pflicht zu eigenmächtiger Heilbehandlung, auch nicht aufgrund seiner Garantenstellung gegenüber dem Kind.
- Der Arzt darf keine Behandlungen durchführen, wenn diese nicht oder nicht mehr im Hinblick auf ein definiertes Therapieziel indiziert sind. Solche Maßnahmen können von den Eltern nicht eingefordert werden.
- Den Eltern ist ausreichend Raum und Zeit für eine würdevolle Sterbebegleitung ihres Kindes zu geben.

25.3 Vorgehen bei „sehr früher" drohender Frühgeburt

Als Standardtherapie werden bei drohender Frühgeburt die Lungenreifeinduktion mit 2 × 12 mg Celestan im Abstand von 24 Stunden, die Tokolyse und die Antibiotikatherapie ab der vollendeten 24. SSW empfohlen.[3] Ein Beginn der Therapie in der 23. SSW sollte nur im Einzelfall und nach ausführlicher Beratung erfolgen. Weitere Aspekte betreffen die CTG-Schreibung, Bettruhe und Verlegung in ein Perinatalzentrum. Nachfolgend sollen juristisch und ethisch relevante Aspekte betrachtet werden.

25.3.1 Beginn der Lungenreifeinduktion

Eine Lungenreifeinduktion (LRI) vor der 23. SSW hatte keinen Effekt auf das Überleben oder die Vermeidung von schweren Behinderung beim Kind, während die LRI ab der 23. SSW das Outcome signifikant ($p > 0,05$) verbesserte (Carlo et al. 2011; ▶ Kap. 33).

---

3   AWMF-Leitlinie: Medikamentöse Wehenhemmung bei drohender Frühgeburt. http://www.awmf.org/leitlinien/detail/ll/015-029.html, 2015

Besonders deutlich war der Effekt, wenn der Zeitraum zwischen Erstgabe der RDS-Prophylaxe und Geburt „lang" war (Melamed et al. 2015). Eine LRI vor der 24. SSW sollte nur in Ausnahmefällen erfolgen.

25.3.2 Beginn der Antibiotikatherapie

Eine prophylaktische Antibiotikagabe wird bei drohender Frühgeburt und/oder vorzeitiger Blasensprung (VBS) empfohlen. Dies wird damit begründet, dass Infektionen die häufigste Ursache von Frühgeburten sind. Der Verzicht auf eine Antibiose kann im Einzelfall (z.B. Hydramnion) gerechtfertigt sein. Bei einem VBS < 34. SSW führte die generelle antenatale Antibiotikagabe sogar zu einer erhöhten Rate kindlicher ZNS-Schädigungen, während diese ansonsten keine Verbesserung der geistigen und körperlichen Entwicklung der Kinder nach sieben Jahren bewirkte (Kenyon et al. 2011, 2008). Der Nutzen einer antenatalen Antibiotikagabe muss deshalb auch kritisch gesehen werden.

25.3.3 Beginn der Tokolyse

Ziele der Tokolyse (Bolz u. Gerber 2014) vor der 34. SSW sind:
- Schwangerschaftsverlängerung um mindestens 48 Stunden zur Durchführung der fetalen Lungenreifeinduktion
- In-utero-Transfer in ein Perinatalzentrum
- Verlängerung der Schwangerschaftsdauer

Eine entscheidende Frage ist, ab welcher SSW mit einer Tokolyse begonnen werden sollte. Es gibt bisher keine Studie, die einen Vorteil einer Tokolyse vor der 24. SSW belegt (Rosenberg 2015; Hackney et al. 2013; Klauser et al. 2015; Locatelli et al. 2015; eine detaillierte Diskussion zum Thema „Indikation und Einsatz von Tokolytika" ist ▶ Kap. 32 zu entnehmen).

25.3.4 Zulassungsstatus der Tokolytika

Von den zur Tokolyse genutzten Medikamenten haben in Deutschland nur Betamimetika und Oxytocinantagonisten eine Zulassung. Bei beiden

25.3 · Vorgehen bei „sehr früher" drohender Frühgeburt

Tab. 25.3 Tokolytika und deren Zulassungsstatus

Stoffgruppe	Wirkstoff	Gabe	Zulassung	NW	Tageskosten
Betamimetika	Fenoterol	i.v. (< 48 h) i.v. (< 48 h) oral	Ja Nein* Nein*	+++	Mittel
Oxytocinantagonisten	Atosiban	i.v.	Ja (48 h)	+	Hoch
Calciumantagonisten	Nifedipin	Oral	Nein*	+/++	Niedrig
NO-Donatoren	Nitroglycerin	Transdermal	Nein*	+/++	Niedrig
Prostaglandinsynthesehemmer	Indometacin	Oral	Nein*	+ Mutter +++ Fet	Niedrig
Magnesium	Magnesium-sulfat	Oral / i.v.	Nein*	+++	Mittel

* Off-Label-Use

Substanzen ist die Dauer der intravenösen Anwendung auf 48 Stunden begrenzt (Bolz u. Gerber 2014; ◘ Tab. 25.3).

Die Anwendung von Calciumantagonisten, Prostaglandinsynthesehemmern, NO-Donatoren und Magnesium zur Wehenhemmung ist ebenso wie eine Langzeit-i.v.-Tokolyse eine weit verbreitete klinische Praxis, allerdings im Off-Label-Use. Diese Praxis muss vor dem Hintergrund sowohl der fehlenden Zulassung als auch fehlender Daten, die die klinische Wirksamkeit nachweisen, kritisch gesehen werden.

In einem Rote-Hand-Brief vom 30.09.2013 wies die Firma Boehringer Ingelheim auf Anwendungseinschränkungen bei kurzwirksamen Beta-Agonisten/Beta-2-Sympathomimetika (SABA: Fenoterol, Partusisten®; Clenbuterol, Spiropent®) für geburtshilfliche Indikationen hin. Nach Berichten über schwerwiegende und letale kardiovaskuläre Nebenwirkungen hat die European Medicines Agency (EMA) eine aktuelle Nutzen-Risiko-Bewertung bei allen SABA in den geburtshilflichen Indikationen vorgenommen (Medizinprodukte BfAu 2013). Danach ist die parenterale Gabe von SABA für maximal 48 Stunden zur Wehenhemmung weiterhin möglich, um die Lungenreifeinduktion durchzuführen. Dagegen dürfen SABA in geburtshilflichen Indikationen weder oral noch rektal und nicht länger als 48 Stunden – auch nicht im Wege des Off-label-Use – angewandt werden. Sollte ein Arzt SABA außerhalb der Zulassung einsetzen, und es kommt zu einer Schädigung von Mutter oder/und Fet/Neugeborenem, so liegt aufgrund des Rote-Hand-Briefes ein grober Behandlungsfehler vor. Dieser führt zugunsten der Patientin prozessual zu einer Beweislastumkehr (Bolz u. Gerber 2014).

25.3.5 Aufklärungspflichten

Schon bei der Verordnung von Arzneimitteln im Rahmen ihrer Zulassung ergeben sich für den Arzt umfangreiche Aufklärungspflichten hinsichtlich Nebenwirkungen, Dauer und Art der Anwendung, Erfolgsaussichten, Alternativmethoden und eventuelle wirtschaftliche Belastungen (BGH, Urteil vom 17.04.2007; Az: VI ZR 108/06). Eine Tokolyse mit Nifedipin, NO-Donatoren, Indometacin und Magnesiumsulfat stellt einen Off-Label-Use dar. Ein solcher ist immer dann gegeben, wenn ein zugelassenes Arzneimittel außerhalb des in der Zulassung beantragten und des von den nationalen oder europäischen Zulassungsbehörden genehmigten Gebrauchs hinsichtlich seiner Anwendungsgebiete verordnet wird.

In diesem Fall muss der Arzt die Patientin zudem über die fehlende Zulassung aufklären und darüber,

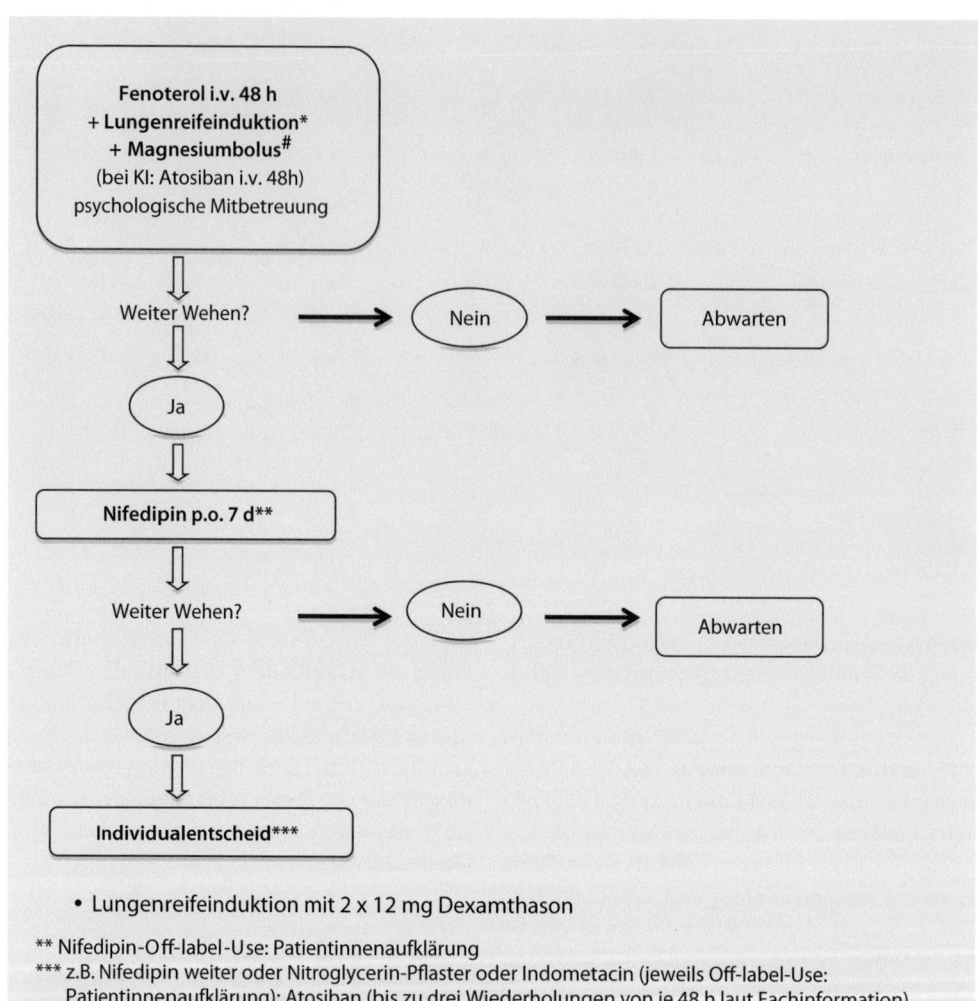

Abb. 25.2 Praktiziertes medikamentöses Tokolysekonzept

dass unbekannte Risiken nicht auszuschließen sind.[4] Der Arzt ist für die Aufklärung im Arzthaftungsprozess beweisbelastet. Eine sorgfältige Dokumentation ist daher obligat, vgl. § 630 f Abs. 2 BGB.

25.3.6 Praxisempfehlungen

Unter Berücksichtigung der vorstehenden Ausführungen wird aktuell folgendes medikamentöses Tokolysekonzept in der (23.)24.–34. SSW an der Universitätsfrauenklinik Rostock praktiziert (Abb. 25.2):

Wenn die Indikation zur Tokolyse im Off-Label-Use nach sorgfältiger, aktenkundlicher Aufklärung der Patientin über Risiken, Wirkungen und Nebenwirkungen gestellt wird, sind die jeweiligen Kontraindikationen und Warnhinweise für die jeweiligen Substanzen strikt zu beachten. Die meisten Erfahrungen liegen für den Calziumantagonsiten Nifedipin (Nifedipin p.o. maximal 150 mg/d (Tablette/Kapsel nicht kauen!) vor, so dass diese präferiert

---

4 BGHZ 172, 1 (13)

25.3 · Vorgehen bei „sehr früher" drohender Frühgeburt

Tokolyse nach Partusisten und / oder Atosiban
(Patientenaufklärung zum Off Label Use)

Sehr geehrte Patientin,

zur Zeit sind Sie stationär in unserer Klinik aufgenommen, weil Sie vorzeitige Wehen haben und die Möglichkeit einer Frühgeburt besteht. Bisher haben wir versucht, die vorzeitigen Wehen durch die Anwendung von bestimmten, für die Wehenhemmung zugelassenen Medikamenten (Fenoterol und / oder Atosiban i. v.) zu hemmen. Trotz dieser Therapie besteht weiterhin das Risiko einer Frühgeburt. Die o.g. Medikamente dürfen entsprechend der Festlegungen der Arzneimittelzulassungsbehörden nicht erneut und über einen längeren Zeitraum als jeweils 48 Stunden genutzt werden.

Neben den zugelassenen Medikamenten für die Hemmung vorzeitiger Wehen existieren weitere Substanzen, von denen bekannt ist, dass sie Wehen hemmen können. Allerdings fehlt diesen Substanzen seitens der produzierenden Pharmahersteller die entsprechende Zulassung für diese Indikation, sodass sie nur im Wege des sogenannten „Off-Label-Use" angewendet werden können.

Die behandelnden Ärzte werden mit Ihnen vorgenommen werden sollte, da der mit der Verabreichung der Medikamente einhergehende Nutzen für das ungeborene Kind die damit verbundenen Risiken für Mutter und Kind im Falle einer Frühgeburt überwiegt. Der Arzt wird mit Ihnen gemeinsam besprechen, welches Arzneimittel zur weiteren Wehenhemmung am besten geeignet ist. Sie haben dabei ausreichend Gelegenheit haben, interessierende Fragen zu stellen. Zur Vorbereitung dieses Gesprächs dient der folgende Überblick über wehenhemmende Arzneimittel, die m „Offi-Label-Use" angewendet werden können.

1.) Nifedipin
Nifedipin ist ein Calciumantagonist, der dazu führt, dass in der Muskelzelle weniger Calcium zur Verfügung steht. Dadurch können sich die Muskelzellen in der Gebärmutter weniger gut zusammenziehen . Es kommt zur Entspannung der Gebärmutter und damit zum Nachlassen der Wehentätigkeit. Verschiedene wissenschaftliche Arbeiten haben die Wirksamkeit dieses Medikaments zur Wehenhemmung nachgewiesen. In vielen Ländern weltweit wird Nifedipin seit vielen Jahren als wehenhemmendes Mittel eingesetzt. Bei der Anwendung von Nifedipin sind regelmäßige Blutdruckmessungen und eine Messung der vom Patientem über den Tag aufgenommenen und ausgeschiedenen Flüssigkeitsmengen (sog. Bilanzierung) erforderlich.

a) Mögliche Nebenwirkungen bei der Mutter
Auf mütterlicher Seite können Übelkeit, Hautrötung, Kopfschmerz, Herzklopfen, Blutdruckabfall und ein Anstieg der Herzfrequenz auftreten. Diese Nebenwirkungen sind in der Regel mild und im Vergleich zu den zur Wehenhemmung zugelassenen Medikamenten deutlich weniger ausgeprägt. Sehr selten können ein Herzinfarkt, ein Lungenödem, Vorhofflimmern, Sauerstoffmangelschäden am Hirn sowie ein Absterben der Leibesfrucht bei mütterlichen Kreislaufdysregulationen auftreten. Nifedipindarf nicht mit einer gleichzeitigen intravenösen Magnesium-Gabe kombiniert werden, da schwere Nebenwirkungen bis hin zu mütterlichen Todesfällen beschrieben worden sind. Dabei sind insbesondere Patienten gefährdet, die an Bluthochdruck leiden.

b) MöglicheNebenwirkungen beim Kind
Untersuchungen im Tiermodell haben ergeben, dass es unter Calciumantagonisten zu einer Verminderung der Gebärmutterdurchblutung und damit einer verminderten kindlichen Sauerstoffsättigung kommt. Diese Befunde aus Tierversuchen wurden jedoch beim Menschen bisher nicht bestätigt. Blutflussuntersuchungen beim Menschen zeigten im kindlichen und im mütterlichen Blutflussgebiet unauffällige Befunde. Untersuchungen der Neugeborenen nach der Geburt erbrachten keinen Nachweis für einen Sauerstoffmangel bzw. eine Übersäuerung des Blutes. Die bisherigen wissenschaftlichen Daten ergeben keine Hinweise für eine teratogene (fruchtschädigende) Wirkung beim Menschen. Eine Kombination von Nifedipin mit Magnesium ist zu vermeiden. Daraus können Herzfrequenzabfälle des Kindes bis hin zum Versterben resultieren.

c) Wann darf Nifedipin nicht angewandt werden?
Überempfindlichkeit auf dieses Medikament, Störungen der linksventrikulären Herzfunktion, koronare Herzerkrankung, obstruktive Herzerkrankungen, mütterliche Hypotonie (= zu niedriger Blutdruck).

d) Anwendungsart und -dauer
Nifedipin wird als Tablette eingenommen. Die Kapsel muss unzerkaut geschluckt werden. Die Anwendungsdauer beträgt maximal 7 Tage.

2.) NO-Donatoren
Ein weiteres Medikament zur Wehenhemmung sind NO-Donatoren (= Stickstoffmonoxidfreisetzende Medikamente), namentlich die Nitroglycerinpflaster. Über die Freisetzung von Stickstoffmonoxid wird die glatte Muskulatur der Gebärmutter entspannt, sodass es zu einem Rückgang der Wehentätigkeit kommt. In Studien konnte eine gute Reduktion der Wehentätigkeit über 2 bis 7 Tage nachgewiesen werden. Jedoch konnte in zahlreichen Studien nachgewiesen werden, dass die Nitroglycerinpflaster nicht so gut wirksam sind wie Nifedipin.

a) Mögliche Nebenwirkungen bei der Mutter
Bei der Mutter können Kopfschmerzen, Muskelschmerzen, eine Kontaktdermatitis im Bereich der Pflasterklebestellen und bei Therapiebeginn eine Hypotonie (= niedriger Blutdruck) und / oder Kreislaufdysregulation auftreten.

b) Mögliche Nebenwirkungen beim Kind
In den bisherigen Untersuchungen wurden keine unerwünschten Effekte auf die Funktion des Mutterkuchens, auf das ungeborene Kind als auch das Neugeborene beobachtet.

c) Wann darf Nitroglycerin nicht angewandt werden?
Migräne, rezidivierende Kopfschmerzen, bekannte Kreislaufschwankungen, mütterliche Herzerkrankungen.

d) Anwendungsart und
Das Nitroglycerinpflaster wird auf die Haut geklebt. Die Anwendungsdauer beträgt maximal 7 Tage.

3.) Prostaglandinsynthesehemmer
Prostaglandinsynthesehemmer, namentlich das Indometacin, wirken wehenhemmend. Der Wirkmechanismus besteht ebenfalls in einer Reduktion der Calciumfreisetzung in den Muskelzellen der Gebärmutter und der damit verminderten Kontraktionsfähigkeit. In Studien konnte eine gute Reduktion der Wehentätigkeit nachgewiesen werden. Aufgrund von möglichen Nebenwirkungen für das ungeborene Kind darf Indometacin jedoch nur maximal 2 Tage und nur vor der 32. SSW angewendet werden.

a) Mögliche Nebenwirkungen bei der Mutter
Bei nur sehr kurzer Anwendung über 2 Tage sind Nebenwirkungen für die Mutter äußerst gering. Neben allergischen Reaktionen (Hautausschlag, Hautjucken) werden gelegentlich Auswirkungen auf den Magen-Darm-Trakt beobachtet (Übelkeit, Erbrechen, Durchfall, Schmerzen, selten Magenblutungen).

b) Mögliche Nebenwirkungen beim Kind
Bei einer Anwendung von maximal 2 Tagen sind Schädigungen am Harntrakt des ungeborenen Kindes sowie auch das Absterben des Kindes im Mutterleib beschrieben worden. Bei längerer Anwendung von Indometacin (über 2 Tage hinaus) bzw. einer Anwendung nach der 32. SSW sind Schädigungen am Blutkreislauf des Kindes (vorzeitiger Verschluß des Ductus Botalli) beobachtet worden.

c) Wann darf Indometacin nicht angewandt werden?
Indometacindarf nicht angewendet werden bei bekannter Allergie gegen diesen Wirkstoff, Asthma bronchiale, bekannten Asthmaanfällen nach Einnahme von Medikamenten dieser Stoffklasse (ASS, NSAR), ungeklärten Blutbildungs-und Gerinnungsstörungen, bekannten Magenulzera oder Magenblutungen, zerebrovaskulären Blutungen, schwerer Herzinsuffizienz, koronarer Herzerkrankung.

d) Anwendungsart und -dauer
Indometacin wird als Tablette eingenommen. Die Anwendungsdauer beträgt maximal 2 Tage. Indometacin darf nur vor der vollendeten 32. Schwangerschaftswoche eingenommen werden.

Ich habe die vorstehenden Ausführungen gelesen und verstanden. Meine Fragen wurden durch

Frau Dr. .... / Herrn Dr. ....

ausreichend beantwortet. Ich habe ausreichend Gelegenheit zur Fragestellung gehabt und habe keine weiteren Fragen.

Ich stimme nach ausreichender Überlegungszeit der weiteren Wehenhemmung mit dem

Medikament .... zu

Ort, Datum, Uhrzeit:

Gesprächsdauer:

------------------------------   ------------------------------
Arztunterschrift   Patientinnenunterschrift

Abb. 25.3 Muster Aufklärungsbogen

werden sollten (Conde-Agudelo et al. 2011; Valdes et al. 2012; Nasser et al. 2011). Ein positiver Effekt einer sieben Tage überschreitenden Anwendung von Nifedipin ist ebenso wie eine Verbesserung des perinatalen Outcomes für die orale Nifedipintokolyse nach 48-stündiger Fenoterolgabe durch Studiendaten nicht bewiesen. Die Daten für NO-Donatoren (Nitroglycerin) sind derzeit nicht überzeugend, so dass deren Einsatz kritisch gesehen werden muss (Duckitt et al. 2014).

Wesentliche Inhalte des an der UFK Rostock verwendeten Aufklärungsbogens (Bolz et al. 2014; Abb. 25.3) sind:
- Nennung der verschiedenen Substanzen zur Tokolyse
- Darstellung der möglichen Nebenwirkungen für Mutter und Kind
- Kontraindikationen für die jeweiligen Medikamente
- Anwendungsart und -dauer

25.4 Sonstiges

Bei der Behandlung der drohenden Frühgeburt müssen neben der medikamentösen Therapie (Lungenreife, Tokolyse, Antibiose) nachfolgende allgemeine Aspekte bedacht werden:
— sorgfältige Dokumentation aller Befunde und Gespräche
— frühzeitige psychologische/psychosomatische Begleitung der Patientin
— körperliche Schonung (der Nutzen einer strengen Bettruhe ist nicht gesichert; Maloni 2011)
— Im Anschluss an eine Tokolyse kann bei Einlingsschwangerschaften zur Sekundärprävention Progesteron (▶ Kap. 32) erfolgreich eingesetzt werden.

25.5 CTG-Schreibung

Eine antenatale (Cardiotokogramm- (CTG-) Schreibung ist laut den Mutterschaftsrichtlinien (Anlage 2 zu Abschnitt B. Nr. 4c) ab der 26./27. SSW vorgesehen. In den meisten deutschen Perinatalzentren wird aber – da ab der 24. SSW eine Maximaltherapie für Neugeborene vorgesehen ist – eine täglich mehrfache CTG-Schreibung vorgenommen. Da das CTG in den ersten Wochen aber sehr häufig auffällige CTG-Muster aufweist, kann dieses – ohne weitere Maßnahmen (Dopplersonografie) – zu iatrogen verursachten Frühgeburten mit schlechtem kindlichen Outcome führen (Alfirevic et al. 2006). In der Universitätsfrauenklinik Rostock wird bei asymptomatischen Frauen mit drohender Frühgeburt und/oder Tokolyse generell nur jeden zweiten Tag ein Tokogramm (Registrierung der Wehentätigkeit) geschrieben, ansonsten bei neu auftretenden subjektiven Wehen.

25.6 Verlegung in ein Perinatalzentrum

International konnte gezeigt werden, dass das Outcome von Kindern in High-volume-Perinatalzentren mit qualifiziertem Personal und optimalen Versorgungsstrukturen besser ist als außerhalb dieser Zentren (Grandi et al. 2010; Rossi et al. 2015).[5] Für Deutschland ist weniger die Anzahl der behandelten Kinder als die Versorgungskompetenz der Zentren für das Outcome bedeutsam (Kutschmann et al. 2012). Bei drohender Frühgeburt und realer Überlebenschance des Kindes (hinsichtlich des Gestationsalters) sollte eine Verlegung der Mutter in ein Perinatalzentrum erfolgen. Sollte ein Krankenhaus mit fehlender Versorgungskompetenz die Schwangere bzw. das Frühgeborenen weiter betreuen wollen, so wird dies unter Umständen juristische Konsequenzen nach sich ziehen (Staatsanwaltschaften Hamburg AZ 7200 Js 104/15; Landgericht Köln AZ 25 O 497/11). In Deutschland sollten Schwangere ab der vollendeten 21./22. SSW in ein ausgewiesenes Perinatalzentrum überwiesen werden. Hier sollten mit den Eltern in Abhängigkeit von der SSW Möglichkeiten (Lungenreifeinduktion, Tokolyse, Antibiose etc.) und Grenzen der Medizin unter Beteiligung von Geburtshelfern und Neonatologen besprochen werden. Unabhängig von der SSW sollte der Wunsch der Eltern bzw. Mutter berücksichtigt werden. In der Universitätsfrauenklinik Rostock wird im Zweifelsfall im Konsens mit den Eltern ab der 23. SSW mit SS-verlängernden Maßnahmen begonnen.

Vor der 23. (22.) SSW sollten aufgrund der internationalen Datenlage keine aktiven Maßnahmen zur Schwangerschaftsverlängerung vorgenommen werden.

25.7 Entbindungsmodus

Eindeutige Empfehlungen zum Entbindungsmodus bei Kindern unterhalb der 26. SSW können nicht gegeben werden. Unter Berücksichtigung von Kindslage, Dringlichkeit, Muttermundsbefund und dem zu erwartendem kindlichen Outcome sollte bei sehr frühen Geburten die Spontangeburt favorisiert werden (Minguez-Milio et al. 2011; Malek-Mellouli et al. 2013; Durie et al. 2011). Oberhalb der 26. SSW scheint die Sectio das schonendere Verfahren zu sein (▶ Kap. 34).

---

[5] www.europeristat.com/reports/european-perinatal-health-report-2010.html. TEPHR

Literatur

Alfirevic Z, Devane D, Gyte GM (2006) Continuous cardiotocography (CTG) as a form of electronic fetal monitoring (EFM) for fetal assessment during labour. Cochrane Database Syst Rev: Cd006066

Bolz MS, Stroth M, Gerber B (2014) Off-Label-Tokolyse - quo vadis? Frauenarzt 2: 338-342

Bundesärztekammer (2011) Grundsätze der Bundesärztkammer zur ärztlichen Sterbebegleitung. Dtsch Ärztebl 108: A138-140

Carlo WA, McDonald SA, Fanaroff AA et al. (2011) Association of antenatal corticosteroids with mortality and neurodevelopmental outcomes among infants born at 22 to 25 weeks' gestation. JAMA 306: 2348-2358

Conde-Agudelo A, Romero R, Kusanovic JP (2011) Nifedipine in the management of preterm labor: a systematic review and metaanalysis. Am J Obstet Gynecol 204: 134.e1-20

Duckitt K, Thornton S, O'Donovan OP et al. (2014) Nitric oxide donors for treating preterm labour. Cochrane Database Syst Rev 5: Cd002860

Durie DE, Sciscione AC, Hoffman MK et al. (2011) Mode of delivery and outcomes in very low-birth-weight infants in the vertex presentation. American Journal of Perinatology 28: 195-200

Grandi C, Gonzalez A, Meritano J (2010) Patient volume, medical and nursing staffing and its relationship with risk-adjusted outcomes of VLBW infants in 15 Neocosur neonatal network NICUs. Archivos Argentinos de Pediatria 108: 499-510

Hackney DN, Olson-Chen C, Thornburg LL (2013) What do we know about the natural outcomes of preterm labour? A systematic review and meta-analysis of women without tocolysis in preterm labour. Paediatric and Perinatal Epidemiology 27: 452-460

Jarjour IT (2015) Neurodevelopmental outcome after extreme prematurity: a review of the literature. Pediatric Neurology 52: 143-152

Kenyon SL, Taylor DJ, Tarnow-Mordi W (2001) Broad-spectrum antibiotics for preterm, prelabour rupture of fetal membranes: the ORACLE I randomised trial. ORACLE Collaborative Group. Lancet 357: 979-988

Kenyon S, Pike K, Jones DR et al. (2008) Childhood outcomes after prescription of antibiotics to pregnant women with preterm rupture of the membranes: 7-year follow-up of the ORACLE I trial. Lancet 372: 1310 1318

Kenyon S, Pike K, Jones DR et al. (2008) Childhood outcomes after prescription of antibiotics to pregnant women with spontaneous preterm labour: 7-year follow-up of the ORACLE II trial. Lancet 372: 1319-1327

Klauser CK, Briery CM, Tucker AR et al. (2015) Tocolysis in women with advanced preterm labor: a secondary analysis of a randomized clinical trial. The Journal of Maternal-fetal and Neonatal Medicine 2015: 1-5

Kutschmann M, Bungard S, Kotting J et al. (2012) The care of preterm infants with birth weight below 1250 g: risk-adjusted quality benchmarking as part of validating a caseload-based management system. Dtsch Ärztebl Int 109: 519-526

Kutz P, Horsch S, Kuhn L et al. (2009) Single-centre vs. population-based outcome data of extremely preterm infants at the limits of viability. Acta Paediatrica 98: 1451-1455

Locatelli A, Consonni S, Ghidini A (2015) Preterm labor: approach to decreasing complications of prematurity. Obstet Gynecol Clin North Am 42: 255-274

Malek-Mellouli M, Ben Amara F, Gallouz N et al. (2013) Does the mode of delivery affect neonatal morbidity and mortality in very low-birth-weight infants ? Tunis Med 91: 183-187

Maloni JA (2011) Lack of evidence for prescription of antepartum bed rest. Expert Review of Obstetrics and Gynecology 6: 385-393

Melamed N, Shah J, Soraisham A et al. (2015) Association between antenatal corticosteroid administration-to-birth interval and outcomes of preterm neonates. Obstet Gynecol 125: 1377-1384

Medizinprodukte BfAu (2013) Rote Hand Brief Partusisten. www.bfarm.de/DE/Pharmakovigilanz/risikoinfo/2013/rhb-partusisten.html

Minguez-Milio JA, Alcazar JL, Auba M et al. (2011) Perinatal outcome and long-term follow-up of extremely low birth weight infants depending on the mode of delivery. The Journal of Maternal-fetal and Neonatal Medicine 24: 1235-1238

Nassar AH, Aoun J, Usta IM (2011) Calcium channel blockers for the management of preterm birth: a review. American Journal of Perinatology 28: 57-66

Patel RM, Kandefer S, Walsh MC et al. (2015) Causes and timing of death in extremely premature infants from 2000 through 2011. N Engl J Med 372: 331-340

Rossi R (2014) Frühgeburt an der Grenze der Lebensfähigkeit. Leitlinien und umgebende ethische Diskussionen. Gynäkologische Praxis 38: 241-250

Rossi RP, Poets C, Jorch G (2015) Perinatalmedizinische Versorgung: Maximale Sicherheit für Mutter und Kind anstreben. Dtsch Ärztebl 112: A-18 / B-15 / C-15

Rozenberg P (2015) A review on tocolysis. J Gynecol Obstet Biol Reprod. 44: 752-759

Rysavy MA, Li L, Bell EF et al. (2015) Between-hospital variation in treatment and outcomes in extremely preterm infants. N Engl J Med 372: 1801-1811

Schleussner E (2013) The prevention, diagnosis and treatment of premature labor. Dtsch Ärztebl Int 110: 227-235; quiz 236

Stoll BJ, Hansen NI, Bell EF et al. (2010) Neonatal outcomes of extremely preterm infants from the NICHD Neonatal Research Network. Pediatrics 126: 443-456

Stoll BJ, Hansen NI, Bell EF et al. (2015) Trends in care practices, morbidity, and mortality of extremely preterm neonates, 1993-2012. JAMA 314: 1039-1051

Tyson JE, Parikh NA, Langer J et al. (2008) Intensive care for extreme prematurity - moving beyond gestational age. N Engl J Med 358: 1672-1681

Valdes E, Salinas H, Toledo V et al. (2012) Nifedipine versus fenoterol in the management of preterm labor: a randomized, multicenter clinical study. Gynecol Obstet Invest 74: 109-115

Winer N, Flamant C (2015) Below 26 gestational week prematurity: What support? J Gynecol Obstet Biol Reprod 44: 732-739

Infektionen

Ioannis Mylonas

26.1 Einleitung – 212

26.2 Virale Infektionen – 213

26.3 Bakterielle Infektionen – 215

Literatur – 219

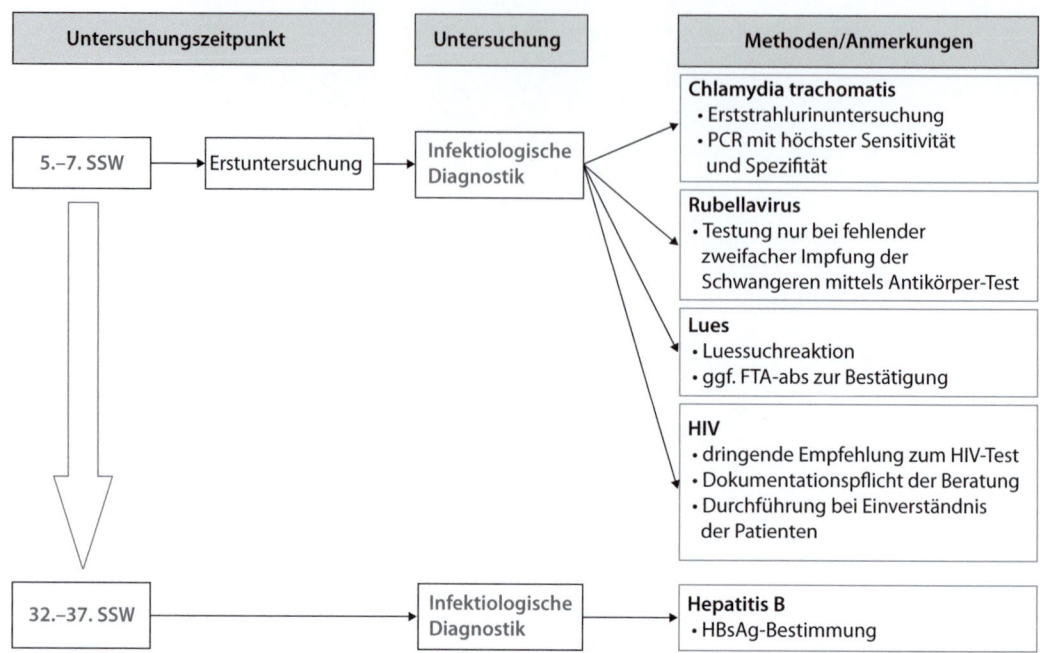

◘ **Abb. 26.1** Gesetzlich festgelegte infektiologische Untersuchungen während der Schwangerschaft (aus Mylonas u. Friese 2015)

26.1 Einleitung

Infektionen während der Schwangerschaft sind besonders gefürchtet, da nicht nur die Mutter, sondern auch das ungeborene Kind gefährdet ist. Infektionsbedingte Komplikationen für das Kind beinhalten u.a.:
— eine direkte fetale Schädigung (Embryopathie, Fetopathie)
— eine indirekte fetale Schädigung (Abort, Frühgeburt, Totgeburt)
— eine peripartale Infektion des Kindes mit späteren gesundheitlichen Folgen (z.B. HIV, Gonorrhoe u.a.)

Eine frühe Erkennung einer Infektion in der Schwangerschaft ist unabdingbar, um mögliche Schäden für die Mutter und das Kind frühzeitig zu behandeln. Dementsprechend stellt die maternale und pränatale Diagnose den wichtigsten Schritt für eine weiterführende Therapie dar. Die Mutterschaftsvorsorge hat einen hohen Stellenwert in der Prävention und Früherkennung. Während der Schwangerschaft sind fünf infektiologische Untersuchungen gesetzlich festgelegt: Röteln, Lues, Chlamydia trachomatis, HIV und Hepatitis B (◘ Abb. 26.1). Alle weiteren infektiologischen Untersuchungen (z.B. Toxoplasmose, CMV) werden nicht routinemäßig in der Mutterschaftsvorsorge gesetzlich festgelegt, sind aber eine sehr sinnvolle Diagnostik, welche in den Leitlinien weltweit Berücksichtigung finden.

Einige Erreger besitzen die Fähigkeit, über die Plazentaschranke bzw. fetalen Membranen Zugang zum ungeborenen Kind zu bekommen und können dementsprechend bei einer fetalen Infektion Früh- und Spätaborte oder Totgeburten verursachen (◘ Tab. 26.1). Es wird geschätzt, dass 15% der Frühaborte und 66% der Spätaborte durch Infektionen verursacht werden (Srinivas et al. 2006; Baud et al. 2008). Bei der Untersuchung von Fehl- bzw. Totgeburten, die in der Mitte des zweiten Trimenons auftraten, konnte in 78% der Fälle eine bakterielle Chorioamnionitis festgestellt werden (Allanson et al. 2010). Intrauterine Infektionen sind für ca. 25–40% der Frühgeburten verantwortlich, wobei dieser Zusammenhang umso deutlicher ist, je früher sie in der Schwangerschaft auftreten (Goldenberg et al. 2000). Eindeutige Ergebnisse anhand

26.2 · Virale Infektionen

Tab. 26.1 Zusammenhang zwischen Erregern und Infektionen der Plazenta, Aborten, Frühgeburten, Totgeburten und fetalen Infektionen in der Schwangerschaft (nach Goldenberg et al. 2000, 2008; Friese et al. 2003; Mylonas u. Friese 2012). + = beschriebener Zusammenhang; ? = fraglicher Zusammenhang; +/- = in Einzelfällen beschrieben

Erreger	Abort	Frühgeburt	Totgeburt	Plazentare Infektion	Präpartale Infektion des Feten	Präpartale Infektion mit fetalen Symptomen
Bakterielle Vaginose		+				
Chlamydia trachomatis	?	+				
CMV	+/-	+	+/-	+	+	+
GBS		+/-				
Gonorrhö		+			+/-	
HBV	?				+/-	
HCV					+	
HIV	?	+/-	?	?	+	-
HSV	?			+/-	+	+/-
Influenza	+	+	+/-			
Listeriose	+	+	+	+	+	+
Malaria	+	+/-	+			
Masern		+		?	+/-	?
Mumps	+/-		+/-	?	+/-	-
Parvovirus B19	+		+	+	+	+
Röteln	+/-		+	+	+	+
Syphilis	+	+	+	+	+	+
Toxoplasmose	+		+	+	+	+
Trichomonas		+				
VZV		+	+/-	?	+	+

plazentarer Befunde, fetaler Klinik und epidemiologischer Studien liegen für einige, aber längst nicht für alle Erreger vor (Tab. 26.1). Demzufolge sind Untersuchungen, die sich mit dem Zusammenhang einer Infektion und einer Fehl-, Früh- oder Totgeburt beschäftigen, kritisch zu hinterfragen.

26.2 Virale Infektionen

26.2.1 Parvovirus B19

Eine Infektion mit dem Parvovirus B19 führt zum Auftreten von sog. Ringelröteln (Erythema infectiosum). Mittlerweile wird eine Infektion mit einem weiten Spektrum von hämatologischen (transiente/persistierende Anämie, aplastische Krise, Autoimmunanämie u.a.) und nicht-hämatologischen Erkrankungen (Arthritis und chronische Arthritis, Vaskulitis, Glomerulonephritiden, Hepatitis u.a.) sowie Komplikationen (Leberversagen, Arthralgien, Granulozytopenie, Thrombozytopenie u.a.) in Verbindung gebracht.

Die meisten schwangeren Frauen sind asymptomatisch, wobei einige Patientinnen ein charakteristisches Exanthem zeigen bzw. unspezifische Symptome wie Arthralgien auftreten. Infektionen in der Frühschwangerschaft können u.a. zum Hydrops fetalis, Spontanabort und intrauterinen Fruchttod führen. Die Transmissionsrate wird mit ca. 33% angegeben. Das Risiko der Entwicklung eines Hydrops fetalis nach einer Parvovirus B19-Infektion wird zwischen 0 und 24% angenommen, wobei dieses Risiko nach neueren Studien geringer zu sein scheint (1–1,6%). Die Wahrscheinlichkeit einer Fehlgeburt nach einer Parvovirus B19-Infektion scheint zwischen der 11. und 23. SSW am höchsten zu sein. Es wird angenommen, dass ca. 2–3% der Fälle eines spontanen Abortes mit einer Parvovirus B19-Infektion einhergehen. Die Raten für einen intrauterinen Fruchttod (IUFT) liegen bei verschieden Studien mit kleinen Fallzahlen zwischen 1,6% und 38%, wobei eine geschätzte fetale Verlustrate von 11,8% und 12,5% im 2. Trimenon angenommen wird. Ein sicherer Zusammenhang zwischen Fehlbildungen und einer Parvovirus B19-Infektion ist nicht gewährleistet.

Ein Nachweis erfolgt durch die Antikörperbestimmung (EIA und Immunfluoreszenztest mit rekombinanten Antigenen), wobei der Parvovirus B19-DNA-Nachweis zusätzlich bei problematischen serologischen Befunden und in der pränatalen Diagnostik durchgeführt wird. Indikationen für die pränatale Diagnostik sind ein auffälliger Ultraschallbefund bei klinisch und/oder serologisch bewiesener akuter Infektion sowie ein auffälliger Ultraschallbefund bei routinemäßigem Ultraschallscreening. Eine Parvovirus B19-PCR-Untersuchung scheint die sensitivste Nachweismethode für eine intrauterine Infektion zu sein, da bis zu 50% der infizierten Feten IgM-negativ gegen Parvovirus B19 sind.

Die Therapie erfolgt symptomatisch. Die Gabe von Erythrozytenkonzentraten ist nur gelegentlich bei immunkompetenten Erkrankten mit aplastischen Krisen notwendig (Ausnahme: chronische hämolytische Anämien). Eine intrauterine Therapie mit Erythrozytenkonzentrat könnte bei Hydrops fetalis und erniedrigten Hämoglobinwerten durchgeführt werden.

26.2.2 Zytomegalie (CMV)

Das humane Zytomegalievirus (CMV) ist die häufigste Ursache kongenitaler Infektionen. Weltweit sind 0,2–2,3% aller Neugeborenen mit dem CMV infiziert. Die postnatale Übertragung erfolgt durch Schmier- und Tröpfcheninfektion, Urin, Speichel, Genitalsekrete, Blut, Blutprodukte sowie Muttermilch. Das Hauptrisiko von Kindsschäden besteht bei einer Erstinfektion der Mutter im 1. bis zum Beginn des 3. Trimenon.

Die Mehrzahl der Infektionen verlaufen häufig asymptomatisch, oder es treten uncharakteristische Symptome wie Unwohlsein, Müdigkeit, Fieber und eine Lymphadenopathie auf. Gelegentlich kommt es zu mononukleoseähnlichen Krankheitsbildern, Pneumonie, Hepatitis, Meningoenzephalitis, hämolytischer Anämie, Kolitis, Ösopharyngitis, Retinitis, Myokarditis bis zum Guillain-Barré-Syndrom. Es wird angenommen, dass eine maternale CMV-Primärinfektionen für 0,3% aller Totgeburten und 15% aller Spontanaborte sowie 1,6–5% aller Hydrops fetalis verantwortlich ist, wobei diese Daten kontrovers diskutiert werden.

Pränatal infizierte Neugeborene sind bei Geburt ca. zu 10% symptomatisch und weisen in etwa 5% die klassischen Stigmata der kongenitalen CMV-Erkrankung bzw. eines oder mehrere dieser Symptome auf:
- neurologische Auffälligkeiten
- Frühgeburt
- Hepatosplenomegalie
- Pneumonie
- Petechien
- Hörverlust
- Chorioretinitis

An den Folgen dieser Symptome sterben 2–30% der Neugeborenen. Mehr als 90% der Überlebenden weisen Spätfolgen auf. Von den asymptomatischen Neugeborenen zeigen 8–15% Spätmanifestationen.

Zum Infektionsnachweis und zur Beurteilung der Immunitätslage werden vor allem IgM- und IgG-Antikörper bestimmt. Als Zusatzuntersuchung wird der IgG-Aviditätstest angewandt (◘ Tab. 26.2). Bei der pränatalen Diagnostik wird vorrangig der Virusnachweis (meistens PCR), aber auch der Antikörpernachweis eingesetzt. Die Viren können im Urin, Speichel, Rachensekret, Zervixsekret, Fruchtwasser, fetalem Blut, Aszites, Chorionzotten, Gewebebiopsien und in der Muttermilch nachgewiesen werden.

Für die Therapie stehen heute v. a. Ganciclovir bzw. bei Resistenzentwicklung Foscarnet zur Verfügung. Für schwangere Frauen wird die Ganciclovir-Therapie aufgrund der ausgeprägten und sogar

Tab. 26.2 Interpretationshilfe für serologische Befunde bei V.a. CMV-Infektion während der Schwangerschaft (nach Mylonas u. Friese 2009; Friese et al. 2013)

IgG negativ IgM negativ	Serologisch kein Hinweis auf eine Infektion
IgG negativ IgM positiv	serologisch Verdacht auf akute Infektion, oft aber unspezifische IgM-Reaktion engmaschige Verlaufskontrollen erforderlich
IgG positiv IgM negativ	serologisch am ehesten wie bei einer inaktiven, latenten Infektion Eine akute Infektion ist nicht wahrscheinlich.
IgG positiv IgM positiv IgG-Avidität hoch	serologisch keine akute Infektion Zeitpunkt der Erstinfektion vor mindestens 2-4 Monaten (je nach Testverfahren)
IgG positiv IgM positiv IgG-Avidität gering	Serologisch ist eine akute Infektion möglich, jedoch nicht bewiesen. Weitere Abklärungsverfahren und engmaschige Verlaufskontrollen sind erforderlich, ggf. in Speziallaboratorien.

gefährlichen Nebenwirkungen derzeit noch nicht empfohlen. Ebenso ist die intrauterine Therapie mit Ganciclovir bei Feten mit nachgewiesener CMV-Infektion problematisch. Bei Kombination abnormer sonografischer Befunde mit positivem Virusnachweis ist der Schwangerschaftsabbruch zu diskutieren. Die Prävention und Therapie der kongenitalen CMV-Infektion könnte durch eine Behandlung der Schwangeren mit einem spezifischen CMV-Hyperimmunglobulin erfolgen. Allerdings ist der Wert dieser Maßnahme bisher nicht abschließend zu beurteilen. Seronegative Frauen sollten über die Hauptinfektionsquellen (Sexualverkehr, Schmierkontakt durch ältere Geschwister in Kindergärten/Kindertageseinrichtungen bzw. Berufskontakt mit Virus-ausscheidenden Kindern), über das Ansteckungsrisiko und mögliche Verhaltensweisen informiert werden.

26.3 Bakterielle Infektionen

26.3.1 Bakterielle Vaginose

Die bakterielle Vaginose stellt eine Milieustörung der Vagina dar. Obwohl es sich um eine Mischinfektion handelt, lassen sich zahlreiche bakterielle Erreger nachweisen. Allerdings kommt nur einigen Mikroorgansimen eine entscheidende Bedeutung in der Pathogenese der bakteriellen Vaginose zu. Einer der wichtigsten Erreger scheint Gardnerella vaginalis zu sein. In den USA sind jährlich ca. 800.000 Schwangere von einer bakteriellen Vaginose betroffen. Insgesamt liegt die Prävalenz zwischen 10% und 38%.

Die bakterielle Vaginose zeigt sich als Störung der Scheidenflora ohne typische Entzündungszeichen mit erhöhtem pH-Wert und dünnflüssigem, teilweise auch cremigem, weiß-gräulichem Ausfluss. Das subjektive Leitsymptom ist der üble Geruch des Fluor vaginalis. Obwohl zahlreiche Untersuchungen widersprüchliche und schwer zu bewertende Ergebnisse aufweisen, wird die bakterielle Vaginose mittlerweile als eine der häufigsten Ursachen für Frühgeburtlichkeit angesehen. Die Diagnose dieser Erkrankung in den ersten 16 SSW wird mit einem 5-fach erhöhten Risiko sowohl für eine Fehl- als auch für eine Frühgeburt in Verbindung gebracht. Zusätzlich wird das Vorkommen der bakteriellen Vaginose mit folgenden ungünstigen geburtshilflichen Auswirkungen assoziiert:

- vorzeitiger Blasensprung
- intrauterine Infektion und Chorioamnionitis
- Spontanabort

Tab. 26.3 Diagnose und Therapie der bakteriellen Vaginose während der Schwangerschaft. Clarithromycin ist in Deutschland für eine Therapie in der Schwangerschaft nicht zugelassen (nach (Mylonas u. Friese 2009; Friese et al. 2013; Mylonas 2016)

Diagnose	Amsel-Kriterien	3 der folgenden 4 Kriterien müssen erfüllt sein: – grau-weißer, homogener Fluor – pH-Wert < 4,4 (Normbereich zwischen 3,8 und 4,4) – positiver Amintest (Geruchsverstärkung nach Zugabe von 10% KOH-Lösung [Whiff-Test]) – Nachweis von Schlüsselzellen („clue cells") bei mindestens 20% der Epithelzellen
	Neuere Kriterien	Mittlerweile wird auch der Nachweis von nur 2 der 4 Kriterien als sicher ausreichend für die Diagnose angesehen: – pH-Wert > 4,4 – Eines der 3 übrigen Amsel-Kriterien
Therapie	Lokale Therapie (1. Trimenon)	1 × täglich 2% Clindamycin-Creme über 7 Tage
	Lokale Therapie (2.–3. Trimenon)	2–3 × täglich 5% Metronidazol-Creme über 7 Tage
		1 × täglich 2% Clindamycin-Creme über 7 Tage
	Systemische Therapie (2.–3. Trimenon)	2 × 500 mg/Tag Metronidazol p.o. über 7 Tage
		3 × 250 mg/Tag Metronidazol p.o. über 7 Tage
		1 × 2.000 mg Metronidazol p.o. als Einmaltherapie
		2 × 300 mg/Tag Clindamycin p.o. über 7 Tage
	Rezidiv oder Symptome einer Frühgeburtlichkeit	2 × 500 mg/Tag Metronidazol p.o. über 10 Tage plus
		2×250 mg/Tag Clarithromycin p.o. über 10 Tage oder
		4×500 mg/Tag Erythromycin p.o. über 10 Tage

– Frühgeburt
– postpartale Endometritis
– fetale Wachstumsretardierung

Die Diagnose wird einerseits durch die klinische Symptomatik und andererseits durch die mikroskopische (und mikrobiologische) Analyse des vaginalen Nativpräparats (Phasenkontrastmikroskopie mit 400-facher Vergrößerung) und ggf. der pH-Wert-Messung gestellt (Tab. 26.3).

Für die medikamentöse Behandlung einer bakteriellen Vaginose, sowohl außerhalb als auch während der Schwangerschaft, stehen die klinisch gleichwertigen Präparate Metronidazol und Clindamycin zur Verfügung. Es existiert ein eindeutiger Zusammenhang zwischen dem Risiko einer Frühgeburt und einer bakteriellen Vaginose, sodass dieses Risiko durch eine schnelle Diagnose und Therapie vermindert werden kann.

26.3.2 Chlamydieninfektion (Chlamydia trachomatis)

Die aktuelle Prävalenz einer Chlamydieninfektion in Deutschland ist weitgehend unbekannt, wobei diese bei Schwangeren ca. 1–5% betragen dürfte. Chlamydia trachomatis wurde häufiger in Fällen einer Fehlgeburt bzw. von Spontanaborten nachgewiesen, wobei dies kontrovers diskutiert wird.

Tab. 26.4 Therapie einer Chlamydia trachomatis-Infektion in der Schwangerschaft (nach Mylonas u. Friese 2009; Friese et al. 2013; Mylonas 2016)

Vorgehen	Medikament	Dosierung	Dauer
Standard	Erythromycinethylsuccinat	4 × 400 mg/Tag p.o.	14 Tage
	Erythromycinethylsuccinat	4 × 800 mg/Tag p.o.	7 Tage
Alternativ	Azithromycin	1,5 g p.o.	Einzelgabe
	(Amoxicillin	3 × 500 mg/Tag p.o.	7–14 Tage)

Mögliche Manifestationen einer Chlamydieninfektion sind v.a. Zervizitis, Urethritis, Proktitis bzw. Proktokolitis, Arthritis, Perihepatitis (Fitz-Hugh-Curtis-Syndrom) oder Adnexitis. Eine Infektion während der Schwangerschaft kann mit folgender Problematik einhergehen:
- Fehlgeburten und Spontanaborte
- Chorioamnionitis
- vorzeitiger Blasensprung
- Frühgeburten
- geringes Geburtsgewicht
- höhere Prävalenz einer weiteren Infektion (z.B. bakterielle Vaginose)

Das routinemäßige Screening im ersten Trimenon auf Chlamydia trachomatis ist in den Mutterschaftsrichtlinien verankert. Mittlerweile ist die einzige zugelassene Nachweismethode die Polymerase-Kettenreaktion (PCR).

Die Therapie der ersten Wahl ist die Gabe von Erythromycinethylsuccinat. Azithromycin (Cave: in der deutschen Zulassung eine strenge Indikationsstellung bei vitaler Bedrohung) und Amoxicillin (In-vitro-Untersuchungen zeigen eine geringe Aktivität, sodass dies nicht mehr primär empfohlen wird) können ebenfalls genutzt werden (◘ Tab. 26.4).

26.3.3 Syphilis

Die Syphilis stellt immer noch eine große Herausforderung in Ländern der Dritten Welt dar. Die Infektion führt in einem hohen Prozentsatz zu Aborten, Tot- und Frühgeburten. So wird angenommen, dass jedes Jahr ca. 1 Mio. Schwangerschaften durch eine maternale Syphilisinfektion negativ beeinflusst werden:
- Ca. 270.000 Kinder werden mit einer kongenitalen Syphilis geboren.
- Ca. 460.000 Schwangerschaften enden in einen Abort oder perinatalen Fruchttod.
- Ca. 270.000 Kinder werden vorzeitig geboren oder haben ein erniedrigtes Geburtsgewicht.

Die erworbene Syphilis (S. aquisita), eine zyklisch verlaufende Infektionskrankheit, wird von der angeborenen Syphilis (S. connata) unterschieden. Die Primärsyphilis ist durch den primären „Schanker" im Genitalbereich charakterisiert. Ohne Therapie erfolgt der Übergang zur sekundären Syphilis mit generalisierten Symptomen (Fieber, Übelkeit, Kopfschmerzen, Lymphadenopathie, Meningitis, makulöse Exantheme, Palmoplantarsyphilid, Condylomata lata, Angina syphilitica, Alopecia specifica u.a.). Im Anschluss erfolgt der weitere Übergang in eine klinisch symptomfreie latente Syphilis. In dieser Phase können Schwangere ihre ungeborenen Kinder infizieren. Der Übergang zur tertiären (späten) bzw. Neurosyphilis (u.a. akute syphilitische Meningitis, meningovaskuläre Syphilis, generelle Parese, Tabes dorsalis) ist heute selten zu beobachten.

Die angeborene Syphilis tritt nur bei zu spät erkannter und nicht-behandelter Infektion der Schwangeren auf. Als Erstmanifestation gilt eine blutig-schleimige Rhinitis (Coryza), wobei prinzipiell alle Organe mitbeteiligt sind (Hepatosplenomegalie, interstitielle Pneumonie, Osteochondritis und

Tab. 26.5 Therapie der Syphilis (nach Mylonas u. Friese 2009; Mylonas 2016)

Indikation		Substanz (Beispielpräparat) und Dosierung	Anmerkungen
Lues I und II (Frühsyphilis)	Empfehlung	Benzathin-Benzylpenicillin 2,4 Mio. I.E. i.m.	gluteal li/re je 1,2 Mio. I.E
		Procain-Benzylpenicillin 1× 1,2 Mio. I.E./d i.m. über 14d	Procain-Benzylpenicillin 0,9 Mio. I.E. + Benzylpenicillin-Natrium 0,3 Mio. I.E
	Alternativen	Ceftriaxon 1 g/Tag i.v. über 10d	
		Tetracyclin 4 × 500 mg/Tag p.o. über 14d	
		Clemizolpenicillin G 1 Mio. I.E./d i.m. über 14d	keine Therapieunterbrechung
	Non-Compliance	Benzathin-Benzylpenicillin 2,4 Mio. I.E. i.m./Woche	Tag 1, 8 und 15 (insgesamt 7,2 Mio. I.E.)
	Penicillin-Allergie	Doxycyclin 2 × 100 mg/d p.o. für 14-21 d	besser: Penicillin-Desensibilisierung
	Cephalosporin-Allergie	Erythromycin 4 × 500 mg/d p.o. für 14-21 d	serologische Kontrollen
Lues latens	1. Wahl	Benzathin-Benzylpenicillin 2,4 Mio. I.E./Woche i.m.	Tag 1, 8 und 15 (gluteal li/re je 1,2 Mio. I.E.; insgesamt 7,2 Mio. I.E.)
	2. Wahl	Procain-Benzylpenicillin 1× 1,2 Mio. I.E./d i.m. über 21d	Procain-Benzylpenicillin 0,9 Mio. I.E. + Benzylpenicillin-Natrium 0,3 Mio. I.E
	Alternativen	Ceftriaxon 1 × 1 g/d i.v. Kurzinfusion über 14d	
	bei Penicillin-Allergie	Doxycyclin 2 × 100 mg/d p.o. für 28d	besser: Penicillin-Desensibilisierung
		Erythromycin 4 × 500 mg/d i.v. über 21d	besser: Penicillin-Desensibilisierung
Lues III (Spätsyphilis, auch Neurosyphilis)	1. Wahl	Penicillin G 6 × 4 Mio. I.E./d oder 3 × 10 oder 5 × 5 Mio. I.E./Tag i.v. mindest. 14 Tage (10-14-21)	
	2. Wahl	Ceftriaxon 1 × 2 g/Tag i.v. über 10-14d	initial 2 × 2 g
	Alternativen	Clemizolpenicillin G 1 Mio. I.E. i.m. für 21d	keine Therapieunterbrechung
	Penicillinallergie (3. Wahl)	Doxycyclin 4 × 200 mg/Tag über 28d	besser: Penicillin-Desensibilisierung
		Erythromycin 4 × 500 mg p.o oder i.v. für 14d	besser: Penicillin-Desensibilisierung
		Erythromycinlactobionat 4 × 500 mg i.v. für 14d	stationäre Bedingungen besser: Penicillin-Desensibilisierung

Tab. 26.5 Fortsetzung

	Indikation	Substanz (Beispielpräparat) und Dosierung	Anmerkungen
Lues connata	Säuglinge und Kleinkinder	Penicillin G 100.000-150.000 I.E./kg/d i.v., aufgeteilt in 3 Dosen für 14d	
		Ceftriaxon 75 mg/kg/d für 14d	
	Schulkinder		

Die Prophylaxe einer Jarisch-Herxheimer-Reaktion erfolgt mit einer einmaligen Gabe von 1 mg/Prednisolonäquivalent/kg/KG p.o. vor Beginn der Therapie.

Periostitis). Zu beachten ist, dass die Syphilis praktisch jedes Krankheitsbild vortäuschen kann.

Im Rahmen der Mutterschaftsvorsorge sind serologische Untersuchungen zur Erkennung einer Syphilisinfektion der Schwangeren vorgesehen. Gleiches gilt bei unklaren Veränderungen im Genitalbereich, inguinalen Lymphknotenschwellungen und allgemeinen, anders nicht erklärbaren Krankheitssymptomen. Eine Testung wird auch nach Aborten und Tot- bzw. Frühgeburten empfohlen. Der direkte Erregernachweis kann im Dunkelfeld erfolgen (wird heute selten durchgeführt). Als serologischer Luessuchtest zum Nachweis spezifischer Antikörper gegen T. pallidum ssp. pallidum werden der TPHA-Test, der TPPA-Test oder der Tp-ELISA eingesetzt. Der FTA-ABS-Test gilt als Bestätigungstest für ein zweifelhaftes (schwach reaktives) oder ein positives (reaktives) Ergebnis im TPHA-Test. Der Tp-IgG-ELISA kann als Bestätigungstest für den TPHA verwendet werden. Nach einer Infektion bleibt der Test lebenslang positiv.

Die Therapie erfolgt durch hochdosierte parenterale Penicillin-Gaben (Tab. 26.5). Bei bekannter Penicillin-Allergie sollte eine Penicillin-Desensibilisierung erfolgen. Eine anonyme Meldung eines sicher Syphiliskranken bzw. einer Syphilis connata ist gesetzlich verpflichtend.

Literatur

Al-Buhtori M, Moore L, Benbow EW, Cooper RJ (2011) Viral detection in hydrops fetalis, spontaneous abortion, and unexplained fetal death in utero. J Med Virol 83(4): 679-684

Allanson B, Jennings B, Jacques A, Charles AK, Keil AD, Dickinson JE (2010) Infection and fetal loss in the mid-second trimester of pregnancy. The Australian and New Zealand Journal of Obstetrics and Gynaecology 50(3): 221-225

Baud D, Regan L, Greub G (2008) Emerging role of Chlamydia and Chlamydia-like organisms in adverse pregnancy outcomes. Current Opinion in Infectious Diseases 21(1): 70-76

Casal C, Araujo Eda C, Corvelo TC (2013) Risk factors and pregnancy outcomes in women with syphilis diagnosed using a molecular approach. Sexually Transmitted Infections 89(3): 257-261

Friese K, Mylonas I, Schulze A (2013) Infektionserkrankungen der Schwangeren und des Neugeborenen (3. Aufl.). Springer, Heidelberg. doi:10.1007/978-3-540-78325-1

Friese K, Schäfer A, Hof H (2003) Infektionskrankheiten in Gynäkologie und Geburtshilfe. Springer, Heidelberg

Goldenberg RL, Hauth JC, Andrews WW (2000) Intrauterine infection and preterm delivery. The New England Journal of Medicine 342(20): 1500-1507

Goldenberg RL, Culhane JF, Johnson DC (2005) Maternal infection and adverse fetal and neonatal outcomes. Clinics in Perinatology 32(3): 523-559

Goldenberg RL, Culhane JF, Iams JD, Romero R (2008) Epidemiology and causes of preterm birth. Lancet 371(9606): 75-84

Hoyme UB, Hübner J (2010) Prevention of preterm birth is possible by vaginal pH screening, early diagnosis of bacterial vaginosis or abnormal vaginal flora and treatment. Gynecologic and Obstetric Investigation 70(4): 286-290

Mendling W (2006) Vaginose, Vaginitis, Zervizitis und Salpingitis (2. Aufl.). Springer, Heidelberg

Mylonas I (2016) Sexuell übertragbare Erkrankungen. Springer, Heidelberg

Mylonas I, Friese K (2009) Infektionen in der Gynäkologie und Geburtshilfe. Elsevier Urban & Fischer, München

Mylonas I, Friese K (2012) Infektionen und Frühgeburt. Der Gynäkologe 45(7): 520–526

Mylonas I, Friese K (2015) Infektionen in der Geburtshilfe. In: Schneider H, Husslein P, Schneider KTM (Hrsg) Die Geburtshilfe (5. Aufl.). Springer, Heidelberg

Mylonas I, Gutsche S, Anton G, Jeschke U, Weissenbacher E-R, Friese K (2007) Parvovirus-B 19-Infektion in der Schwangerschaft. Zeitschrift für Geburtshilfe und Neonatologie 211(2): 60–68

Romero R, Espinoza J, Chaiworapongsa T, Kalache K (2002) Infection and prematurity and the role of preventive strategies. Semin Neonatol 7(4): 259-274

Srinivas SK, Ma Y, Sammel MD, Chou D, McGrath C, Parry S, Elovitz MA (2006) Placental inflammation and viral infection are implicated in second trimester pregnancy loss. American Journal of Obstetrics and Gynecology 195(3): 797-802

Syridou G, Skevaki C, Kafetzis DA (2005) Intrauterine infection with parvovirus B19 and CMV: implications in early and late gestation fetal demise. Expert Review of Anti-infective Therapy 3(4): 651-661

Ye F, Liu Y, Jin Y, Shi J, Yang X, Liu X, Zhang X, Lin S, Kong Y, Zhang L (2014) The effect of hepatitis B virus infected embryos on pregnancy outcome. Eur J Obstet Gynecol Reprod Biol 172: 10–14

Frühgeburten – Anatomie und Zervixlängenmessung

Florian Schütz

27.1 Primäre anatomische Anomalien – 222

27.2 Sekundäre anatomische Anomalien – 224

Literatur – 225

Anatomische Anomalien haben einen wesentlichen Einfluss auf die Fertilität und den Schwangerschaftsverlauf. Sie können angeboren sein oder sekundär durch eine Erkrankung oder Operation entstehen. Eine prospektive Studie untersuchte die Prävalenz von primären Anomalien der Müller'schen Gänge bei 322 Frauen mit Blutungsanomalien: ca. 10% dieser Frauen zeigten Fehlbildungen (Uterus arcuatus 6,5%; Uterus septus 3,7%; Uterus bicornis 0,3%; Maneschi et al. 1995). Bei Frauen mit habituellen Aborten liegt diese Zahl noch höher.

Bereits seit langem ist bekannt, dass bei Frauen mit uterinen Anomalien generell die Fehl- und Frühgeburtenraten erhöht sind (Michalas 1991; Shuiqing et al. 2002; Golan et al. 1992). Dabei muss berücksichtigt werden, dass in älteren Studien einige Feten als Totgeburten oder Spätaborte entbunden wurden, die heutzutage möglicherweise eine Überlebenswahrscheinlichkeit haben, sodass die Frühgeburtenrate heute höher liegen dürfte (◘ Tab. 27.1).

Die Frühgeburtenraten sind also signifikant erhöht im Vergleich zur Normalbevölkerung und differieren in Abhängigkeit der uterinen Anomalie (◘ Tab. 27.2).

Da im Laufe der Schwangerschaft bei Frauen mit uterinen Fehlbildungen häufig eine Zervixinsuffizienz auftreten kann, werden in diesem Kapitel auch die Zervixlängenmessung und laborchemische Tests zur Bestimmung der Frühgeburtswahrscheinlichkeit angesprochen.

27.1 Primäre anatomische Anomalien

27.1.1 Uterusanomalien und Schwangerschaft

Bereits in ▶ Kap. 13 wurde auf die Klassifikationen der uterinen Fehlbildungen und deren Bedeutung für das Abortrisiko eingegangen (Garrido-Gimenez u. Alijotas-Reig 2015). Das Risiko der Frühgeburtlichkeit ist weniger leicht zu bestimmen, da viele Anomalien zum Zeitpunkt der Lebensfähigkeit des Feten außerhalb des mütterlichen Körpers nicht klinisch, sonografisch oder invasiv-diagnostisch abzuklären sind. Eine geeignete Diagnostik sollte wenn möglich vor dem Eintreten einer Schwangerschaft erfolgen und die harnableitenden Organsysteme beinhalten, da bei etwa 36% der Patientinnen eine Koinzidenz von Uterusfehlbildungen mit Anomalien der Adnexen oder Nieren bzw. der harnableitenden Wege besteht (Oppelt et al. 2007). Urologische Anomalien können im Schwangerschaftsverlauf und/oder peripartal relevante Probleme auslösen (Präeklampsie, Harnstau, Sectio etc.), auch wenn die jeweilige Uterusfehlbildung per se in der Schwangerschaft nicht beeinflusst werden kann.

Schwangerschaften bei Frauen mit bekannten anatomischen Fehlbildungen sind als Risikoschwangerschaften anzusehen und fachärztlich zu betreuen. Insbesondere besteht ein erhöhtes Risiko für eine Hypertonie (Tranquilli et al. 2004), Präeklampsie (Heinonen 2004), fetale Wachstumsrestriktion, fetale Mortalität und die Notwendigkeit einer Sectio caesarea. Die Schwangerschaftsvorsorgeuntersuchungen sollten bei entsprechender Anamnese angepasst und häufiger durchgeführt werden.

27.1.2 Diagnostik

Die Diagnostik der uterinen Fehlbildungen gestaltet sich mitunter und besonders in der Schwangerschaft selbst schwierig. Die Empfehlungen der European Society of Human Reproduction and Embryology (ESHRE) und der European Society for Gynaecological Endoscopy (ESGE) beinhalten folgende Vorgehensweise (Grimbizis et al. 2015; ◘ Abb. 27.1).

Neben der sorgfältigen gynäkologischen Untersuchung stehen der transvaginale oder transrektale Ultraschall (2D und 3D) sowie die MRT-Diagnostik (Yoo et al. 2015) zur Verfügung. Die Konsensusgruppe weist vor allem auf den diagnostischen Wert der endoskopischen Abklärung hin, die ggf. kombiniert laparoskopisch und hysteroskopisch erfolgen sollte. Diese diagnostischen Operationen können jedoch während einer Schwangerschaft naturgemäß ebenso wenig durchgeführt werden wie eine Hysterosalpingografie oder operative Verfahren.

Vor und auch während der Schwangerschaft kann jedoch eine sonografische Darstellung der Nieren erfolgen, um nephrologische Probleme zu erkennen bzw. Gestosen zu antizipieren. Eine Kontrastmitteldarstellung der Blase bzw. ein Urogramm sollten nur

27.1 · Primäre anatomische Anomalien

Tab. 27.1 Retrospektive Rate an Fehl- und Frühgeburten bei Frauen mit primären uterinen Anomalien

Autor	Jahr	Land	Fälle	Abortrate	Frühgeburtenrate
Shuiquing et al.	2002	China	153	44,3%	9,3%
Golan et al.	1992	England	98	24%	29%
Michaelas	1991	Griechenland	62	36%	22%

Tab. 27.2 Uterusanomalie und Risiko der Frühgeburt (modifiziert nach Grimbizis et al. 2001)

Uterusanomalie	Frühgeburtenrate
Uterus arcuatus	7,5%
Uterus unicornis	16–20% (Reichmann et al. 2009)
Uterus didelphis	24–28%
Uterus bicornis	20–23%
Uterus septus	22–35% (Nawroth et al. 2010)

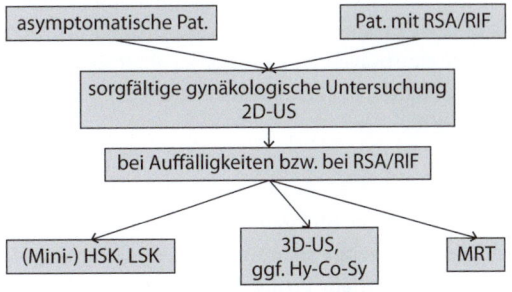

Abb. 27.1 Empfehlungen der ESHRE/ESGE zum diagnostischen Vorgehen bei uterinen Anomalien; RSA = rezidivierende Spontanaborte, RIF = rezidivierendes Implantationsversagen bei IVF/ICSI, HSK = Hysteroskopie, LSK = Laparoskopie, Hy-Co-Sy = Hystero-Salpingo-Kontrastsonografie

bei nicht-schwangerer Patientin erfolgen. Als weitere diagnostische Abklärung während der Schwangerschaft ist die Zervixlängenmessung zu nennen, um eine Zervixinsuffizienz frühzeitig zu erkennen.

27.1.3 Therapie

Therapeutisch stehen – außerhalb der Schwangerschaft – verschiedene operative Techniken zur Verfügung. Letztendlich muss aber kritisch hinterfragt werden, welches Ziel damit verfolgt wird und ob die Operation mehr Risiken als Nutzen bergen könnte. Die Gefahr der Überkorrektur ist häufig gegeben.

Als Standard beim Uterus (sub-)septus ist die hysteroskopische Septumresektion anzusehen. Eine hysteroskopische bzw. abdominale Metroplastie führte in einer finnischen Studie mit 404 Patientinnen mit Abortanamnese nahezu zu einer Verdopplung der Geburtenrate im Vergleich zu einem unbehandelten Kollektiv. Die fetalen Überlebenszahlen stiegen gar von 13% auf 91% (Heinonen 1997). Die hysteroskopische Metroplastie sollte jedoch heutzutage wegen der geringeren Komplikationsrate der abdominalen oder auch der laparoskopischen (Lolis et al. 2005) vorgezogen werden, wenn diese möglich erscheint. Diese Analyse wurde in einer kleineren Kohorte von 25 Patientinnen bestätigt (Zlopasa et al. 2007).

Eine postoperative Adhäsionsprophylaxe (z.B. IUD, HT) zeigte bislang in den Studien keinen klaren Vorteil (Nawroth et al. 2002).

Ob eine längere Ruhephase des Endometriums nach einer Septumresektion eingehalten werden sollte, wurde durch Berkkanoglu et al. (2008) untersucht. Sie fanden keinen Unterschied bei zeitlich versetzten ICSI-Behandlungen (< 9, 10–16 und > 16 Wochen) in der klinischen Schwangerschafts- bzw. Implantationsrate. Das Alter der Patientinnen lag in dieser Studie bei 32–33 Jahren. Yang et al. (2013) fanden in einer weiteren Untersuchung ebenfalls keine Unterschiede in der Schwangerschaftsrate bei Behandlungsbeginn nach zwei Monaten postoperativ.

Zusammenfassend kann folgendes therapeutisches Vorgehen bei Vorliegen einer uterinen Fehlbildung empfohlen werden:

Uterus arcuatus Es besteht lediglich eine geringe Höhendifferenz zwischen dem Abgang der Tubenostien und dem tiefsten Punkt des Fundus uteri. In aller Regel besteht hier keine Operationsindikation.

Uterus unicornis (ggf. mit zusätzlichem rudimentären 2. Horn) Ob eine operative Intervention vor einer Konzeption (z.B. Resektion eines rudimentären 2. Horns) oder eine prophylaktische Cerclage in der Schwangerschaft die Frühgeburtenrate senken kann, ist momentan unklar. In einigen Studien führte eine präventive Cerclage zu einer signifikanten Reduktion der Frühgeburtlichkeit (21% vs. 50%, $p < 0.001$).

Uterus didelphis Ein Uterus didelphis ist meistens auf Uterus und Zervix beschränkt. Obwohl die Fertilität selbst nicht negativ beeinflusst zu sein scheint, sind mehr Frühgeburten bzw. Kinder mit einer Wachstumsretardierung zu beobachten (Heinonen 2000). Operative Interventionen sollten nur dann diskutiert werden, wenn eine klinische Symptomatik wie Kohabitationsbeschwerden, Aborte bzw. Frühgeburt vorliegt (Nawroth 2009). Eine operative Intervention kann insbesondere im Z.n. mehreren Fehl- und Frühgeburten diskutiert werden. Ob dadurch allerdings die Rate der am Termin geborenen Kindern erhöht wird, ist derzeit unklar (Altchek u. Pacius 2009; Heinonen 2013).

Uterus bicornis Bei fehlender Anamnese bezüglich Aborten, Frühgeburten oder Lageanomalien sollte keine operative Intervention durchgeführt werden. Bei ausgedehntem Leidesweg kann eine Metroplastik erfolgen.

Uterus septus Retrospektive Studien legen einen positiven Effekt auf die Abortrate bei Septumresektion (Kowalik et al. 2011) nahe, prospektive Studien fehlen. Dementsprechend sollte bei Patientinnen mit Uterus septum und Zustand nach Aborten bzw. Frühgeburten eine Septumresektion empfohlen werden. Dann sollte das Septum jedoch vollständig entfernt werden, da ein Restseptum von größer als einem Zentimeter eine folgende Schwangerschaft negativ zu beeinflussen scheint (Kormanyos et al. 2006).

27.2 Sekundäre anatomische Anomalien

27.2.1 Z.n. zervikalen Operationen

Zervikale Operationen wie Konisationen können zu einem erhöhten Frühgeburtsrisiko führen (Santesso et al. 2016), aber auch die Fehlgeburtenrate ist in diesem Patientenkollektiv erhöht.

27.2.2 Uterus myomatosus

Uterine Myome, insbesondere submuköse Myome, können zu einer erhöhten Abortrate führen. Die Resektion von submukösen Myomen führte in einer Studie zu einer signifikanten Reduktion der Abortrate insbesondere im 2. Trimester und konsekutiv zu einer Steigerung der Lebendgeburtrate (Saravelos et al. 2011). In einer Cochrane-Metaanalyse konnte dieses jedoch nicht bestätigt werden (Metwally et al. 2012), wobei hier bezüglich der Lage der Myome kein Unterschied gesehen wurde. In einer weiteren Cochrane-Analyse wurden nur Patientinnen mit submukösen Myomen analysiert. Aber auch hier konnte kein positiver Effekt auf die Fertilität festgestellt werden (Bosteels et al. 2015). Jede intrauterine Manipulation kann zu Adhäsionsbildungen bis hin zu einem Asherman-Syndrom führen (Römer 1994).

27.2.3 Zervixlängenmessung

Die Zervix uteri ist während der Schwangerschaft einem dynamischen Prozess ausgesetzt. Sie reagiert auf unterschiedliche Faktoren und variiert in Länge und Nachgiebigkeit von Frau zu Frau. Die Zervixlänge dürfte der früheste anatomische Parameter sein, dessen Veränderung gemessen werden kann, wenn es zu einer Geburtsbestrebung kommt. Sie kann besser als eine Palpation das Risiko für eine Frühgeburt vorhersagen (Gomez et al. 1994). Leider gehört die Längenmessung mittels vaginalem Ultraschall bei asymptomatischer Patientin bisher nicht zur regelhaften Routineuntersuchung der Mutterschaftsrichtlinie.

Eine Verkürzung der Zervix findet man bei der Zervixinsuffizienz und bei vorzeitigen Wehen. Bei einer Zervixinsuffizienz verkürzt sich die physiologischerweise derbe Zervix uteri ohne wesentliche Wehentätigkeit verfrüht, sodass der Fetus nicht mehr in der Gebärmutter gehalten werden kann und es zu einer (Früh-)Geburt kommt. Eine vorzeitige Wehentätigkeit kann ebenfalls zu einer Zervixverkürzung und konsekutiv zu einer (Früh-)Geburt führen. Es kommt in aller Regel zunächst zu einer Veränderung des inneren Muttermundes im Sinne einer Trichterbildung und dann im Folgenden zu einer fortschreitenden Verkürzung der Zervixlänge. Ist die Zervix uteri während einer Schwangerschaft erst einmal verkürzt, muss von einem irreversiblen Geschehen ausgegangen werden (Andersen et al. 1990).

Risiken für die Entstehung einer Zervixinsuffizienz liegen vor allem in der Anamnese von vorausgehenden Schwangerschaftsverlusten oder schmerzlosen Eröffnungen der Zervix. Des Weiteren sind als Risiko Z.n. Konisation (bzw. jede operative Manipulation an der Zervix uteri) oder intrapartalen Verletzungen sowie übermäßige Zervixdilatationen z.B. bei einem Schwangerschaftsabbruch anzusehen. Da die Eröffnung der Zervix uteri bei einer Zervixinsuffizienz zumeist schmerzlos verläuft, ist die frühzeitige Diagnose derselben schwierig. Die Zervix uteri kann mittels Palpation und Ultraschall beurteilt werden. In mehreren Studien wurde untersucht, inwieweit eine regelmäßige Zervixlängenmessung per Ultraschall die Wahrscheinlichkeit für eine Frühgeburt vorhersagen kann. Es zeigte sich, dass insbesondere in Risikokollektiven bei Patientinnen mit vorzeitigen Wehen, aber ohne vorzeitigen Blasensprung, Überdiagnosen vermieden werden bzw. Patientinnen ohne Zervixverkürzung trotz vorzeitiger Wehentätigkeit detektiert werden (Fuchs et al. 2004).

Entscheidend scheint hierbei der Grenzwert zu sein, der eine drohende Frühgeburt anzeigt oder auch nicht. In epidemiologischen Untersuchungen konnte festgestellt werden, dass die Zervixlänge bis zur ca. 28 SSW stabil bleibt (im Schnitt 4,16 +/-1,02 cm) und sich dann allmählich verkürzt (im Schnitt 3,23 +/- 1,16 cm). Hierbei hatten die Anzahl der vorausgegangenen Schwangerschaften und Geburten keinen Einfluss auf die Zervixlänge. Allerdings konnte auch in diesen Untersuchungen gezeigt werden, dass die Abnahme der Zervixlänge mit einem höheren Risiko für eine Frühgeburtlichkeit einhergeht. Je niedriger man nun den Grenzwert für eine pathologische Zervixlänge ansetzt, desto höher wird natürlich der prädiktive Wert dieser Länge bezüglich der Wahrscheinlichkeit einer Frühgeburt sein. Deswegen lag der Grenzwert in den meisten Studien bei 15 mm. Klinisch ist hierbei natürlich zu fordern, dass ein Wert gewählt wird, der möglichst frühzeitig das Risiko einer Frühgeburtlichkeit anzeigt, ergo höher liegt. Allgemein scheint sich hier ein Wert zwischen 20 und 25 mm durchzusetzen. Bei Schwangeren, die in der 24. SSW nur noch eine Restzervixlänge unter 25 mm aufwiesen, kam es bei 37% der Patientinnen zu einer Frühgeburt. Bei denjenigen Patientinnen, bei denen keine Zervixveränderung in dieser SSW gesehen wurde, war nur bei 8% eine Frühgeburt feststellbar.

In einer prospektiven Kohortenstudie wurde bei 64.207 Frauen mit und ohne eine Frühgeburtsanamnese eine Zervixlängenbestimmung im 2. Trimester durchgeführt. Durch ein strukturiertes Programm der Zervixlängenbestimmung konnte die Frequenz der Frühgeburtlichkeit vor allem bei Frauen mit Frühgeburtsanamnese signifikant reduziert werden, sodass für Risikokollektive eine Empfehlung zur regelmäßigen Zervixlängenbestimmung gegeben werden kann (Son et al. 2016).

Zusätzlich zu der Zervixlängenmessung können biochemische Marker wie der Nachweis von Fibronektin oder IGFBP-1 eingesetzt werden, welche durch eine Definition eines Niedrigrisikokollektivs helfen, therapeutische Interventionen zu minimieren. Der Einsatz dieser Marker sollte heutzutage zum klinischen Standard gehören (▶ Kap. 32).

Literatur

Altchek A, Paciuc J (2009) Successful pregnancy following surgery in the obstructed uterus in a uterus didelphys with unilateral distal vaginal agenesis and ipsilateral renal agenesis: case report and literature review. J Pediatr Adolesc Gynecol 22(5): e159-62. doi: 10.1016/j.jpag.2009.02.001

Andersen HF, Nugent CE, Wanty SD et al. (1990) Prediction of risk for preterm delivery by ultrasonographic measurement of cervical length. Am J Obstet Gynecol 163: 859–867

Berkkanoglu M, Isikoglu M, Arici F, Ozgur K (2008) What is the best time to perform intracytoplasmic sperm injection/embryo transfer cycle after hysteroscopic surgery for an incomplete uterine septum? Fertil Steril 90: 2112-2115

Bosteels J, Kasius J, Weyers S, Broekmans FJ, Mol BW, D'Hooghe TM (2015) Hysteroscopy for treating subfertility associated with suspected major uterine cavity abnormalities. Cochrane Database Syst Rev 2: CD009461

Fuchs IB, Henrich W, Osthues K et al. (2004) Sonographic cervical length in singleton pregnancies with intact membranes presenting with threatened preterm labor. Ultrasound Obstet Gynecol 24: 554–557

Garrido-Gimenez C, Alijotas-Reig J (2015) Recurrent miscarriage: causes, evaluation and management. Postgrad Med J 91: 151-162

Golan A, Langer R, Neuman M, Wexler S, Segev E, David MP (1992) Obstetric outcome in women with congenital uterine malformations. J Reprod Med 37(3): 233-236

Gomez R, Galasso M, Romero R et al. (1994) Ultrasonographic examination of the uterine cervix is better than cervical digital examination as a predictor of the likelihood of premature delivery in patients with preterm labor and intact membranes. Am J Obstet Gynecol 171: 956–964

Grimbizis GF, Camus M, Tarlatzis BC, Bontis JN, Devroey P (2001) Clinical implications of uterine malformations and hysteroscopic treatment results. Hum Reprod Update 7(2): 161-174

Grimbizis GF, Di Spiezio Sardo A, Saravelos SH, Gordts S, Exacoustos C, Van Schoubroeck D, Bermejo C, Amso NN, Nargund G, Timmerman D, Athanasiadis A, Brucker S, De Angelis C, Gergolet M, Li TC, Tanos V, Tarlatzis B, Farquharson R, Gianaroli L, Campo R (2016) The Thessaloniki ESHRE/ESGE consensus on diagnosis of female genital anomalies. Hum Reprod 31(1): 2-7. doi: 10.1093/humrep/dev264

Heinonen PK (1997) Reproductive performance of women with uterine anomalies after abdominal or hysteroscopic metroplasty or no surgical treatment. J Am Assoc Gynecol Laparosc 4(3): 311-317

Heinonen PK (2000) Clinical implications of the didelphic uterus: long-term follow-up of 49 cases. Eur J Obstet Gynecol Reprod Biol 91: 183-190

Heinonen PK (2004) Gestational hypertension and preeclampsia associated with unilateral renal agenesis in women with uterine malformations. Eur J Obstet Gynecol Reprod Biol 114(1): 39-43

Heinonen PK (2013) Pregnancies in women with uterine malformation, treated obstruction of hemivagina and ipsilateral renal agenesis. Arch Gynecol Obstet 287(5): 975-978. doi: 10.1007/s00404-012-2680-0

Kormanyos Z, Molnar BG, Pal A (2006) Removal of a residual portion of a uterine septum in women of advanced reproductive age: obstetric outcome. Hum Reprod 21: 1047-1051

Kowalik CR, Goddijn M, Emanuel MH, Bongers MY, Spinder T, de Kruif JH, Mol BW, Heineman MJ (2011) Metroplasty versus expectant management for women with recurrent miscarriage and a septate uterus. Cochrane Database Syst Rev 6: CD008576

Lolis DE, Paschopoulos M, Makrydimas G, Zikopoulos K, Sotiriadis A, Paraskevaidis E (2005) Reproductive outcome after strassman metroplasty in women with a bicornuate uterus. J Reprod Med 50(5): 297-301

Ma B, Mustafa AA, Lloyd N, Wu D, Broutet N, Schünemann HJ (2016) Systematic reviews and meta-analyses of benefits and harms of cryotherapy, LEEP, and cold knife conization to treat cervical intraepithelial neoplasia. Int J Gynaecol Obstet 132(3): 266-271

Maneschi F, Zupi E, Marconi D, Valli E, Romanini C, Mancuso S (1995) Hysteroscopically detected asymptomatic müllerian anomalies. Prevalence and reproductive implications. J Reprod Med 40(10): 684-688

Metwally M, Cheong YC, Horne AW (2012) Surgical treatment of fibroids for subfertility. Cochrane Database Syst Rev 11: CD003857

Michalas SP (1991) Outcome of pregnancy in women with uterine malformation: evaluation of 62 cases. Int J Gynaecol Obstet 35(3): 215-219

Nawroth F (2009) Uterusfehlbildungen. CME Prakt Fortbild Gynakol Geburtsmed Gynakol Endokrinol 5: 126-136

Nawroth F, Schmidt T, Freise C, Foth D, Römer T (2002) Is it possible to recommend an „optimal" postoperative management after hysteroscopic metroplasty? A retrospective study with 52 infertile patients showing a septate uterus. Acta Obstet Gynecol Scand 81: 55-57

Nawroth F, Nawroth C, Foth D, Römer T (2010) Uterus septus – Neue Erkenntnisse zu einer bekannten Fehlbildung. Frauenarzt 51: 112-115

Oppelt P, von Have M, Paulsen M, Strissel PL, Strick R, Brucker S, Wallwiener D, Beckmann MW (2007) Female genital malformations and their associated abnormalities. Fertil Steril 87: 335-342

Reichman D, Laufer MR, Robinson BK (2009) Pregnancy outcomes in unicornuate uteri: a review. Fertil Steril 91: 1886-1894

Römer T (1994) Post-abortion-hysteroscopy - a method for early diagnosis of congenital and acquired intrauterine causes of abortions. Eur J Obstet Gynecol Reprod Biol 57: 171-173

Santesso N, Mustafa RA, Wiercioch W, Kehar R, Gandhi S, Chen Y, Cheung A, Hopkins J, Khatib R, Saravelos SH, Yan J, Rehmani H, Li TC (2011) The prevalence and impact of fibroids and their treatment on the outcome of pregnancy in women with recurrent miscarriage. Hum Reprod 26: 3274-3279

Shuiqing M, Xuming B, Jinghe L (2002) Pregnancy and its outcome in women with malformed uterus. Chin Med Sci J 17(4): 242-245

Son M, Grobman WA, Ayala NK, Miller ES (2016) A universal mid-trimester transvaginal cervical length screening program and its associated reduced preterm birth rate. Am J Obstet Gynecol 214(3): 365.e1-5. doi: 10.1016/j.ajog.2015.12.020

Literatur

Tranquilli AL, Giannubilo SR, Corradetti A (2004) Congenital uterine malformations are associated to increased blood pressure in pregnancy. Hypertens Pregnancy 23(2): 191-196

Yang JH, Chen MJ, Chen CD, Chen SU, Ho HN, Yang YS (2013) Optimal waiting period for subsequent fertility treatment after various hysteroscopic surgeries. Fertil Steril 99: 2092–2096.e3

Yoo RE, Cho JY, Kim SY, Kim SH (2015) A systematic approach to the magnetic resonance imaging-based differential diagnosis of congenital Müllerian duct anomalies and their mimics. Abdom Imaging 40(1): 192-206. doi: 10.1007/s00261-014-0195-9

Zlopasa G, Skrablin S, Kalafatić D, Banović V, Lesin J (2007) Uterine anomalies and pregnancy outcome following resectoscope metroplasty. Int J Gynaecol Obstet 98(2): 129-133

Nicht-medikamentöse Frühgeburtsprävention: Cerclage, totaler Muttermundverschluss, Pessar

Ina Rühl

28.1 Cerclage – 230

28.2 Totaler Muttermundverschluss (TMMV) – 232

28.3 Pessar – 232

Literatur – 233

Gelingt eine Prolongation der Schwangerschaft bzw. Vermeidung einer Frühgeburt, korreliert dies eng mit einer Reduktion der fetalen Mortalität und Morbidität. Insbesondere an der Grenze der Lebensfähigkeit bzw. < 28 SSW. Neben der Tokolyse kommen dabei als nicht-medikamentöse Therapien die Cerclage, der totale Muttermundverschluss (TMMV) oder das Arabin-Pessar als wichtige Säulen der multimodalen Frühgeburtsmedizin in Betracht. Allerdings existieren derzeit nur für wenige geburtshilfliche Situationen eindeutige Indikationen für die einzelnen nicht-medikamentösen Maßnahmen, und es bleibt eine Einzelfallentscheidung mit Abwägung des individuellen Risikoprofils.

28.1 Cerclage

28.1.1 Vaginale Cerclage

Die Namensgeber der bekanntesten Cerclage-Techniken – McDonald und Shirodkar – berichteten bereits Mitte der 50er-Jahre vom erfolgreichen Einsatz bei Frauen mit wiederholten Spätaborten bzw. frühen Frühgeburten. Belegt ist der Nutzen einer Cerclage für das Hochrisikokollektiv von Schwangeren im Z.n. Frühgeburt und erneuter Zervixverkürzung in der aktuellen Schwangerschaft. Eine Metaanalyse aus dem Jahr 2011 zeigte eine Reduktion der perinatalen Mortalität und Morbidität in dieser Subgruppe (Berghella 2011). Auch der Einsatz in der Akutsituation – bei Zervixinsuffizienz mit Eröffnung des Muttermundes – erscheint sinnvoll. 2015 wurde eine Metaanalyse publiziert, die anhand von zehn Studien mit insgesamt n = 757 Patientinnen einen signifikanten Vorteil für das neonatale Überleben und eine Prolongation der Schwangerschaft um durchschnittlich einen Monat zeigte (Ehsanipoor et al. 2015). Eine Cochrane-Analyse aus dem Jahr 2012, in der zwölf Studien mit n = 3.328 Frauen analysiert wurden, zeigte eine signifikante Reduktion der Rate an Frühgeburten ohne signifikante Reduktion der neonatalen Mortalität und Morbidität (Alfirevic 2012). Die Indikation für eine Cerclage wird zum einem aus der Anamnese (Z.n. Spätabort/Z.n. Frühgeburt), der Klinik (sonografische Zervixlänge < 25 mm in < 24 SSW bei Frauen im Z.n. Spätabort/Z.n. Frühgeburt) bzw. der Akutsituation (Muttermunderöffnung) gestellt. Bei letzterem ist die Notfall-Cerclage anderen Verfahren überlegen. Im Falle einer Zervixverkürzung ist ebenfalls ein Benefit belegt.

Kontraindikationen bestehen bei Chorioamnionitis, vorzeitigem Blasensprung sowie bei persistierenden vorzeitigen Wehen.

Bei den präoperativen Vorbereitungen konnte nur im Rahmen einer Notfall-Cerclage ein Nutzen durch eine perioperative Tokolyse und eine antibiotische Therapie belegt werden (Berger et al. 2014; ◘ Tab. 28.1). Daneben sollte eine vaginale Infektion im Vorfeld einer Cerclage ausgeschlossen werden.

Zwischen der 12.–15. SSW kann eine prophylaktische Cerclage nach Vorliegen eines unauffälligen ersten fetalen Screenings (NT-Messung, ggf. pränatale Genetik) erfolgen. Die häufigste Methode ist die Cerclage nach McDonald. Hierbei wird die Zervix auf Höhe der vaginalen Umschlagfalte vergleichbar einer Tabaksbeutelnaht verschlossen, indem ein Mersilene-Band oder ein nicht-resorbierbarer Kunststofffaden mit einer atraumatischen Rundnadel unter mehrfachen Einstichen (meist vier) um die Zervix herumgeführt wird. Diese einfache Technik erweist sich aufgrund ihrer geringerer Traumatisierung des Gewebes im Vergleich zur Technik nach Shirodkar als vorteilhaft. Die Technik nach Shirodkar beinhaltet zunächst eine Kolpotomie mit Abpräparation der Harnblase im Bereich der Umschlagsfalte von der vorderen Zervixwand. Das Mersilene-Band wird dann mit (meist vier) Einstichen gegen den Uhrzeigersinn von ca. 11 Uhr nach 1 Uhr platziert. Vorteil ist ein hoher Sitz der Cerclage durch die Abpräparation sowie die Bedeckung des Fadens durch Gewebe, nachteilig ist hingegen die Traumatisierung des Gewebes durch diese Technik. Ebenso zeigt die Studienlage die häufigere Entbindung per Sectio, was eventuell einer stärkeren Vernarbung und schlechteren Muttermunderöffnung geschuldet ist.

Die möglichen Komplikationen des Eingriffes sind vielfältig: u.a. vorzeitige Wehentätigkeit, vorzeitiger Blasensprung, Amnioninfektionssyndrom, Zervixläsionen (durch Ausreißen des Fadens), Verletzung der Harnblase, Blutungen, Hämatome, Abszesse und Fistelbildung. ◘ Tab. 28.1 zeigt eine Übersicht zu den gängigen prä- und perioperativen

Tab. 28.1 Übersicht zu den prä- und perioperativen Maßnahmen bei vaginaler Cerclage (modifiziert nach Berger u. Maul 2014)

Maßnahme	primäre Cerclage	sekundäre Cerclage	Notfall-Cerclage
Präoperativer Ausschluss einer vaginalen Infektion	Indikation: V.a. Infektion anhand der Klinik EL: IV EG: +/-	Indikation: V.a. Infektion anhand der Klinik EL: IV EG: +/-	zeitlich oft nicht möglich EL: IV EG: +
Perioperative Antibiotikagabe	Einzelfallentscheidung EL: IV EG: +	Einzelfallentscheidung EL IV EG: +	Einzelfallentscheidung EL: Ib EG: +
Perioperative Tokolyse	Einzelfallentscheidung EL: V EG: +/-	Einzelfallentscheidung EL: IV EG: +	Einzelfallentscheidung EL: IV EG: +
Regional-Anästhesie/ Intubationsnarkose	Einzelfallentscheidung EL: IV EG: +	Einzelfallentscheidung EL: IV EG: +	Einzelfallentscheidung EL: IV EG: +
McDonalds/Shirodkar	eher McDonald, EL: IV EG: +	eher McDonald, EL: IV EG: +	eher McDonald, EL: IV EG: +

EL = Evidenzlevel, EG = Empfehlungsgrad

Maßnahmen bei vaginaler primärer, sekundärer und notfallmäßiger Cerclage.

Nach einer prophylaktischen Cerclage ohne perioperative Komplikationen ist eine routinemäßige Kontrolle der Entzündungsparameter im maternalen Blut (Blutbild, CRP) nicht bewiesenermaßen sinnvoll. Der routinemäßige Einsatz antibiotischer Therapien wird nicht empfohlen. Oft sind der Aufbau der Normalflora oder lokal desinfizierende Maßnahmen ausreichend und zur Vermeidung von Resistenzbildungen und progredienter vaginaler Dysbiose einer systemischen antibiotischen Behandlung vorzuziehen.

Die Entfernung der Cerclage sollte nach Abschluss der Frühgeburt ab 37+0 SSW erfolgen.

28.1.2 Abdominale Cerclage

Das Prinzip der abdominalen Cerclage beruht auf einer Stabilisierung der Zervix durch auf Höhe des inneren Muttermundes gesetzte Nähte. Nachdem die Methode bereits 1965 von Benson und Durfee (1965) beschrieben wurde, gewann sie insbesondere durch Novy an Popularität (Novy 1977, 1982, 1991). Ist die Durchführung einer vaginalen Cerclage nicht möglich, kann eine abdominale Cerclage via Laparotomie oder auch Laparoskopie erfolgen. Im Vordergrund steht hier die sehr hohe Platzierung der Cerclage. Eine Studie von Zaveri et al. (2002) zeigt einen Vorteil für den transabdominalen Zugang im Z.n. frustraner vaginaler Cerclage (Zaveri et al. 2002; Burger et al. 2011; Ades et al. 2015). Allerdings besteht zwischen dem offenen und dem laparoskopischen Vorgehen kein relevanter Vorteil hinsichtlich der Komplikationsrate bzw. der erfolgreichen Schwangerschaftsverlängerung. Da sich kein Fadenmaterial extraabdominal befindet, ist das Risiko für vaginale Infektionen geringer. Eine Entfernung der Cerclage wird in der Regel im Rahmen einer geplanten Sectio durchgeführt.

28.1.3 Notfall-Cerclage

Im Fall einer Notfall-Cerclage aufgrund einer beginnenden Muttermunderöffnung und ggf. einer prolabierenden Fruchtblase fehlen oft Informationen über die Kinetik der Zervixinsuffizienz und das Vorliegen einer vaginalen Infektion. Dies kann nur aus dem aktuellen Untersuchungsbefund und dem Nativpräparat sowie den maternalen Laborwerten beurteilt werden, da die instabile Situation kein Abwarten zulässt.

Die vorliegenden Studien belegen den Vorteil einer „rescue Cerclage" gegenüber einer expektativen

Vorgehensweise. Eine zweifache Reduktion der Wahrscheinlichkeit einer Frühgeburt vor der 34. SSW und eine Prolongation der Schwangerschaft von durchschnittlich 4–5 Wochen konnte dadurch erreicht werden (Abu Hashim et al. 2014). In einer retrospektiven Untersuchung der Universitätsklink Jena konnte sogar eine Prolongation von zehn Wochen erzielt werden (Schubert et al. 2014).

Indiziert ist die Notfall-Cerclage bei einem eröffnetem Muttermund (>/= 1 Finger durchgängig), bei einer im Niveau sichtbaren Fruchtblase sowie bei einem Prolaps der Fruchtblase in die Vagina. Bei akuter Wehentätigkeit mit rascher Muttermundprogredienz, bei einem Blasensprung oder bei entzündlichen Geschehen wie einem Amnioninfektionssyndrom sollte von einer Notfall-Cerclage abgesehen werden. Im Vorfeld kann eine antibiotische Behandlung erfolgen. Zudem hat sich der Einsatz von Indometacin bewährt. Die Komplikationen des Eingriffs entsprechen denen der prophylaktischen Cerclage.

Es existieren keine evidenzbasierten Empfehlungen hinsichtlich des postoperativen Vorgehens. Dennoch wird nach einer Notfall-Cerclage meist eine initial engmaschige Kontrolle der maternalen Entzündungsparameter (Blutbild, CRP) durchgeführt, um ein drohendes Amnioninfektionssyndrom frühzeitig zu erkennen. Die sonografische Darstellung der Zervix (transabdominal) zeigt neben der Länge auch evtl. vorhandene postoperative Hämatome, die sich zu potenziellen Nährböden von Infektionen entwickeln können.

28.2 Totaler Muttermundverschluss (TMMV)

Der totale Muttermundverschluss (TMMV) ist eine fast nur in Deutschland eingesetzte Technik. Sie beruht auf der Theorie, dass die Aszension pathogener Keime, welche zur vorzeitigen Wehentätigkeit und Frühgeburt führen, durch einen Verschluss des Os externums vermieden werden kann.

Nachdem 1961 Szendi erstmalig von einem kompletten Verschluss des äußeren Muttermundes zur Vermeidung rezidivierender Spätaborte berichtete, wurde insbesondere durch Saling in den 80er-Jahren diese Methode etabliert (z.B. Saling u. Schumacher 1996). Während bei Szendi die Maßnahme als Notfalleingriff erfolgte, führte Saling dies als präventive Maßnahme durch. Eine retrospektive Analyse von Saling und Schumacher (1996) sowie von Ramsauer (bei n = 315 Frauen, Erfolgsrate: 95% bei prophylaktischer Operation, 90% bei sekundärem Verschluss) zeigen einen Benefit (Ramsauer 2012). Randomisierte Studien fehlen, weshalb der TMMV oft gemeinsam mit einer Cerclage durchgeführt wird, für welche die Datenlage umfassender ist. Eine Multicenter-Studie von Brix et al. (2013) konnte allerdings keinen Nutzen der TMMV im Vergleich zur alleinigen Cerclage aufweisen.

Eine Indikation zur TMMV besteht bei anamnestischen Risiken mit zwei oder mehr Spätaborten (>12+0) oder frühen Frühgeburten (<32+0) ohne aktuelle Zervixinsuffizienz sowie im Z.n. septischen Aborten oder infektionsassoziierten Frühgeburten. Es gelten die gleichen Kontraindikationen wie für eine Cerclage.

Das postoperative Prozedere unterscheidet sich nicht von dem Vorgehen nach Cerclage. Für die Geburt sind in der Regel keine zusätzlichen Maßnahmen notwendig.

28.3 Pessar

Durch Hans Arabin wurde das heute vorherrschende und fast ausschließlich eingesetzte „Arabin-Cerclage-Pessar" in den 70er-Jahren entwickelt, und im Jahre 2003 veröffentlichte seine Tochter, Birgit Arabin, eine Untersuchung zum Einsatz in der Frühgeburtsprävention (Arabin et al. 2003). Nach ersten positiven Beobachtungsstudien wurden schließlich zwei RCT durchgeführt. Eingeschlossen wurden Frauen mit Einlingen und Zervixinsuffizienz. Es wurde nach Arabin-Pessar versus Observanz randomisiert. Hier zeigten sich widersprüchliche Ergebnisse: Während in der PECEP-Studie von Goya et al. (2012) die Rate an Frühgeburten < 34 SSW mit Pessar signifikant niedriger war (6% versus 27%), konnten Hui et al. (2013) dies nicht bestätigen. Es zeigte sich bei n = 108 Frauen mit Zervixinsuffizienz kein signifikanter Unterschied in der Frühgeburtsrate (9,4% versus 5,5%; Huy et al. 2013). Eine Cochrane-Analyse aus dem Jahr 2013, die allerdings nur den PECEP-Trial berücksichtigte, ergab ein Vorteil durch die Pessartherapie (Abdel-Aleem et al. 2011). Ebenfalls 2013 erfolgte der Vergleich zwischen einer vaginalen Progesterontherapie, einer Cerclage und einer Pessareinlage. Keine der drei angewandten Methoden zeigte dabei eine klare Überlegenheit in einem Hochrisikokollektiv mit Zervixinsuffizienz und Z.n. Frühgeburt (Alfirevic et al. 2013).

Aufgrund der geringen Invasivität insbesondere im Vergleich zur Cerclage, gewann die Pessartherapie jedoch deutlich an Popularität. Seitdem wurden weitere Studien veröffentlicht, die zeigten, dass der Effekt der Pessarbehandlung auf einer Änderung der „Richtung" der Zervix und damit des Winkels zwischen Uterus und Zervix beruht und die Länge alleine nicht ausschlaggebend ist (Cannie et al. 2013). Aktuell befinden sich weitere Studien (z.B. auch der PESSARPRO-Trial mit Head-to head-Vergleich von Pessar versus Progesteron) in der Randomisierungsphase. Eine Multicenter-Studie von Nicolaides et al. (2016) konnte die Ergebnisse von Goya nicht bestätigen: So zeigte sich in einem Kollektiv von n = 932 Frauen, die aufgrund einer Zervixlänge von < 25 mm in der 20+0 – 24+6 SSW entweder ein Pessar erhielten oder beobachtet wurden, kein Unterschied bezüglich der Frühgeburtsrate (Nicolaides et al. 2016). Allerdings erhielten Frauen mit einer Zervixlänge von < 15 mm in jeder der beiden Gruppen zusätzlich vaginales Progesteron.

Die Indikation zum Pessar besteht bei einer Zervixlänge < 25 mm in der 20.–24. SSW mit Frühgeburt in der Anamnese (alternativ zur Cerclage oder Progesteron vaginal). Ungeklärt ist, in wieweit Patientinnen mit einer Zervixinsuffizienz ohne Frühgeburt bzw. mit einer Zervixinsuffizienz nach der 24. SSW von einem Pessar profitieren.

Aktuell liegen keine Empfehlungen zum postinterventionellen Prozedere vor. Da es sich um einen Fremdkörper handelt, werden eine Kontrolle des vaginalen pH-Wertes und eine Nativabstrichbeurteilung als sinnvoll erachtet, ohne dass es valide Daten gibt.

Die Entfernung des Pessars sollte mit 37/38+0 SSW erfolgen. Im Fall Muttermunds-wirksamer Wehen muss es allerdings schon früher entfernt werden, da im Einzelfall schwere Komplikationen (Zervixabriss) beschrieben wurden. Nach Blasensprung in der Frühgeburt, kann die Entfernung nach Abschluss der Lungenreifeinduktion erfolgen, vorausgesetzt es liegt kein manifestes Amnioninfektionssyndrom vor.

Literatur

Abdel-Aleem H et al. (2011) Cervical pessary for preventing preterm birth. Cochrane Database of Systematic Reviews 5: CD007873
Abu Hashim H, Kilani Z et al. (2014) A review on the contemporary evidence on rescue cervical cerclage. Int J Gynecol Obstet 124(3): 196–203
Ades A, Umstad MP et al. (2015) Transabdominal cervical cerclage: iaparoscopy versus laparotomy. J Minim Invasive Gynecol 22(6): 968–973
Alfirevic Z, Goya M et al. (2013) Vaginal progesterone, cerclage or cervical pessary for preventing preterm birth in asymptomatic singleton pregnant women with a history of preterm birth and a sonographic short cervix. Utrasound Obstet Gynecol 41: 146–151
Alfirevic Z, Stampalija T, Roberts D, Jorgensen AL (2012) Cervical stitch cerclage for preventing preterm birth in singleton pregnancy. Cochrane Database Syst Rev 18: 4
Arabin B et al. (2003) Is treatment with vaginal pessaries an option in patients with a sonographically short cervix? J Perinat Med 31: 122–133
Benson RC, Durfee R (1965) Transabdominal cervicoisthmic cerclage during pregnancy for treatment of cervical incompetence. Obstet Gyecol 25: 145
Berger R, Maul H et al. (2014) Prävention der Frühgeburt mit Zerklage oder totalem Muttermundsverschluss. Frauenarzt 55(10): 966–974
Berghella V, Rafael T, Szychowski JM, Rust OA, Owen J (2011) Cerclage for short cervix on ultrasonography in women with singleton gestations and previous preterm birth. Obstet Gynecol 117: 663–671
Brix N, Henriksen TB et al. (2013) Randomised trial of cervical cerclage with and without occlusion fort he prevention of preterm birth in women suspected for cervical insufficiency. BJOG 120(5): 613–620
Burger NB, Huime JA et al. (2011) Effectiveness of abdominal cerclage placed via laparotomy or laparoscopy: systematic review. J Minim Invasive Gynecol 18(6): 696–704
Cannie M, Jani JC et al. (2013) Arabin cervical pessary in women at high risk of preterm birth: a magnetic resonance imaging observational follow-up study. Ultrasound Obstet Gyecol 42: 426–433
Ehsanipoor RM, Seligmann NS, Berghella V et al. (2015) Physical examination-indicated cerclage: a systematic review and meta-analysis. Obstet Gynecol 126(1): 125–135
Goya M et al. (2012) Cervical pessary in pregnant women with a short cervix (PECEP): an open label randomized controlled trial. Lancet 379: 1800–1806
Hui SY et al. (2013) Cerclage pessary for preventing preterm birth in women with a singleton pregnancy and a short cerix at 20 to 24 week: a randomized controlled trial. Am J Perinatol 30: 283–288

Nicolaides KH et al. (2016) A randomized trial of cervical pessary to prevent preterm singleton birth. N Engl J Med 374(11): 1044–1052

Novy MJ (1977) Managing reproductive failure by transabdominal isthmic cerclage. Contemp Ob/Gyn 10: 17

Novy MJ (1982) Transabdominal cervicoisthmic cerclage for the management of repetitive abortion and premature delivery. Am J Obstet Gynecol 143(1): 44–54

Novy MJ (1991) Transabdominal cervicoisthmic cerclage: a reappraisal 25 years after its introduction. Am J Obstet Gynecol 164(6 Pt 1): 1635-1641; discussion 1641–1642

Ramsauer B (2012) Spätabort und extreme Frühgeburt. Mechanische Eingriffe zur Prävention. Gynäkologe 45(7): 527–532

Saling E, Schumacher E (1996) Der operative Totale Muttermund-Verschluß (TMV). Erhebung von Daten einiger Kliniken, die den TMV einsetzen. Z Geburtsh Neonat 200: 82–87

Schubert RA, Gottschlich A et al. (2014) Prevention of preterm birth by shirodkar cerclage – clinical results of a retrospective analysis. Z Geburtsh Neonatol 218: 165–170

Zaveri V, Hannah M et al. (2002) Abdominal versus vaginal cerclage after failed transvaginal cerclage: a systematic review. AM J Obstet Gynecol 187(4): 868–872

Progesterontherapie zur Prävention der Frühgeburt

Ruben-J. Kuon

29.1 Einleitung – 236

29.2 Wirkmechanismen von Progesteron – 236

29.3 Progesteronderivate für den therapeutischen Einsatz – 236

29.4 Indikationen für eine Progesterontherapie – 236

29.5 Nebenwirkungen und Sicherheit einer Progesterontherapie in der Schwangerschaft – 238

Literatur – 239

29.1 Einleitung

Im Gegensatz zu den enormen Fortschritten in der neonatologischen Versorgung unreif geborener Kinder zählt die Prävention und Behandlung der Frühgeburt auch in der industrialisierten Welt zu den ungelösten Problemen der Geburtsmedizin. Arpad Csapo postulierte bereits im Jahre 1956, dass Progesteron die Aktivität des Myometriums hemmt, wohingegen Prostaglandine diese fördert (Csapo 1956). Das Konzept, Progesteron zur Prävention der Frühgeburt einzusetzen, erlebte eine Renaissance durch zwei randomisierte, placebokontrollierte Studien im Jahr 2003, welche eine signifikante Reduktion der Frühgeburt durch die prophylaktische Gabe von Progesteron bei Schwangeren mit vorangegangener Frühgeburt nachweisen konnten (DaFonseca et al. 2003; Meis et al. 2003).

Es folgte eine intensive Auseinandersetzung mit dieser Thematik in einer Vielzahl sowohl (tier-)experimenteller als auch klinischer Studien, die einerseits neue Erkenntnisse hinsichtlich des Wirkungsmechanismus von Progesteron erbrachten und andererseits inzwischen zu evidenzbasierten Handlungsempfehlungen geführt haben (Kuon et al. 2015).

29.2 Wirkmechanismen von Progesteron

Ab der ca. 10. SSW übernimmt die Plazenta die Produktion von Progesteron, welches zuvor durch das Corpus luteum gebildet wird („luteo-plazentarer Shift"). Im Gegensatz zum Menschen sinkt bei den meisten Säugetieren die Konzentration des zirkulierenden Progesterons vor dem Geburtsbeginn. Dies scheint beim Menschen durch einen Rückgang der Progesteronaktivität („funktioneller Progesteronentzug") ausgelöst zu werden.

Experimentelle Studien weisen auf einen direkten tokolytischen Effekt von Progesteron hin, welcher jedoch nicht durch 17-OHPC (ein synthetisches Progesteronderivat) erzielt werden kann (Ruddock et al. 2008). Progesteron reduziert die Expression von Proteinen, die für die Wehentätigkeit von essenzieller Bedeutung sind, wie z.B. Connexin 43 (Bestandteil von „gap junctions", die für die Wehensynchronisierung von großer Bedeutung sind; Garfield et al. 1998). Zudem führt Progesteron, unter anderem durch die Produktion von PIBF (Progesterone Induced Blocking Factor) zu einer Reduktion proinflammatorischer Zytokine und inhibiert dadurch die Synthese von Prostaglandinen, welche die myometriale Aktivität steigern und die Zervixreifung beschleunigen (Druckmann u. Druckmann 2005). Mittels Progesteronsubstitution kann im Tiermodell die Reifung der Zervix durch eine Reduktion der Kollagendegradation signifikant verzögert werden (Kuon et al. 2010).

Die plazentare Produktion von Corticotropin-releasing hormon (CRH) steigt während der Schwangerschaft ab der 16.–20. SSW an und erreicht ihr Maximum zum Zeitpunkt der Geburt (Smith 2007). Bei Patientinnen mit Frühgeburt verläuft dieser Anstieg der CRH-Produktion steiler. Daher wurde der Mechanismus der plazentaren CRH-Produktion als „Uhr" der Schwangerschaft beschrieben. Progesteron hemmt die CRH-Produktion und steuert damit die Dauer der Schwangerschaft (Smith 2007).

Aus diesen experimentellen Studien lassen sich sowohl die kontraktionshemmende als auch die Zervix stabilisierende Wirkungen des Progesterons belegen, welche für die Prävention und Therapie der Frühgeburt genutzt werden können.

29.3 Progesteronderivate für den therapeutischen Einsatz

Progestogene sind als das natürliche (bioidentische) Progesteron und seine synthetischen Analoga verfügbar. Es gibt zahlreiche unterschiedliche Typen, jedoch werden im Allgemeinen nur zwei für die Prävention der Frühgeburt verwendet: Progesteron und 17-alpha-Hydroxyprogesteroncaproat (17-OHP).

29.4 Indikationen für eine Progesterontherapie

29.4.1 Schwangere nach vorangegangener Frühgeburt (Primärprävention)

Eine aktuelle Cochrane-Analyse zeigte bei Schwangeren nach vorangegangener Frühgeburt signifikante

29.4 · Indikationen für eine Progesterontherapie

Tab. 29.1 Effekte einer Therapie mit Progesteron bei Einlingsschwangerschaften nach vorangegangener Frühgeburt (Dodd et al. 2013)

Outcome	Relatives Risiko (95% KI)
Frühgeburt < 34. SSW	RR 0,31 (0,14–0,69)
Frühgeburt < 37. SSW	RR 0,55 (0,42–0,74)
Perinatale Mortalität	RR 0,5 (0,33–0,75)
Geburtsgewicht < 2.500 g	RR 0,58 (0,42–0,79)
Neonatale Beatmung	RR 0,40 (0,18–0,90)
Auftreten NEC[a]	RR 0,30 (0,10–0,89)
Aufnahme auf NICU[b]	RR 0,24 (0,14–0,40)

[a]NEC = nekrotisierende Enterokolitis; [b]NICU = Neonatal Intensiv Care Unit (Neugeborenenintensivstation)

Tab. 29.2 Ergebnisse der Prävention der Frühgeburt mit intravaginalem Progesteron bei Einlingsschwangerschaften mit asymptomatischer Zervixverkürzung (≤ 25 mm) vor der 24+0 SSW (Romero et al. 2012)

Outcome	Relatives Risiko (95% KI)
Frühgeburt < 28. SSW	RR 0,50 (0,30–0,81)
Frühgeburt < 33. SSW	RR 0,58 (0,42–0,80)
Frühgeburt < 35. SSW	RR 0,69 (0,55–0,88)
Atemnotsyndrom	RR 0,48 (0,30–0,76)
Neonatale Gesamtmorbidität und Mortalität[a]	RR 0,57 (0,40–0,81)
Geburtsgewicht < 1.500 g	RR 0,55 (0,38–0,80)
Aufnahme auf NICU[b]	RR 0,75 (0,59–0,94)
Mechanische Beatmung	RR 0,66 (0,44–0,98)

[a]Neonatale Gesamtmorbidität und Mortalität werden definiert als das Auftreten eines der folgenden Ereignisse: Atemnotsyndrom, intraventrikuläre Hämorrhagie, nekrotisierende Enterokolitis, nachgewiesene neonatale Sepsis, Tod des Neugeborenen; [b]NICU = Neonatal Intensiv Care Unit (Neugeborenenintensivstation)

Vorteile einer Progesterontherapie zur Vermeidung einer erneuten Frühgeburt (Dodd et al. 2013; Tab. 29.1).

Bei Mehrlingsschwangerschaften ergaben sich in randomisierten, kontrollierten Studien keine signifikanten Vorteile von Progesteron. Der orale Applikationsweg stellt möglicherweise eine wirkungsvolle Alternative dar (z.B. bei Unverträglichkeit von vaginalem Progesteron). Die Datenlage hierzu ist jedoch spärlich. Im angelsächsischen Raum ist die intramuskuläre (i.m.) Anwendung von 17-OHPC verbreitet, welche aufgrund der längeren Halbwertszeit des synthetischen Progesteronderivates (7,8 Tage im Vergleich zu nativem Progesteron: 35–55 Stunden) nur einmal wöchentlich appliziert werden muss. Aufgrund der Notwendigkeit wiederholter intramuskulärer Injektionen und der damit verbundenen Nebenwirkungen ist insbesondere im Hinblick auf die Langzeitanwendung die intravaginale Gabe zu bevorzugen.

> Frauen mit Einlingsschwangerschaften sollten nach vorangegangener Frühgeburt täglich intravaginales Progesteron (200 mg Kapsel oder 90 mg Gel) beginnend ab der 16+0 SSW bis zur 36+0 SSW erhalten (alternativ: 250 mg 17-OHPC wöchentlich intramuskulär).

29.4.2 Schwangere mit asymptomatischer Verkürzung der Zervix (Sekundärprävention)

Die Rate an erneuten Frühgeburten nach vorangegangener Frühgeburt beträgt weniger als 10% aller Frühgeburten. Eine sonografische Messung der Zervixlänge zwischen der 19.–24. SSW bei Einlingsschwangerschaften ist derzeit die beste Methode, die Frauen zu identifizieren (ca. 2% aller Schwangeren), die zur Prävention der Frühgeburt von einer prophylaktischen Progesteronapplikation profitieren (Campbell 2011).

Eine Metaanalyse zeigte bei Schwangeren mit einer asymptomatischen Zervixverkürzung (≤ 25 mm) vor der 24+0 SSW eine signifikante Reduktion der Frühgeburtenrate durch vaginales Progesteron (Romero et al. 2012; Tab. 29.2).

Insgesamt kam die Metaanalyse zu dem Ergebnis, dass elf Schwangere mit einer Zervixlänge ≤ 25 mm vor der 24+0 SSW mit vaginalem Progesteron behandelt werden müssen, um eine Frühgeburt vor der 35+0 SSW zu verhindern (95% KI: 7–27; Romero et al. 2012). Diese Metaanalyse zeigte, dass sowohl die Applikationsform als vaginales Gel im Vergleich zur Kapselform, als auch die Dosis des Progesterons von 90–100 mg oder 200 mg/Tag äquieffektiv sind.

> Frauen mit Einlingsschwangerschaft, deren sonografisch gemessene Zervixlänge vor 24+0 SSW ≤ 25 mm beträgt, sollten täglich Progesteron intravaginal bis zur 36+6 SSW erhalten (200 mg Kapsel, 90 mg Gel).

29.4.3 Mehrlingsschwangerschaften

Der Einsatz von Progestogenen bei unselektierten Zwillingsschwangerschaften zeigte in den durchgeführten klinischen Studien keinen signifikanten Effekt bei der Reduktion einer Frühgeburt (Schuit et al. 2014). Eine aktuelle Studie weist darauf hin, dass Frauen mit Gemini und einer verkürzten Zervix im zweiten Trimester (≤ 25 mm vor der 24+0 SSW) möglicherweise von einer Progesterontherapie (400 mg täglich, vaginal) profitieren (El-Refaie et al. 2016).

29.4.4 Progesteron als Tokolytikum

Bei dem Einsatz von Progesteron im Rahmen der Wehenhemmung werden die Primärtokolyse (initial und alleinig bei Wehentätigkeit), die adjunktive Tokolyse (ergänzend zu einem etablierten Tokolytikum) und die Erhaltungstokolyse (im Anschluss an eine erfolgreiche Wehenhemmung durch ein etabliertes Tokolytikum) unterschieden. Es bestehen nur wenige Daten zur Primär- und adjunktiven Tokolyse. Es gibt Hinweise darauf, dass die tägliche vaginale Applikation von 400 mg Progesteron nach initialer Tokolyse eine geeignete Option zur Erhaltungstherapie mit Verlängerung der Schwangerschaft darstellt (Borna u. Sahabi 2008; Kamat et al. 2014; Saleh Gargari et al. 2012; Sharami et al. 2010), allerdings stellen die Ergebnisse einer aktuellen klinischen Studie diese Anwendung in Frage (Martinez de Tejada et al. 2015). Aufgrund der bisher unzureichenden Datenlage muss in weiteren prospektiven und randomisierten Studien mit adäquater statistischer Power geklärt werden, ob Progesteron zur Tokolyse geeignet ist oder nicht.

29.4.5 Weitere mögliche Indikationen

Für den Nutzen einer Progesterontherapie bei vorzeitigem Blasensprung, nach Cerclage/Pessar oder bei positivem biochemischen Test einer Frühgeburt (fetales Fibronektin (fFN), Insulin-like growth factor-binding protein-1 (IGFBP-1), plazentares alpha-Mikroglobulin-1 (PAMG-1)) gibt es derzeit keine Hinweise.

29.5 Nebenwirkungen und Sicherheit einer Progesterontherapie in der Schwangerschaft

Intramuskuläre Injektionen von 17-OHPC können zu lokalen Reaktionen wie Schmerzen (34,2% der behandelten Frauen), Schwellung (14,1%), Juckreiz (11,3%) und Blutergüssen (6,7%) führen (Meis et al. 2003). Die orale Gabe von Progesteron ist mit einer erhöhten Rate an Müdigkeit und Kopfschmerzen assoziiert (Norwitz u. Caughey 2011). Der vaginale Applikationsweg von Progesteron bedingt einen direkten Transport des Hormons über den vaginalen Venenplexus zum Wirkort „Uterus", mit dem Ziel einer minimalen systemischen und einer erhöhten uterinen Bioverfügbarkeit („first uterine pass effect"; Ziegler et al. 1997). In klinischen Studien wurde als unerwünschte Nebenwirkung insbesondere ein verstärkter vaginaler Ausfluss genannt, jedoch keine signifikant erhöhte Rate an Müdigkeit, Kopfschmerzen oder genitalen Irritationen (Fonseca et al. 2007). In Zusammenschau der Wirkungen und Nebenwirkungen ist daher der vaginale Applikationsweg zu bevorzugen.

Grundsätzlich handelt es sich bei der Anwendung von Progestogenen in der Schwangerschaft um einen Off-Label-Einsatz, worüber die Patientin aufzuklären ist. Intramuskuläres 17-OHPC (250 mg) als wöchentliche Gabe (Makena®, KV Pharmaceutical Company, St. Louis, USA) ist das einzige von der US-Arzneimittelbehörde (FDA, Food and Drug Administration) zugelassene Medikament zur Prävention der Frühgeburt. Es gibt jedoch Hinweise für eine (nicht-signifikanten) Erhöhung der Rate an späten Fehlgeburten sowie nachteilige Effekte bei Zwillingsschwangerschaften (O'Brien u. Lewis 2016). Unter Berücksichtigung der Indikationsstellungen und der damit verbundenen Vorteile einer Therapie gilt der Einsatz von natürlichem Progesteron in der Schwangerschaft als sicher. Es sind allerdings weitere Studien mit längerem Follow-up der Kinder erforderlich, um definitive Aussagen treffen zu können.

Literatur

Borna S, Sahabi N (2008) Progesterone for maintenance tocolytic therapy after threatened preterm labour: a randomised controlled trial. Aust N Z J Obstet Gynaecol 48: 58–63

Campbell S (2011) Universal cervical-length screening and vaginal progesterone prevents early preterm births, reduces neonatal morbidity and is cost saving: doing nothing is no longer an option. Ultrasound Obstet Gynecol 38: 1–9

Csapo AI (1956) Progesterone block. Am J Anat 98: 273–291

DaFonseca B, de Carvalho RE, Zugaib MH (2003) Prophylactic administration of progesterone by vaginal suppository to reduce the incidence of spontaneous preterm birth in women at increased risk: A randomized placebo-controlled double-blind study. Am J Obstet Gynecol 188: 419–424

Dodd JM, Jones L, Flenady V, Cincotta R, Crowther CA (2013) Prenatal administration of progesterone for preventing preterm birth in women considered to be at risk of preterm birth. Cochrane Database Syst Rev 7: CD004947

Druckmann R, Druckmann MA (2005) Progesterone and the immunology of pregnancy. J Steroid Biochem Mol Biol 97: 389–396

El-Refaie W, Abdelhafez MS, Badawy A (2015) Vaginal progesterone for prevention of preterm labor in asymptomatic twin pregnancies with sonographic short cervix: a randomized clinical trial of efficacy and safety. Arch Gynecol Obstet 293(1): 61–67

Fonseca EB, Celik E, Parra M, Singh M, Nicolaides KH (2007) Progesterone and the risk of preterm birth among women with a short cervix. N Engl J Med 357: 462–469

Garfield RE, Saade G, Buhimschi C, Buhimschi I, Shi L, Shi SQ, Chwalisz K (1998) Control and assessment of the uterus and cervix during pregnancy and labour. Human Reproduction Update 4: 673–695

Kamat S, Veena P, Rani R (2014) Comparison of nifedipine and progesterone for maintenance tocolysis after arrested preterm labour. J Obstet Gynaecol 34: 322–325

Kuon RJ, Shi SQ, Maul H, Sohn C, Balducci J, Maner WL, Garfield RE (2010) Pharmacologic actions of progestins to inhibit cervical ripening and prevent delivery depend on their properties, the route of administration, and the vehicle. Am J Obstet Gynecol 202: 455.e1–.e9

Kuon RJ, Abele H, Berger R, Garnier Y, Maul H, Schleußner E, Rath W; Experts for the Prediction and Prevention of Preterm Birth (X4PB) (2015) Progesterone for prevention of preterm birth - evidence-based indications. Z Geburtshilfe Neonatol 219: 125–135

Martinez de Tejada B, Karolinski A, Ocampo MC, Laterra C, Hösli I, Fernández D, Surbek D, Huespe M, Drack G, Bunader A et al. (2015) Prevention of preterm delivery with vaginal progesterone in women with preterm labour (4P): randomised double-blind placebo-controlled trial. BJOG 122: 80–91

Meis PJ, Klebanoff M, Thom E, Dombrowski MP, Sibai B, Moawad AH, Spong CY, Hauth JC, Miodovnik M, Varner MW et al. (2003) Prevention of recurrent preterm delivery by 17 alpha-hydroxyprogesterone caproate. N Engl J Med 348: 2379–2385

Norwitz ER, Caughey AB (2011) Progesterone supplementation and the prevention of preterm birth. Rev Obstet Gynecol 4: 60–72

O'Brien JM, Lewis DF (2016) Prevention of preterm birth with vaginal progesterone or 17-alpha-hydroxyprogesterone caproate: a critical examination of efficacy and safety. Am J Obstet Gynecol 214(1): 45–56

Romero R, Nicolaides K, Conde-Agudelo A, Tabor A, O'Brien JM, Cetingoz E, da Fonseca E, Creasy GW, Klein K, Rode L et al. (2012) Vaginal progesterone in women with an asymptomatic sonographic short cervix in the midtrimester decreases preterm delivery and neonatal morbidity: a systematic review and metaanalysis of individual patient data. Am J Obstet Gynecol 206: 124.e1–.e19

Ruddock NK, Shi SQ, Jain S, Moore G, Hankins GD, Romero R, Garfield RE (2008) Progesterone, but not 17-alpha-hydroxyprogesterone caproate, inhibits human myometrial contractions. Am J Obstet Gynecol 199: 391.e1–391.e7

Saleh Gargari S, Habibolahi M, Zonobi Z, Khani Z, Sarfjoo FS, Kazemi Robati A, Etemad R, Karimi Z (2012) Outcome of vaginal progesterone as a tocolytic agent: randomized clinical trial. ISRN Obstetrics and Gynecology 2012: 1–5

Schuit E, Stock S, Rode L, Rouse D, Lim A, Norman J, Nassar A, Serra V, Combs C, Vayssiere C et al. (2014) Effectiveness of progestogens to improve perinatal outcome in twin pregnancies: an individual participant data meta-analysis. BJOG 122(1): 27–37

Sharami SH, Zahiri Z, Shakiba M, Milani F (2010) Maintenance therapy by vaginal progesterone after threatened idiopathic preterm labor: a randomized placebo-controlled double-blind trial. Int J Fertil Steril 4: 45–50

Smith R, Nicholson RC (2007) Corticotrophin releasing hormone and the timing of birth. Front Biosci 12: 912–918

Ziegler D, Bulletti C, Monstier B, Jääskelainnen A (1997) The first uterine pass effect. Ann N Y Acad Sci 828: 291–299

Besonderheiten der Frühgeburtsprävention bei Zwillingen und höhergradigen Mehrlingen inklusive selektiver Mehrlingsreduktion

Holger Maul

30.1 Einleitung – 242

30.2 Prädiktion der Frühgeburt bei Mehrlingen – 243

30.3 Maßnahmen zur Prävention oder Hemmung vorzeitiger Wehen – 243

30.4 Lungenreifeinduktion mit Kortikosteroiden – 247

30.5 Früher vorzeitiger Blasensprung (PPROM) – 247

30.6 Selektive Mehrlingsreduktion – 247

Literatur – 248

Tab. 30.1 Frauen mit Mehrlingsgeburten in Deutschland[1]

Mehrlingsgeburten	2010	2011	2012	2013	2014
Frauen mit Mehrlingsgeburten	11.838	11.490	11.881	12.355	13.270
Anzahl der lebendgeborenen Kinder	677.947	662.685	673.544	682.069	714.927
Anzahl der Geburten	665.837	650.953	661.427	669.472	701.353
Anteil der Mehrlinge an den Geburten (in Promille)	17,78	17,65	17,96	18,45	18,92
Davon					
Zwillingsgeburten	11.573	11.254	11.648	12.119	12.977
Drillingsgeburten	258	230	230	230	282
Sonstige Mehrlingsgeburten	7	6	3	6	11

30.1 Einleitung

In Deutschland liegt die Zahl von Mehrlingsgeburten pro Jahr bei ca. 12.000–13.000, wobei der prozentuale Anteil in den letzten Jahren stetig zugenommen hat (Tab. 30.1). Die wichtigste Ursache für perinatale Morbidität und Mortalität bei Mehrlingen ist eine erhöhte Frühgeburtenrate. Das Risiko für eine Frühgeburt ist im Vergleich zu Einlingsschwangerschaften am ehesten durch Veränderungen der Kontraktilität des Myometriums als Konsequenz einer gesteigerten Dehnung bedingt (Turton et al. 2013; Lyall et al. 2002). Die Frühgeburtenrate (< 37 SSW) bei Mehrlingen liegt international bei ungefähr 50–60%, wobei ca. 10% der Kinder vor der 32. SSW zur Welt kommen. Etwa ein Drittel der Zwillinge gehört zur Gruppe „low birth weight" (LBW, < 2.500 g), etwa 10% gehören zur Gruppe „very low birth weight" (VLBW, < 1.500 g). In Tab. 30.2 ist die durchschnittliche Schwangerschaftsdauer bei Mehrlingen dargestellt (Hamilton et al. 2015). Das höchste Frühgeburtsrisiko tragen Zwillingspaare in der Konstellation „männlich-männlich" (Tab. 30.3). Das Outcome ist grundsätzlich immer dann besser, wenn zumindest einer der Feten weiblich ist (Tan et al. 2004; Dailey et al. 2009; Melamed et al. 2009). Ein weiterer wichtiger Risikofaktor ist wie auch bei der Einlingsschwangerschaft eine Frühgeburt in einer vorangegangenen Schwangerschaft.

Ansonsten konnte in mehreren Studien nachgewiesen werden, dass das neonatale Outcome von Einlingen, Zwillingen und Drillingen bezogen auf das Gestationsalter in etwa gleich ist (Jacquemyn et al. 2003; Ballabh et al. 2003). Die tatsächlichen Outcomes sind jedoch unterschiedlich, weil die durchschnittlichen Schwangerschaftsdauern so unterschiedlich sind (Tab. 30.2).

Ein weiterer Risikofaktor für Frühgeburt ist der Abort eines oder mehrerer Feten. Drillingsschwangerschaften, bei denen ein Fet abortierte, so dass eine Zwillingsschwangerschaft resultierte, hatten gegenüber unauffällig verlaufenen Zwillingsschwangerschaften eine signifikant erhöhte, mehr als doppelt so hohe Rate an Frühgeburten vor der 32. SSW (27% vs. 12%). Die Schwangerschaftsdauer war um etwa 1,5 Wochen kürzer und das Geburtsgewicht der Kinder etwa 200 g

Tab. 30.2 Durchschnittliche Schwangerschaftsdauer bei Mehrlingen (Dudenhausen u. Maier 2010)

Art der Schwangerschaft	Wochen
Einlinge	39
Zwillinge	36
Drillinge	32
Vierlinge	30

---

[1] https://www.destatis.de/DE/ZahlenFakten/Gesellschaft-Staat/Bevoelkerung/Geburten/Tabellen/GeburtenMehrlinge.html (Stand: 16.03.2016)

◘ **Tab. 30.3** Frühgeburtenrate in Abhängigkeit von den fetalen Geschlechtern bei Zwillingen und in Abhängigkeit vom Gestationsalter (nach Tan et al. 2004)

Tan et al. (2004): 148.234 lebendgeborene Zwillingspaare (Datenbasis: USA 1995–1997)			
	Frühgeburt < 28 SSW	Frühgeburt < 32 SSW	Frühgeburt < 36 SSW
Männlich-männlich	4,9%	12,4%	40,2%
Weiblich-weiblich	4,1%	10,6%	37,8%
Männlich-weiblich	4,1%	10,1%	36,8%
Dailey et al. (2009): 33.926 Zwillingspaare (Datenbasis: USA 2002)			
	Frühgeburt zwischen 20 und 36 SSW		
Männlich-männlich	59,1%		
Weiblich-weiblich	57,5%		
Melamed et al. (2009): 2.704 dichoriale Zwillingsschwangerschaften (Datenbasis: einzelnes Perinatalzentrum, Israel 1995–2006)			
	Frühgeburt < 28 SSW		Frühgeburt < 31 SSW
Männlich-männlich	4,1%		9,2%
Weiblich-weiblich	1,8%		5,5%
Männlich-weiblich	3,2%		7,5%

niedriger (beide signifikant, p < 0,01; Barton et al. 2011). Die Gesamtfrühgeburtenrate < 37 SSW war ebenfalls erhöht; der beobachtete Unterschied erreichte aber keine statistische Signifikanz (83% vs. 73%).

30.2 Prädiktion der Frühgeburt bei Mehrlingen

Obwohl erhöhte Werte des fetalen Fibronektins im Zervikovaginalsekret (Gibson et al. 2004; Goldenberg et al. 1996; Singer et al. 2007) oder eine Verkürzung der sonografisch gemessenen Zervixlänge (Conde-Agudelo et al. 2010; Lim et al. 2011) grundsätzlich und mit gewissen Einschränkungen in der Lage sind, eine Frühgeburt bei Mehrlingen vorherzusagen, hat sich ein routinemäßiges Screening mit diesen Parametern bisher nicht durchsetzen können. Zudem sind die bisher zum Einsatz kommenden Maßnahmen bei ansonsten asymptomatischen Schwangeren unwirksam, bei symptomatischen (z.B. vorzeitige Wehentätigkeit) Schwangeren z.T. umstritten (◘ Tab. 30.4, ◘ Tab. 30.5).

30.3 Maßnahmen zur Prävention oder Hemmung vorzeitiger Wehen

30.3.1 Progesteron

Die Gabe von Progesteron führt bei Zwillingsschwangerschaften im Gegensatz zu Einlingsschwangerschaften nicht zu einer Reduktion der Frühgeburtenrate. In mehreren, unabhängig voneinander durchgeführten Studien, konnte übereinstimmend nachgewiesen werden, dass Progesteron bei Zwillingen keinen Einfluss auf die Frühgeburtenrate hat. Weder die intramuskuläre Injektion von 17-alpha Hydroxyprogesteron-Caproat (RR 1.1; 95% CI 0.9–1.4) noch die vaginale Applikation von Progesteron (RR 0.97; 95% CI 0.77–1.2) senkte bei unselektierten Zwillingsschwangerschaften ein ungünstiges perinatales Outcome (perinatale Mortalität oder schwerwiegende neonatale Morbidität; Schuit et al. 2015). Eine höhere Dosierung von 400 mg Progesteron täglich machte ebenso keinen Unterschied im Vergleich zur Standarddosierung von 200 mg/Tag (Serra et al. 2013). Allerdings ist bislang ungeklärt, ob die

Tab. 30.4 Studienlage zur Prädiktion der Frühgeburt bei Zwillingen durch Bestimmung des fetalen Fibronektins

Autor und Jahr	Studienart	Methoden	Zielkriterium	Ergebnisse	Fazit
Gibson JL et al. (2004)	prospektive Beobachtungsstudie	serielle Messung von Zervixlänge (18, 24, 28, 32 SSW) und Fibronektin (24, 28, 32 SSW)	Frühgeburt < 35 SSW	91 Zwillingsschwangerschaften spontane Frühgeburtenrate 16,5% beste Prädiktoren für Frühgeburt < 35 SSW waren: - Zervixlänge ≤ 25 mm (18 SSW): LR+ 9,7, Sensitivität 14,3% - Zervixlänge ≤ 22 mm (24 SSW): LR+ 9,6, Sensitivität 28,6% - Verkürzung der Zervixlänge um ≥ 2,5 mm pro Woche (18–28 SSW): LR+ 10,8, Sensitivität 16,7% - kein Zusammenhang zwischen Fibronektin und Frühgeburt	Messung des fetalen Fibronektins identifiziert nicht diejenigen Schwangerschaften, bei denen es zu einer Frühgeburt kommt
Goldenberg et al. (1996)	prospektive Beobachtungsstudie	Screening auf mehr als 50 Risikofaktoren und Zervixlängenmessung bei 24 und bei 28 SSW Fibronektinbestimmung alle 2 Wochen zwischen 24 und 30 SSW	Frühgeburt < 32 SSW, < 35 SSW, < 37 SSW	147 Zwillingsschwangerschaften positiver Fibronektintest bei 28 SSW (OR 9,4; CI 1.0–67.7) und bei 30 SSW (OR 46.1; CI 4.2–1381) war signifikant assoziiert mit Frühgeburt < 32 SSW	positives Fibronektin war bei 28 SSW einziger statistisch signifikanter Prädiktor für Frühgeburt < 32 SSW
Singer et al. (2007)	retrospektive Analyse von Patientenakten des Zeitraums Januar 2000 bis Juni 2004 (Zwillinge, Fibronektintest, vorzeitige Wehen)	fetale Fibronektinbestimmung bei Symptomatik	Sensitivität, Spezifität und prädiktive Werte für Geburt innerhalb der nächsten 14 Tage	87 Zwillingsschwangerschaften Frühgeburtenrate 28,7% Sensitivität 71% Spezifität 74% PPV 19% NPV 97%	hoher negativer prädiktiver Wert bei symptomatischen Patientinnen (Cave: retrospektive Analyse)

Tab. 30.5 Prädiktion der Frühgeburt vor der 32. SSW durch transvaginale Messung der Zervixlänge bei Zwillingen (Goldenberg et al. 1996; Guzman et al. 2000; Vayssière et al. 2002; Chasen u. Chervenak 2016)

Zervixlänge (Cut-off-Wert in mm)	Sensitivität (%)	Spezifität (%)	Positiver prädiktiver Wert (%)	Negativer prädiktiver Wert (%)
Messung zwischen der 21. und der 24. SSW				
20	42	85	22	94
25	54	86	27	95
30	46	89	19	97
Messung zwischen der 25. und der 28. SSW				
20	56	76	16	95
25	63–100	70–84	13–18	96–100

Supplementation von Progesteron in bestimmten Situationen doch zur Verbesserung des Outcomes führt. In der bereits weiter oben zitierten Metaanalyse von 13 Studien aus dem Jahr 2015 (Schuit et al. 2015) konnte gezeigt werden, dass in der Subgruppe von Zwillingsschwangerschaften, bei denen eine Verkürzung der Zervixlänge ≤ 25 mm vor der 24. SSW vorlag, die vaginale Applikation von Progesteron im Vergleich zu Placebo zu einer signifikanten Reduktion eines ungünstigen perinatalen Outcomes geführt hat (RR 0.56; 95% CI 0.42–0.75; 14/52 (27%) vs. 21/56 (38%)). Sollte sich dieses Ergebnis in prospektiv randomisierten Studien bestätigen lassen, würde dies für eine routinemäßige Messung der Zervixlänge vor der 24. SSW und für eine Progesteronsupplemenation bei Schwangeren mit verkürzter Zervix sprechen. Die intramuskuläre Gabe von 17-alpha Hydroxyprogesteron-Caproat (2 × wöchentlich 500 mg i.m.) führte hingegen weder zu einer Senkung der Frühgeburtenrate < 37, < 34 oder < 32. SSW noch zu einer Senkung der neonatalen Morbidität oder Mortalität (Senat et al. 2013).

Ob bei Frauen mit Geminigravidität mit Frühgeburt in der Anamnese prophylaktisch Progesteron gegeben werden soll, wird kontrovers diskutiert (Durnwald 2013).

Bei Drillingen konnte in einer Metaanalyse (Sotiriadis et al. 2012) aus dem Jahr 2012 von zwei placebokontrollierten randomisierten Studien (Caritis et al. 2009; Combs et al. 2010) ebenfalls kein Vorteil durch die Gabe von Progesteron erzielt werden. Es zeigte sich weder ein Einfluss auf die Frühgeburtenrate < 28 SSW oder < 32 SSW noch auf das neonatale Outcome (neonatale Mortalität, RDS („respiratory distress syndrome"), IVH („intraventricular hemorrhage") Grad 3 und 4, NEC („necrotizing enterocolitis"), Sepsis oder das zusammengefasste ungünstige neonatale Outcome).

30.3.2 Bettruhe

Weder eine stationäre Betreuung noch Bettruhe sind geeignete Interventionen, um das Gestationsalter bei Geburt zu erhöhen (Crowther u. Han 2010; Sciscione 2010). Vielmehr geht diese Maßnahme mit einem nachgewiesenermaßen gesteigerten Risiko für venöse Thromboembolien während des stationären Aufenthaltes und innerhalb von 28 Tagen nach Entlassung einher, und zwar unabhängig vom Geburtsmodus (Abdul Sultan et al. 2013).

30.3.3 Cerclage

Eine Metaanalyse randomisierter Studien aus dem Jahr 2014, in welcher Cerclage vs. keine Cerclage bei Mehrlingsschwangerschaften verglichen wurde, konnte nicht nachweisen, dass die Anlage einer prophylaktischen Cerclage die Frühgeburtenrate, die perinatale Mortalität oder die neonatale Morbidität senkt (Rafael et al. 2014). Weil nur eine geringe Zahl von Schwangerschaften in die Metaanalyse einging, kann ein möglicherweise schwacher Effekt nicht ausgeschlossen werden (122 Zwillingsschwangerschaften, 6 Drillingsschwangerschaften; bei 73 Schwangerschaften (2 Studien) wurde die Cerclage aufgrund der Anamnese (primäre oder prophylaktische Cerclage) indiziert, bei 55 Schwangerschaften (3 Studien) aufgrund der Zervixlänge (sekundäre Cerclage)).

Eine retrospektive Studie, in der Zwillingsschwangerschaften mit einer sonografischen Zervixlänge ≤ 25 mm zwischen der 16. und der 24. SSW und Anlage einer Cerclage im Vergleich zum Unterlassen einer Cerclage in dieser Situation untersucht wurden, ergab keine Reduktion der Frühgeburtenrate durch Anlage einer Cerclage (Roman et al. 2015). In der Subgruppe mit einer Zervixlänge ≤ 15 mm war das Diagnose-Entbindungsintervall nach Anlage einer Cerclage signifikant größer. Außerdem war auch die Frühgeburtenrate < 34 SSW und die Rate an Aufnahmen der Kinder auf die neonatologische Intensivstation nach Cerclageanlage signifikant erniedrigt. Allerdings gingen in die Studie lediglich 71 Schwangerschaften ein, so dass größere, randomisiert kontrollierte Studien notwendig sind, um die Rolle der sekundären, ultraschall-indizierten Cerclage genauer zu definieren. Aufgrund der nach wie vor nicht überzeugend belegten Vorteile und der Tatsache, dass eine ältere Metaanalyse (Berghella et al. 2005) zeigen konnte, dass die Anlage einer prophylaktischen Cerclage nicht zu einer Senkung, sondern zu einer Steigerung der Frühgeburtenrate bei Gemini führt, rät die Society of Maternal-Fetal Medicine seit 2014 von der Operation in dieser Konstellation ab.[2] Dieser Einschätzung folgen auch die Empfehlungen von X4PB aus Deutschland (Abele et al. 2015; Berger et al. 2014).

30.3.4 Sonderform: Notfall-Cerclage

Im Jahr 2014 wurden zwei weitere retrospektive Kohortenstudien veröffentlicht, die den Effekt einer Notfall-Cerclage auf das Schwangerschaftsalter bei Entbindung von Frauen mit Einlingen vs. Zwillingen untersucht haben. In einer Studie konnte kein signifikanter Unterschied zwischen den Gruppen (31 Patientinnen mit Einlingsschwangerschaften vs. 12 mit Zwillingsschwangerschaft) beobachtet werden (33,5 vs. 35,0 Wochen, p = 0,33; Rebarber et al. 2014). In der anderen Kohortenstudie wurden 338 Frauen mit Einlingsschwangerschaft 104 Patientinnen mit Zwillingsschwangerschaft gegenübergestellt. In beiden Gruppen wurde eine Notfall-Cerclage durchgeführt. Das Schwangerschaftsalter bei Entbindung war in der Zwillingsgruppe gering, aber signifikant niedriger (31,9 vs. 32,7 Wochen, p = 0,015; Miller et al. 2014). Frauen mit Zwillingen profitieren demnach ebenso wie Frauen mit Einlingen von einer Notfall-Cerclage, falls der Muttermund vor 24 SSW um mehr als einen Zentimeter geöffnet ist (Abele et al. 2015).

30.3.5 Tokolytische Therapie

Die prophylaktische Gabe oraler Betamimetika führt bei asymptomatischen Zwillingsschwangeren nicht zur Senkung der Frühgeburtenrate (< 37 SSW: RR 0.85; 95% CI 0.65–1.10; < 34 SSW: RR 0.47; 95% CI 0.15–1.50; Yamasmit et al. 2015).

Bei symptomatischen Schwangeren mit einer Indikation zu einer tokolytischen Therapie muss besonders bei Anwendung von Betamimetika darauf geachtet werden, dass bei Zwillingsschwangerschaften ein erhöhtes Risiko für die Entwicklung eines Lungenödems besteht. Dies liegt am höheren Blutvolumen und dem niedrigeren kolloidosmotischen Druck bei Zwillingsschwangerschaften im Vergleich zu Einlingsschwangerschaften.

30.3.6 Pessar

In zwei multizentrischen, randomisiert kontrollierten Studien, in die insgesamt nahezu 2.000 unselektierte Schwangere mit Mehrlingsschwangerschaften eingeschlossen wurden, hatte die prophylaktische Anlage eines Cerclagepessars zwischen der 16. und der 20. SSW (Liem et al. 2013) oder zwischen der 20. und der 25. SSW (Nicolaides et al. 2016) keinen Effekt auf die Frühgeburtenrate oder ein ungünstiges perinatales Outcome.

---

2 http://www.choosingwisely.org/clinician-lists/society-maternal-fetal-medicine-cerclage-with-short-cervix-and-pregnant-with-twins/ (Stand: 23.03.2016)

Demgegenüber senkt die Anlage eine Cerclagepessars zwischen der 18. und der 22. SSW bei Zwillingsschwangeren mit einer verkürzten Zervixlänge (≤ 25 mm) die Rate an Frühgeburten (< 34 SSW: 16,2% (11/68) vs. 39,4% (26/66); RR 0.41; 95% CI 0.22–0.76; Goya et al. 2016). Die Reduktion der Frühgeburtenrate war mit einer – statistisch jedoch nicht signifikanten – Reduktion der neonatalen Morbidität assoziiert („composite adverse neonatal outcomes": 5,9% (8/68) vs. 9,1% (12/66), RR 0.64; 95% CI 0.27–1.50).

Jedoch konnte innerhalb des ProTWIN-Trial (Liem et al. 2013) in einer vorab definierten Untergruppe ein signifikanter Effekt des Cerclagepessars auf die Frühgeburtenrate beobachtet werden. Es handelt sich dabei um die Frauen, deren Zervixlänge bei Studieneintritt vor der 20. SSW im unteren Quartil lag (< 38 mm). Für diese Gruppe war die Frühgeburtenrate < 28 SSW signifikant reduziert (4% vs. 16%; RR 0.23; 95% CI 0.06–0.87). Auch die Rate an Frühgeburten vor 32 SSW war mit dem Cerclagepessar signifikant vermindert (14% vs. 29%; RR 0.49; 95% CI 0.24–0.97). Ein ungünstiges perinatales Outcome (schwere Morbidität und Mortalität) war in den mit Pessar behandelten Schwangerschaften signifikant seltener (12% vs. 29%; RR 0.40; 95% CI 0,19–0,83).

X4PB in Deutschland hat sich aufgrund dieser heterogene Datenlage daher nicht auf eine Empfehlung für oder gegen den prophylaktischen Einsatz des Cerclagepessars bei Gemini festgelegt (+/-) (Abele et al. 2015). Der Autor hält die großzügige Indikation zur Cerclagepessareinlage bei Mehrlingsschwangerschaften jedoch für sinnvoll, weil bis auf vermehrten Ausfluss keine Nebenwirkungen auftreten. Bei Auftreten regelmäßiger Wehen sollte das Pessar jedoch ähnlich wie auch eine operative Cerclage entfernt werden.

30.4 Lungenreifeinduktion mit Kortikosteroiden

Die routinemäßige Gabe von Kortikosteroiden aufgrund des Vorliegens einer Mehrlingsschwangerschaft sollte aufgrund der potenziell negativen Auswirkungen auf die Feten nicht erfolgen (Murphy et al. 2002). Besteht eine Indikation zur Lungenreifeinduktion, ist keine Dosiserhöhung im Vergleich zu Einlingsschwangerschaften notwendig.

30.5 Früher vorzeitiger Blasensprung (PPROM)

Im Falle eines PPROM tritt dieser üblicherweise beim führenden Feten auf. Mehrere Studien haben sich mit dem perinatalen Outcome bei PPROM bei Zwillingsschwangerschaften im Vergleich zu Einlingsschwangerschaften beschäftigt (Bianco et al. 1996; Mercer et al. 1993; Jacquemyn et al. 2003). Die größte Studie war eine retrospektive Kohortenstudie von 116 Zwillingsschwangerschaften mit PPROM ≤ 36 SSW, die mit 116 Einlingsschwangerschaften verglichen wurden. Die perinatalen und die neontalen Outcomes waren in beiden Gruppen gleich. Allerdings war die Zeitdauer bis zum Einsetzen der Wehen bei Zwillingen signifikant kürzer (11,4 vs. 19,5 Stunden). In einer Studie von Zwillingsschwangerschaften mit PPROM wurden bei PPROM ≥ 30 SSW 53% der Zwillinge, bei PPROM < 30 SSW 29% innerhalb von zwei Tagen entbunden (Trentacoste et al. 2008).

Zur Entwicklung einer Chorioamnionitis kommt es signifikant häufiger beim führenden Feten. Beim folgenden Feten wiederum tritt eine Chorioamnionitis bei monochorialen Zwillingsschwangerschaften häufiger auf als bei dichorialen. Zu einer fortgeschrittenen intraamnialen Infektion (Chorioamnionitis und Funisitis) kommt es signifikant seltener beim folgenden Feten, jedoch nur im Falle von dichorialen Zwillingen, bei denen die Plazenten vollständig getrennt sind.

30.6 Selektive Mehrlingsreduktion

Die häufigsten und wichtigsten Gefahren bei höhergradigen Mehrlingen sind die verkürzte Schwangerschaftsdauer und die erhöhten Gefahren für die Mutter: bei Drillingen: 20% Präeklampsie, 30% Anämie, 35% postpartale Blutungen; bei Vierlingen: 32% Präeklampsie, 25% Anämie, 21% postpartale Blutungen (Maul u. Schröder 2001; Ludwig et al.

2004; ACOG Committee Opinion 2007; Carlson u. Towers 1989).

Ziel einer selektiven Reduktion von höhergradigen Mehrlingsschwangerschaften zu Zwillingsschwangerschaften ist es, die Risiken für die Mutter und die verbleibenden Feten zu vermindern.

Arbeitsgruppen, die mit der Problematik des selektiven Fetozids häufiger konfrontiert sind, halten die transabdominale intrathorakale oder intrakardiale Kaliumchlorid-Injektion bei einem Alter des Embryos von elf bis zwölf Wochen für die wirksamste Methode (Berkowitz et al. 1993). Der Gewinn (vor allem Senkung der Frühgeburtenrate) für die überlebenden Mehrlinge rechtfertigt nach Meinung mehrerer Autoren das Vorgehen (ACOG Committee Opinion 2007). Dabei ist vor der Injektion bei monozygoten Zwillingen zu berücksichtigen, dass durch die Injektion in den betreffenden Zwilling durch Anastomosen ein Übertreten der kardiotoxischen Substanzen auf den anderen Zwilling und damit eine erhebliche Gefährdung möglich ist. Bei 10% der Schwangeren ist der vollständige Schwangerschaftsverlust nach dem selektiven Fetozid zu erwarten.

Der selektive Fetozid ist ethisch außerordentlich problematisch und sollte durch die Anwendung entsprechender reproduktionsmedizinischer Maßnahmen, wie zum Beispiel einem Single Embryo Transfer, vermieden werden (Dudenhausen u. Maier 2010).

Literatur

Abdul Sultan A, West J, Tata LJ, Fleming KM, Nelson-Piercy C, Grainge MJ (2013) Risk of first venous thromboembolism in pregnant women in hospital: population based cohort study from England. BMJ 347: f6099
Abele H, Berger R, Garnier Y, Kuon R, Maul H, Mylonas I, Rath W, Schleußner E (2015) Frauenarzt 56(10): 866–876
ACOG Committee Opinion (2007) Multifetal pregnancy reduction. Obstet Gynecol 109: 1511–1515
Ballabh P, Kumari J, AlKouatly HB, Yih M, Arevalo R, Rosenwaks Z, Krauss AN (2003) Neonatal outcome of triplet versus twin and singleton pregnancies: a matched case control study. Eur J Obstet Gynecol Reprod Biol 107(1): 28
Barton SE, Missmer SA, Hornstein MD (2011) Twin pregnancies with a 'vanished' embryo: a higher risk multiple gestation group? Hum Reprod 26 (10): 2750
Berger R, Abele H, Garnier Y, Kuon R, Rath W, Schleussner E, Maul H (2014) Prävention der Frühgeburt mit Zerklage oder totalem Muttermundsverschluss. Frauenarzt 55(10): 966–974
Berghella V, Odibo AO, To MS, Rust OA, Althuisius SM (2005) Cerclage for short cervix on ultrasonography: meta-analysis of trials using individual patient-level data. Obstet Gynecol 106(1): 181–189
Berkowitz RL, Lynch L, Lapinski R, Berger P (1993) First-trimester transabdominal multifetal pregnancy reduction: a report of two hundred completed cases. Am J Obstet Gynecol 169: 17–21
Bianco AT, Stone J, Lapinski R, Lockwood C, Lynch L, Berkowitz RL (1996) The clinical outcome of preterm premature rupture of membranes in twin versus singleton pregnancies. Am J Perinatol 13(3): 135–138
Caritis SN, Rouse DJ, Peaceman AM, Sciscione A, Momirova V, Spong CY, Iams JD, Wapner RJ, Varner M, Carpenter M, Lo J, Thorp J, Mercer BM, Sorokin Y, Harper M, Ramin S, Anderson G; Eunice Kennedy Shriver National Institute of Child Health and Human Development (NICHD), Maternal-Fetal Medicine Units Network (MFMU) (2009) Prevention of preterm birth in triplets using 17 alpha-hydroxyprogesterone caproate: a randomized controlled trial. Obstet Gynecol 113(2 Pt1): 285–292
Carlson NJ, Towers C (1989) Multiple gestation complicated by the death of one fetus. Obstet Gynecol 73: 685
Chasen ST, Chervenak FA (2016) Twin pregnancy: prenatal issues. UpToDate-Online-Review (Stand 03/2016, http://www.uptodate.com/contents/twin-pregnancy-prenatal-issues?source=search_result&search=twin+preterm+birth&selectedTitle=1%7E150)
Combs CA, Garite T, Maurel K, Das A, Porto M; Obstetrix Collaborative Research Network (2010) Failure of 17-hydroxyprogesterone to reduce neonatal morbidity or prolong triplet pregnancy: a double-blind, randomized clinical trial. Am J Obstet Gynecol 203(3): 248.e1–9
Conde-Agudelo A, Romero R, Hassan SS, Yeo L (2010) Transvaginal sonographic cervical length for the prediction of spontaneous preterm birth in twin pregnancies: a systematic review and metaanalysis. Am J Obstet Gynecol 203(2): 128.e1
Crowther CA, Han S (2010) Hospitalisation and bed rest for multiple pregnancy. Cochrane Database Syst Rev 7: CD000110. doi: 10.1002/14651858.CD000110.pub2
Dailey TL, Jayakrishnan A, Phipps M, Raker CA, Chien EK (2009) The contribution of maternal race/ethnicity and fetal sex to prematurity in twins. Am J Obstet Gynecol 201(1): 68.e1
Dudenhausen JW, Maier RF (2010) Perinatale Probleme von Mehrlingen. Dtsch Ärztebl Int 107(38): 663–668
Durnwald CP (2013) 17 OHPC for prevention of preterm birth in twins: back to the drawing board? Am J Obstet Gynecol 208(3): 167–168
Gibson JL, Macara LM, Owen P, Young D, Macauley J, Mackenzie F (2004) Prediction of preterm delivery in twin pregnancy: a prospective, observational study of cervical length and fetal fibronectin testing. Ultrasound Obstet Gynecol 23(6): 561
Goldenberg RL, Iams JD, Miodovnik M, Van Dorsten JP, Thurnau G, Bottoms S, Mercer BM, Meis PJ, Moawad AH,

Literatur

Das A, Caritis SN, McNellis D (1996) The preterm prediction study: risk factors in twin gestations. Am J Obstet Gynecol 175(4 Pt 1): 1047–1053

Goya M, de la Calle M, Pratcorona L, Merced C, Rodó C, Muñoz B, Juan M, Serrano A, Llurba E, Higueras T, Carreras E, Cabero L; PECEP-Twins Trial Group (2016) Cervical pessary to prevent preterm birth in women with twin gestation and sonographic short cervix: a multicenter randomized controlled trial (PECEP-Twins). Am J Obstet Gynecol 214(2): 145–152

Guzman ER, Walters C, O'reilly-Green C, Kinzler WL, Waldron R, Nigam J, Vintzileos AM (2000) Use of cervical ultrasonography in prediction of spontaneous preterm birth in twin gestations. Am J Obstet Gynecol 183(5): 1103–1107

Hamilton BE, Martin JA, Osterman MJ, Curtin SC, Matthews TJ (2015) Births: final data for 2014. Natl Vital Stat Rep 64(12): 1–64

Jacquemyn Y, Martens G, Ruyssinck G, Michiels I, Van Overmeire B (2003) A matched cohort comparison of the outcome of twin versus singleton pregnancies in Flanders, Belgium. Twin Res 6(1): 7

Jacquemyn Y, Noelmans L, Mahieu L, Buytaert P (2003) Twin versus singleton pregnancy and preterm prelabour rupture of the membranes. Clin Exp Obstet Gynecol 30(2-3): 99–102

Lim AC, Hegeman MA, Huis In T'Veld MA, Opmeer BC, Bruinse HW, Mol BW (2011) Cervical length measurement for the prediction of preterm birth in multiple pregnancies: a systematic review and bivariate meta-analysis. Ultrasound Obstet Gynecol 38 (1):10

Liem S, Schuit E, Hegeman M, Bais J, de Boer K, Bloemenkamp K, Brons J, Duvekot H, Bijvank BN, Franssen M, Gaugler I, de Graaf I, Oudijk M, Papatsonis D, Pernet P, Porath M, Scheepers L, Sikkema M, Sporken J, Visser H, van Wijngaarden W, Woiski M, van Pampus M, Mol BW, Bekedam D (2013) Cervical pessaries for prevention of preterm birth in women with a multiple pregnancy (ProTWIN): a multicentre, open-label randomised controlled trial. Lancet 382(9901): 1341–1349

Ludwig M, Kohl M, Krüger A et al. (2004) Komplikationen bei höhergradigen Mehrlingsschwangerschaften für Mütter und Kinder. Geburtsh Frauenheilk 64: 168–177

Lyall F, Lye S, Teoh T, Cousins F, Milligan G, Robson S (2002) Expression of Gsalpha, connexin-43, and EP1, 3, and 4 receptors in myometrium of prelabor singleton versus multiple gestations and the effects of mechanical stretch and steroids on Gsalpha. J Soc Gynecon Investig 9(5): 299–307

Maul H, Schröder W (2001) Selektiver Fetozid und Reduktion von Mehrlingsschwangerschaften. In: Schröder W Mehrlingsschwangerschaft und Mehrlingsgeburt. Thieme, Stuttgart

Melamed N, Yogev Y, Glezerman M (2009) Effect of fetal sex on pregnancy outcome in twin pregnancies. Obstet Gynecol 114(5): 1085

Mercer BM, Crocker LG, Pierce WF, Sibai BM (1993) Clinical characteristics and outcome of twin gestation complicated by preterm premature rupture of the membranes. Am J Obstet Gynecol 168(5): 1467–1473

Miller ES, Rajan PV, Grobman WA (2014) Outcomes after physical examination-indicated cerclage in twin gestations. Am J Obstet Gynecol 211(1): 46.e1–5

Murphy DJ, Caukwell S, Joels LA, Wardle P (2002) Cohort study of the neonatal outcome of twin pregnancies that were treated with prophylactic or rescue antenatal corticosteroids. Am J Obstet Gynecol 187(2): 483–488

Nicolaides KH, Syngelaki A, Poon LC, de Paco Matallana C, Plasencia W, Molina FS, Picciarelli G, Tul N, Celik E, Lau TK, Conturso R (2016) Cervical pessary placement for prevention of preterm birth in unselected twin pregnancies: a randomized controlled trial. Am J Obstet Gynecol 214(1): 3.e1–9

Rafael TJ, Berghella V, Alfirevic Z (2014) Cervical stitch (cerclage) for preventing preterm birth in multiple pregnancy. Cochrane Database Syst Rev 9: CD009166

Rebarber A, Bender S, Silverstein M, Saltzman DH, Klauser CK, Fox NS (2014) Outcomes of emergency or physical examination-indicated cerclage in twin pregnancies compared to singleton pregnancies. Eur J Obstet Gynecol Reprod Biol 173: 43–47

Roman A, Rochelson B, Fox NS, Hoffman M, Berghella V, Patel V, Calluzzo I, Saccone G, Fleischer A (2015) Efficacy of ultrasound-indicated cerclage in twin pregnancies. Am J Obstet Gynecol 212(6): 788.e1–6

Schuit E, Stock S, Rode L, Rouse Dj, Lim A, Norman J, Nassar A, Serra V, Combs C, Vayssiere C, Aboulghar M, Wood S,Çetingöz E, Briery C, Fonseca E, Worda K, Tabor A, Thom E, Caritis S, Awwad J, Usta I, Perales A, Meseguer J, Maurel K, Garite T, Aboulghar M, Amin Y, Ross S, Cam C, Karateke A, Morrison J, Magann E, Nicolaides Kh, Zuithoff N, Groenwold R, Moons K, Kwee A, Mol B, Global Obstetrics Network (GONet) collaboration (2015) Effectiveness of progestogens to improve perinatal outcome in twin pregnancies: an individual participant data meta-analysis. BJOG 122(1): 27

Sciscione AC (2010) Maternal activity restriction and the prevention of preterm birth. Am J Obstet Gynecol 202(3): 232.e1

Senat MV, Porcher R, Winer N, Vayssière C, Deruelle P, Capelle M, Bretelle F, Perrotin F, Laurent Y, Connan L, Langer B, Mantel A, Azimi S, Rozenberg P; Groupe de Recherche en Obstétrique et Gynécologie (2013) Prevention of preterm delivery by 17 alpha-hydroxyprogesterone caproate in asymptomatic twin pregnancies with a short cervix: a randomized controlled trial. Am J Obstet Gynecol 208(3): 194.e1–8

Serra V, Perales A, Meseguer J, Parrilla JJ, Lara C, Bellver J, Grifol R, Alcover I, Sala M, Martínez-Escoriza JC, Pellicer A (2013) Increased doses of vaginal progesterone for the prevention of preterm birth in twin pregnancies: a randomised controlled double-blind multicentre trial. BJOG 120(1): 50–57

Singer E, Pilpel S, Bsat F, Plevyak M, Healy A, Markenson G (2007) Accuracy of fetal fibronectin to predict preterm birth in twin gestations with symptoms of labor. Obstet Gynecol 109(5): 1083

Sotiriadis A, Papatheodorou S, Makrydimas G (2012) Perinatal outcome in women treated with progesterone for the prevention of preterm birth: a meta-analysis. Ultrasound Obstet Gynecol 40(3): 257–266

Tan H, Wen SW, Walker M, Fung KF, Demissie K, Rhoads GG, Mark W (2004) The association between fetal sex and preterm birth in twin pregnancies. Obstet Gynecol 103(2): 327

Trentacoste SV, Jean-Pierre C, Baergen R, Chasen ST (2008) Outcomes of preterm premature rupture of membranes in twin pregnancies. J Matern Fetal Neonatal Med 21(8): 555–557

Turton A, Arrowsmith S, Prescott J, Ballard C, Bricker L, Neilson J, Wray S (2013) A comparison of the contractile properties of myometrium from singleton and twin pregnancies. PLoS One 8(5): e63800

Vayssière C, Favre R, Audibert F, Chauvet MP, Gaucherand P, Tardif D, Grangé G, Novoa A, Descamps P, Perdu M, Andrini E, Janse-Marec J, Maillard F, Nisand I (2002) Cervical length and funneling at 22 and 27 weeks to predict spontaneous birth before 32 weeks in twin pregnancies: a French prospective multicenter study. Am J Obstet Gynecol 187: 1596

Yamasmit W, Chaithongwongwatthana S, Tolosa JE, Limpongsanurak S, Pereira L, Lumbiganon P (2015) Prophylactic oral betamimetics for reducing preterm birth in women with a twin pregnancy. Cochrane Database Syst Rev 12: CD004733

Vorgehen bei PPROM

Yves Garnier, Julia Yassin

31.1 Einleitung – 252

31.2 Diagnose – 253

31.3 Management – 253

31.4 Prävention – 257

Literatur – 257

© Springer-Verlag Berlin Heidelberg 2017
B. Toth (Hrsg.), *Fehlgeburten Totgeburten Frühgeburten*,
DOI 10.1007/978-3-662-50424-6_31

31.1 Einleitung

31.1.1 Definition

Das englische Akronym PROM („prelabour rupture of membranes") bezeichnet einen Blasensprung mehr als eine Stunde vor Beginn der Wehentätigkeit. Geschieht dies im Bereich der Frühgeburtlichkeit, also vor der 37+0 SSW, spricht man von PPROM (engl. „preterm PROM" = verfrühter vorzeitiger Blasensprung; Sharp et al. 2014). Von zentraler Bedeutung beim Management einer Patientin mit PROM oder PPROM ist die Kenntnis des genauen Gestationsalters sowie die Identifikation typischer Komplikationen wie Infektion, vorzeitige Plazentalösung, geburtswirksame Wehentätigkeit und vorliegende fetale Gefährdung (ACOG 2013). Das vorliegende Kapitel befasst sich in Hinblick auf das Oberthema „Frühgeburtlichkeit" ausschließlich mit PPROM.

31.1.2 Epidemiologie und Ursachen

PPROM tritt in etwa 2% aller Schwangerschaften und im Zusammenhang mit bis zu 30% aller Frühgeburten auf. Obwohl in vielen Fällen die eigentliche Ursache unklar bleibt, ist PPROM mit typischen Risikofaktoren assoziiert. Zu diesen zählt neben Infektionen auch Frühgeburtlichkeit oder PPROM in der Eigen- und Familienanamnese, vaginale Blutung im zweiten oder dritten Trimenon, Zervixinsuffizienz und/oder Cerclage in der aktuellen Schwangerschaft, uterine Überdehnung, niedriger BMI, Nikotin und/oder Drogenabusus, Stress, niedriger sozioökonomischer Status sowie Ethnizität (Goldenberg et al. 2008).

Die Forschung der vergangenen Jahre hat das Verständnis der Pathophysiologie von Frühgeburtlichkeit und PPROM grundlegend geändert. Beide werden mittlerweile als Teil einer syndromalen Erkrankung mit einer starken genetischen Komponente angesehen. Aufsteigende, oft subklinische vaginale Infektionen können Zervix und intakte Eihäute überqueren. Keime im Fruchtwasser lösen Inflammationskaskaden aus, die über Enzymaktivierungen zur zervikalen Reifung und Degeneration der Eihäute mit vorzeitigem Blasensprung führen. Die Intensität der Entzündungsreduktion wird maßgeblich durch maternale und fetale genetische Polymorphismen beeinflusst. Risikokollektive sind durch eine überschießende Immunantwort gekennzeichnet, die die inflammatorischen Prozesse noch verstärken. Man schätzt, dass die erbliche Komponente der Frühgeburtlichkeit mit 20–40% ähnlich hoch liegt wie bei arteriellem Hypertonus (Holst et al. 2008). Aktuelle Studien beschreiben separate Genpfade für Frühgeburtlichkeit ohne und mit PPROM. Demnach scheint Frühgeburtlichkeit ohne Blasensprung eher autoimmun-hormoneller Genese zu sein, während bei PPROM die Interaktion hämatologisch-koagulatorischer Funktionsstörungen, Störungen des Kollagenstoffwechsels, Matrixdegeneration und der oben beschriebenen Inflammationsprozesse im Vordergrund steht (Capece et al. 2014).

31.1.3 Komplikationen

PPROM ist mit einer erhöhten maternalen und fetalen Morbidität und Mortalität verbunden.

Das Hauptrisiko auf fetaler Seite ist dabei Frühgeburtlichkeit mit typischen Komplikationen wie dem Respiratory Distress Syndrome (RDS), bronchopulmonaler Dysplasie, intrakraniellen Blutungen, nekrotisierender Enterokolitis und Sepsis (Glass et al. 2015). Peripartale Infektionen erhöhen dabei signifikant das Risiko von psychomotorischen Entwicklungsdefiziten und chronischen Lungenerkrankungen (Dammann et al. 2005). Eine vorzeitige Plazentalösung tritt in etwa zwei Prozent der Fälle auf. Das Vorliegen eines Oligohydramnions erhöht dabei das relative Risiko für eine Abruptio placentae auf das Siebenfache, eine Infektion auf das Neunfache im Vergleich zum Normalkollektiv (Ananth et al. 2004). Ein Oligohydramnion erhöht zusätzlich das Risiko einer Nabelschnurkompression oder eines Nabelschnurvorfalles mit fetaler Hypoxie oder intrauterinem Fruchttod (Simhan et al. 2005). Auf maternaler Seite findet sich vor allem eine erhöhte Morbidität durch Infektionen sowie notwendige geburtshilfliche Interventionen wie Sectio und Einleitung (Sharp et al. 2014).

Ein vorzeitiger Blasensprung vor Beginn der Lebensfähigkeit tritt in weniger als einem Prozent aller Schwangerschaften auf. Daten in Bezug auf fetale Morbidität und Mortalität sind dabei schwierig zu interpretieren, da die überwiegend retrospektiven Studien den Fokus auf prolongierte Schwangerschaften legen (ACOG 2013). Zudem unterliegt das Langzeitoutcome an der Grenze der Lebensfähigkeit ausgeprägten Schwankungen abhängig von Entbindungsort, Geschlecht, Einlings- versus Mehrlingsschwangerschaften, Lungenreifeinduktion und Vorliegen einer Infektion (Bührer et al. 2014). Bei PPROM im zweiten Trimenon ist die Latenzperiode oft länger als in höheren Schwangerschaftswochen. Dennoch entbinden 40–50% der Schwangeren innerhalb einer und 70–80% innerhalb von zwei bis fünf Wochen mit z.T. großen interindividuellen Schwankungen. Auch bei PPROM vor Beginn der Lebensfähigkeit sind maternale Risiken vor allem durch Infektionen bedingt. In etwa einem Prozent der Fälle muss mit schweren Verläufen, vereinzelt mit Todesfällen gerechnet werden. Weitere Risiken umfassen vorzeitige Plazentalösung und Plazentaretention (Waters et al. 2009).

Eine typische Komplikation von PPROM im zweiten und frühen dritten Trimenon ist die pulmonale Hypoplasie. Mit zunehmender Schwangerschaftswoche wird diese potenziell tödliche Komplikation seltener, was alveoläre Reifungsprozesse widerspiegelt. Diese sind spätestens mit der 28. SSW abgeschlossen (van Teeffelen et al. 2010). Ein persistierendes Oligohydramnion begünstigt auch die Entwicklung fetaler muskoloskeletaler Deformationen. Berichte über deren Auftreten unterliegen jedoch breiten Schwankungen und sind zum Teil unter Physiotherapie und postpartalem Wachstum reversibel (Waters et al. 2009).

31.2 Diagnose

In etwa der Hälfte der Fälle kann die Diagnose eines vorzeitigen Blasensprunges alleine durch Anamnese und Spekulumeinstellung gestellt werden. Dabei ist der anamnestische Abgang von Flüssigkeit im Schwall und sichtbarer Fruchtwasserabgang aus dem Zervikalkanal wegweisend. Eine digitale Untersuchung sollte außer bei offensichtlichen Geburtsbestrebungen nicht erfolgen, da dies durch Keimverschleppung die Latenzzeit verkürzt. Der sonografische Nachweis eines Oligohydramnions kann ein zusätzlicher Hinweis sein (RCOG 2014). Bei klinischer Unsicherheit sollte ein biochemischer Test eingesetzt werden. Dazu stehen derzeit der Amnisure®-Test (Nachweis von PAMG-1) und der ActimPROM®-Test (Nachweis von nphIGFBP-1) zur Verfügung. Beide besitzen eine hohe Sensitivität und Spezifität. Obwohl viele Fachgesellschaften den PAMG-1-Test aufgrund einer vergleichsweise noch höheren Spezifität empfehlen, ist eine abschließende Bewertung schwierig, da fast alle Studien durch die Herstellerfirma mitfinanziert wurden (Abele et al. 2015).

Bei pH-Messungen führt eine Kontamination mit Blut, Samenflüssigkeit, Desinfektionsmitteln oder Entzündungen in mehr als einem Viertel der Fälle zu falsch positiven Ergebnissen (Di Renzo et al. 2011). Der Farnkrauttest zeigte im wehenfreien Kollektiv nur eine Sensitivität von rund 50% und eine Spezifität von rund 70%. Ein Drittel der Tests war falsch positiv, was durch Zervikalschleim, vaginalen Fluor, Samenflüssigkeit oder Urin bedingt sein kann (de Haan et al. 1994).

> Vaginale pH-Messungen und der Farnkrauttest sollten keine Verwendung mehr finden (Abele et al. 2015).

Im amerikanischen Raum wird zusätzlich der Indigokarmintest empfohlen. Der Farbstoff wird unter Ultraschallkontrolle transabdominell in die Amnionhöhle gespritzt, der vaginale Austritt des blauen Farbstoffes bestätigt den Blasensprung (ACOG 2013). Diese Methode hat im deutschen Sprachraum keine Relevanz.

31.3 Management

31.3.1 Initiales Management

In der Aufnahmeuntersuchung sollte ggf. anhand von frühen Ultraschallaufnahmen das genaue Schwangerschaftsalter bestätigt werden. Die Spekulumeinstellung erlaubt neben der klinischen Diagnose des Blasensprunges auch eine Beurteilung der Zervix. Wichtig sind hier Anzeichen einer Zervizitis, Blutungen als Hinweis auf eine vorzeitige Plazentalösung oder Anzeichen einer Muttermundseröffnung.

Ein Nabelschnurvorfall oder der Vorfall kleiner Teile muss ausgeschlossen, und mikrobiologische Abstriche müssen entnommen werden. Eine sonografische Zervixlängenmessung ermöglicht eine Einschätzung der Geburtsdynamik. Der transabdominelle Ultraschall sollte neben einer Fetometrie, Bestimmung der fetalen Lage, Beurteilung der residualen Fruchtwasserdepots sowie der Plazenta (vorzeitige Lösung?) auch eine Doppleruntersuchung der Arteria umbilicalis und ggf. ACM umfassen. Die fetale Zustandsdiagnostik wird durch ein CTG komplettiert, das auch Wehentätigkeit dokumentiert (ACOG 2013).

31.3.2 Expektatives Management oder Entbindung

Die wichtigste Aufgabe der initialen Untersuchung ist die Diagnose einer floriden Chorioamnionitis oder einer akuten fetalen Gefährdung, z.B. durch eine signifikante vorzeitige Plazentalösung. Diese stellen immer eine Indikation zur sofortigen Entbindung dar. Ansonsten ist das Schwangerschaftsalter ausschlaggebend für das Prozedere. Ein abwartendes Vorgehen birgt keine Vorteile für die Mutter, kann jedoch die fetale Morbidität und Mortaliät durch Frühgeburtlichkeit erheblich vermindern. Dem gegenüber stehen die Risiken von Infektion, vorzeitiger Plazentalösung sowie Nabelschnurkompression und -vorfall, die zu erheblicher kindlicher Kompromittierung und ggf. zum Tod führen können (Simhan et al. 2005; ◘ Tab. 31.1).

Der richtige Zeitpunkt zur Entbindung wird vor allem bezüglich der späten Frühgeburtlichkeit kontrovers diskutiert (Buchanan et al. 2010).

Späte Frühgeburtlichkeit (34+0 – 36+6 SSW)

Da die fetale Morbidität durch Chorioamnionitis und ein prolongiertes Oligohydramnion die der späten Frühgeburt überwiegt, wird von zahlreichen Experten eine Einleitung ab der 34+0 SSW empfohlen (ACOG 2013; RCOG 2014). Lediglich bei Schwangeren, bei denen kein Hinweis auf eine Kolonialisation mit Streptokokken der Gruppe B (GBS), eine Infektion oder eine akute fetale Gefährdung besteht, kann ggf. abgewartet werden (Abele et al. 2015). Die Patientin sollte jedoch über die Risiken einer Chorioamnionitits aufgeklärt, engmaschig überwacht und spätestens in der 37+0 SSW entbunden werden (ACOG 2013).

Frühe Frühgeburtlichkeit (24+0 – 33+6 SSW)

Sofern keine maternalen oder fetalen Kontraindikationen bestehen, wird vor der 34+0 SSW ein expektatives Management empfohlen (ACOG 2013; RCOG 2014; Abele et al. 2015). Die Patientin wird stationär aufgenommen. Wichtigstes Augenmerk liegt auf der frühzeitigen Detektion einer Infektion.

> **Wichtig:** Die klinische Diagnose eine Chorioamnionitis kann in Anwesenheit von Fieber zusammen mit zwei der folgenden Kriterien gestellt werden (Tita et al. 2010):
> - maternale oder fetale Tachykardie
> - druckschmerzhafter Uterus
> - übel riechender Ausfluss

Puls und Temperatur der Mutter sowie fetale Pulsfrequenz sollten engmaschig überwacht werden. Diese Parameter erlauben die zuverlässigsten Rückschlüsse auf eine Infektion. Regelmäßige Kontrollen des Entzündungslabors sind nur bedingt aussagekräftig. Eine Leukozytose, vor allem nach Steriodgabe, und ein erhöhtes CRP erlauben nur bedingt die Vorhersage einer Chorioamnionitis (Tita et al. 2010; van de Laar et al. 2009). Auch die regelmäßige Entnahme von vaginalen Abstrichen wird nicht empfohlen, da nur bedingt Rückschlüsse auf eine Keimbesiedlung des Fruchtwassers möglich sind (Carroll et al. 1996). Die aktuelle Datenlage erlaubt keine Empfehlung einer Amniozentese zur Diagnose einer subklinischen Chorioamnionitis.

Regelmäßige Fetometrien sollten auch ein biophysikalisches Profil und Dopplerkontrollen mit einschließen, auch wenn letztere nur bedingt Rückschlüsse auf eine fetale Infektion zulassen (RCOG 2014). Wichtig ist außerdem eine Beurteilung der Plazenta auf Lösungszeichen.

Um das Risiko einer pulmonalen Hypoplasie vorherzusagen, haben sich sonografische Parameter wie Thoraxdurchmesser und entsprechende Quotienten,

31.3 · Management

Tab. 31.1 Vorgehen bei PROM/PPROM (ACOG 2013; AWMF 2014; Abele et al. 2015; RCOG 2014)

In Terminnähe (≥ 37+0 SSW)	Entbindung anstreben
	ggf. GBS-Prophylaxe*
Späte Frühgeburtlichkeit (34+0 – 36+6 SSW)	Entbindung anstreben
	ggf. GBS-Prophylaxe
	falls GBS negativ/kein H.a. Infektion/fetale Gefährdung ggf. abwartendes Vorgehen (Abele et al., 2015)
Frühe Frühgeburtlichkeit (24+0 – 33+6 SSW)	abwartendes Vorgehen
	Antibiotika (GBS-wirksam)
	RDS-Prophylaxe mit Steroiden**
	Tokolyse
	Magnesiumsulfat vor der 32. SSW
Grenze der Lebensfähigkeit (22+0 – 23+6 SSW)	eingehende interdisziplinäre Beratung (Geburtshilfe/Neonatologie)
	falls Entscheidung zur Maximaltherapie, Prozedere wie bei früher Frühgeburtlichkeit
Außerhalb der Lebensfähigkeit (< 22+0 SSW)	H.a. AIS: Entbindung, sonst abwartendes Vorgehen
	keine Antibiotika/GBS-Prophylaxe
	keine RDS-Prophylaxe
	keine Tokolyse

*GBS: Streptokokken der Gruppe B
**ggf. einmalige Auffrischung vor der 29. SSW (Abele et al. 2015)

auch MRT-gestützt, als unbrauchbar erwiesen und sollten nicht angewendet werden (van Teeffelen et al. 2012). Ein frühes Gestationsalter zum Zeitpunkt des Blasensprunges erlaubt zur Zeit die zuverlässigste Vorhersage einer pulmonalen Hypoplasie. Dies gilt mit Einschränkungen auch für das Ausmaß des Oligohydramnions und die Länge der Latenzzeit bis zur Entbindung (van Teeffelen et al. 2010). Insgesamt lässt die aktuelle Studienlage keine befriedigenden Rückschlüsse auf die beste Art der fetalen Überwachung zu (Sharp et al. 2014).

Einige Autoren diskutieren die Möglichkeit des ambulanten Managements für streng vorselektierte Patientengruppen, die aktuelle Datenlage lässt jedoch auch hier keine definitiven Rückschlüsse zu (Abou El Senoun et al. 2014). Da sich bei PPROM Infektionen oft schnell entwickeln, eine Entbindung oft nach kurzer Latenzzeit erfolgt und ein erhöhtes Risiko für einen Nabelschnurvorfall besteht, wird bei lebensfähigem Feten eine stationäre Überwachung empfohlen (ACOG 2013).

Tokolyse Der Stellenwert einer Tokolyse bei PPROM wird kontrovers diskutiert. Sie reduziert die perinatale Mortalität nicht, verlängert jedoch die Latenzzeit, was den Abschluss der Lungenreifetherapie ermöglicht. Dem gegenüber steht das erhöhte Risiko einer Chorioamnionitis. Es scheint keine Rolle zu spielen, ob Betamimetika, Cox-Inhibitoren oder Calciumkanalblocker eingesetzt werden. Eine Beurteilung der Datenlage wird dadurch erschwert, dass die heute übliche Standardtherapie (Antibiotika und Steroide) in vielen älteren Studien nicht angewendet wurde (Mackeen et al. 2014).

In Anbetracht der Unklarheiten kann eine Tokolyse bei PPROM zur Zeit nicht empfohlen werden. Eine prophylaktische Tokolyse erhöht lediglich das fetale Infektionsrisiko ohne erkennbaren zusätzlichen Benefit. Bei manifesten Kontraktionen kann eine therapeutische Tokolyse die Geburt nur unwesentlich verzögern und verlängert allenfalls den fetalen Aufenthalt in einer infizierten Umgebung (ACOG 2013; RCOG 2014).

Progesteron wird bei PPROM derzeit nicht empfohlen (Abele et al. 2013).

RDS-Prophylaxe Die Gabe von Steroiden zur Lungenreifeinduktion ist fester Bestandteil einer Maximaltherapie bei PPROM. Sie führen zu einer signifikanten Reduktion von neonataler Mortalität, RDS, peri-/intraventrikulären Hirnblutungen und nekrotisierender Enterokolitis. Dabei gibt es unabhängig von der Schwangerschaftswoche keinen Hinweis auf eine erhöhte Rate von maternalen und kindlichen Infektionen (Roberts et al. 2006). Eine einmalige Wiederholung der RDS-Prophylaxe sollte bei erneuten Frühgeburtsbestrebungen frühestens sieben Tage nach der ersten Applikation bis zur 29. SSW erfolgen (Abele et al. 2015) (▶ Kap. 34).

Antibiotika Antibiotika gehören zur Standardtherapie bei PPROM. Sie reduzieren signifikant die Rate an Chorioamnionitis, verlängern die Schwangerschaft und verbessern die frühe neonatale Morbidität (Kenyon et al. 2013). Verschiedene Antibiotikakombinationen haben sich als wirksam erwiesen. Im englischsprachigen Raum wird ein Penicillin mit Erythromycin empfohlen. Bei Penicillinallergie ist Erythromycin alleine ausreichend. Ein positiver GBS-Status sollte bei der Wahl des Antibiotikums berücksichtigt werden. Unabhängig von vorher erfolgten Therapien ist hier eine intrapartale Antibiotikaprophylaxe nötig (ACOG 2013; RCOG 2014). Co-Amoxiclav sollte nicht gegeben werden, da es mit vermehrten Enterokolitiden in Verbindung gebracht wurde (Kenyon et al. 2013).

Fetale Neuroprotektion mit Magnesiumsulfat Eine hochdosierte Gabe von Magnesium bei drohender Frühgeburt reduziert signifikant die Rate an kindlichen Zerebralparesen und schwerer grobmotorischer Beeinträchtigung. Angesichts der erheblichen Einschränkungen durch dieses Krankheitsbild und der relativ geringen Nebenwirkungen für Mutter und Kind ist die hochdosierte Gabe bis zur vollendeten 32. SSW gerechtfertigt (Abele et al. 2015). Dies gilt auch für Patientinnen mit PPROM (ACOG 2013). Nach einem initialen Bolus von 4–6 g sollte eine Erhaltungsdosis von 1–2 g/h über maximal zwölf Stunden gegeben werden. Eine erneute Gabe bei wiederholt drohender Frühgeburt ist möglich (Abele et al. 2015).

Amnioninfusion Einige Autoren beschreiben ein transabdominales oder transzervikales Wiederauffüllen der Fruchtwassermenge mit physiologischer Kochsalzlösung oder Ringerlaktat bei PPROM. Im dritten Trimenon scheint sich dies positiv auf die kindliche Morbidität, vor allem Sepsis und pulmonale Hypoplasie sowie Mortalität auszuwirken. Aufgrund der geringen Studienzahl und methodischer Mängel können diese Maßnahmen jedoch nicht routinemäßig empfohlen werden (Hofmeyr et al. 2014). Für PPROM vor der 26. SSW ist die Datenlage noch dürftiger, auch hier wird keine Empfehlung ausgesprochen (Van Teeffelen et al. 2013).

Fibrinversiegelung Vereinzelte kleinere Studien berichten von einer erfolgreichen transzervikalen oder transabdominellen Fibrinversiegelung der Amnionleckage nach PPROM. Bei spontanem PPROM spielen jedoch vor allem inflammationsbedingte Abbauprozesse des Chorioamnions eine Rolle. Die vorliegenden Studien verzeichnen eine zum Teil erhebliche fetale Morbidität und Mortalität (Jain et al. 2011). Aus diesem Grund kann eine Fibrinversiegelung bis zum Vorliegen größerer Studien nicht routinemäßig empfohlen werden (RCOG 2014).

Grenze der Lebensfähigkeit (22+0 – 23+6 SSW)

Aktuelle Empfehlungen für Deutschland und Österreich haben die Untergrenze für ein kuratives Vorgehen bei 22+0 SSW gesetzt. Aufgrund der erheblichen Morbidität erfolgt dieses jedoch nur auf ausdrücklichen Wunsch der Eltern. Die aktuellen Leitlinien plädieren im Wesentlichen für eine einwöchige Grauzone (23+0 – 23+6 SSW) mit Erweiterung nach oben oder unten in Abhängigkeit von weiteren Faktoren (Wertvorstellungen der Eltern, Schätzgewicht, Geschlecht, Einlings- oder Mehrlingsschwangerschaft, fetale Lungenreife, Entbindungsort). Die Überlebensrate beträgt in diesen Schwangerschaftswochen etwa 50% mit zum Teil schwerwiegenden Gesundheitsstörungen. Die Entscheidung über eine lebenserhaltende oder palliative Therapie sollten

Geburtsmediziner und Neonatologen gemeinsam mit den Eltern finden (Bührer et al. 2014). Mit Erreichen der Lebensfähigkeit erfolgt eine Maximaltherapie (▶ Abschn. 31.3.2.2).

Außerhalb der Lebensfähigkeit (< 22+0 SSW)

Von Ausnahmen abgesehen gibt es bisher keine medizinischen Möglichkeiten, Feten < 22+0 SSW am Leben zu erhalten (Bührer et al. 2014). Liegen keine Anzeichen eines Amnioninfektionssyndroms (AIS) vor, ist ein abwartendes Vorgehen gerechtfertigt. Antibiotika, Tokolyse oder RDS-Prophylaxe, die die Schwangerschaft prolongieren oder eine Chorioamnionitis maskieren könnten, sind jedoch kontraindiziert (ACOG 2013). Bei Anzeichen eines Amnioninfektionssyndroms erfolgt die Schwangerschaftsbeendigung unter Antibiotikatherapie aus maternaler Indikation. Kommt es zu keinem spontanen Verschluss der Eihäute, sollte aufgrund des Risikos von schweren fetalen Schäden durch Infektion, Lungenhypoplasie und Gelenkdeformationen eine Abortinduktion nach medizinischer Indikation (§ 218 StGB) empfohlen werden. In jedem Fall erfolgt eine intensive Beratung der Patientin durch Geburtshelfer und Neonatologen.

Bei klinisch stabilen Patienten ohne Hinweis auf Infektion und Wunsch der Prolongation kann im Verlauf eine ambulante Therapie erwogen werden. Die Patientin sollte sich bei Anzeichen einer Infektion, vorzeitigen Plazentalösung und Geburtsbestrebungen unmittelbar wieder vorstellen. Regelmäßige Temperaturkontrollen werden empfohlen. Sobald die Lebensfähigkeit erreicht ist, erfolgt die erneute stationäre Aufnahme (ACOG 2013).

31.3.3 Besondere Situationen

PPROM bei Cerclage Das Belassen einer Cerclage nach PPROM führte in einer aktuellen Metaanalyse zu einer Verlängerung der Schwangerschaft über 48 Stunden. Dies erlaubte den Abschluss der Lungenreifeinduktion, erhöhte aber die Rate an Chorioamnionitiden. Bis zum Vorliegen neuer Studien wird eine Entfernung der Cerclage nach PPROM empfohlen.

Sie sollte nur in Ausnahmefällen bis zum Abschluss der Lungenreife belassen werden (Pergialiotis et al. 2015).

PPROM nach Amniozentese Im Gegensatz zum spontanen PPROM im zweiten Trimester ist die Prognose eines Blasensprunges nach Amniozentese gut. In vielen Fällen kommt es zu einem spontanen Verschluss mit Wiederherstellung der normalen Fruchtwassermenge nach etwa einem Monat (Borgida et al. 2000). Auch bei dieser Patientengruppe sollte sorgfältig auf Anzeichen eines AIS sowie Anzeichen einer drohenden Frühgeburt geachtet werden. Die Fruchtwassermenge sollte regelmäßig sonografisch kontrolliert werden (ACOG, 2013). Vereinzelt wurden auch Fälle eines Verschlusses nach spontanem PPROM mit relativ gutem fetalem Outcome beschrieben (Johnson et al., 1990).

31.4 Prävention

Patientinnen mit PPROM in der Eigenanamnese haben auch in einer Folgeschwangerschaft ein erhöhtes Risiko für einen vorzeitigen Blasensprung und Frühgeburtlichkeit. Ein genaues Verständnis der unterschiedlichen Pathophysiologien von Frühgeburtlichkeit und PPROM befindet sich noch in den Anfängen (Capece et al. 2014). Aus diesem Grund gelten für die Prävention von PPROM ebenfalls die in den vorangehenden Kapiteln beschriebenen Empfehlungen zur Prävention der Frühgeburt (ACOG 2013; Mingione et al. 2006). Es ist zu hoffen, dass in Zukunft ein genaueres Verständnis der Pathomechanismen eine gezielte Prävention von PPROM ermöglicht.

Literatur

Abele H et al. (2013) Prädiktion und Prävention der Frühgeburt. Frauenarzt 54: 1060–1071

Abele H et al. (2015) Prädiktion und Prävention der Frühgeburt - Update. Frauenarzt 56: 866–876

Abou El Senoun G et al. (2014) Planned home versus hospital care for preterm prelabour rupture of the membranes (PPROM) prior to 37 weeks' gestation. Cochrane Database Syst Rev 4: CD008053

ACOG (2013) Practice bulletins No. 139: premature rupture of membranes. Obstet Gynecol 122: 918–930

AWMF (2014) Frühgeborene an der Grenze der Lebensfähigkeit. AWMF-Leitlinien-Register

Ananth CV et al. (2004) Preterm premature rupture of membranes, intrauterine infection, and oligohydramnios: risk factors for placental abruption. Obstet Gynecol 104: 71–77

Borgida AF et al. (2000) Outcome of pregnancies complicated by ruptured membranes after genetic amniocentesis. Am J Obstet Gynecol 183: 937–939

Buchanan SL et al. (2010) Planned early birth versus expectant management for women with preterm prelabour rupture of membranes prior to 37 weeks' gestation for improving pregnancy outcome. Cochrane Database Syst Rev: CD004735

Bührer C et al. (2014) Frühgeborene an der Grenze der Lebensfähigkeit. AWMF-Leitlinien-Register

Capece A et al. (2014) Pathway analysis of genetic factors associated with spontaneous preterm birth and pre-labor preterm rupture of membranes. PLoS One 9: e108578

Carroll SG et al. (1996) Lower genital tract swabs in the prediction of intrauterine infection in preterm prelabour rupture of the membranes. Br J Obstet Gynaecol 103: 54–59

Dammann O et al. (2005) Lung and brain damage in preterm newborns, and their association with gestational age, prematurity subgroup, infection/inflammation and long term outcome. BJOG 112(suppl 1): 4–9

Di Renzo GC et al. (2011) Guidelines for the management of spontaneous preterm labor: identification of spontaneous preterm labor, diagnosis of preterm premature rupture of membranes, and preventive tools for preterm birth. J Matern Fetal Neonatal Med 24: 659–667

Glass HC et al. (2015) Outcomes for extremely premature infants. Anesth Analg 120: 1337–1351

Goldenberg RL et al. (2008) Epidemiology and causes of preterm birth. Lancet 371: 75–84

de Haan HH et al. (1994) Value of the fern test to confirm or reject the diagnosis of ruptured membranes is modest in nonlaboring women presenting with nonspecific vaginal fluid loss. Am J Perinatol 11: 46–50

Hofmeyr GJ et al. (2014) Amnioinfusion for third trimester preterm premature rupture of membranes. Cochrane Database Syst Rev 3: CD000942

Holst D et al. (2008) Preterm birth and inflammation-The role of genetic polymorphisms. Eur J Obstet Gynecol Reprod Biol 141: 3–9

Jain VD et al. (2011) Considerations in membrane resealing after preterm PROM. Clin Obstet Gynecol 54: 351–357

Johnson JW et al. (1990) Cases with ruptured membranes that „reseal". Am J Obstet Gynecol 163: 1024–1030; discussion 1030–1032

Kenyon S et al. (2013) Antibiotics for preterm rupture of membranes. Cochrane Database Syst Rev 12: CD001058

van de Laar R et al. (2009) Accuracy of C-reactive protein determination in predicting chorioamnionitis and neonatal infection in pregnant women with premature rupture of membranes: a systematic review. Eur J Obstet Gynecol Reprod Biol 147: 124–129

Mackeen AD et al. (2014) Tocolytics for preterm premature rupture of membranes. Cochrane Database Syst Rev 2: CD007062

Mingione MJ et al. (2006) Prevention of PPROM: current and future strategies. J Matern Fetal Neonatal Med 19: 783–789

Pergialiotis V et al. (2015) Retention of cervical cerclage after preterm premature rupture of the membranes: a critical appraisal. Arch Gynecol Obstet 291: 745–753

RCOG (2014) Preterm prelabour rupture of membranes (Green-top Guideline No. 44). Online: RCOG (Zugriff: 20.11. 2015)

Roberts D et al. (2006) Antenatal corticosteroids for accelerating fetal lung maturation for women at risk of preterm birth. Cochrane Database Syst Rev: CD004454

Sharp GC et al. (2014) Fetal assessment methods for improving neonatal and maternal outcomes in preterm prelabour rupture of membranes. Cochrane Database Syst Rev 10: CD010209

Simhan HN et al. (2005) Preterm premature rupture of membranes: diagnosis, evaluation and management strategies. BJOG 112(suppl 1): 32–37

van Teeffelen AS et al. (2010) The accuracy of clinical parameters in the prediction of perinatal pulmonary hypoplasia secondary to midtrimester prelabour rupture of fetal membranes: a meta-analysis. Eur J Obstet Gynecol Reprod Biol 148: 3–12

van Teeffelen AS et al. (2012) Accuracy of imaging parameters in the prediction of lethal pulmonary hypoplasia secondary to mid-trimester prelabor rupture of fetal membranes: a systematic review and meta-analysis. Ultrasound Obstet Gynecol 39: 495–499

Tita AT et al. (2010) Diagnosis and management of clinical chorioamnionitis. Clin Perinatol 37: 339–354

Van Teeffelen S et al. (2013) Transabdominal amnioinfusion for improving fetal outcomes after oligohydramnios secondary to preterm prelabour rupture of membranes before 26 weeks. Cochrane Database Syst Rev 8: CD009952

Waters TP et al. (2009) The management of preterm premature rupture of the membranes near the limit of fetal viability. Am J Obstet Gynecol 201: 230–240

Biochemische Tests zur Prädiktion der Frühgeburt

Julia Spratte, Christoph Sohn

32.1 Einleitung – 260

32.2 Biochemische Testverfahren – 260

Literatur – 263

32.1 Einleitung

Die Frühgeburtlichkeit ist weltweit die häufigste Ursache für Morbidität und Mortalität in der Neonatalphase und macht 5–13% der Geburten aus (Goldenberg et al. 2008). Die Prävention der Frühgeburt ist und bleibt eine der größten Herausforderungen der Geburtshilfe. Die Ätiologie der Frühgeburt ist multifaktoriell: 50% der Fälle sind idiopathisch, wobei hier in der Literatur diverse sozio-ökonomische Faktoren als Auslöser diskutiert werden (Tanvir et al. 2014). Ca. 20–40% sind iatrogene Frühgeburten aufgrund präexistenter Vorerkrankungen der Schwangeren oder bestimmter Umstände im Schwangerschaftsverlauf (z.B. eine Präeklampsie oder fetale Wachstumsretardierung), die eine vorzeitige Entbindung notwendig machen (Goldenberg et al. 2008). Die restlichen 25–30% sind auf Entzündungsprozesse zurückzuführen, wobei der Infektionsweg retrograd aus der Bauchhöhle über die Tuben, hämatogen über die Plazenta oder als aufsteigende Infektion über den Gebärmutterhals erfolgen kann (Romero et al. 2006). Als mögliche Risikofaktoren für eine Frühgeburt gelten ein vorzeitiger Blasensprung, Infektionen, Mehrlingsschwangerschaften, die Gebärmutterhalsverkürzung im Sinne einer Zervixinsuffizienz (CKI), Blutungen in der Schwangerschaft sowie als stärkster prädiktiver Faktor eine Frühgeburt in der Anamnese (Liong et al. 2015; ◘ Tab. 32.1).

32.2 Biochemische Testverfahren

Die Unvorhersehbarkeit der Frühgeburt und die häufig idiopathische Genese ziehen die Notwendigkeit weiterer prädiktiver Testverfahren nach sich, um das individuelle Risiko einer Schwangeren besser zu stratifizieren und um das klinische Management darauf abzustimmen.

Dementsprechend wurden verschiedene biochemische Testverfahren entwickelt. Zu ihnen zählt die Bestimmung des fetalen Fibronektin (fFN), des phosphorylierte Insulin-binding protein 1 (pIGFBP-1) und des placental alpha microglobulin-1 (PAMG-1).

Zum Nachweis des jeweiligen Proteins wird ein Vaginalabstrich aus dem hinteren Scheidengewölbe bzw. ein Abstrich von der Zervix durchgeführt und mit dem entsprechenden Testverfahren gemessen.

Bei allen Testverfahren darf kein Blasensprung vorliegen.

32.2.1 Bestimmung des fetalen Fibronektins (fFN)

Fetales Fibronektin ist ein Glykoprotein, welches sich zwischen Chorion und Dezidua befindet. Findet man fFN im zervikovaginalen Sekret, so deutet dies auf eine Ruptur der choriodezidualen Verbindung hin. Dieser Vorgang kann auf eine Lösung der fetalen Membranen von der Dezidua und dementsprechend auf eine bevorstehende Frühgeburt hindeuten. Der Nachweis von fFN mittels Abstrich im zervikovaginalen Sekret hat sich im klinischen Alltag als hilfreiches Instrument zur Vorhersage von Frühgeburten entwickelt, wobei die Aussagekraft des negativen prädiktiven Werts (NPV, für die nächsten 14 Tage 93–99,7% bei symptomatischen Schwangeren, 86–99% bei asymptomatischen Schwangeren) die des positiven prädiktiven Werts (PPV, 13–85%) bei weitem übersteigt (McLaren et al. 2015; Schöning et al. 2015).

Das gängige Testverfahren definiert eine Schwelle von 50 ng/ml. Die Durchführung beruht auf der Abstrichentnahme aus dem hinteren Scheidengewölbe mittel speziell vom Hersteller zur Verfügung gestellten Entnahmesets.

Um die Rate an falsch positiven Testergebnissen nicht weiter zu steigern, gilt der Grundsatz, dass mindestens 24 Stunden vor Durchführung des Abstrichs keine vaginale Manipulation im Sinne von transvaginalem Ultraschall, Applikation intravaginaler Zäpfchen oder Geschlechtsverkehr stattgefunden haben sollte (McLaren et al. 2015). Ebenso kann durch eine vaginale Blutung ein falsch positives Ergebnis erzielt werden. Bei negativem Testergebnis einer blutigen Probe kann dieses jedoch als gültig gewertet werden.

Neben der qualitativen Schwellenwertmethode kann auch die quantitative Betrachtung, vor allem in Abhängigkeit der jeweils vorliegenden Schwangerschaftswoche, das Risiko einer Frühgeburt mittels Bestimmung von fetalem Fibronektin vielversprechend stratifizieren (Abbott et al. 2013; Kurtzman et al. 2009).

Schwangere mit Cerclage oder Zwillingsschwangerschaften stellen besondere Situationen der fFN-Messung dar. Die vorhandenen Daten für die

32.2 · Biochemische Testverfahren

Tab. 32.1 Risikofaktoren für das Auftreten von Frühgeburten (modifiziert nach Goffinet 2005)

	Assoziationen mit spontanen Frühgeburten	Intervention möglich
Risikofaktor: individuell, sozio-ökonomisch und verhaltensbedingt		
dunkelhäutig	+	Nein
Alter der Mutter (<15 – 19 Jahre)	+	Ja
alleinstehend	+	Nein
häusliche Gewalt	++	Ja
niedriger sozio-ökonomischer Status	++	?
Stress, Depressionen, Trauma	++	Ja
berufliche Belastung	++	Ja
keine oder unzureichende Schwangerenvorsorge	++	Ja
Rauchen, Drogen	+	Ja
niedriges Gewicht der Mutter vor der Schwangerschaft	+	Nein
geringe Körpergröße	+	Nein
Gynäkologische und geburtshilfliche Anamnese		
Frühgeburt oder Fehlgeburt vor dem 2. Trimester	+++	Ja
Z.n. Konisation	+	?
rasche Schwangerschaftsfolge	-	?
Familienanamnese (genetische Faktoren)	+	Nein
Warnsignale während der pränatalen Überwachung		
Z.n. IVF	+	Ja
Z.n. mehreren Schwangerschaften	+++	Ja
Placenta praevia	+++	?
vaginale Blutung	++	Nein
zerviko-vaginale Infektionen	+	Ja
Wehentätigkeit	+	Ja
Zervixinsuffizienz	++	Ja

Cerclage zeigen einen vergleichbar hohen NPV wie bei Schwangeren ohne Cerclage (Duhig et al. 2009; Roman et al. 2003). Falsch positive Testergebnisse für eine Frühgeburt innerhalb der nächsten 14 Tage sind bei liegender Cerclage jedoch auf 23% erhöht (Benson et al. 2012).

Bei Zwillingsschwangerschaften ergibt sich aufgrund der kleinen Fallzahlen eine nur geringe bis moderate Möglichkeit der Risikostratifizierung durch einen fFN-Test (Conde-Agudelo u. Romero et al. 2014).

32.2.2 Bestimmung des phosphorylierten Insulin-binding protein 1 (pIGFBP-1)

Ein weiteres Protein, dessen Analyse in der Risikostratifizierung im klinischen Alltag Anwendung findet, ist das phosphorylierte Insulin-binding protein 1 (pIGFBP-1), das in Deziduazellen exprimiert wird. Bei tatsächlichen Frühgeburtsbestrebungen beginnen Chorion und Dezidua sich abzulösen. In Folge

◻ **Tab. 32.2** Darstellung der aktuell verfügbaren biochemischen Testverfahren zur Prädiktion der Frühgeburt (modifiziert nach Maul et al. 2013)

Test	Hersteller	Marker	Eigenschaft
QuikCheck-fFN Test	Hologic	fetales Fibronektin	ab 22+0 SSW
			Schnelltest mittels Teststreifen und visueller Analyse
			Probenentnahme aus dem hinteren Scheidengewölbe
			Testergebnis nach 10 min
			falsch positives Ergebnis durch vaginale Manipulation und topische Agenzien in den letzten 24 Stunden
Rapid fFN-10Q System	Hologic	fetales Fibronektin	ab 22+0 SSW
			quantitatives Ergebnis (ELISA)
			automatisiertes Ablesen und Dokumentation des Ergebnisses
			Probenentnahme aus dem hinteren Scheidengewölbe
			Testergebnis nach 10 min
			falsch positives Ergebnis durch vaginale Manipulation und topische Agenzien in den letzten 24 Stunden
Actim Partus	Alere	pIGFBP-1	ab 22+0 SSW
			Schnelltest mittels Teststreifen und visueller Analyse
			Probenentnahme von der Zervixoberfläche
			Testergebnis nach 5 min
			keine Verfälschung durch Urin oder Samenflüssigkeit
Partosure	Parsagen Diagnostics	PAMG-1	ab 20+0 SSW
			Schnelltest mittels Teststreifen
			Testergebnis nach 5 min
			Probenentnahme aus dem hinteren Scheidengewölbe
			mind. 6 Stunden vorher keine vaginale Behandlung
			falsch positives Ergebnis durch vaginale Manipulation oder Blut

dessen werden geringe Mengen an pIGFBP-1 freigesetzt, das im Zervikalsekret nachgewiesen werden kann. Das hierfür erhältliche Testverfahren zeichnet sich ebenso wie bei der fFN-Messung durch einen hohen NPV aus, allerdings ist auch hier der PPV, analog zum fFN-Test, dem NPV weit unterlegen. Der negative Vorhersagewert für die nächsten sieben Tage liegt bei 92–98,5% und bei 92% für die folgenden 14 Tage (Skogvoll u. Heimstadt 2011; Riboni et al. 2011). Bei diesem Testverfahren haben weder Geschlechtsverkehr innerhalb der letzten 24 Stunden noch eine vaginale Blutung einen Einfluss auf den NPV. Im Gegensatz zum fFN-Test ist die pIGFBP-1-Messung nur qualitativ, nicht quantitativ.

32.2.3 Bestimmung des placental alpha microglobulin-1 (PAMG-1)

Eine weitere Alternative hierzu stellt das placental alpha microglobulin-1 (PAMG-1) dar, welches in der Dezidua synthetisiert wird und in hoher Konzentration im Fruchtwasser gefunden werden kann. Bei erhöhtem Frühgeburtsrisiko ist die Konzentration im zervikovaginalen Sekret gesteigert, da PAMG-1 durch Transudation aus dem Fruchtwasser austritt und möglicherweise auch durch Degradation der extrazellulären Matrix der Fruchtblase ansteigt (Lee et al. 2009). Dies konnten auch Nikolova et al. (2015) vergleichend in einer 203 Patientinnen umfassenden Studie zeigen.

Der NPV für eine Frühgeburt innerhalb der nächsten sieben Tage liegt bei 91–99,7% und für die folgenden 14 Tage bei 85,7–97,9%. Der PPV, analog zum fFN- und pIGFBP-1-Test, ist dem NPV unterlegen (78,3% für ≤ 7 Tage, 87% für ≤ 14 Tage). Die Abstrichentnahme erfolgt aus dem hinteren Scheidengewölbe. Mindestens sechs Stunden vorher sollte keine vaginale Desinfektion oder Applikation von Vaginalzäpfen erfolgt sein. Vaginale Manipulation und größere Mengen an Blut können zu einem falsch positiven Testergebnis führen. PAMG-1 ist ein qualitativer Test, es kann keine quantitative Aussage getroffen werden (◘ Tab. 32.2).

Weitere biochemische Marker zur Risikostratifizierung der Frühgeburt sind möglicherweise im maternalen Serum oder im Fruchtwasser zu finden. Dazu gibt es momentan jedoch nur wenige Untersuchungen, weshalb ihre Verwendung in der klinischen Routine keine Bedeutung haben (Rzepka et al. 2015; Honest et al. 2012).

Literatur

Abbott DS, Radford SK, Sci BM, Seed PT, Tribe RM, Shennan AH (2013) Evaluation of a quantitative fetal fibronectin test for spontaneous preterm birth in symptomatic women. Am J Obstet Gynecol 208(2): 122.e1–122.e6

Benson JE, Landy HJ, Ghidini A, Drassinower DPS (2012) Fetal fibronectin for evaluation of preterm labor in the setting of cervical cerclage. J Matern Neonatal Med 25(11): 2330–2332

Conde-Agudelo A, Romero R (2014) Prediction of preterm birth in twin gestations using biophysical and biochemical tests. Am J Obstet Gynecol 211(6): 583–595

Duhig KE, Chandiramani M, Seed PT, Briley AL, Kenyon AP, Shennan AH (2009) Fetal fibronectin as a predictor of spontaneous preterm labour in asymptomatic women with a cervical cerclage. BJOG 116(6): 799–803

Goffinet F (2005) Primary predictors of preterm labour. BJOG 112 (suppl): 38–47

Goldenberg RL, Culhane JF, Iams JD, Romero R (2008) Epidemiology and causes of preterm birth. Lancet 371(9606): 75–84

Honest H, Hyde CJ, Khan KS (2012) Prediction of spontaneous preterm birth : no good test for predicting a spontaneous preterm birth. Curr Opin Obstet Gynecol 24(6): 422–433

Kurtzman J, Chandiramani M, Chb MB, Briley A, Poston L, Das A et al. (2009) Quantitative fetal fibronectin screening in asymptomatic high-risk patients and the spectrum of risk for recurrent preterm delivery. Am J Obstet Gynecol 200(3): 263.e1–263.e6

Lee SM, Lee J, Seong HS, Lee SE, Park JS, Romero R et al. (2009) The clinical significance of a positive Amnisure test in women with term labor with intact membranes. J Matern Fetal Neonatal Med 22(4): 305–310

Liong S, Di Quinzio MKW, Fleming G, Permezel M, Rice GE, Georgiou HM (2015) New biomarkers for the prediction of spontaneous preterm labour in symptomatic pregnant women: A comparison with fetal fibronectin. BJOG An Int J Obstet Gynaecol 122(3): 370–379

Maul H, Abele H, Berger R, Garnier Y, Kuon R, Rath W et al. (2013) Prädiktion und Prävention der Frühgeburt. Der Frauenarzt 11

McLaren JS, Hezelgrave NL, Ayubi H, Seed PT, Shennan AH (2015) Prediction of spontaneous preterm birth using quantitative fetal fibronectin after recent sexual intercourse. Am J Obstet Gynecol 212(1): 89.e1–89.e5

Nikolova T, Bayev O, Nikolova N, Di Renzo GC (2015) Comparison of a novel test for placental alpha microglobulin-1 with fetal fibronectin and cervical length measurement for the prediction of imminent spontaneous preterm delivery in patients with threatened preterm labor. J Perinat Med 43(4): 395–402

Riboni F, Vitulo A, Dell'avanzo M, Plebani M, Battagliarin G, Paternoster D (2011) Biochemical markers predicting preterm delivery in symptomatic patients: phosphorylated insulin-like growth factor binding protein-1 and fetal fibronectin. Arch Gynecol Obstet 284: 1325–1329

Roman AS, Rebarber A, Sfakianaki AK, Mulholland J, Saltzman D, Paidas MJ et al. (2003) Vaginal fetal fibronectin as a predictor of spontaneous preterm delivery in the patient with cervical cerclage. Am J Obstet Gynecol 189(5): 1368–1373

Romero R, Espinoza J, Kusanovic JP, Gotsch F, Hassan S, Erez O et al. (2006) The preterm parturition syndrome. BJOG An Int J Obstet Gynaecol 113 (suppl 3): 17–42

Rzepka R, Dołęgowska B, Sałata D, Rajewska A, Budkowska M, Domański L et al. (2015) Soluble receptors for advanced glycation end products and receptor activator of NF-κB ligand serum levels as markers of premature labor. BMC Pregnancy Childbirth 15(1): 134

Schöning D Von, Fischer T, Tucher E Von, Slowinski T, Weichert A, Henrich W et al. (2015) Cervical sonoelastography for improving prediction of preterm birth compared with cervical length measurement and fetal fibronectin test. J Perinat Med 43(5): 531–536

Skogvoll E, Heimstad R (2011) Cervical insulin-like growth factor binding protein-1 (IGFBP-1) to predict spontaneous onset of labor and induction to delivery interval in post-term pregnancy. Acta Obstet Gynecol Scand 90(1): 57–62

Tanvir, Ghose S, Samal S, Armugam S, Parida P (2014) Measurement of cervical biometry using transvaginal ultrasonography in predicting preterm labor. J Nat Sci Biology Med 5(2): 369–372

Medikamentöse Therapie bei drohender Frühgeburt

Ekkehard Schleußner

33.1 Einleitung – 266

33.2 Indikation und Kontraindikation – 266

33.3 Medikamente zur Wehenhemmung – 267

33.4 Off-Label-Use – 269

Literatur – 270

© Springer-Verlag Berlin Heidelberg 2017
B. Toth (Hrsg.), *Fehlgeburten Totgeburten Frühgeburten*,
DOI 10.1007/978-3-662-50424-6_33

33.1 Einleitung

Die Indikation für medikamentöse Wehenhemmung (Tokolyse) wird in Deutschland seit vielen Jahren großzügig gestellt, auch wenn in vielen Fällen keine wirkliche Frühgeburtsgefährdung besteht. Eine Wehentätigkeit ohne Zervixwirksamkeit, also ohne eine tatsächlichen Verkürzung und/oder Eröffnung des Muttermundes sowie eine ausschließlich verkürzte Zervixlänge ohne regelmäßige Kontraktionen stellen keine alleinige Indikation für eine Tokolyse dar. Eine solche „Übertherapie" verursacht nicht nur unnötige Kosten, sondern ist durch die spezifischen Nebenwirkungen der verwendeten Medikamente auch mit unnötigen Gefährdungen der Schwangeren behaftet.

> Ziel jeglichen Handelns ist nicht eine Schwangerschaftsverlängerung an sich, sondern die Verbesserung der Chancen des Frühgeborenen für ein möglichst komplikationsfreies Überleben. Deshalb kann sowohl die Schwangerschaftsverlängerung als auch deren Beendigung in der konkreten klinischen Situation die Therapie der Wahl sein.

Grundsätzlich sollte jedoch versucht werden die Schwangerschaft um wenigstens 48 Stunden zu verlängern, um die intrauterine Verlegung in ein Perinatalzentrum der entsprechenden Versorgungsstufe (Level I oder II) und die Durchführung einer fetalen Lungenreifeinduktion mit Glukokortikoiden zu ermöglichen. Beide Maßnahmen erhöhen nachweislich die Überlebenschancen von Frühgeburten vor der 34. SSW (Schleußner 2013).

Eine Wehenhemmung an der Grenze der Lebensfähigkeit des Feten vor der 24. SSW sollte im Konsens mit der über die hohe neonatale Morbidität umfassend aufgeklärten Schwangeren in jedem Einzelfall getroffen und dokumentiert werden. Die Entscheidung für oder gegen ein therapeutisches Eingreifen muss immer den Interessen des Kindes dienen, aber nach den geltenden deutschen Empfehlungen auch die der Eltern berücksichtigen. Ein erzielter Konsens ist explizit zu dokumentieren und an sich verändernde Bedingungen jeweils anzupassen.

Die Dauer einer Tokolyse sollte so kurz wie möglich gehalten und bei erreichter Wehenfreiheit zügig beendet werden. Eine Dauertokolyse über 48 Stunden hinaus ist in der klinischen Routine nicht angezeigt und bei Wehenfreiheit nur in Ausnahmefällen (Plazenta-prävia Blutung, Fruchtblasenprolaps) indiziert.

33.2 Indikation und Kontraindikation

Eine medikamentöse Wehenhemmung ist bei spontaner vorzeitiger Wehentätigkeit mit mehr als drei subjektiv schmerzhaften und palpablen, länger als 30 Sekunden dauernden Kontraktionen pro 30 Minuten und einer Verkürzung der Zervixlänge unter 25 mm in der transvaginalen Ultraschallmessung indiziert. Eine Tokolyse sollte in der Regel ab der Grenze der Lebensfähigkeit des Feten in der vollendeten 24. SSW durchgeführt werden. Vor der 24. SSW sollte die Entscheidung für eine Wehenhemmung im Konsens mit der Schwangeren in jedem Einzelfall getroffen werden.

Da die Reifung des Feten, insbesondere der Lunge, nach 34 SSW weitgehend abgeschlossen ist, besteht bei Abwägung von Nutzen zu den Risiken in der Regel keine Indikation für eine weitere medikamentöse Schwangerschaftsverlängerung. Als generelle Kontraindikation für eine Tokolyse gelten ein Amnioninfektionssyndrom, eine mütterliche Gefährdung durch die Fortsetzung der Schwangerschaft oder fetale Indikationen zur Schwangerschaftsbeendigung:

> **Indikationen und Kontraindikationen zur Tokolyse (Spätling 2016)**
> **Indikation**
> - in der Regel ab 24+0 SSW
> - bis spätestens 34+0 SSW
> - spontane vorzeitige Wehentätigkeit
> - schmerzhaft, palpable, länger als 30 Sekunden dauernde Kontraktionen mehr als 3/30 min.
> und
> - funktionelle Zervixlänge (transvaginale Messung) < 25 mm und/oder Muttermundserweiterung
>
> **Kontraindikation**
> - kindliche Indikation zur Schwangerschaftsbeendigung

- mütterliche Indikation zur Schwangerschaftsbeendigung
- klinisches Amnioninfektionssyndrom
- keine Überlebensfähigkeit des Feten bei Fehlbildungen

33.3 Medikamente zur Wehenhemmung

Aus den im Folgenden aufgezählten Tokolytika ist im Sinne einer Individualisierung der Therapie das für die einzelne Patientin effektivste und vor allem nebenwirkungsärmste Präparat auszuwählen. Es gibt kein Medikament der ersten Wahl.

> Jede medikamentöse Wehenhemmung ist immer nur eine symptomatische Therapie!

33.3.1 Betamimetika

Betamimetika sind die am besten untersuchten Substanzen zur Tokolyse und hemmen myometrane Kontraktionen durch eine intrazelluläre cAMP-Erhöhung (◘ Abb. 33.1). International werden Ritodrine oder Terbutalin, in Deutschland und Österreich jedoch fast ausschließlich Fenoterol eingesetzt. Eine Cochrane-Metaanalyse von 20 placebokontrollierten Studien mit Ritodrine und Terbutalin weist eine signifikante Schwangerschaftsverlängerung um zwei bzw. sieben Tage, nicht jedoch eine Senkung der perinatalen Mortalität nach (Neilson et al. 2014).

Aufgrund einer Sympathikusaktivierung leidet fast jede Patientin in den ersten Stunden nach der Einnahme von Betamimetika unter Tachycardie, Schwitzen, Muskelzittern, Übelkeit oder Kopfschmerz (Schleussner et al. 2003). Betamimetika weisen die höchste Nebenwirkungsrate aller Tokolytika auf. Schwere maternale Nebenwirkungen (v.a. maternale Herzrhythmusstörungen und Lungenödem in etwa 1:425 Fälle), die zu mütterlichen Todesfällen führten, sind beschrieben (de Heus et al. 2009). Die Blutzuckerregulation wird deutlich beeinflusst, so dass eine Therapieoptimierung bei Gestationsdiabetes notwendig wird. Bei dem ungünstigen Nebenwirkungsprofil sollten Betamimetika deshalb, wenn überhaupt, nur als Bolustokolyse verwendet werden (Herzog et al. 1999).

33.3.2 Oxytozinantagonisten (Atosiban)

Das Prinzip der Wirkung von Oxytozinantagonisten ist eine kompetitive Bindung an den Oxytozinrezeptor und damit die Hemmung der durch Oxytozin vermittelten intrazellulären Kalziumaktivierung (◘ Abb. 33.1). Atosiban erwies sich in einer Metaanalyse von 14 randomisierten Studien als gleich effektiv wie Betamimetika hinsichtlich Schwangerschaftsverlängerung und neonataler Entwicklung (Flenady et al. 2014). Es gibt keine bekannten fetalen und nur geringe maternale Nebenwirkungen (Kopfschmerzen, Übelkeit, Erbrechen). Eine Nachuntersuchung der Kinder bis zu zwei Jahren zeigte keine Effekte auf die psychomotorische und mentale Entwicklung (The Worldwide Atosiban versus Betaagonists Study Group 2001). Nicht über Oxytozinwirkung hervorgerufene Wehen können nicht gehemmt werden.

33.3.3 Kalziumantagonisten

Das Wirkprinzip von Kalziumantagonisten ist sowohl die Hemmung sowohl direkt des Kalziumeinstroms in die Muskelzelle als auch die Hemmung der Freisetzung intrazellulären Kalziums (◘ Abb. 33.1). International werden Kalziumantagonisten vor allen anderen Tokolytika aufgrund ihrer Effektivität und guten Verträglichkeit präferiert und auch in Deutschland zunehmend häufiger eingesetzt. Das am häufigsten verwendete Präparat Nifedipin senkt gegenüber Placebo hochsignifikant das Risiko für eine Frühgeburt innerhalb von 48 Stunden (RR 0.30, 95% CI 0.21–0.43) und ist Betamimetika hinsichtlich der Schwangerschaftsverlängerung und maternalen Nebenwirkungsrate (Übelkeit, Flush, Kopfschmerz und Palpitationen) überlegen (Flenady et al. 2014). Dessen Einsatz reduziert die Häufigkeit von neonatalen intraventrikulären Blutungen (RR 0.53, 95% CI 0.34–0.84), eines Atemnotsyndroms (RR 0.64, 95% CI 0.48–0.86) und einer nekrotisierenden Enterokolitis (RR 0.21, 95% Konfidenzintervall 0.05–0.96).

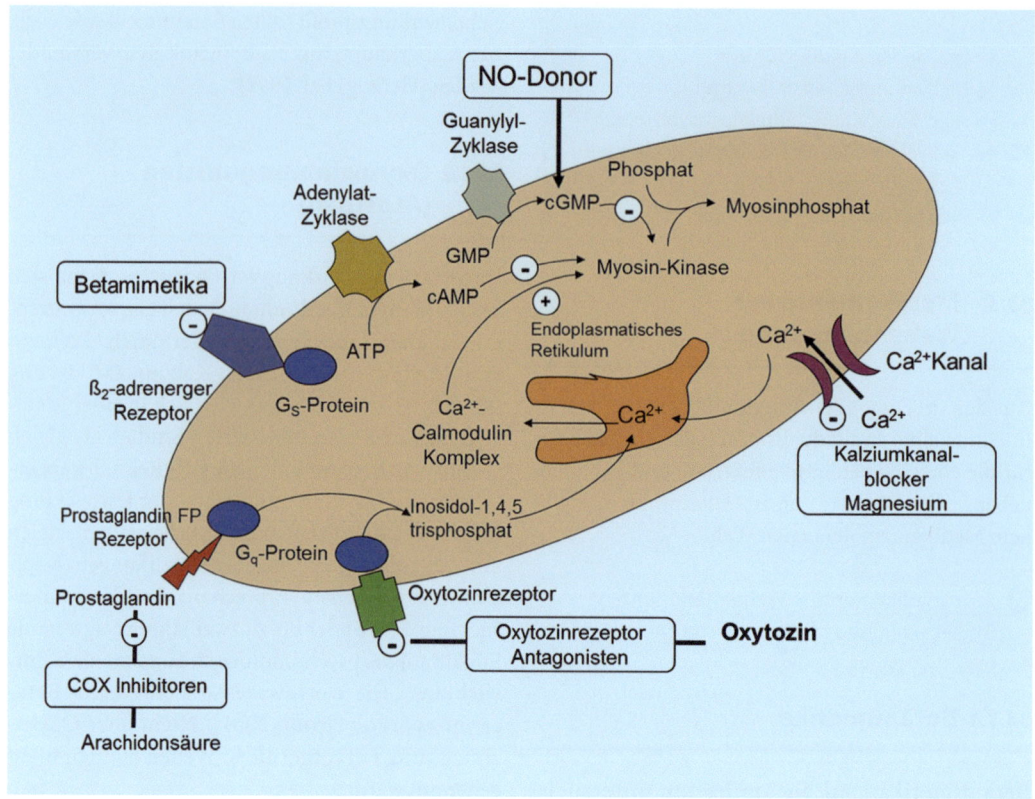

☐ **Abb. 33.1** Mechanismen der Kontraktionshemmung der tokolytisch wirksamen Medikamente (modifiziert nach Simhan u. Caritis 2007)

Nifedipin ist plazentagängig und wurde in etwa 77% der maternalen Konzentration im Nabelschnurblut nachgewiesen. Fetale Nebenwirkungen sind aber in den verwendeten Dosierungen beim Menschen bislang nicht beschrieben (Silberschmidt et al. 2008).

33.3.4 NO-Donoren

Stickstoffmonoxid (NO) ist der wichtigste Mediator bei der Relaxation der glatten Muskulatur. Die Ruhigstellung des Myometriums während der Schwangerschaft wird durch die NO vermittelte Erhöhung der intrazellulären cGMP-Synthese und dem daraus folgenden Kalziumausstrom hervorgerufen (☐ Abb. 33.1). In 13 randomisierten Studien zeigte sich bei einer transdermalen Anwendung von Nitroglycerin-Pflastern eine zu Nifedipin über 48 Stunden vergleichbare und eine zu Betamimetika überlegene tokolytische Effektivität bei der Verhinderung einer Frühgeburt < 34 oder vor 37 SSW sowie einer neonatologischen Intensivtherapie (Conde-Agudelo u. Romero 2013). Eine placebokontrollierte Studie wies eine signifikante Verringerung schwerer neonataler Komplikationen nach (RR 0.29; 95% Konfidenzintervall 0.09–1.00; Smith et al. 2007). Aufgrund der bei bis zu zwei Dritteln der Patientinnen auftretenden Kopfschmerzen stellen anamnestisch bekannte Migräne oder rezidivierende Kopfschmerzen eine Kontraindikation dar (Schleussner et al. 2003). Weitere Nebenwirkungen können Muskelschmerzen, eine Kontaktdermatitis im Bereich der Pflasterklebestellen und bei Therapiebeginn Hypotonie und/oder orthostatische Dysregulation sein. Fetale Nebenwirkungen oder teratologische Effekte sind bislang nicht beschrieben.

33.3.5 Prostaglandinsynthesehemmer

Die Wirkung von Prostaglandinsynthesehemmern beruht auf einer Enzymblockierung der induzierbaren Cyclooxygenase COX-2, die vor allem bei Infektionen Prostaglandin synthetisiert. Prostaglandine erhöhen die Zahl der „myometralen gap junctions" und die intrazelluläre Kalziumfreisetzung und führen so zu einer Kontraktilitätssteigerung. Am besten untersucht ist Indomethazin, aber es werden auch selektive COX-2-Hemmer eingesetzt (◘ Abb. 33.1). Eine Cochrane-Metaanalyse von 20 Studien sieht Prostaglandininhibitoren unter Berücksichtigung von tokolytischer Effektivität und maternaler Nebenwirkungsrate gegenüber Placebo oder Betamimetika überlegen, jedoch ist die Studienqualität limitiert (Reinebrant et al. 2015). Bei drohender Frühgeburt < 32. SSW erscheinen Prostaglandininhibitoren neben Kalziumantogonisten als Mittel der ersten Wahl (Haas et al. 2009).

Maternale Nebenwirkungen sind bei Beachtung der Kontraindikationen (gastrointestinale Ulcera, Asthma bronchiale, koronare Herzerkrankungen) und kurzer Behandlungsdauer gering. Da Indometazin plazentagängig ist, sind bei einer Anwendung länger als 48 Stunden oder nach der 32. SSW schwerwiegende fetale Komplikationen wie Fruchtwasserreduktion bis hin zur persistierenden fetalen Anurie und in bis zu 50% eine Konstriktion des Ductus Botalli möglich (Reinebrant et al. 2015). Eine Metaanalyse zu neonatalen Komplikationen nach Indomethazintokolyse fand keine Assoziation zum neonatalen Atemnotsyndrom und intraventrikulären Blutungen, jedoch ein erhöhtes Risiko für eine periventrikuläre Leukomalazie (OR 2.0, 95% Konfidenzintervall 1.3–3.1) und eine frühe nekrotisierende Enterokolitis (OR 2.2, 95% Konfidenzintervall 1.1–4.2; Amin et al. 2007).

33.3.6 Magnesiumsulfat

Die Wirkung von Magnesiumsulfat beruht auf einer nicht-spezifischen kompetitiven Verdrängung von Kalzium an den spannungsabhängigen Kalziumkanälen der myometralen Zellmembran (◘ Abb. 33.1). Allerdings sind diese Kanäle ubiquitär vorhanden, so dass ein breites Nebenwirkungsspektrum bekannt ist. Eine Cochrane-Metaanalyse von 37 Studien an 3.571 Patientinnen konnte keine Wirksamkeit bei der Verlängerung der Schwangerschaft um 48 Stunden oder bei Verhinderung einer Frühgeburt nachweisen (Crowder et al. 2014). Allerdings zeigte sich ein 4,56-fach höheres perinatales Mortalitätsrisiko, wenn Magnesiumsulfat hochdosiert über mehr als 24 Stunden eingesetzt wurde. Bei fehlender tokolytischer Wirksamkeit, höherer perinataler Mortalität und erheblichen maternalen Nebenwirkungen kann deshalb hochdosiertes Magnesiumsulfat nicht zur Behandlung der drohenden Frühgeburt empfohlen werden.

Metaanalysen zeigen jedoch einen deutlichen neuroprotektiven Effekt von Magnesiumsulfat durch die Verminderung von schweren Hirnblutungen um 31% (Doyle et al. 2009). Die Auswertung des deutschen Neonatologie-Netzwerkes GNN von 1.965 Frühgeborenen unter 1.500 g Geburtsgewicht weist für die Kombination Fenoterol und Magnesiumsulfat dagegen die höchste Hirnblutungsrate überhaupt auf (Schleußner u. Göbel 2011).

33.4 Off-Label-Use

Wie inzwischen in vielen Bereichen der kindbezogenen Medizin sind die neueren und in ihrer Wirksamkeit belegten Medikamente häufig nicht für diese Indikationen zugelassen. Dies gilt insbesondere in der Schwangerschaft, so dass bis auf Betamimetika und den Oxytozinantagonisten Atosiban die übrigen Tokolytika mit nachgewiesener Effektivität nicht für diese Indikation in Deutschland zugelassen sind. Da alle oben dargestellten Medikamente jedoch in Deutschland verkehrsfähig sind, kann deren Einsatz dennoch im Rahmen der ärztlichen Therapiefreiheit nach vorheriger Aufklärung und dem ausdrücklichen Einverständnis der Patientin erfolgen. Spezielle Aufklärungsbögen mit der Erläuterung dieses Sachverhaltes, aber auch der tokolytischen Effektivität und den Nebenwirkungen haben sich in der Praxis bewährt. Klinikinterne Richtlinien der Behandlungsstrategie bei drohender Frühgeburt mit Angabe der zu verwendenden Medikamenten sind sinnvoll und schaffen für den einzelnen Kollegen auch in schwierigen Situationen eine größere Entscheidungs- und Rechtssicherheit.

Literatur

Amin SB, Sinkin RA, Glantz JC (2007) Meta-analysis of the effect of antenatal indomethacin on neonatal outcomes. Am J Obstet Gynecol 197(5): 486.e1–486.10

Conde-Agudelo A, Romero R (2013) Transdermal nitroglycerin for the treatment of preterm labor: a systematic review and metaanalysis. Am J Obstet Gynecol 209(6): 551.e1–551.e18

Crowther CA, Brown J, McKinlay CJD, Middleton P (2014) Magnesiumsulphate for preventing preterm birth in threatened preterm labour. Cochrane Database of Systematic Reviews 8: CD001060. DOI: 10.1002/14651858.CD001060.pub2

Doyle LW, Crowther CA, Middleton P, Marret S, Rouse D (2009) Magnesium suphate for women at risk of preterm birth for neuroprotection of the fetus. Cochrane Database of Systematic Reviews 1: CD004661. DOI: 10.1002/14651858.CD004661.pub3

Flenady V, Reinebrant HE, Liley HG, Tambimuttu EG, Papatsonis DN (2014) Oxytocin receptor antagonists for inhibiting preterm labour. Cochrane Database Syst Rev 6: CD004452. doi: 10.1002/14651858.CD004452.pub3

Flenady V, Wojcieszek AM, Papatsonis DNM, Stock OM, Murray L, Jardine LA, Carbonne B (2014) Calcium channel blockers for inhibiting preterm labour and birth. Cochrane Database of Syst Rev 6: CD002255. DOI: 10.1002/14651858.CD002255.pub2

Haas DM, Imperiale TF, Kirkpatrick PR, Klein RW, Zollinger TW, Golichowski AM (2009) Tocolytic therapy: a meta-analysis and decision analysis. Obstet Gynecol 113: 585–594

Herzog S, Cunze T, Martin M et al. (1999) Pulsatile vs. continuous parenteral tocolysis: comparison of side effects. Eur J Obstet Gynecol Reprod Biol 85: 199

de Heus R, Mol BW, Erwich JJ, van Geijn HP, Gyselaers WJ, Hanssens M, Härmark L, van Holsbeke CD, Duvekot JJ, Schobben FF, Wolf H, Visser GH (2009) Adverse drug reactions to tocolytic treatment for preterm labour: prospective cohort study. BMJ 338: b744d

Neilson JP, West HM, Dowswell T (2014) Betamimetics for inhibiting preterm labour. Cochrane Database Syst Rev 2: CD004352. doi: 10.1002/14651858.CD004352.pub3

Reinebrant HE1, Pileggi-Castro C, Romero CL, Dos Santos RA, Kumar S, Souza JP, Flenady V (2015) Cyclo-oxygenase (COX) inhibitors for treating preterm labour. Cochrane Database Syst Rev 6: CD001992. doi: 10.1002/14651858.CD001992.pub3

Schleußner E (2013) The prevention, diagnosis and treatment of premature labor. Dtsch Ärztebl Int 110(13): 227–236

Schleußner E, Göpel W (2011) Magnesiumsulfat zur Neuroprotektion? Frauenarzt 52(6): 570–571

Schleussner E, Möller A, Groß W et al. (2003) Maternal and fetal side effects of tocolysis using transdermal nitroglycerin or intravenous fenoterol combined with magnesium sulfate. Eur J Obstet Gynecol Reprod Biol 106: 14–19

Silberschmidt A, Kuhn-Velten W, Juon A, Zimmermann R, von Mandach U (2008) Nifedipine concentration in maternal and umbilical cord blood after nifedipine gastrointestinal therapeutic system for tocolysis. BJOG 115: 480–485

Simhan HN, Caritis SN (2007) Prevention of preterm delivery. N Engl J Med 357: 477–487

Smith GN, Walker MC, Ohlsson A et al. (2007) Randomized double-blind placebo-controlled trial of transdermal nitroglycerin for preterm labor. Am J Obstet Gynecol 196: 37.e1–37.e8

Spätling L, Schneider H (2016) Frühgeburtlichkeit. In: Schneider H, Husslein P, Schneider KTM (Hrsg) Geburtshilfe (3. Aufl.). Springer, Heidelberg, S 469–488

The Worldwide Atosiban versus Beta-agonists Study Group (2001) Effectiveness and safety of the oxytocin antagonist atosiban versus beta-adrenergic agonists in the treatment of preterm labour. Br J Obstet Gynaecol 108: 133–142

Lungenreifeinduktion

Andreas W. Flemmer

34.1 Einleitung – 272

34.2 Physiologische Rationale einer pränatalen Glukokortikoidgabe – 272

34.3 Wahl des Präparates für eine antenatele Glukokortikoidgabe – 272

34.4 Evidenz für Empfehlungen einer antenatalen Glukokortikoidgabe – 272

34.5 Terminierung und Frequenz einer pränatalen Glukokortikoidgabe – 273

34.6 Pränatale Glukokortikoide bei moderater Frühgeburtlichkeit – 274

34.7 Zusammenfassung – 274

Literatur – 275

34.1 Einleitung

Im Jahr 1969 publizierte der neuseeländische Gynäkologe und Geburtshelfer Sir Graham „Mont" Collingwood Liggins seine Beobachtung des Effekts einer pränatalen Glukokortikoidgabe auf die fetale Lungenentwicklung im Schafmodell (Liggins 1969). Seither wurden eine Vielzahl von klinischen Studien durchgeführt, die zeigen, dass eine pränatale Gabe von Steroiden zu einem verminderten Auftreten eines Atemnotsyndroms und zur verminderten Mortalität und Morbidität der Frühgeborenen führt (Roberts u. Dalziel 2006).

Auf dem Boden dieser Beobachtungen wurden deshalb Leitlinien formuliert, die bei drohender Frühgeburtlichkeit die Applikation von Steroiden an die Mutter empfehlen (Sweet et al. 2010; Berger u. Rath 2015).

Im Folgenden soll die verfügbare Evidenz der antenatalen Steroidprophylaxe diskutiert werden, insbesondere in Hinblick auf den Effekt, die Terminierung und die Frequenz einer sog. Respiratory-distress Syndrom (RDS)-Prophylaxe, aber auch in Hinblick auf die Wahl des Steroids und den Applikationsweg.

34.2 Physiologische Rationale einer pränatalen Glukokortikoidgabe

Zwischen der 17. und 25. SSW entwickeln sich in der fetalen Lunge die ersten terminalen Bronchiolen (kanalikuläre Phase). Am Ende dieser Entwicklungsperiode treten die ersten primitiven Alveolen auf, und die ersten Lammelarkörper als Speicherorganellen des Surfactants sind in den Vorläuferzellen von Typ-II Alveolozyten nachweisbar. Gleichzeitig kommt es zur Einsprossung primitiver Lungenkapillaren, so dass mit etwa 23 SSW erstmals eine Blut-Gas-Grenzfläche nachweisbar ist. Die fetale Lungenentwicklung steht unter Kontrolle verschiedenster Hormone. Hierzu zählen TSH, ßHCG und Kortikosteroide. Eine pränatalen Steroidgabe ist demnach auch physiologisch sinnvoll, da diese die fetale Entwicklung der Lunge akzelerieren, indem sie fetale Typ-II Alveolozyten-Vorläufer dazu stimulieren, auszureifen und so vorzeitig Surfactant zu produzieren. Damit wird es auch bei sehr unreifen Frühgeborenen möglich, postnatal einen Gasaustausch über die entfaltete Lunge zu etablieren.

34.3 Wahl des Präparates für eine antenatale Glukokortikoidgabe

Ziel einer RDS-Prophylaxe ist es, eine ausreichende, aber nicht überschießende Wirkung beim Feten zu erreichen. Kortikosteroide, die am besten die Plazenta passieren, sind Bethametason und Dexamethason. Beide Medikamente wurden in randomisierten, verblindeten Studien zur RDS-Prophylaxe untersucht. In einer Metaanalyse, die zuletzt 2013 aktualisiert wurde, wurden beide Medikamente gegenübergestellt (Brownfoot et al. 2013). Die Analyse schloss zwölf Studien mit etwa 1.600 Müttern und Kindern in die Analyse ein. Es zeigte sich, dass Dexamethason, nach intramuskulärer Verabreichung, gegenüber Bethametason die Rate an Hirnblutungen reduziert (Risiko Ratio (RR) 0.44; 95% Konfidenzintervall (CI) 0.21–0.92). Oral verabreichtes Dexamethason birgt möglicherweise jedoch ein über 8-fach erhöhtes Risiko für eine neonatale Sepsis (RR 8.48; 95% CI 1.11–64.93; Egerman et al. 1998). Eine orale Applikation von Dexamethason sollte deshalb nicht erfolgen. Der Vergleich beider intramuskulär verabreichter Kortikosteroide erbrachte aber in Hinblick auf andere kindliche primäre Outcome-Kriterien keinen Unterschied. Der akute postnatale Effekt von Bethametason überwiegt aber den Effekt von Dexamethason (Brownfoot et al. 2013).

34.4 Evidenz für Empfehlungen einer antenatalen Glukokortikoidgabe

Die aktuellen Empfehlungen für eine pränatale Steroidgabe stützen sich im Wesentlichen auf Metaanalysen, die zwischen 2006 und 2015 publiziert wurden (Roberts u. Dalziel 2006; Sotiriadis et al. 2015). Dabei ist zu berücksichtigen, dass in die Analyse von Sotiriadis et al. auch nicht-randomisierte Studien eingegangen sind. Insgesamt liegen Daten von etwa 3.000–4.000 Schwangerschaften vor.

Abb. 34.1 und Abb. 34.2 zeigen den Effekt einer RDS-Prophylaxe auf die neonatale Mortalität, das Atemnotsyndrom (RDS), Hirnblutungen (IVH), die bronchopulmonale Dysplasie (BPD) sowie das

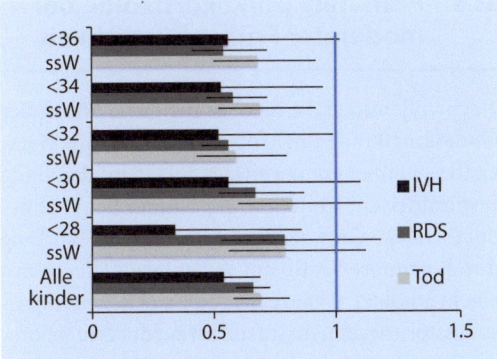

Abb. 34.1 Risiko-Ratio (RR) für die folgenden Zielkriterien: Hirnblutung (IVH), Atemnotsyndrom (RDS) und Tod in der Neonatalperiode. Die Balken zeigen den Wert für die RR an. Ein Wert unter 1 indiziert einen Benefit für die Behandlung. Die schwarzen Linien zeigen das 95%-Konfidenzintervall an. Im Falle einer Signifikanz wird die 1 nicht überschritten

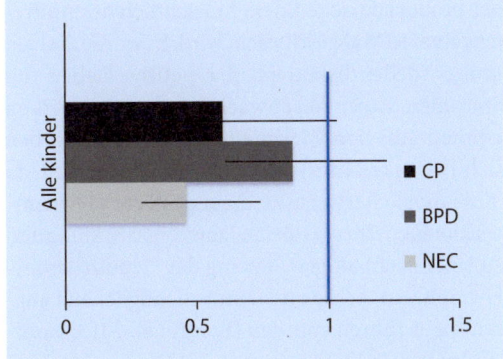

Abb. 34.2 Risiko-Ratio (RR) für die folgenden Zielkriterien: Zerebralparese (CP), bronchopulmonale Dysplasie (BPD) und nekrotisierende Enterokolitis (NEC). Die Balken zeigen den Wert für die RR an. Ein Wert unter 1 indiziert einen Benefit für die Behandlung. Die schwarzen Linien zeigen das 95%-Konfidenzintervall an, bei Signifikanz wird die 1 nicht überschritten

neurologische Outcome einer Zerebralparese (CP) (Roberts u. Dalziel 2006).

Diese Daten zeigen, dass eine RDS-Prophylaxe das Risiko für die angegebenen Outcome-Kriterien senkt. Es wird aber auch deutlich, dass dies nicht in jedem Fall zutrifft. Abb. 34.1 illustriert, dass eine pränatale Steroidgabe zwar bei allen Kindern das Risiko für IVH, RDS und Tod nach der Geburt senkt, dieser Effekt ist aber am ausgeprägtesten bei Kindern zwischen der 28. und 34. SSW. Darüber hinaus senken Steroide das Risiko, an einer nekrotisierenden Enterokolitis zu erkranken und langfristig eine Zerebralparese zu entwickeln. Sie haben jedoch keinen Einfluss auf die Entwicklung einer bronchopulmonalen Dysplasie (Roberts u. Dalziel 2006; Abb. 34.2).

> **Praxistipp**
>
> Auf der Basis umfangreicher Daten kann heute empfohlen werden, dass bei drohender Frühgeburtlichkeit die Gabe einer RDS-Prophylaxe mit pränatalen Glukokortikoiden indiziert ist, wenn die Schwangerschaft über die Grenze der Lebensfähigkeit des Kindes fortgeschritten und die 34. SSW noch nicht überschritten ist (Berger u. Rath 2015).

Die Rolle einer RDS-Prophylaxe zur Prophylaxe einer moderaten Frühgeburt (34–37. SSW) wird nachfolgend diskutiert.

34.5 Terminierung und Frequenz einer pränatalen Glukokortikoidgabe

Wird in der Schwangerschaft nach vollendeter 23. SSW (23+0/7 postmenstruelle Wochen) von geburtshilflicher Seite eine drohende Frühgeburtlichkeit diagnostiziert, so kann eine pränatale Steroidgabe indiziert werden. An der Grenze der Lebensfähigkeit, also aktuell zwischen der 22+0/7 und 24+0/7 SSW, sollte dies im Konsens mit der Familie geschehen, indem die zentrumsspezifische Mortalität und Morbidität der Kinder dieser SSW ergebnisoffen diskutiert wird (Carlo et al. 2011; Buerer 2014). Zwischen 24+0/7 und 34+0/7 vollendeten SSW ist eine antenatale Steroidprophylaxe in der Regel indiziert. Dies gilt auch bei Müttern mit Schwangerschafts-induziertem Hypertonus, vorzeitigem Blasensprung oder einem Ammnioninfektionssyndrom, da diese Risikofaktoren die Wirkung einer pränatalen Steroidgabe auf das mütterliche bzw. kindliche Outcome nicht negativ beeinflussen (Roberts u. Dalziel 2006).

Die verfügbaren Daten zeigen, dass in etwa 7–10 Tage nach der Applikation von Glukokortikoiden der prophylaktische Effekt hinsichtlich des Auftretens eines RDS abgeschwächt wird. Es wurde deshalb immer wieder diskutiert, ob repetitive Gaben von Steroiden dieser Abschwächung entgegenwirken können. Aus tierexperimentellen Studien ergeben sich Bedenken hinsichtlich repetitiver Zyklen, da diese möglicherweise zu einer gestörten Hirnentwicklung, zu einer gestörten Lungenentwicklung und zu einer nachhaltigen Störung der Hypothalamus-Hypophysen-Achse und damit zu möglichen Langzeitfolgen führen könnten (Long et al. 2013; Noorlander et al. 2014; Quinn et al. 2014).

Die Daten des amerikanischen Netzwerkes für Frühgeborenenmedizin sowie eine Metaanalyse von Crowther et al. (2015) zeigen jedoch, dass repetitive Gaben mindestens sieben Tagen nach dem vorangegangenen Zyklus zu einer 20%-igen Verminderung eines RDS führen (RR 0.83; 95% CI 0.75–0.91). Wiederholte Gaben zeigen aber keinen Benefit für das Langzeit-Outcome der Kinder (Asztalos et al. 2013; Crowther et al. 2015). Gleichzeitig konnte bei Kindern eine Wachstumsretardierung beobachtet werden (-75,79 g; 95% CI -117, 63–33,96 g), die einer repetitiven Steroidgabe an die Mutter ausgesetzt waren. In Bezug auf langfristige Folgen auf die neurologische Entwicklung der Frühgeborenen kann auf die Daten der 5-Jahres-Nachuntersuchung der MACS-Studie verwiesen werden. Diese konnte keinen negativen Effekt auf das kindliche Outcome bei wiederholten Steroidgaben an die Mutter nachweisen (Asztalos et al. 2013).

Zusammenfassend kann man sagen, dass bisher nach repetitiver pränataler Applikation von Steroiden keine schwerwiegenden Nachteile bei den exponierten Neugeborenen nachweisbar waren. Gleichzeitig ist anhand der vorhandenen Literatur der Benefit von wiederholten Gaben eher gering.

> **Praxistipp**
>
> Bei persistierender Frühgeburtsbestrebung nach mehr als einer Woche nach einem ersten Zyklus kann ein zweiter Zyklus Steroide gerechtfertigt werden. Aufgrund der tierexperimentellen Daten sollte aber aktuell von repetitiven Gaben Abstand genommen werden (Berger u. Rath 2015).

34.6 Pränatale Glukokortikoide bei moderater Frühgeburtlichkeit

Nach vollendeter 34. SSW ist die Gabe pränataler Glukokortikoide umstritten. So zeigen die Metaanalysen einen grenzwertigen Effekt auf das akute respiratorische Outcome der Kinder bei Frühgeburtlichkeit. Gleichzeitig ist aber die Entbindung durch primäre Sectio am wehenlosen Uterus mit einem erhöhten Risiko einer respiratorischen Anpassungsstörung, einem Aufenthalt auf der Neugeborenenintensivstation und in seltenen Fällen mit einer Atemunterstützung bis hin zur invasiven Beatmung assoziiert (Stutchfield et al. 2005).

Bei moderaten Frühgeborenen, deren Mütter Steroide erhalten haben, ist der Effekt aber nicht überzeugend (Porto et al. 2011; Roberts 2011; Gyamfi-Bannerman et al. 2012). In einer randomisierten Studie an über 2.800 Kindern wurde gezeigt, dass das Risiko für eine neonatologische Behandlung in den ersten 72 Stunden nach der Geburt signifikant reduziert ist (RR 0.80; 95% CI 0.66–0.97; p = 0,02). Es stehen bisher aber noch keine Daten hinsichtlich des langfristigen Outcomes dieser Kinder zur Verfügung. Demnach bleibt die pränatale Steroidgabe nach der 34. SSW ausgewählten Risikokindern vorbehalten und somit eine Einzelfallentscheidung (Gyamfi-Bannerman et al. 2016).

34.7 Zusammenfassung

Pränatal verabreichte Glukokortikoide haben die Prognose sehr unreifer Frühgeborener in den vergangenen Jahren wesentlich gebessert. Zusammen mit der Applikation von Surfactant nach der Geburt sind sie wahrscheinlich entscheidend für die immer besser werdende Überlebenswahrscheinlichkeit dieser Kinder.

Glukokortikoide sind immer dann indiziert, wenn eine Schwangerschaft ab dem Zeitpunkt der kindlichen Lebensfähigkeit instabil ist. Sie müssen aber an der Grenze der Lebensfähigkeit im offenen Dialog mit den Eltern diskutiert werden.

Bei wiederholten Gaben einer RDS-Prophylaxe konnte zwar bisher keine schwerwiegende Komplikation bei Mutter oder Kind nachgewiesen werden. Da der Effekt auf das langfristige Outcome der Kinder jedoch gering ist, sollte derzeit eine pränatale Glukokortikoidgabe maximal einmalig wiederholt werden.

Literatur

Asztalos EV, Murphy KE, Willan AR, Matthews SG, Ohlsson A, Saigal S, Armson BA, Kelly EN, Delisle MF, Gafni A, Lee SK, Sananes R, Rovet J, Guselle P, Amankwah K, Saleem M, Sanchez J, Group MC (2013) Multiple courses of antenatal corticosteroids for preterm birth study: outcomes in children at 5 years of age (MACS-5). JAMA Pediatrics 167(12): 1102–1110

Berger R, Schwekendiek M, Abele H, Garnier Y, Kuon R, Rath W, Schleußner E, Maul H (2015) Lungenreifeinduktion – aktueller Stand. Der Frauenarzt 56(6): 6

Brownfoot FC, Gagliardi DI, Bain E, Middleton P, Crowther CA (2013) Different corticosteroids and regimens for accelerating fetal lung maturation for women at risk of preterm birth. Cochrane Database of Systematic Reviews 8: CD006764

Buerer C et al. (2014) Frühgeborene an der Grenze der Lebensfähigkeit. AWMF-Register Nr. 024/019

Carlo WA, McDonald SA, Fanaroff AA et al.; Eunice Kennedy Shriver National Institute of Child Health and Human Development (2011) Association of antenatal corticosteroids with mortality and neurodevelopmental outcomes among infants born at 22 to 25 weeks' gestation. JAMA 306(21): 2348–2358

Crowther CA, McKinlay CJ, Middleton P, Harding JE (2015) Repeat doses of prenatal corticosteroids for women at risk of preterm birth for improving neonatal health outcomes. Cochrane Database of Systematic Reviews 7: CD003935

Egerman RS, Mercer BM, Doss JL, Sibai BM (1998) A randomized, controlled trial of oral and intramuscular dexamethasone in the prevention of neonatal respiratory distress syndrome. American Journal of Obstetrics and Gynecology 179(5): 1120–1123

Gyamfi-Bannerman C, Gilbert S, Landon MB et al.; Eunice Kennedy Shriver National Institute of Child Health and Human Development (2012) Effect of antenatal corticosteroids on respiratory morbidity in singletons after late-preterm birth. Obstetrics and Gynecology 119(3): 555–559

Gyamfi-Bannerman C, Thom EA, Blackwell SC et al., and Lucky Jain MD, for the NICHD Maternal–Fetal Medicine Units Network (2016) Antenatal betamethasone for women at risk for late preterm delivery. N Engl J Med 374: 1311–1320

Liggins GC (1969) Premature delivery of foetal lambs infused with glucocorticoids. Journal of Endocrinology 45(4): 515–523

Long NM, Ford SP, Nathanielsz PW (2013) Multigenerational effects of fetal dexamethasone exposure on the hypothalamic-pituitary-adrenal axis of first- and second-generation female offspring. American Journal of Obstetrics and Gynecology 208(3): 217 e211–218

Noorlander CW, Tijsseling D, Hessel EV, de Vries WB, Derks JB, Visser GH, de Graan PN (2014) Antenatal glucocorticoid treatment affects hippocampal development in mice. PloS one 9(1): e85671

Porto AM, Coutinho IC, Correia JB, Amorim MM (2011) Effectiveness of antenatal corticosteroids in reducing respiratory disorders in late preterm infants: randomised clinical trial. BMJ 342: d1696

Quinn TA, Ratnayake U, Castillo-Melendez M, Moritz KM, Dickinson H, Walker DW (2014) Adrenal steroidogenesis following prenatal dexamethasone exposure in the spiny mouse. Journal of Endocrinology 221(2): 347–362

Roberts D (2011) Antenatal corticosteroids in late preterm infants. BMJ 342: d1614

Roberts D, Dalziel S (2006) Antenatal corticosteroids for accelerating fetal lung maturation for women at risk of preterm birth. Cochrane Database of Systematic Reviews 3: CD004454

Sotiriadis A, Tsiami A, Papatheodorou S, Baschat AA, Sarafidis K, Makrydimas G (2015) Neurodevelopmental outcome after a single course of antenatal steroids in children born preterm: a systematic review and meta-analysis. Obstetrics and Gynecology 125(6): 1385–1396

Stutchfield P, Whitaker R, Russell I, and Antenatal Steroids for Term Elective Caesarean Section Research (2005) Antenatal betamethasone and incidence of neonatal respiratory distress after elective caesarean section: pragmatic randomised trial. BMJ 331(7518): 662

Sweet DG, Carnielli V, Greisen G, Hallman M, Ozek E, Plavka R, Saugstad OD, Simeoni U, Speer CP, Halliday HL, and European Association of Perinatal (2010) European consensus guidelines on the management of neonatal respiratory distress syndrome in preterm infants - 2010 update. Neonatology 97(4): 402–417

Geburtsmodus bei Frühgeburt

Harald Abele, Markus Hoopman, Karl-Oliver Kagan

35.1 Einleitung – 278

35.2 Ort der Entbindung – 278

35.3 Präpartale Risikoeinschätzung – 279

35.4 Präpartale interdisziplinäre Beratung und Absprache – 279

35.5 Sectio oder vaginale Entbindung – 279

35.6 Vaginal operative Entbindung – 281

35.7 Rückenmarksnahe Anästhesie – 281

35.8 „Ausmelken" der Nabelschnur bzw. Spätabnabeln – 282

35.9 Postpartaler Zugang zum Kind – 282

35.10 Fazit – 282

Literatur – 282

35.1 Einleitung

Eine bei Frühgeburt exzellente perinatalmedizinische und neonatologische Versorgung – von der ersten Lebensminute an – fordert von den Geburtshelfern ein großes Wissen über den rechten Zeitpunkt der Entbindung. In vielen Fällen kann der tatsächliche Ablauf der Entbindung jedoch nur bedingt vorhergesehen werden, so dass insbesondere einer flexiblen Betreuung und ständigen Re-Evaluation getroffener Entscheidungen in der Schwangerschaft und unter der Geburt eine besondere Rolle zukommt.

Grundsätzlich können Einlinge aus Schädellage in jedem Gestationsalter vaginal geboren werden. Es gibt keine Evidenz, dass bei sorgfältigem Ausschluss von Risikofaktoren eine Schnittentbindung für das Kind zu einem besseren Langzeit-Outcome führen würde (Alfirevic et al. 2013). Dennoch gibt es Konstellation, z.B. bei einer aufsteigenden Infektion, Plazentainsuffizienz oder maternalen Erkrankung, bei denen ein Kaiserschnitt die bessere Alternative darstellt. Eine vaginale Entbindung bei einer Frühgeburt setzt eine sehr gute Logistik über 24 Stunden am Tag voraus. Dabei soll das Augenmerk nicht nur auf eine durchdachte Logistik gelenkt werden, sondern auch auf eine fundierte Analyse der präpartalen Situation, um den der individuellen Situation des Mutter-Kind-Paares angemessenen Entbindungsmodus auszuwählen. Eine Schnittentbindung kann – wenn sie planbar ist – auf die Kernarbeitszeiten gelegt werden und ermöglicht damit eine wägbarere Bündelung der medizinischen Ressourcen. Konkret lässt sich dies am Beispiel von Zwillingen in der 30. SSW verdeutlichen, deren unaufhaltsame Geburt nachts um 2 Uhr beginnen kann und die Dienstmannschaft schnell an die Grenzen der Belastbarkeit führt. Die simultane Versorgung von zwei Frühgeborenen beginnt niemand gerne um diese Uhrzeit. Meist sind es aber gerade die unplanbaren Ereignisse in der Betreuung der Frühgeburt, die die Geburtshelfer gegenüber den Eltern und Neonatologen in die Rechtfertigung führen. Die retrospektive Diskussion ist dabei immer die gleiche. Sie lautet: „Ist das Kind zu früh oder zu spät entbunden worden? Und hätte man nicht besser einen Kaiserschnitt machen sollen?" Gerade aber darin liegt die besondere Herausforderung für die Geburtshelfer, ist doch die vaginale Entbindung von Frühgeborenen eine ganz spezielle Kunst. Es gilt hier alles so richtig wie bei einer Termingeburt zu machen und zusätzlich die speziellen Probleme Frühgeborener unter Zeitdruck zu berücksichtigen.

35.2 Ort der Entbindung

Es gibt in der Versorgung von Frühgeborenen einen Zusammenhang zwischen Struktur- und Versorgungsqualität (Chung et al. 2010; Watson et al. 2014). So ist letztlich eine gute Versorgung von Frühgeborenen über die Ergebnisqualität abbildbar. Die Trennung der Perinatal- von den Neonataldatensätzen in Deutschland erschweren es, diese Ergebnisqualität suffizient abzubilden (Hummler u. Poets 2011). Viele medizinisch sinnvoll erscheinende Forderungen lassen sich daher anhand von Statistiken in Deutschland nur schwer belegen. Es ist jedoch davon auszugehen, dass wir uns nicht diametral von anderen industrialisierten Ländern unterscheiden. Davon unabhängig profitieren Frühgeborene von einer lückenlosen Betreuung. Diese beginnt intrauterin durch die Geburtshelfer und wird durch die Neonatologen fortgesetzt. Eine hohe fachliche Qualifikation aller betreuenden Berufsgruppen (Hebammen, Kinderkrankenschwestern, Geburtshelfer, Neonatologen, etc.) sowie die Vorhaltung von ausreichend Fachpersonal sind ebenso wichtig, wie entsprechende bauliche und strukturelle Voraussetzungen (Wilson et al. 2011).

Sollte eine vaginale Entbindung angestrebt werden, ist es entscheidend, dass die neonatologische Erstversorgung in unmittelbarer Nähe zum Ort der Entbindung stattfindet. Damit ist nicht nur ein Transport des Kindes in utero in das entsprechende Perinatalzentrum gemeint, sondern auch die Entfernung des Entbindungsortes vom Ort der Erstversorgung des Frühgeborenen. Darüber hinaus muss zu jedem Zeitpunkt der Entbindung eine sekundäre Sectio ohne Zeitverzug möglich sein. In unserem Zentrum in Tübingen entbinden wir extrem Frühgeborene vaginal im Sectio-OP. Hierzu wird der OP-Tisch an die Seite gefahren und das Kreißbett zentral aufgestellt, so dass man von allen Seiten gut an die Kreisende gelangen kann. Die anstehende Entbindung wird im Vorfeld in der Neonatologie angemeldet, so dass die Intensiveinheit für das erwartete Kind vorbereitet werden kann. Die Erstversorgung des Kindes erfolgt unmittelbar in einem an den Sectio-OP angrenzenden Raum. Dieser hält alle für die Versorgung eines Frühgeborenen notwendigen Instrumente redundant vor und hat eine im Gegensatz zum Sectio-OP deutlich höhere Raumtemperatur. Sollte ein sekundärer Kaiserschnitt erforderlich werden, ist kein Ortswechsel erforderlich. Es wird das Ziel verfolgt, das Frühgeborene unter optimalen Bedingungen und im besten Zustand an die Neonatologen zu übergeben, die ihre Arbeit ohne Zeitverzug aufnehmen können.

35.3 Präpartale Risikoeinschätzung

Die Betreuung einer vaginalen Entbindung bei extremer Frühgeburt setzt eine vorhergehende gewissenhafte Risikoeinschätzung voraus. Nicht wenige, zu einer vorzeitigen Entbindung führende Ursachen können die Kaiserschnittentbindung prospektiv und retrospektiv als günstigere Wahl erscheinen lassen. Eine Schnittentbindung rückt beispielsweise immer dann in den Mittelpunkt, wenn ein kurzes Intervall bis zur Geburt des Kindes das Outcome von Mutter und Kind erheblich beeinflussen kann. Dies ist z.B. bei einer starken vaginalen Blutung oder einer aufsteigenden Infektion der Fall. Lageanomalien oder Hinweise auf eine fortgeschrittene Plazentainsuffizienz können ebenfalls gute Gründe sein, keine vaginale Entbindung anzustreben. Nicht zuletzt kann eine fortgeschrittene maternale Erkrankung (z.B. eine kardiale Dekompensation bei Kardiomyopathie) ursächlich für die medizinische Induktion einer Frühgeburt durch eine Sectio caesarea sein, so dass sich der Geburtsmodus in diesen Fällen nicht allein durch die kindlichen Variablen begründet.

Zur Beurteilung des Kindes in utero stehen zahlreiche Methoden der Pränatalmedizin (Kardiotokografie, Sonografie, Dopplerultraschall, Labormedizin, Mikrobiologie, Virologie, etc.) zur Verfügung. Darüber hinaus sind die Anamnese und Klinik der Mutter sorgfältig zu überwachen und in die Überlegungen zum Geburtsmodus einzuschließen. Während der Geburt sollte eine kontinuierliche Aufzeichnung der fetalen Herztöne mittels Kardiotokografie erfolgen. Es ist dabei zu beachten, dass die für die jeweilige Schwangerschaftswoche typischen CTG-Veränderungen (höhere Baseline, niedrigere Oszillation, etc.) bei der Interpretation Berücksichtigung finden (Afors u. Chandraharan 2011). Zudem entsprechen die fetalen Kompensationsmechanismen des Kindes unter der Geburt nicht dem eines Reifgeborenen. Bei Auffälligkeiten der Herztonregistrierung ist daher ein besonders zeitnahes Reagieren bzw. Agieren erforderlich.

35.4 Präpartale interdisziplinäre Beratung und Absprache

Es hat sich in der klinischen Routine bewährt, die Eltern schon vor der Entbindung interdisziplinär, d.h. durch Hebammen, Geburtshelfer und Neonatologen zu beraten. Idealerweise haben die Eltern alle bei der Betreuung von Mutter und Kind beteiligten Personen vor der Entbindung kennengelernt. Zudem haben sie die Räume des Entbindungsbereiches und der Neonatologie besichtigt, da es ungemein beruhigend für betroffene Eltern ist, zu wissen, wo und durch wen ihr Kind nach seiner Entbindung betreut wird. Allerdings ist dieser persönliche Zugang in einem großen Perinatalzentrum aufgrund der Schichtdienste in der Geburtshilfe und Neonatologie nahezu nie vollständig realisierbar. Ein wichtiges Instrument stellen daher schriftliche Protokolle dar, die die Inhalte der Beratungsgespräche mit den Eltern nachvollziehbar dokumentieren und im Dienst nachgeschalteten Kolleginnen und Kollegen die Möglichkeit verschaffen, nahtlos und ohne Widersprüche die Betreuung der Mutter-Kind-Paare fortzusetzen. Neben den Absprachen, die mit den Eltern zur Entbindung getroffen wurden, sollte hier immer die Einschätzung bezüglich der Prognose des Kindes und ein Satz zum geplanten Geburtsmodus festgehalten werden. Im Perinatalzentrum Tübingen legen wir diese Protokolle auch bei infauster Prognose des Kindes an, um dann die Absprachen mit den Eltern für eine palliativmedizinische Betreuung schriftlich niederzulegen.

35.5 Sectio oder vaginale Entbindung

Ob bei einer Frühgeburt eine vaginale Entbindung bei Einlingen möglich ist oder ein Kaiserschnitt die grundsätzlich bessere Alternative darstellt, kann nicht pauschal beantwortet werden. Diese Entscheidung kann auch nicht ausschließlich anhand des Gestationsalters getroffen werden. Die Diskussion wird schon deshalb sehr kontrovers geführt, da es wissenschaftlich schwierig ist, dieses Thema in prospektiven Studien zu untersuchen. In jedem Fall ist jedoch der Kaiserschnitt im Vergleich zur vaginalen Entbindung der wägbarere Weg. Er klammert einige – insbesondere auf das Kind bezogene – unvorhergesehene Komplikationen weitgehend aus, bedeutet für die Mutter allerdings höhere operative Risiken und kann zu einer die Logistik betreffend optimalen Zeit durchgeführt werden (Reddy et al. 2015). So ist es nicht verwunderlich, dass dem Kaiserschnitt bei der Entbindung Frühgeborener ein hoher Stellenwert eingeräumt wird. Es gibt jedoch keine Evidenz für ein im Hinblick auf die perinatale Mortalität und die neurologische Entwicklung verbessertes Outcome der Kinder bei konsequenter Entbindung durch Sectio caesarea. Eine 2013 publizierte Cochrane-Analyse konnte beim Vergleich von vaginal geborenen mit durch primären Kaiserschnitt entbundenen frühgeborenen Einlingen keinen Unterschied hinsichtlich der perinatalen Morbidität und Mortalität feststellen (Alfirevic et al. 2013). Allerdings waren die Fallzahlen der eingeschlossenen Studien klein, so dass keine generelle Aussage aus dieser Analyse möglich wurde. Demgegenüber stehen jedoch nur wenige Studiendaten, die eine Erhöhung des Auftretens peripartaler intraventrikulärer Blutungen nach vaginaler Geburt Frühgeborener aus Schädellage postulieren. Eine aktuelle Studie konnte keinen Zusammenhang zwischen dem Geburtsmodus und der neurologischen Entwicklung extrem Frühgeborener (23+4.–25+6. SSW) anhand des Bayley II-Scores feststellen (Obican et al. 2015).

In jedem Fall setzt die Entbindung extrem Frühgeborener eine engmaschige Überwachung unter der Geburt und die Möglichkeit voraus, bei ungünstigen Vorzeichen vom angestrebten Ziel einer vaginalen Geburt abzuweichen. Dies ist immer dann erforderlich, wenn eine unmittelbare Entbindung durch einen Kaiserschnitt ein besseres Outcome des Frühgeborenen erwarten lässt. Im Falle eines Kaiserschnittes ist eine quere Uterotomie einer Längsincision vorzuziehen. Letztere ist dann erforderlich, wenn das untere Uterinsegment so schmal und das Myometrium dort so dick sind, dass kein optimaler Zugang zum Kind gegeben ist. In jedem Fall muss die Entwicklung des Kindes sehr vorsichtig erfolgen. Die Erfahrung zeigt, dass man sich bei der Entwicklung Zeit lassen kann und sollte. So kann in den meisten Fällen auf einen Uterus-T- bzw. -L-Schnitt oder eine Längsincision verzichtet werden. Dem Zustand nach einer Längsincision des Uterus ist in der nächsten Schwangerschaft bei der Wahl des Geburtsmodus Rechnung zu tragen.

Die bei Einlingen in Schädellage gültigen Empfehlungen für Frühgeborene lassen sich bei einer Präsentation des Kindes zur Geburt in Beckenendlage nicht übertragen. Hier ist insbesondere bei unvollständiger Muttermundseröffnung eine schwierige Entwicklung des kindlichen Köpfchens möglich. Manuelle Handgriffe zur Befreiung des Kindes aus dem Geburtskanal sind nur eingeschränkt durchführbar und mit einem höheren Risiko für ein kindliches Trauma verbunden, wie bei einem Kaiserschnitt. In einer retrospektiven Studie an 1.537 Frauen mit Kindern in Beckenendlage konnte im Kollektiv der Kinder, die vaginal geboren wurden (Anzahl: 478), eine gegenüber den durch Kaiserschnitt geborenen Kindern (Anzahl: 1.059) erhöhte Mortalität bei einem Geburtsgewicht von 1.000–1.500 g gezeigt werden (Demirci et al. 2012). Eine der größten Kohortenstudien zu diesem Thema wurde in Kalifornien durchgeführt. Hier zeigte sich für die vaginale Entbindung von Kindern in Beckenendlage eine erhöhte Morbidität in den Gruppen der Kinder mit einem Gewicht von 500–1.000 g (OR 11.7; 95% CI 7.9–17.2), 1.001–1.500 g (OR 17.0; 95% CI 6.8–42.7), 1.501–2.000 g (OR 7.2; 95% CI 2.4–21.4) und 2.001–2.500 g (OR 6.6; 95% CI 2.1–21.2; Biswas et al. 2013). Die Autoren weisen aber auch darauf hin, dass das Kollektiv der vaginal geborenen Kinder im Verhältnis zu den durch Kaiserschnitt geborenen Kindern bei Beckenendlage klein war und somit nur eine eingeschränkte Aussage möglich ist. In unserem Zentrum bevorzugen wir bei fetaler Beckenendlage bei einem Geburtsgewicht unter 2.000 g eine Sectio caesarea als Geburtsmodus. Bei einem höheren Schätzgewicht beraten wir anhand der Daten des Term Breech Trial und den Ergebnissen einer großen niederländischen Kohortenstudie mit allen Überlegungen zum Kurz- und Langzeit-Outcome der aus Beckenendlage geborenen Kinder (Vlemmix et al. 2014; Hannah et al. 2000). Grundsätzlich muss den Eltern, selbst bei geplanter vaginaler Geburt aus BEL, eine gegenüber der Sectio Gruppe erhöhte kindliche Mortalität bei ihrer Entscheidung bewusst sein.

Es gibt nur wenige Studien, die das Outcome frühgeborener Zwillinge bezüglich des Geburtsmodus untersucht haben. Noch schwieriger wird eine Beantwortung der Frage nach dem Geburtsmodus unter Einbeziehung der Chorionizität. In einer an 4.428 lebend geborenen Zwillingsparen ab einem Geburtsgewicht von > 500 g durchgeführten retrospektiven Studie konnte gezeigt werden, dass bezüglich schwerer fetaler Komplikationen die Gruppe der Kinder zwischen 500–749 g von einer Sectio profitierte. Ab einem Körpergewicht von 1.000 g und mehr konnte hingegen kein Unterschied zur Gruppe vaginal geborener Kinder festgestellt werden. Die Komplikationen betrafen vor allem den zweiten Zwilling (Zhang et al. 1996). Eine retrospektive schwedische Kohortenstudie konnte diese Ergebnisse nicht bestätigen (Rydhstrom 1990). Selbst bei vaginaler Geburt des ersten Zwillings verblieb ein Risiko von 17%, dass zur Entwicklung des zweiten Zwillings eine Sectio caesarea notwendig wird (Alexander et al. 2008). Hierbei ist festzuhalten, dass es vor allem Komplikationen wie ein Nabelschnurvorfall oder eine geburtsunmögliche Lageanomalie des zweiten Zwillings sind, die die sekundäre Sectio bedingen (Hirnle et al. 2000). Diese treten unserer Erfahrung nach häufiger auf, wenn das Gestationsalter niedrig ist. Neben Überlegungen zu den ungenügenden Studiendaten sollte sorgfältig die über 24 Stunden aufrechtzuerhaltende neonatale Versorgung bedacht werden, die eine optimale postpartale Versorgung der Kinder gewährleisten muss.

35.6 Vaginal operative Entbindung

Die Entscheidung eine vaginale Entbindung durchzuführen, schließt die Möglichkeit einer vaginal operativen Entbindung ein. Eine in Schweden retrospektiv an einem Kollektiv von 40.764 Kindern durchgeführte Auswertung zeigte die Notwendigkeit einer Vakuumentbindung bei 5,7% der Frühgeborenen. Die Inzidenz nahm mit steigendem Gestationsalter zu. Das heißt, extrem Frühgeborene wurden seltener mittels Vakuumextraktion entbunden. Hinsichtlich kranieller Blutungen wurden bei 1,51% der Frühgeborenen intrakranielle Blutungen (AOR 1.84; 95% CI: 1.09–3.12) und in 0,64% extrakranielle Blutungen beobachtet (AOR 4.48; 95% CI: 2.84–7.07). Plexusläsionen wurden bei 0,13% der Kinder diagnostiziert (AOR 6.21; 95% CI: 2.22–17.4). Die Studie zeigte gegenüber Frühgeborenen, die durch eine Sectio caesarea entbunden wurden, eine höhere Inzidenz für die oben genannten Komplikationen (Aberg et al. 2014). Eine andere Studie an 61 Kindern mit einem Gewicht von 1.500–2.499 g, welche durch Vakuumextraktion geboren wurden, konnte gegenüber einem Kontrollkollektiv von 122 vaginal geborenen Kindern keine erhöhte Morbidität und Mortalität erkennen (Morales et al. 1995). Die Daten belegen die Forderung, bei einer vaginal operativen Entbindung unter der 34+0. SSW, zur Reduktion von kraniellen Blutungen, eine Zange zu bevorzugen. Vor dem Hintergrund schwindender Kenntnisse in der Anwendung der geburtshilflichen Zange ist es daher nachvollziehbar, warum es in einigen Zentren einen deutlichen Trend hin zur Sectio caesarea gibt. Darüber hinaus ist es interessant, dass eine der Routine folgende prophylaktische Episiotomie das Outcome des Frühgeborenen nicht verbessert (Lobb et al. 1986). Die Episiotomie sollte daher auch bei der Entbindung extrem Frühgeborener nur nach entsprechender Indikation erfolgen.

35.7 Rückenmarksnahe Anästhesie

Eine gute Kontrolle des Geburtsschmerzes ist insbesondere bei der Betreuung einer extremen Frühgeburt wünschenswert. Es stehen prinzipiell alle in der Geburtshilfe gebräuchlichen Verfahren zur Verfügung, wobei auf Medikamente verzichtet werden sollte, die systemisch wirksam sind. So kann eine zusätzliche Beeinträchtigung des Kindes intra- und postpartal vermieden werden. Eine ggf. erforderliche Schnittentbindung kann unter Analgesie durch eine Peridural- oder Spinalanästhesie erfolgen. Bei letzterer ist zu beachten, dass in einer französischen Studie eine höhere Mortalität extrem frühgeborener Kinder nach Durchführung einer Spinalanästhesie gegenüber der Anwendung einer Vollnarkose oder Periduralanästhesie in einer multivarianten Regressionsanalyse festgestellt werden konnte (Laudenbach et al. 2009). Die Autoren haben jedoch dafür keine

Erklärung und weisen selbst auf die eingeschränkte Aussagekraft ihrer Studie hin. In unserem Zentrum findet die Spinalanästhesie auch bei der Betreuung von Müttern bei extremer Frühgeburt regelmäßige Anwendung. Dabei ist eine kontinuierliche intrauterine Überwachung obligat.

35.8 „Ausmelken" der Nabelschnur bzw. Spätabnabeln

Der genaue Zeitpunkt, an dem nach Entwicklung des Frühgeborenen (unabhängig vom Geburtsmodus) abgenabelt werden soll, ist nach wie vor unbekannt. Die Empfehlungen streuen von 30–120 Sekunden nach Partus. Eine Metaanalyse von zwölf Studien und unter Einschluss von 531 Neonaten mit einem durchschnittlichen Gestationsalter bei Entbindung von 28 SSW konnte durch das späte Abnabeln bzw. „Ausmelken" der Nabelschnur eine signifikante Reduktion der neonatalen Mortalität, einen geringeren Transfusionsbedarf sowie eine verringerte Rate intraventrikulärer Blutungen zeigen (Backes et al. 2014). Ebenfalls fanden sich Hinweise, dass das Auftreten einer necrotisierenden Enterocolitis (NEC) reduziert werden kann (Rabe et al. 2012). In unserem Zentrum verbringen wir die Frühgeborenen in dieser Zeit in eine dafür konzipierte sterile Plastiktüte und halten sie darin unter dem Niveau der Plazenta, um eine suffiziente Transfusion zu ermöglichen und ein Auskühlen des Kindes zu verhindern (▶ Abschn. 36.4).

35.9 Postpartaler Zugang zum Kind

Eine extreme Frühgeburt stellt für die Eltern eine psychologische und soziale Extremsituation dar. Neben den Ängsten um die Gesundheit des Kindes bzw. der Kinder kommen die eigene medizinische Situation und die veränderten familiären Verhältnisse hinzu. Nicht selten bleibt die Prognose zunächst vage, so dass die Eltern mit ihren Hoffnungen und Ängsten von Tag zu Tag leben. Dabei spielt die Bindung zwischen Eltern und Kind eine sehr große Rolle. Es gibt Hinweise, dass der „Bonding"-Prozess bei Frühgeborenen besonders vulnerabel ist und daher einer besonderen Begleitung und Überwachung bedarf (Wolke et al. 2014). Eine vaginale Entbindung erlaubt der Mutter, schon wenige Stunden nach der Geburt bei ihrem Kind in der Neonatologie zu weilen. Im Falle einer Kaiserschnittentbindung ist dies nicht möglich. Hier können neben Fotos spezielle Videosysteme helfen, die Zeit der Trennung zu überbrücken und die Bindung zwischen Eltern und Frühgeborenen zu stärken (Hoffenkamp et al. 2015).

35.10 Fazit

Die Wahl des Geburtsmodus bei Frühgeburt setzt eine große Erfahrung bei der Betreuung der Frühgeburt voraus. Neben allen fachlichen Erwägungen ist es vor allem die im Zentrum zur Verfügung stehende Logistik, die darauf Einfluss nimmt, ob eine vaginale Geburt oder eine Sectio angestrebt wird. Es ist daher für jedes geburtshilfliche Zentrum ein Qualitätskriterium, dass dort – bei gutem kindlichen Outcome – Frühgeborene vaginal entbunden werden. Die Entbindung durch Sectio caesarea sollte auch in diesem Kollektiv keine Routine darstellen.

Literatur

Aberg K, Norman M, Ekeus C (2014) Preterm birth by vacuum extraction and neonatal outcome: a population-based cohort study. BMC Pregnancy Childbirth 14: 42

Afors K, Chandraharan E (2011) Use of continuous electronic fetal monitoring in a preterm fetus: clinical dilemmas and recommendations for practice. J Pregnancy 2011: 848794

Alexander JM et al. (2008) Cesarean delivery for the second twin. Obstet Gynecol 112(4): 748–752

Alfirevic Z, Milan SJ, Livio S (2013) Caesarean section versus vaginal delivery for preterm birth in singletons. Cochrane Database Syst Rev 9: CD000078

Backes CH et al. (2014) Placental transfusion strategies in very preterm neonates: a systematic review and meta-analysis. Obstet Gynecol 124(1): 47–56

Biswas A, Su LL, Mattar C (2013) Caesarean section for preterm birth and, breech presentation and twin pregnancies. Best Pract Res Clin Obstet Gynaecol 27(2): 209–219

Chung JH et al. (2010) The effect of neonatal intensive care level and hospital volume on mortality of very low birth weight infants. Med Care 48(7): 635–644

Demirci O et al. (2012) Pregnancy outcomes by mode of delivery among breech births. Arch Gynecol Obstet 285(2): 297–303

Hannah ME et al. (2000) Planned caesarean section versus planned vaginal birth for breech presentation at term: a randomised multicentre trial. Lancet 356(9239): 1375–1383

Hirnle P et al. (2000) Caesarean section for the second twin after vaginal delivery of first. J Obstet Gynaecol 20(4): 392–395

Hoffenkamp HN et al. (2015) Effectiveness of hospital-based video interaction guidance on parental interactive behavior, bonding, and stress after preterm birth: A randomized controlled trial. J Consult Clin Psychol 83(2): 416–429

Hummler HD, Poets C (2011) Mortality of extremely low birthweight infants - large differences between quality assurance data and the national birth/death registry. Z Geburtshilfe Neonatol 215(1): 10–17

Laudenbach V et al. (2009) Anaesthesia mode for caesarean section and mortality in very preterm infants: an epidemiologic study in the EPIPAGE cohort. Int J Obstet Anesth 18(2): 142–149

Lobb MO, Duthie SJ, Cooke RW (1986) The influence of episiotomy on the neonatal survival and incidence of periventricular haemorrhage in very-low-birth-weight infants. Eur J Obstet Gynecol Reprod Biol 22(1-2): 17–21

Morales R et al. (1995) Vacuum extraction of preterm infants with birth weights of 1.500-2.499 grams. J Reprod Med 40(2): 127–130

Obican SG et al. (2015) Mode of delivery at periviability and early childhood neurodevelopment. Am J Obstet Gynecol 213(4): 578 e1–4

Rabe H et al. (2012) Effect of timing of umbilical cord clamping and other strategies to influence placental transfusion at preterm birth on maternal and infant outcomes. Cochrane Database Syst Rev 8: CD003248

Reddy UM et al. (2015) Serious maternal complications after early preterm delivery (24-33 weeks' gestation). Am J Obstet Gynecol 213(4): 538 e1–9

Rydhstrom H (1990) Prognosis for twins with birth weight less than 1500 gm: the impact of cesarean section in relation to fetal presentation. Am J Obstet Gynecol 163(2): 528–533

Vlemmix F et al. (2014) Term breech deliveries in the Netherlands: did the increased cesarean rate affect neonatal outcome? A population-based cohort study. Acta Obstet Gynecol Scand 93(9): 888–896

Watson SI et al. (2014) The effects of designation and volume of neonatal care on mortality and morbidity outcomes of very preterm infants in England: retrospective population-based cohort study. BMJ Open 4(7): e004856

Wilson S et al. (2011) The effect of nurse staffing on clinical outcomes of children in hospital: a systematic review. Int J Evid Based Health 9(2): 97–121

Wolke D, Eryigit-Madzwamuse S, Gutbrod T (2014) Very preterm/very low birthweight infants' attachment: infant and maternal characteristics. Arch Dis Child Fetal Neonatal Ed 99(1): F70–75

Zhang J et al. (1996) Twin delivery and neonatal and infant mortality: a population-based study. Obstet Gynecol 88(4 Pt 1): 593–598

Neuroprotektion[1]

Richard Berger, Carolin Kienast

36.1 Einleitung – 286

36.2 Intra-/periventrikuläre Hirnblutung und periventrikuläre Leukomalazie – 286

36.3 Magnesium – 286

36.4 Spätes Abnabeln – 288

36.5 Fazit für die Praxis – 289

Literatur – 289

---

1 Dieses Kapitel basiert auf dem Artikel „Neuroprotektion bei Frühgeborenen" von Berger et al. (2014).

36.1 Einleitung

Die Prävention der Frühgeburt ist nach wie vor eine der großen Herausforderungen für die Geburtshilfe des 21. Jahrhunderts. Frühgeborene, die vor 30 SSW auf die Welt kommen, zeigen in den Neonatalerhebungen der Bundesländer eine besonders hohe Morbidität und Mortalität. Neben Erkrankungen der Lunge, des Darmes und der Sinnesorgane ist hierbei besonders das unreife kindliche Gehirn betroffen. Typisch bei sehr frühgeborenen Kindern sind die intra- bzw. periventrikuläre Hirnblutung (PIVH) und die periventrikuläre Leukomalazie (PVL). Hierbei stehen vor allem Dysfunktionen der Pyramidenbahnen zur unteren Extremität im Vordergrund, die sich klinisch in einer beinbetonten spastischen Zerebralparese äußern (Volpe 1995).

36.2 Intra-/periventrikuläre Hirnblutung und periventrikuläre Leukomalazie

PIVH treten in einer Hirnregion auf, die sich mit zunehmender Reife des Feten fast vollständig zurückbildet: der germinalen Matrix. Das Gefäßbett dieser Hirnregion ist sehr empfindlich, so dass besonders sub- und postpartale Schwankungen des zerebralen Blutflusses zu einer Ruptur der hier ansässigen Gefäße führen können. Das Resultat ist eine Zerstörung der germinalen Matrix und eine periventrikuläre hämorrhagische Infarzierung der weißen Hirnsubstanz mit nachfolgendem Hydrozephalus (Übersicht bei Volpe 1995).

Als besonders betroffene Areale der PVL wurden die Radiatio occipitalis am Trigonum der Seitenventrikel und die weiße Substanz um das Foramen Monroi beschrieben (Abb. 36.1). Im Rahmen der PVL werden Axone und Oligodendrozyten zerstört, die im Anschluss durch aktivierte Mikroglia als nekrotisches Gewebe abgeräumt werden. Hierbei sind vor allem Axone und Oligodendrozyten in den frühen Entwicklungsstufen betroffen. Aufgrund der zerstörten Oligodendrozyten kommt es zu einer mangelhaften Myelinisierung und zu einer Erweiterung der Seitenventrikel. Im weiteren Verlauf entstehen kleinlumige Zysten, die sonografisch darstellbar sind.

Als Risikofaktoren der PVL wurden zum einen die zerebrale Ischämie und zum anderen die Chorioamnionitis beschrieben (Berger u. Garnier 1999). Die Bedeutung der Chorioamnionitis für die Entwicklung der kindlichen Zerebralparese wurde von Wu und Colford (2000) in einer großen Metaanalyse untersucht. Hierbei bestand eine signifikante Korrelation mit einem relativen Risiko von 1.9 (95% CI 1.4–2.5). Auch Shatrov et al. (2011) bestätigten den Einfluss der Chorioamnionitis auf die Entstehung einer kindlichen Zerebralparese. Leider zeigte sich, dass weder der rasche Beginn einer antibiotischen Therapie noch die unmittelbare Entbindung des Kindes nach Diagnose der Chorioamnionitis zu einer Senkung der Inzidenz der Zerebralparese führten. Es wird vermutet, dass die pathophysiologischen Vorgänge, die eine Schädigung des fetalen Hirns hervorrufen, zu diesem Zeitpunkt für eine erfolgreiche therapeutische Intervention schon zu weit fortgeschritten sind.

36.3 Magnesium

Steht die Frühgeburt unmittelbar bevor, sollte das kindliche Gehirn mit intravenöser Magnesiumgabe geschützt werden (Doyle et al. 2009; ACOG 2013). In den letzten Jahren zeigte sich in zahlreichen Studien neben dem tokolytischen und antikonvulsiven auch ein neuroprotektiver Effekt von Magnesium.

Nelson und Grether veröffentlichten 1995 eine Fall-Kontroll-Studie, die den Einfluss einer präpartalen Magnesiumgabe auf die Prävalenz der infantilen Zerebralparese in Very-low-birthweight-Kindern (< 1.500 g) untersuchte. Kinder, deren Mütter in der Schwangerschaft mit Magnesiumsulfat behandelt worden waren, erkrankten signifikant seltener an einer infantilen Zerebralparese als ihre „matched pairs" ohne präpartale Magnesiumexposition. Daraus leiteten die Autoren einen protektiven Effekt von Magnesiumsulfat bei sehr kleinen Frühgeborenen ab. Einige Beobachtungsstudien folgten, die die Ergebnisse bestätigten, andere fanden keine entsprechende Assoziation (Übersicht bei Blauert et al. 2011). Die Fragestellung wurde in mehreren großen kontrolliert-randomisierten Studien reevaluiert.

2008 erschienen die Ergebnisse der BEAM-Studie (Beneficial Effects of Antenatal Magnesium

36.3 · Magnesium

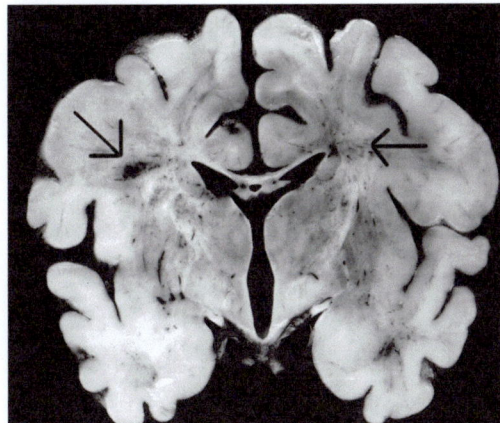

Abb. 36.1 Periventrikuläre Leukomalazie. Die Pfeile markieren die Läsionen in der weißen Hirnsubstanz (Quasebarth 2001)

Sulfate) des Maternal-Fetal Medicine Units Network (Rouse et al. 2008). Im Rahmen der Studie wurde Schwangeren mit drohender Frühgeburt zwischen 24 und 31 SSW initial ein Bolus von 6 g Magnesium verabreicht, gefolgt von einer Erhaltungsdosis von 2 g/h. Die Kontrollgruppe erhielt kein Magnesiumsulfat. Untersucht wurden das kombinierte Risiko für den Tod des Kindes innerhalb eines Jahres und das Auftreten der infantilen Zerebralparese (schwere oder mittlere Form) in bzw. nach zwei Lebensjahren. Im kombinierten Risiko fand sich kein signifikanter Unterschied zwischen Therapie- und Kontrollgruppe. Nach Aufspaltung des kombinierten Ergebnisses bestätigte sich bei ähnlichen Mortalitätsraten eine signifikant niedrigere Rate an infantiler Zerebralparese bei Kindern, deren Mütter präpartal Magnesiumsulfat erhalten hatten (1,9% vs. 3,5%). Die Ergebnisse von Rouse et al. stützen somit die Annahme, dass die Applikation von MgSO4 zu einer signifikanten Reduktion der infantilen Zerebralparese bei frühgeborenen Kindern < 32 SSW führt.

Doyle et al. publizierten 2009 ein Cochrane-Review mit fünf prospektiv-randomisierten Studien, in denen zwischen 2002 und 2008 über 6.000 Fälle untersucht wurden. In den Schwangerschaften, in denen bei drohender Frühgeburt < 37 + 0 SSW Magnesiumsulfat als neuroprotektives Agens verabreicht wurde, wurden signifikant weniger Fälle von infantiler Zerebralparese (relatives Risiko 0.68; 95% confidence interval 0.54–0.87) und schwerwiegender grobmotorischer Beeinträchtigung („gross motor dysfunction"; relatives Risiko 0.61; 95% confidence interval 0.44–0.85) beschrieben (◘ Tab. 36.1).

Die Anzahl an Frauen, die bei drohender Frühgeburt mit Magnesiumsulfat (MgSO4) behandelt werden müssen, um einen Fall von infantiler Zerebralparese zu vermeiden („number needed to treat", NNT), liegt < 34 SSW bei 52 (Conde-Agudelo u. Romero 2009) und < 28 SSW bei 29 Fällen (Cahill u. Caughey 2009). In den USA wird die jährliche Inzidenz der infantilen Zerebralparese auf ca. 8.000 Fälle geschätzt, von denen 25% (n = 2.000) vor 34 SSW geboren werden. Wenn nun alle Frauen mit einer Frühgeburt < 34 SSW präpartal Magnesiumsulfat als Neuroprotektivum erhielten, könnten pro Jahr ca. 620 Fälle von infantiler Zerebralparese verhindert werden. Die Kosten für die Vermeidung eines Erkrankungsfalles lägen bei 10.291 US-Dollar (Conde-Agudelo u. Romero 2009).

Zu den am häufigsten berichteten maternalen Nebenwirkungen der systemischen Magnesiumtherapie zählen Flush, Schwitzen, Übelkeit, Erbrechen oder Probleme an der Injektionsstelle. Darüber hinaus wurde über ein 50% höheres Risiko für das Auftreten von Hypotension und Tachykardie berichtet („number needed to harm", NNH: 28–30). Ein häufigeres Auftreten von schwerwiegenden Komplikationen wie mütterlicher Sterblichkeit, Herz- oder Atemstillstand, pulmonaler Ödembildung, respiratorischer Depression, schwerer postpartaler Hämorrhagie oder erhöhter Sectiorate fand sich nicht.

In den untersuchten Studien wurde eine große Divergenz bezüglich der empfohlenen Magnesiumsulfatdosis deutlich. Die Autoren beschrieben Dosen zwischen 4 g und knapp 50 g MgSO4. Conde-Agudelo und Romero (2009) berichteten von einem statistischen Effekt erst ab einer mittleren Dosis von 4 g Magnesiumsulfat, bei niedrigeren Dosen fand sich in der Wirkung kein Unterschied zur Placebo-Gruppe. Die applizierte Gesamtdosis von Magnesium sollte Berücksichtigung finden, da die kontroversen Ergebnisse von Mittendorf et al. (2002), die eine Verschlechterung des perinatalen Outcomes nach antenataler Magnesiumgabe beschrieben, sicherlich zu einem großen Teil durch die hohe Magnesiumdosis (bis 100 g) zu erklären sind (Doyle et al. 2009).

Empfohlen wird, die Therapie mit einem Bolus von 4–6 g MgSO4 innerhalb von 30 Minuten zu beginnen, dem eine Erhaltungsdosis von 1–2 g/h

☐ **Tab. 36.1** Magnesium zur Neuroprotektion

	Magnesium (N)	Kontrolle (N)	RR, 95% CI
Zerebalparese	104/3.052	154/3.093	0.68 (0.54–0.87), p = 0.002
Dysfunktion der Grobmotorik	57/2.967	94/3.013	0.61 (0.44– 0.85), p = 0.003
Kindliche Mortalität	443/3.052	430/3.093	1.04 (0.92–1.17)

Die antepartale Applikation von Magnesiumsulfat senkt die Inzidenz der Zerebralparese und Dysfunktion der Grobmotorik signifikant bei frühgeborenen Kindern. Die kindliche Mortalität blieb hingegen unverändert (Doyle et al. 2009).

über zwölf Stunden folgt. Die Konzentration im mütterlichen Serum sollte verdoppelt werden, um rasch einen neuroprotektiven Wirkspiegel im kindlichen Hirn zu erreichen. Für den Fall, dass die Geburt nicht innerhalb der nächsten zwölf Stunden eintritt, kann die Magnesiumgabe bei einer erneuten drohenden Frühgeburt jederzeit wiederholt werden.

Ow et al. (2012) beschäftigten sich mit der Fragestellung, wie erfolgreich die wissenschaftlichen Empfehlungen im klinischen Alltag umgesetzt werden können. In einem australischen Perinatalzentrum der Maximalversorgung erhielten 142 von 191 (74%) frühgeborenen Kindern < 32 SSW antenatal Magnesium. Die präpartale Gabe dauerte im Mittel 3 h 58 min und musste bei 2% der Frauen wegen Nebenwirkungen unterbrochen werden.

> **Praxistipp**
>
> Die hochdosierte Gabe von Magnesium bei drohender Frühgeburt führt zu einer Reduktion der kindlichen Zerebralparese sowie schwerwiegender grobmotorischer Beeinträchtigung.
> EL 1a, Empfehlungsgrad + (X4PB 2013)

36.4 Spätes Abnabeln

Der Zeitpunkt des Abnabelns nach Entbindung kann das kindliche Blutvolumen signifikant beeinflussen. Hofmeyr et al. untersuchten 1988 in einer randomisierten Studie das kindliche Outcome in Abhängigkeit vom Zeitpunkt des Abnabelns. Bei einem Abnabeln nach einer Minute lag die kindliche Hirnblutungsrate bei 35%, wurde hingegen direkt nach Entbindung abgenabelt, lag sie bei 77%. Das erhöhte Blutvolumen nach spätem Abnabeln scheint eine arterielle Hypotension und damit eine reduzierte Perfusion des Gehirns zu vermeiden. Auch wird vermutet, dass die Konzentration an Gerinnungsfaktoren und die Zahl an Stammzellen durch spätes Abnabeln erhöht wird. Stammzellen aus Nabelschnurblut zeigten in verschiedenen experimentellen Untersuchungen neuroprotektive Eigenschaften (Übersicht bei Salmeen et al. 2014).

Mehrere Autoren bestätigten seit 1980, dass spät abgenabelte Frühgeborene postpartal einen niedrigeren Bedarf an Bluttransfusionen und Flüssigkeitssubstitutionen haben als früh abgenabelte Kinder. Zudem sind die Rate an Hirnblutungen und Fälle von Sepsis deutlich reduziert (Übersicht bei Salmeen et al. 2014). Als Nebenwirkungen wurden Polyzythämie, Hyperbilirubinämie und ein erhöhter Bedarf an Phototherapie beschrieben (Salmeen et al. 2014). Eine prospektiv randomisierte Studie untersuchte 2006 72 Frauen mit einer Frühgeburt < 32 SSW. In der einen Gruppe wurden die Kinder direkt nach Geburt abgenabelt und in der anderen Gruppe erst nach 30–45 Sekunden. In der Gruppe der spät abgenabelten Kinder zeigte sich eine signifikant verminderte Inzidenz an Hirnblutungen und Fällen von Sepsis. Andere Variablen wie z.B. die Konzentration von Bilirubin oder die transfundierte Blutmenge waren nicht verändert (Mercer et al. 2006; ☐ Tab. 36.2). Aufgrund dieser Daten empfiehlt die ACOG eine verzögerte

Tab. 36.2 Neuroprotektion durch spätes Abnabeln

	ICC (n = 36), n (%)	DCC (n = 36), n (%)	P	Odds Ratio	95% CI
IVH					
Gesamt	13 (36)	5 (14)	.03	3.5	1.1–11
1. Grades	4 (11)	3 (8)			
2. Grades	8 (22)	2 (6)			
4. Grades	1 (3)	0 (0)			
Sepsis	8 (22)	1 (3)	.03	0.1	0.01–0.84

Spätes Abnabeln (DCC = delayed cord clamping 30–45 s) reduziert im Vergleich zu sofortigem Abnabeln (ICC = intermediate cord clamping 5–10 s) die Inzidenz der intraventrikulären Hirnblutung (IVH) und neonatalen Sepsis signifikant bei Frühgeborenen unterhalb 32 SSW (Mercer et al. 2006).

Abnabelung (> 30 Sekunden) bei allen Frühgeburten < 32 SSW (ACOG 2012). In einer kürzlich publizierten Metaanalyse, in die zwölf randomisierte Studien einflossen, zeigte sich hierdurch eine signifikante Senkung der Hirnblutungsrate um 38% (RR 0.62; 95% CI 0.43–0.91; Backes et al. 2014). Es wird vermutet, dass ein viermaliges Ausstreichen der Nabelschnur einen äquivalenten Effekt hat (Rabe et al. 2011).

> **Praxistipp**
>
> Spätes Abnabeln (> 30 Sekunden) reduziert die Hirnblutungsrate bei frühgeborenen Kinder < 32 SSW um bis zu 50%.
> EL1b, Empfehlungsgrad + (X4PB 2015)

36.5 Fazit für die Praxis

Frühgeborene unterhalb von 30 SSW sind in besonderem Maße von perinatalen Hirnschäden betroffen. Eine hochdosierte intravenöse Gabe von Magnesium bei drohender Frühgeburt führt zu einer signifikanten Reduktion der Inzidenz der kindlichen Zerebralparese sowie schwerwiegender grobmotorischer Beeinträchtigungen. Ebenso senkt ein spätes Abnabeln nach Entbindung eines Kindes < 32 SSW die kindliche Hirnblutungsrate um bis zu 50%.

Literatur

American College of Obstetricians and Gynecologists (2012) Committee Opinion No. 543: Timing of umbilical cord clamping after birth. Obstet Gynecol 120: 1522–1526

American College of Obstetricians and Gynecologists Committee on Obstetric Practice Society for Maternal-Fetal Medicine (2013) Committee Opinion No. 573: Magnesium sulfate use in obstetrics. Obstet Gynecol 122: 727–728

Backes CH, Rivera BK, Haque U, Bridge JA, Smith CV, Hutchon DJR et al. (2014) Placenta transfusion strategies in very preterm neonates: a systematic review and meta-analysis. Obstet Gynecol 124: 47–56

Berger R, Garnier Y (1999) Pathophysiology of perinatal brain damage. Brain Res Brain Res Rev 30: 107–134

Berger R, Söder S, Abele H, Garnier Y, Kuon R, Rath W, Schleussner E, Maul H (2014) Neuroprotektion bei Frühgeborenen. Der Gynäkologe 11: 856–864

Blauert C, Garnier Y, Berger R (2011) Neuroprotektion durch Magnesium - Ein Überblick. Geburtsh Frauenheilk 71: 79–82

Cahill AG, Caughey AB (2009) Magnesium for neuroprophylaxis: fact or fiction? Am J Obstet Gynecol 200: 590–594

Conde-Agudelo A, Romero R (2009) Antenatal magnesium sulfate for the prevention of cerebral palsy in preterm infants less tan 34 weeks's gestation: a systemic review and metaanalysis. Am J Obstet Gynecol 200: 595–609

Doyle LW, Crowther CA, Middleton P, Marret S, Rouse D (2009) Magnesium sulphate for women at risk of preterm birth for neuroprotection of the fetus. Cochrane Database Syst Rev 21: CD004661

Hofmeyr GJ, Bolton KD, Bowen DC, Govan JJ (1988) Periventricular/intraventricular haemorrhage and umbilical cord clamping. Findings and hypothesis. S Afr Med J 73: 104–106

Mittendorf R, Dambrosia J, Pryde PG, Lee KS, Gianopoulos JG, Besinger RE, Tomich PG (2002) Association between the use of antenatal magnesium sulfate in preterm labor and adverse health outcomes in infants. Am J Obstet Gynecol 186: 1111–1118

Mercer JS, Vohr BR, McGrath MM, Padbury JF, Wallach M, Oh W (2006) Delayed cord clamping in very preterm infants reduces the incidence of intraventricular haemorrhage and late-onset sepsis: a randomized controlled trial. Pediatrics 117: 1235–1242

Nelson KB, Grether JK (1995) Can magnesium sulfate reduce the risk of cerebral palsy in very low birthweight infants? Pediatrics 95: 263–269

Ow LL, Kennedy A, McCarthy EA, Walker SP (2012) Feasibility of implementing magnesium sulphate for neuroprotection in a tertiary obstetric unit. Aust N Z J Obstet Gynaecol 52: 356–360

Quasebarth A (2001) Periventrikuläre Leukomalazie und Perinatale Telenzephale Leukoenzephalopathie. Ein und dieselbe Krankheit? Eine neuropathologische Studie anhand von 10 Falldarstellungen. Universität Frankfurt, Frankfurt a. M.

Rabe H, Jewison A, Alvarez RF, Crook D, Stilton D, Bradley R, Holden D (2011) Brighton Perinatal Study Group. Milking compared with delayed cord clamping to increase placental transfusion in preterm neonates: a randomized controlled trial. Obstet Gynecol 117: 205–211

Rouse DJ, Hirtz DG, Thom E, Varner MW, Spong CY, Mercer BM, Iams JD, Wapner RJ, Sorokin Y, Alexander JM, Harper M, Thorp JM Jr, Ramin SM, Malone FD, Carpenter M, Miodovnik M, Moawad A, O'Sullivan MJ, Peaceman AM, Hankins GD, Langer O, Caritis SN, Roberts JM; Eunice Kennedy Shriver NICHD Maternal-Fetal Medicine Units Network (2008) A randomized, controlled trial of magnesium sulfate for the prevention of cerebral palsy. N Engl J Med 359: 895–905

Salmeen KE, Jelin AC, Thiet MP (2014) Perinatal neuroprotection. F1000 Prime Rep 6: 6

Shatrov JG, Birch SC, Lam LT, Quinlivan JA, McIntyre S, Mendz GL (2010) Chorioamnionitis and cerebral palsy: a meta-analysis. Obstet Gynecol 116: 3873–3892

Volpe JJ (1995) Neurology of the Newborn. WB Saunders, Philadelphia

Wu YW, Colford JM Jr. (2000) Chorioamnionitis as a risk factor for cerebral palsy: a meta-analysis. JAMA 284: 1417–1424

X4PB (2013) Prädiktion und Prävention der Frühgeburt. Frauenarzt 54: 1060–1071

X4PB (2015) Prädiktion und Prävention der Frühgeburt - Update. Frauenarzt 56: 866–876

Moderne Neonatologie: Frühgeburten

Johannes Pöschl

37.1 Einleitung – 292

37.2 Risiken – 292

37.3 Beratungsgespräch – 292

37.4 Frühe Förderung – 294

Literatur – 294

© Springer-Verlag Berlin Heidelberg 2017
B. Toth (Hrsg.), *Fehlgeburten Totgeburten Frühgeburten*,
DOI 10.1007/978-3-662-50424-6_37

37.1 Einleitung

Die Geburtenrate in Deutschland ist seit dem Jahr 2000 in den letzten drei Jahren erstmalig wieder kontinuierlich auf über 715.000 im Jahre 2014 gestiegen. Der Anteil der Frühgeborenen war ebenfalls ansteigend von ca. 7% auf derzeit ca. 10%. Die ansteigende Zahl der Frühgeborenen hat mehrere Ursachen: zum einen sicherlich die zunehmend geordnete und bessere Versorgung in den Perinatalzentren bis hin zu den immer jüngeren und extrem kleineren Frühgeborenen, zum anderen aber auch durch den steigenden Anteil der Mehrlinge durch die Reproduktionsmedizin. Hinzu kommt noch das steigende Durchschnittsalter der Gebärenden, welches sowohl die Mehrlings- als auch die Frühgeburtenrate erhöht.

Im höheren Alter geben die Eierstöcke mit höherer Wahrscheinlichkeit auch mehr Eizellen zur Befruchtung frei. Nach der Hellin-Regel beträgt die Wahrscheinlichkeit für spontane Zwillinge 1:85, für Drillinge gilt die Potenz der Wahrscheinlichkeit 1:7.000 etc. Die Realität sieht jedoch derzeit anders aus. In Deutschland ist mittlerweile jedes 28. Neugeborene ein Mehrlingskind. Anfang der 80er-Jahre galt das nur für jedes 55. Kind.

37.2 Risiken

Das zunehmende Alter der Mütter bei Geburt erhöht das Risiko für eine Frühgeburt (25–29 Jahre: 7,1%; 35–39 Jahre: 8,9%; > 40 Jahre: > 11,2%).

Neben den fast unveränderten Risikofaktoren wie aszendierende Infektionen, Schwangerschaftsinduzierten Hypertonien, Eklampsie, Plazentainsuffizienz usw. führen die obg. Faktoren zusätzlich zu einem erhöhten Risiko, dass die Kinder früher als 37+0 SSW zur Welt kommen. Bemerkenswert ist jedoch, dass in den Ländern mit Rauchverbot in öffentlichen Bereichen und somit mit einer Reduktion des Passiv- und Aktivrauchens die Frühgeburtenrate um 10% gesenkt werden konnte (Been et al. 2014).

Die Mehrzahl der Frühgeborenen sind sog. „Late Preterms". Das sind Kinder die zwischen 34+0 und 36+6 SSW geboren werden. Ihr Anteil an den Frühgeborenen beträgt ca. 70%. Das Besondere dieser „Late Preterms" liegt darin, dass zu diesem Zeitpunkt die Lunge ausgereift ist und die Risiken für weitere Organschäden wie Hirnblutungen oder NEC bis hin zur Mortalität sehr gering sind.

Allerdings bergen auch späte Frühgeburten einige Risiken. Hier zeigt sich besonders, dass die Gehirnreife in dieser Zeit noch nicht abgeschlossen ist und daher diese Kinder überzufällig häufig eine moderate Entwicklungsverzögerung aufweisen können; auch der sonderpädagogische Förderungsbedarf ist erhöht (Bettge 2014). Hinzu können noch motorische Entwicklungsverzögerungen kommen. Auch wegen der hohen Anzahl (insgesamt ca. 7% aller Neugeborenen) rücken diese Kinder immer mehr in den Fokus der Förderung.

Die Risiken einer Wunschsektio oder einer primären Sektio aus mütterlicher Indikation in diesen Wochen (34+0 bis 38+0 SSW) sind nicht zu vernachlässigen (Poets 2012). Neben den meist akuten Atemstörungen und erhöhten Infektionsrisiken sind die Trennung von der Mutter durch den Intensivaufenthalt zu erwähnen. Dieses Risiko kann jedoch signifikant verringert werden, wenn die Mutter auch in späten SSW eine antenatale Bethamethason-Reifung erhält (Gyamfi-Bannermann et al. 2016). Unabhängig davon muss man die obg. Risiken für eine Entwicklungsverzögerung bedenken, welche umso deutlicher sein können, je früher die Kinder vor dem Termin geboren werden.

37.3 Beratungsgespräch

Der Anteil der kleineren und jüngeren Frühgeborenen wird mit abnehmender SSW immer geringer. So werden zwischen 33+6 und 32+0 SSW ca. 13%, unter 32+0 bis 28+0 SSW ca. 10,5% und unter 28+0 SSW ca. 6,5% aller Frühgeborenen zur Welt gebracht (Frey et al. 2016). Gerade diese „Very low birth weight"- (unter 1.500 g) oder „Extremly low birth weight"- (unter 1.000 g) Frühgeborenen haben eine zunehmend höhere Morbidität und Mortalität. Nur in einem Perinatalzentrum der höchsten Stufe (Level 1) dürfen und sollen diese extrem kleinen Kinder unter 29 SSW entbunden werden. In einem Level-2-Perinatalzentrum werden Frühgeborene über 29 SSW und in einem perinatalen Schwerpunkt werden Kinder über 32 SSW entbunden. Kinder über 36+0 SSW können auch in Geburtskliniken ohne

Kinderklinik geboren werden (GBA-Beschluss in der Fassung vom 20.09.2005 über „Vereinbarung über Maßnahmen zur Qualitätssicherung der Versorgung von Früh- und Neugeborenen", zuletzt geändert vom 17.09.2015, in Kraft getreten am 01.01.2016).

Nach Aufnahme der Mutter in ein Perinatalzentrum und vor der möglichen Entbindung eines Frühgeborenen, d.h. möglichst auch vor der antenatalen Reifung, soll ein gemeinsames Beratungsgespräch mit den Eltern, einem Gynäkologen und einem Neonatologen stattfinden. Dies ist besonders im Grenzbereich des Überlebens von Frühgeborenen zwischen 22+0 und 23+6 SSW extrem wichtig, da hier der Konsens mit den Eltern eine wichtige Voraussetzung für die Versorgung des Frühgeborenen darstellt. Auch in späteren SSW ab 24+0 muss ein solches gemeinsames Gespräch stattfinden, allerdings mit den Zielen der Aufklärung und weniger mit der Diskussion über den Beginn einer Versorgung. Diesem Gespräch sollen mehrere Aspekte zugrunde gelegt werden:

1. Die in Deutschland derzeit aktuelle Leitlinie zur Behandlung und Versorgung von Frühgeborenen an der Grenze der Lebensfähigkeit und danach sollte als Grundlage dienen. Hier werden die Möglichkeiten und die durchschnittlichen Risiken für die jeweilige Gestationswoche ab 22+0 SSW erwähnt. Es werden aber auch die Verpflichtungen der Ärzte angesprochen, trotz Risiken für Behinderung und Tod die Frühgeborenen medizinisch optimal zu versorgen. Eine Ablehnung der Eltern einer Versorgung ab 24+0 SSW bei einem intrauterin normal entwickelten Frühgeborenen kann und soll aus medizinischer Sicht nicht empfohlen, ja unserer (meiner) Meinung nach nicht akzeptiert werden (AWMF-Leitlinie 024–019: S2K: Frühgeborene an der Grenze der Lebensfähigkeit).
2. Die spezifischen Daten über die peri- und postnatale Morbidität und Mortalität des eigenen Perinatalzentrums werden unter Berücksichtigung des individuellen Frühgeborenen (Lungenreifung, Hypotroph, Mehrling, Fehlbildungen, Blasensprung und SSW) vorgestellt. Die Eltern können sowohl die jeweiligen Ein-Jahres- als auch die Fünf-Jahres-Ergebnisse im aktuellen Vorjahresqualitätsbericht nachlesen. Bedauerlicherweise stehen diese nur in wenigen Perinatalzentren öffentlich zur Verfügung. Neben der Mortalitäts- und Morbiditätsstatistik sollen auch die Langzeitergebnisse besprochen werden, welche derzeit gemäß GBA nach korrigiert zwei Jahren erfasst werden müssen. Diese Langzeitergebnisse werden vergleichend durch den Bayley Scales of Infant Development II oder III deutschlandweit erfasst (▶ www.neonatologie.uni-hd.de); über die verpflichtende Neonatalerhebung werden die Qualitätsdaten dem AQUA-Institut übertragen, welches diese dann veröffentlicht (▶ www.perinatalzentren.org).
3. Letztendlich sollen die in Studien beschriebenen Mortalitäts- und Morbiditätsrisiken berücksichtigt werden. Hierbei stehen neben den Zahlen der Sterblichkeit auch die Risiken für eine schwerwiegende Behinderung wie die höhergradigen Hirnblutungen (Grad III und Parenchymblutung), die nekrotisierende Enterokolitis mit Operation (NEC), die therapiebedürftige Retinopathie des Frühgeborene (ROP>III+) oder der Sauerstoffbedarf bei Entlassung als Folge der „chronic lung disease" im Vordergrund und sollen anhand des eigenen Qualitätsreport den Eltern dargelegt werden.
4. Schwieriger vorherzusehen sind die möglichen milden bis moderaten Folgen nach einer Frühgeburt wie Lernstörungen, Essstörungen, Intelligenzminderung, Teilleistungsstörungen und Bewegungsstörungen. Bis hin zum Erwachsenenalter können diese Folgen durch Förderung der Eltern und durch Physio-Logo-Ergo-Therapie sowie durch sonderpädagogische Unterstützung wesentlich gemindert werden (Saigal 2014).

Zusammenfassend kann in den Elterngesprächen nur auf eine Wahrscheinlichkeit eingegangen werden, nicht aber eine 100%-Vorhersage gemacht werden. Die milden bis moderaten Behinderungen bei Frühgeborenen unter 32 SSW sind mit weiter abnehmender SSW zunehmend wahrscheinlich. Daher wurde die verpflichtende Untersuchung in den sozial-pädiatrischen Zentren im korrigierten Alter von zwei Jahren vom GBA eingeführt. Im Heidelberger Perinatalzentrum und dem angeschlossenen Sozial-Pädiatrischen Zentrum wird dieses Evaluationsprogramm bereits im dritten korrigierten Monat allen dort geborenen Frühgeborenen angeboten. Ziel ist hier, die Förderung möglich früh zu beginnen.

37.4 Frühe Förderung

Gerade die frühe Förderung findet zunehmend Einzug in Pflege, Behandlung und Betreuung von Frühgeborenen ab Geburt auf den Intensiv- und Folgestationen. Pflege und Behandlungsprogramme wie NIDCAP® (Newborn Individualized Developmental Care Assessment Program) oder EFIB® (Entwicklungsfördernde Familienzentrierte Individuelle Betreuung von Frühgeborenen) sind evaluierte Konzepte zur individuellen Förderung eines Frühgeborenen entsprechend dem jeweiligen korrigierten Schwangerschaftsalter und dem entsprechendem Reifungsgrad. Besonders bei EFIB®, welches im Heidelberger Perinatalzentrum entwickelt wurde, konnte die Familienzentrierte Pflege auch bei der Planung des Neubaus des Perinatalzentrums umgesetzt werden. Hier kann ein Elternteil bei jedem Frühgeborenen auch schon in der Intensivzeit wie in einem Appartement wohnen. Bereits unmittelbar nach der Geburt werden die Eltern durch speziell ausgebildete Pflegekräfte in der entwicklungsfördernden Behandlung geschult und in die Betreuung eingebunden (Verveur et al. 2010).

Da die Gehirnmasse eines Frühgeborenen mit 24 Wochen nur 20% eines reifen Neugeborenen beträgt und wesentliche Bestandteile und Funktionen in ihrer Entwicklung noch nicht ausgebildet sind, kann durch frühe Förderung, aber auch durch Vermeidung von schmerzhaften, störenden Einflüssen die physiologische Entwicklung gefördert werden. Diese gemeinsam mit den Eltern praktizierte Betreuung der Frühgeborenen soll früh deren Ängste nehmen und eine Anleitung zur Förderung weit nach dem stationären Aufenthalt geben. Dieser Prozess wird zusätzlich durch Psychologen, Physiotherapeuten und Musiktherapeuten unterstützt.

Wir sehen ganz deutlich, dass wenn extrem kleine Frühgeborenen oft über 100 Tage in der Klinik sind, dadurch die Interaktionen zwischen Kind und Eltern positiv geprägt werden und somit die späteren Förderungen wesentlich begünstigt werden können.

Das Ziel der modernen Neonatologie ist nicht nur, die Frühgeborenen gesund am Leben zu halten, sondern sie auch möglichst ab Geburt in die Familie zu integrieren. Eine nachhaltige Förderung über viele Jahre ist eine weitere Verpflichtung unserer Gesellschaft für eine verantwortungsvolle Versorgung dieser sehr besonderen Kinder.

Literatur

Been JV, Nurmatov UB, Cox B, Nawrot TS, van Schayck CP, Sheikh A (2014) Effect of smoke-free legislation on perinatal and child health: a systematic review and meta-analysis. Lancet 383: 1549–1560

Bettge S, Oberwöhrmann S, Brockstedt M, Bührer C (2014) Birth weight and special educational needs: results of a population-based study in Berlin. Dtsch Ärztebl Int 111(19): 337–344

Frey HA, Klebanoff MA (2016) The epidemiology, etiology, and costs of preterm birth. Semin Fetal Neonatal Med 21(2): 68–73

Gyamfi-Bannerman C, Thom EA, Blackwell SC, Tita AT, Reddy UM, Saade GR, Rouse DJ, McKenna DS, Clark EA, Thorp JM Jr, Chien EK, Peaceman AM, Gibbs RS, Swamy GK, Norton ME, Casey BM, Caritis SN, Tolosa JE, Sorokin Y, VanDorsten JP, Jain L; NICHD Maternal–Fetal Medicine Units Network (2016) Antenatal betamethasone for women at risk for late preterm delivery. N Engl J Med 374(14): 1311–1320

Poets CF, Wallwiener D, Vetter K (2012) Zwei bis sechs Wochen zu früh geboren – Risiken für das weitere Leben. Dtsch Ärztebl Int 109(43): 721–726

Saigal S (2014) Functional outcomes of very premature infants into adulthood. Seminars in Fetal and Neonatale Medicine 19: 125–130

Verveur D, Frey S, Pöschl J (2010) Development promoting, family centered, individual care of newborn infants. Kinderkrankenschwester 29(1): 7–11

Totgeburten

Kapitel 38	**Totgeburten: Risikofaktoren und Klassifikationen – 297** *Bettina Toth*
Kapitel 39	**Diagnostische Abklärung bei Totgeburten – 301** *Riku Togawa, Florian Schütz, Bettina Toth*
Kapitel 40	**Plazentationsstörungen und fetale Wachstumsretardierung – 307** *Julia Spratte, Herbert Fluhr*
Kapitel 41	**Management von Fehlbildungen und kindlichen Wachstumsstörungen mit erhöhtem Früh-, Fehl- und Totgeburtsrisiko – 311** *Esther Rieger-Fackeldey*
Kapitel 42	**Gerinnungsphysiologie bei Totgeburten – 317** *Michael K. Bohlmann*
Kapitel 43	**Ethische Aspekte und Möglichkeiten der seelsorglichen Begleitung von Paaren mit tot geborenen Kindern – 323** *Martina Reiser*
Kapitel 44	**Psychosozialmedizinische Betreuung – Hilfestellung für Eltern und Angehörige – 327** *Christine Klapp*
Kapitel 45	**Bestattung – 335** *Cordula Franz*
Kapitel 46	**Vorgehen im Z.n. Totgeburt (Prävention) – 339** *Franziska Müller, Bettina Toth*

Totgeburten: Risikofaktoren und Klassifikationen

Bettina Toth

38.1 Ursachen – 298

38.2 Klassifikationen – 298

38.3 Mütterliche Risikofaktoren – 300

Literatur – 300

© Springer-Verlag Berlin Heidelberg 2017
B. Toth (Hrsg.), *Fehlgeburten Totgeburten Frühgeburten*,
DOI 10.1007/978-3-662-50424-6_38

Tab. 38.1 Mögliche fetale, plazentare und maternale Ursachen für das Auftreten von Totgeburten (modifiziert nach McPherson 2016); IUGR = intrauterine Wachstumsretardierung, HELLP (-Syndrom) = hemolysis, elevated liver enzymes low platelets

fetal	plazentar	maternal
fetale Fehlbildungen bzw. Syndrome mit hoher perinataler Sterblichkeit: – Anenzephalie – bilaterale Nierenagenesie – Turner-Syndrom – Trisomie 13, 18, 21 – letale Skelettdysplasien – jugulolymphatische Obstruktion – Hydrops fetalis – Alpha-Thalassämie – Smith-Lemli-Opitz-Syndrom feto-fetales Transfusionssyndrom fetaler Tumor mit Obstruktion lebenswichtiger Organe fetale Infektion (u.a. nach Pränataldiagnostik)	vorzeitige Plazentalösung oder -infarkt Plazentainsuffizienz mit fetaler Wachstumsretardierung (IUGR) Nabelschnurvorfall (Oligohydramnion, Nabelschnurobstruktion) feto-maternale Hämorrhagie (Trauma, Plazentalösung) Chorioamnionitis Placenta praevia, Vasa praevia, Insertio velamentosa Nabelschnurumschlingungen (z.B. monochoriale-monoamniale Gemini), Nabelschnurstrikturen	vorzeitiger Blasensprung/vorzeitige Wehentätigkeit mütterliche Infektionen (Virusinfektionen, Toxoplasmose, Amnioninfektionssyndrom mit kindlicher Sepsis) anatomische uterine Malformationen ausgeprägte Essstörung hereditäre oder erworbene Thrombophilie mütterliche vorbestehende Erkrankung (kongenitale Anomalien, Hypertonus, Lupus erythematodes, Diabetes mellitus, Niereninsuffizienz, chronische Nierenerkrankung) Erkrankung in der Schwangerschaft: (Prä-) Eklampsie, HELLP, Gestationsdiabetes

Tab. 38.2 Wigglesworth-Klassifikation (modifiziert nach Nappi et al. 2016)

normal geformte mazerierte Totgeburten – Tod präpartal
angeborene fetale Fehlbildungen
Erkrankungen assoziiert mit fetaler Unreife
Entwicklung asphyktischer fetaler Zustände während der Geburt
sonstige spezifische Umstände außer den oben genannten

38.1 Ursachen

Totgeburten stellen insbesondere im Vergleich zu Fehl- und Frühgeburten eine seltene, aber schwerwiegende geburtshilfliche Komplikation dar. Die Ursachen sind vielfältig und umfassen Mutter, Fetus und Plazenta (◘ Tab. 38.1) (▶ Kap. 1).

Während in einer aktuellen Studie (n = 6.942 Entbindungen, n = 250 intrauteriner Fruchttod, IUFT) auf mütterlicher Seite die schwangerschaftsinduzierte Hypertonie zu den häufigsten Erkrankungen bei Totgeburten gehörte, war es auf fetaler Seite der Hydrozephalus (Sharma et al. 2016).

38.2 Klassifikationen

Aufgrund der Vielzahl an Risikofaktoren und möglicher Interaktionen gelingt eine Klassifikation der Totgeburten nur eingeschränkt. Obwohl über 35 verschiedene internationale Klassifikationen entwickelt wurden, gibt es bislang keinen Konsens, welche

38.2 · Klassifikationen

Fall 1	Fall 2	Fall 3	Fall 4	Fall 5	Fall 6
Hypothyreose	Hypertonus, Insertion velamentosa	Diabetes Mellitus Typ I	Cholestase: Erhöhte ALT und Gallensäuren	SLE, auffälliger Dopplerbefund der A. uterina in der 23. SSW	Sjögren-Syndrom, anti Ro-positiv und anti-LA positiv
Geburtsgewicht: 50. Perzentile	Geburtsgewicht: 15. Perzentile	Geburtsgewicht: 96. Perzentile	Geburtsgewicht: 50. Perzentile	Geburtsgewicht: 1. Perzentile	
Totgeburt in der 40. SSW	Totgeburt in der 34. SSW	Totgeburt in der 36. SSW	Totgeburt in der 37. SSW	Totgeburt in der 25. SSW	Totgeburt in der 28. SSW
Todesursache: Ungeklärt	Todesursache: Ungeklärt	Todesursache: Ungeklärt	Todesursache: Ungeklärt	Todesursache: Ungeklärt	Todesursache: Hydrops fetalis, Schenkelblock

Unsicher → Sicher

◻ **Abb. 38.1** Mit zunehmender Schwere der mütterlichen Erkrankung nimmt die Sicherheit für einen ursächlichen Zusammenhang mit dem Auftreten von Fehlgeburten zu (modifiziert nach Reddy et al. 2009)

◻ **Tab. 38.3** ReCoDe-Klassifikation (modifiziert nach Nappi et al. 2016; Gardosi et al. 2005)

Gruppe	Klassifikation	Subklassifikation
A	Fetus	1. letale angeborene Fehlbildung 2. Infektion 3. nicht-immunologischer Hydrops fetalis 4. Isoimmunisierung 5. feto-maternale Hämorrhagie 6. feto-fetale Transfusion 7. fetale Wachstumsretardierung 8. andere
B	Nabelschnur	1. Prolaps 2. verengende Schlingen/ Knoten 3. Insertio velamentosa 4. andere
C	Plazenta	1. vorzeitige Plazentalösung 2. Placenta praevia 3. Vasa praevia 4. Plazentainsuffizienz/-infarkt 5. andere
D	Fruchtwasser	1. Chorioamnionitis 2. Oligohydramnion 3. Polyhydramnion 4. andere
E	Uterus	

☐ **Tab. 38.3** Fortsetzung

Gruppe	Klassifikation	Subklassifikation
F	Mutter	
G	Intrapartum	1. Asphyxie 2. Geburtstrauma
H	Trauma	
I	nicht klassifiziert	1. keine relevante Bedingung identifiziert 2. keine Informationen verfügbar

Klassifikation im klinischen Alltag eingesetzt werden sollte (Nappi et al. 2016).

38.2.1 Wigglesworth-Klassifikation

Bereits 1980 entwickelte der Pathologe Jonathan Wigglesworth die nach ihm benannte Klassifikation (☐ Tab. 38.2), welche sich primär auf die fetale Mortalität fokussiert (Wigglesworth 1980).

38.2.2 ReCoDe-Klassifikation

In den darauffolgenden Jahren wurden zahlreiche detailliertere Klassifikationen entwickelt, u.a. die „relevant condition at death (ReCoDe)" mit dem Ziel, eine relevante Veränderung auf Seiten der Mutter, des Feten oder der Plazenta zum Zeitpunkt des intrauterinen Versterbens zu klassifizieren (Gardosi et al. 2005).

Allen internationalen Klassifikationen gemeinsam ist das Ziel, die Rate an unerklärten Totgeburten, welche in der Literatur mit 9–71 % deutlich schwankt, zu minimieren. Insbesondere die ReCoDe-Klassifikation ermöglicht eine genaue Aufschlüsselung der einzelnen Risikofaktoren und somit eine geringere Rate an Totgeburten mit unklarer Ursache (Nappi et al. 1980).

38.3 Mütterliche Risikofaktoren

In einer kürzlich publizierten Fallserie wurde die Wahrscheinlichkeit für die Identifikation eines ursächlichen mütterlichen Risikofaktors für Totgeburten in Abhängigkeit der bestehenden mütterlichen Erkrankung dargestellt (Reddy et al. 2009; ☐ Abb. 38.1).

Daher sollte unser Ziel die frühzeitige Identifikation von Frauen mit einem Risikofaktor für Totgeburten und die engmaschige Betreuung sowie Anbindung an ein Perinatalzentrum mit einer Level-1-Versorgung sein. Im Sinne einer perikonzeptionellen Beratung sollten aber auch Frauen mit vorbestehenden Risikofaktoren wie Adipositas, Nikotinabusus oder grenzwertigem Hypertonus auf mögliche (spätere) geburtshilfliche Komplikationen hingewiesen werden (Cinar et al. 2016; Wikstrom et al. 2016).

Literatur

Cinar M et al. (2016) Evaluation of maternal and perinatal outcomes among overweight women who experienced stillbirth. J Matern Fetal Neonatal Med 26: 1–20

Gardosi J et al. (2005) Classification of stillbirth by relevant condition at death (ReCoDe): population based cohort study. BMJ 331(7525): 1113–1117

McPherson E (2016) Recurrence of stillbirth and second trimester pregnancy loss. Am J Med Genet A 170(5): 1174–1180

Nappi L et al. (2016) Classification of stillbirths is an ongoing dilemma. J Perinat Med. pii: /j/jpme.ahead-of-print/jpm-2015-0318/jpm-2015-0318.xml. doi: 10.1515/jpm-2015-0318

Reddy UM et al. (2009) Stillbirth classification - developing an international consensus for research: executive summary of a National Institute of Child Health and Human Development workshop. Obstet Gynecol 114(4): 901–914

Sharma S, Sidhu H, Kaur S (2016) Analytical study of intrauterine fetal death cases and associated maternal conditions. Int J Appl Basic Med Res 6(1): 11–13

Wigglesworth JS (1980) Monitoring perinatal mortality. A pathophysiological approach. Lancet 2(8196): 684–686

Wikstrom AK et al. (2016) Prehypertension in pregnancy and risks of small for gestational age infant and stillbirth. Hypertension 67(3): 640–646

Diagnostische Abklärung bei Totgeburten

Riku Togawa, Florian Schütz, Bettina Toth

39.1 Diagnostische Abklärung der Mutter – 302

39.2 Diagnostische Abklärung des Fetus – 303

39.3 Diagnostische Abklärung der Plazenta – 304

Literatur – 304

Die diagnostische Abklärung bei Totgeburten besteht aus drei wesentlichen Säulen: der Mutter, des Fetus und der Plazenta (◘ Tab. 39.1).

39.1 Diagnostische Abklärung der Mutter

Zunächst sollte eine gynäkologische Untersuchung einschließlich eines vaginalen Ultraschalls und einer diagnostischen Hysteroskopie zum Ausschluss von anatomischen uterinen Fehlbildungen erfolgen. Bei Frauen mit anatomischen Anomalien scheint nicht nur das Risiko für (rezidivierende) Fehlgeburten, sondern auch für das Auftreten von Totgeburten erhöht zu sein (Copper et al. 1994; Propst u. Hill 2000; Son et al. 2016). Auch wenn der Mechanismus, der zu einer Totgeburt führt, bei diesen Patientinnen noch unklar ist, werden mögliche Ursachen wie eine verminderte Vaskularisation des uterinen Gewebes oder begrenzte räumliche (intrauterine) Gegebenheiten diskutiert (Son et al. 2016). Zudem scheinen uterine Anomalien auch indirekt das Risiko für Totgeburten zu erhöhen, da sie mit dem Auftreten eines vorzeitigen Blasensprungs, einer Zervixinsuffizienz und der Frühgeburt assoziiert werden. Insbesondere bei Vorliegen eines Uterus septus ist aufgrund des hohen Anteils an nicht-vaskularisiertem Gewebe mit einem erhöhten Totgeburtsrisiko zu rechnen. Im Falle einer Implantation im Bereich des Septums scheint auch das Risiko für eine vorzeitige Plazentalösung erhöht zu sein (Son et al. 2016).

Die weitere Diagnostik der Mutter schließt eine endokrinologische Untersuchung mit Ausschluss einer Schilddrüsendysfunktion und ggf. eines Diabetes mellitus Typ II ein (Allan et al. 2000; Engel et al. 2008). Ebenso kann ein Zyklusmonitoring z.B. zur Detektion einer Corpus-luteum-Insuffizienz durchgeführt werden.

Im Z.n. Sepsis, Abruptio placentae oder Präeklampsie sollten zum Ausschluss einer Verbrauchskoagulopathie auch die mütterliche Gerinnungszeit und das Plasmafibrinogen überprüft werden (Parasnis et al. 1992). Im Falle eines Hydrops fetalis bzw. einer endomyokardialen Fibroelastose sowie bei Kalzifikationen des AV-Knotens sollte ein Screening auf Anti-Erythrozyten, Anti-Ro und Anti-LA-Antikörper erfolgen (Nield et al. 2002a, b; Wikman et al. 2007).

In Abhängigkeit der Plazentamorphologie und -histologie kann eine Gerinnungsdiagnostik auf hereditäre oder erworbene Thrombophilien, wie Faktor V Leiden- oder Prothrombin-Mutation, Antithrombin III-Mangel bzw. das Vorliegen eines Antiphospholipid Syndroms angedacht werden, insbesondere bei Z.n. Thrombose in der Eigen- oder Familienanamnese (Kist et al. 2008).

Allerdings ist die Kausalität zwischen einer Thrombophilie der Mutter und einer Totgeburt in Studien umstritten (▶ Kap. 42).

Ein Infektionsscreening auf Toxoplasmose, Röteln, CMV- oder HSV-Infektionen (TORCH) ist in seiner Evidenz noch nicht abschließend geklärt. Eine Studie zeigte, dass obwohl rund 35% der untersuchten Plazenten TORCH-positiv getestet wurden, nur 6% der Feten zum Zeitpunkt der Totgeburt tatsächlich eine Infektion aufwiesen (Syridou et al. 2008). Im Falle einer auffälligen fetalen Autopsie oder mütterlichen Anamnese ist diese Abklärung daher sinnvoll. Eine bakteriologische Abklärung auf Clamydien oder Listerien ist bei Chorioamnionitis, Fieber oder grippaler Symptomatik indiziert (Goldenberg u. Thompson 2003; Moyo et al. 1996; Osman et al. 1995).

In einer Studie konnte gezeigt werden, dass bei 14% aller idiopathischen Totgeburten ein feto-maternales Transfusionssyndrom (FMH) als Ursache vorliegt (Solomonia et al. 2012; Biankin et al. 2003). Dabei treten fetale Erythrozyten in das mütterliche System über und induzieren bei Nichtübereinstimmung des Rhesusfaktors eine Immunreaktion, welche zur Abstoßung des Fetus führt. Der Nachweis eines FMH wird über den Kleihauer-Betke-Test durchgeführt. Bei diesem Verfahren, welches auch von der aktuellen „Guideline des Royal College of Obstetricians and Gynaecologists" empfohlen wird, werden fetale Erythrozyten im maternalen Kreislauf detektiert. Empfohlen wird dieser Test nicht nur für RhD-negative, sondern auch bei RhD-positiven Müttern. Im Falle einer RhD-Negativität kann der Test zur Überprüfung einer suffizienten Anti-RhD-Substitution wiederholt erfolgen. Die Rhesusinkompatibilität selbst wird im Rahmen einer

Tab. 39.1 Diagnostische Abklärung bei Totgeburten

Routinediagnostik	Einzelfallentscheidung	keine Routinediagnostik
Autopsie des Fetus, ggf. MRT, Röntgen	Ausschluss einer fetalen Infektion	TORCH-Serologie
Histopathologie der Plazenta	indirekter Coombs-Test	bakteriologische Untersuchung der Plazentamembran
fetaler Karyotyp, ggf. maternaler und paternaler Karyotyp	maternale Leber- und Nierenwerte	
gynäkologische Untersuchung mit vaginalem Ultraschall und ggf. Hysteroskopie	Kleihauer-Betke-Test	
Differentialblutbild	maternale Bakteriologie (Blutkultur, Mittelstrahlurin, vaginaler und zervikaler Abstrich)	
erworbene und hereditäre Thrombophilien (in Abhängigkeit der Plazentahistologie und des klinischen Befundes)	Toxikologie-Screening	
endokrinologische Abklärung (TSH, fT4, fT3; HbA1c, ggf. oGTT)	Ausschluss einer Essstörung	
	maternale Gerinnungszeit und Plasmafibrinogen zum Ausschluss einer DIC	

Erythrozyten-Alloimmunisation durch einen positiven indirekten Coombs-Test diagnostiziert.

39.2 Diagnostische Abklärung des Fetus

Eine fetale Autopsie kann in über 72% der Totgeburten eine wesentliche Informationen zur Klärung der Ursache liefern (Korteweg et al. 2012). Allerdings wird sie nur in weniger als 50% der Fälle durchgeführt, da sich die betroffenen Eltern nur schwer zu dieser Art der Diagnostik durchringen können.

Die wesentliche Evidenz einer fetalen Autopsie liegt in der Verifizierung von fetalen und maternalen (transplazentaren) Infekten, Anämien oder hypoxischen Zuständen als Ursache der Totgeburt. Die fetale Autopsie beginnt mit einer Aufarbeitung der klinischen Anamnese, der Laborergebnisse und der Bildgebung, gefolgt von einer körperlichen Untersuchung. Dabei werden Gewicht, Scheitel-Steiß-Länge, Fußlänge, Scheitel-Fuß-Länge, okzipital-frontale Zirkumferenz, Gelenkbeweglichkeit, Gesichtsmerkmale, Hände, Füße und Genitalien untersucht. Des Weiteren werden der Pharynx, der Gaumen sowie die Uvula betrachtet. Anschließend werden die einzelnen Organe getrennt analysiert, dies kann in situ oder nach Entnahme erfolgen. Ebenso können Gewebeproben zur histologischen Untersuchung bereitgestellt werden.

Die Untersuchung des fetalen Gehirns stellt eine wichtige Grundlage zur Beurteilung neurologischer Pathologien dar (z.B. Dandy-Walker-Syndrom oder Chiari-Malformationen).

Alternativ zur Autopsie kann der Einsatz eines fetalen MRT diskutiert werden. Die Vorteile liegen dabei in der besseren Beurteilung zentralnervöser Pathologien, die Nachteile in der schlechteren Beurteilung von kardialen oder intestinalen Anomalien. Außerdem kann keine Aussage zu Infektionen oder metabolische Erkrankungen getroffen werden.

Eine weitere Alternative zur Autopsie bietet die fetale Röntgenaufnahme, insbesondere bei skelettalen Dysplasien, wie der VACTERL-Assoziation (vertebrale Anomalien, anale und aurikuläre Anomalien, Herzfehler, Tracheo-ösophageale Fisteln, Ösophagusatresie, renale Fehlbildung, Extremitäten (limb)-Fehlbildung) oder der diabetischen Fetopathie.

Insgesamt weisen etwa 6–13% der Totgeburten einen pathologischen Karyotyp auf. Am häufigsten ist die Trisomie 21, gefolgt von der Trisomie 18 und 13 und der Monosomie X (Reddy et al. 2012). Das Zellmaterial kann aus dem Fruchtwasser, der Plazenta, der Nabelschnur oder aus dem Feten selbst entnommen werden. Die Diagnostik erfolgt im Anschluss als FISH-Diagnostik oder mit Hilfe des Microarray (Thein et al. 2000).

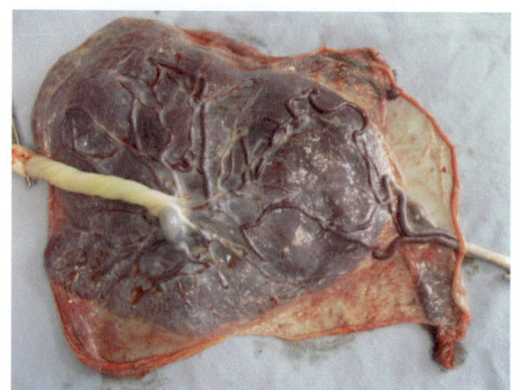

Abb. 39.1 Inserstio velamentosa bei einer monochorialen diamnialen Geminigravidität

39.3 Diagnostische Abklärung der Plazenta

Die häufigsten plazentaren Störungen im Zusammenhang mit einer Totgeburt sind eine Plazenta prävia und die vorzeitige Plazentalösung (Abruptio placentae). Wenn mehr als 30% der Plazenta Zeichen der Ablösung aufweisen, muss sie als Risikofaktor für eine Totgeburt in Betracht gezogen werden. Zusätzlich kann auch die Nabelschnur pathologische Merkmale aufweisen. Hierbei handelt es sich hauptsächlich um Thrombosen, um eine Insertio velamentosa oder um Vasa prävia (◘ Abb. 39.1).

Small-for-gestational-age-(SGA)-Feten sind mit SGA-Plazenten bzw. einer Plazentainsuffizienz assoziiert und bergen das Risiko für eine Totgeburt. Die Schwelle liegt dabei bei < 10% des erwarteten Plazentagewichtes (David u. Jauniaux 2016). Häufige mütterliche Erkrankungen, die damit einhergehen, sind der Diabetes mellitus Typ I, der Hypertonus sowie renale Dysfunktionen oder chronische Infektionen.

Auf der anderen Seite enden Schwangerschaften mit Large-for-gestational-age-(LGA)-Feten und LGA-Plazenten ebenso vermehrt in einer Totgeburt. Die Schwelle liegt in diesem Fall bei > 90% des erwarteten Plazentagewichtes (David u. Jauniaux 2016). Assoziierte Erkrankungen sind Hydrops fetalis, maternaler Diabetes mellitus Typ I sowie eine Lues-Infektion.

Literatur

Allan WC, Haddow JE, Palomaki GE, Williams JR, Mitchell ML, Hermos RJ, Faix JD, Klein RZ (2000) Maternal thyroid deficiency and pregnancy complications: implications for population screening. J Med Screen 7: 127–130

Biankin SA, Arbuckle SM, Graf NS (2003) Autopsy findings in a series of five cases of fetomaternal haemorrhages. Pathology 35: 319–324

Copper RL, Goldenberg RL, DuBard MB, Davis RO (1994) Risk factors for fetal death in white, black, and Hispanic women. Obstet Gynecol 84: 490–495

David AL, Jauniaux E (2016) Ultrasound and endocrinological markers of first trimester placentation and subsequent fetal size. Placenta 40: 29–33. doi: 10.1016/j.placenta.2016.02.005

Engel PJ, Smith R, Brinsmead MW, Bowe SJ, Clifton VL (2008) Male sex and pre-existing diabetes are independent risk factors for stillbirth. Aust N Z J Obstet Gynaecol 48: 375–383. doi: 10.1111/j.1479-828X.2008.00863.x

Goldenberg RL, Thompson C (2003) The infectious origins of stillbirth. Am J Obstet Gynecol 189: 861–873

Kist WJ, Janssen NG, Kalk JJ, Hague WM, Dekker GA, de Vries JI (2008) Thrombophilias and adverse pregnancy outcome - a confounded problem! Thromb Haemost 99: 77–85. doi: 10.1160/th07-05-0373

Korteweg FJ, Erwich JJ, Timmer A, van der Meer J, Ravise JM, Veeger NJ, Holm JP (2012) Evaluation of 1025 fetal deaths: proposed diagnostic workup. Am J Obstet Gynecol 206: 53.e51–53.e12. doi: 10.1016/j.ajog.2011.10.026

Moyo SR, Hagerstrand I, Nystrom L, Tswana SA, Blomberg J, Bergstrom S, Ljungh A (1996) Stillbirths and intrauterine infection, histologic chorioamnionitis and microbiological findings. Int J Gynaecol Obstet 54: 115–123

Nield LE, Silverman ED, Smallhorn JF, Taylor GP, Mullen JB, Benson LN, Hornberger LK (2002a) Endocardial fibroelastosis associated with maternal anti-Ro and anti-La antibodies in the absence of atrioventricular block. J Am Coll Cardiol 40: 796–802

Nield LE, Silverman ED, Taylor GP, Smallhorn JF, Mullen JB, Silverman NH, Finley JP, Law YM, Human DG, Seaward PG, Hamilton RM, Hornberger LK (2002b) Maternal anti-Ro and anti-La antibody-associated endocardial fibroelastosis. Circulation 105: 843–848

Osman NB, Folgosa E, Gonzales C, Bergstrom S (1995) Genital infections in the aetiology of late fetal death: an incident case-referent study. J Trop Pediatr 41: 258–266

Parasnis H, Raje B, Hinduja IN (1992) Relevance of plasma fibrinogen estimation in obstetric complications. J Postgrad Med 38: 183–185

Propst AM, Hill JA (2000) Anatomic factors associated with recurrent pregnancy loss. Semin Reprod Med 18: 341–350. doi: 10.1055/s-2000-13723

Reddy UM, Page GP, Saade GR et al. (2012) Karyotype versus microarray testing for genetic abnormalities after stillbirth. N Engl J Med 367: 2185–2193. doi: 10.1056/NEJMoa1201569

Solomonia N, Playforth K, Reynolds EW (2012) Fetal-maternal hemorrhage: a case and literature review. AJP Reports 2(1): 7–14

Son M, Grobman WA, Ayala NK, Miller ES (2016) A universal mid-trimester transvaginal cervical length screening program and its associated reduced preterm birth rate. Am J Obstet Gynecol 214: 365.e361–365. doi: 10.1016/j.ajog.2015.12.020

Syridou G, Spanakis N, Konstantinidou A, Piperaki ET, Kafetzis D, Patsouris E, Antsaklis A, Tsakris A (2008) Detection of cytomegalovirus, parvovirus B19 and herpes simplex viruses in cases of intrauterine fetal death: association with pathological findings. J Med Virol 80: 1776–1782. doi: 10.1002/jmv.21293

Thein AT, Abdel-Fattah SA, Kyle PM, Soothill PW (2000) An assessment of the use of interphase FISH with chromosome specific probes as an alternative to cytogenetics in prenatal diagnosis. Prenat Diagn 20: 275–280

Wikman A, Edner A, Gryfelt G, Jonsson B, Henter JI (2007) Fetal hemolytic anemia and intrauterine death caused by anti-M immunization. Transfusion 47: 911–917. doi: 10.1111/j.1537-2995.2007.01209.x

Plazentationsstörungen und fetale Wachstumsretardierung

Julia Spratte, Herbert Fluhr

40.1 Plazentationsstörungen – 308

40.2 Fetale Wachstumsretardierung – 308

Literatur – 309

40.1 Plazentationsstörungen

Es wird davon ausgegangen, dass bei 60% aller Totgeburten eine Plazentapathologie als Ursache vorliegt, die postpartal durch eine histologische Aufarbeitung festgestellt wird. Die vorzeitige Plazentalösung ist dabei die häufigste Plazentaauffälligkeit. Weitere 20% der Totgeburten erfolgen bei intrauteriner Wachstumsretardierung, 20% weisen kongenitale Auffälligkeiten auf (Flenady et al. 2009; Ptacek et al. 2014).

Der Ursprung Plazenta-induzierter Schwangerschaftserkrankungen wie die intrauterine Wachstumsretardierung (IUGR), die Präeklampsie und die vorzeitige Plazentalösung liegt in einer fehlerhaften Plazentation. Dabei kommt es zu einer mangelhaften Invasion der extravillösen Trophoblasten in die Spiralarterien und zu einer ungenügenden Umwandlung dieser vor allem im Bereich des Myometriums (Meekings et al. 1994). Dies verhindert die adäquate Regulation des Drucks und der Geschwindigkeit des Bluteinstroms in den intervillösen Raum. So kommt es zu einer Schädigung der sensiblen Strukturen der feto-maternalen Grenzzone und daraus resultierend zur fetalen Wachstumsretardierung bei ungenügender Versorgungskapazität der Plazenta (Burton et al. 2009). Diese Vorgänge werden vorwiegend durch die Angiogenesefaktoren „vascular endothelial growth factor" (VEGF) und „placental growth factor" (PlGF) sowie deren Rezeptoren gesteuert (Hanna et al. 2006). Ausgelöst durch die mangelhafte Plazentation tritt ein verschobenes Verhältnis an Angiogenese- und Antiangiogenesefaktoren auf. Es kommt zu einer Hochregulation von „soluble fms-like tyrosin kinase" (sFlt-1) und zur Abnahme der Ausschüttung von PlGF (Andraweera et al. 2012). Ein hoher Spiegel an sFlt-1 verhindert die Interaktion von VEGF und PlGF mit ihrem funktionellen Rezeptor Flt-1 am Endothel, was zu einer systemischen Endotheldysfunktion führt (Maynard et al. 2005). Diese Endotheldysfunktion mit konsekutivem Endothelschaden wird bei der Präeklampsie durch Hypertonie und Proteinurie klinisch sichtbar. Die Bestimmung von Angiogenese- und Antiangiogenesefaktoren, genauer gesagt die Bestimmung des sFlt-1/PlGF-Quotienten, wird in der Präeklampsiediagnostik bereits verwendet und stellt die erste biochemische Möglichkeit zur Differentialdiagnose und ggf. Kurzzeitprognose dar. Liegt der Quotient über dem Schwellenwert, so kann die Diagnose Präeklampsie bestätigt werden, ggf. bevor deutliche klinische Symptome manifest werden (Levine et al. 2004; Verlohren et al. 2012). Auch bei einer IUGR besteht ein signifikant erhöhter sFlt-1/PlGF-Quotient, da es sich um eine Plazenta-induzierte Schwangerschaftserkrankung handelt (Herraiz et al. 2014).

40.2 Fetale Wachstumsretardierung

Ein sonografisch festgestelltes fetales Schätzgewicht unterhalb der 10. Wachstumsperzentile ist das diagnostische Kriterium für ein fetales Wachstum unterhalb der Norm „small for gestational age" (SGA) oder „intrauterine growth retardation" (IUGR), welche häufig auch mit einer SGA-Plazenta einhergeht. Dieser statistisch festgelegte Wert korreliert nur bedingt mit einer vorliegenden Pathologie und erlaubt daher nur eine eingeschränkte Trennung zwischen dem kleinen, aber normal gewachsenen SGA- und dem wachstumsretardierten IUGR-Fetus. Etwa 70% aller Feten < 10. Wachstumsperzentile sind normal gewachsen und nur konstitutionell klein (Ott 1988). Bei den verbleibenden 30% liegt eine IUGR mit einem entsprechend erhöhten perinatalen Risiko, häufig auch in Kombination mit einer Plazentainsuffizienz vor.

Nach der Diagnose einer IUGR ist das Hauptziel der fetalen Zustandsbeurteilung das Risiko der Hypoxämie, der Azidämie, des intrauterinen Fruchttods und die Geschwindigkeit der klinischen Verschlechterung zu beurteilen (Baschat 2011). Denn bei einem IUGR-Fetus besteht das Risiko, dass sich die Plazentakapazität und damit die Versorgungssituation des Fetus von einer chronischen Plazentainsuffizienz hin zu einer akuten Plazentainsuffizienz mit intrauterinem Fruchttod entwickelt.

Hierzu hat sich in den letzten Jahrzehnten die fetale Dopplersonografie der arteriellen peripheren und zentralen Gefäße (A. umbilicalis, fetale Aorta, A. cerebri media) als geeignetes Instrument entwickelt. Nach initialer Diagnose einer Wachstumsrestriktion durch eine reguläre Biometrie lässt sich hierdurch eine Risikostratifizierung vornehmen, nach der das weitere Vorgehen entschieden werden und das perinatale Outcome nachweislich verbessert werden kann. Insbesondere das cerebro-plazentare

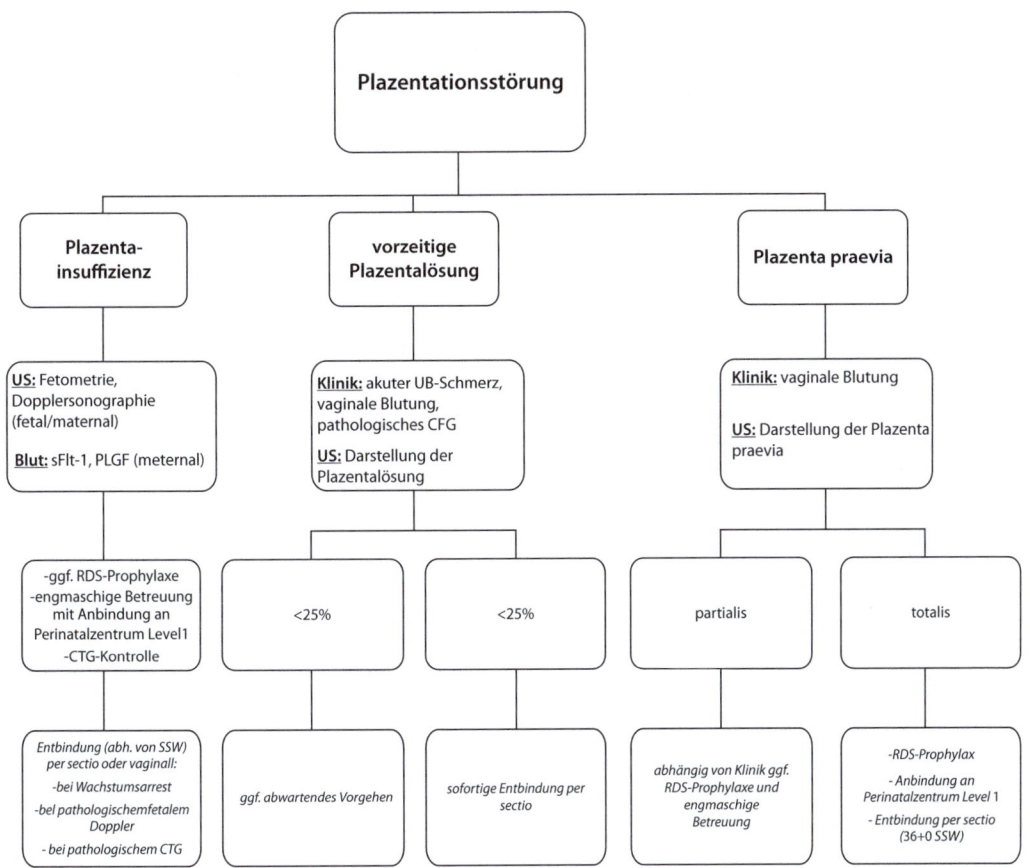

Abb. 40.1 Diagnostik und Prozedere bei Plazentationsstörungen

Verhältnis (cerebro-placental-ratio, CPR) liefert einen signifikanten Hinweis auf eine Verschlechterung der feto-plazentaren Perfusion und auf die Entwicklung einer Kreislaufzentralisation und zeigt eine fetale Gefährdung an (Baschat u. Gembruch 2003; Odibo et al. 2005). Oberhalb von 34 abgeschlossenen SSW hilft die Dopplersonografie somit in der Frage, ob eine Verlängerung der Schwangerschaft oder die Entbindung empfohlen werden muss. Außerdem muss evaluiert werden, ob die Bestimmung angiogener Faktoren wie der sFlt-1/PlGF-Quotient alleine oder in Kombination mit der Dopplersonografie als Entscheidungshilfe bei der Überwachung von Schwangerschaften mit erhöhtem Risiko für eine Totgeburt dienen kann.

Dennoch bleibt die Wahl des optimalen Entbindungszeitpunkt und -modus (vaginale Geburt versus geplante Sectio caesarea) bei Feten unter der 10. Wachstumsperzentile eine schwierige klinische Entscheidung: Sehr leichte Feten werden überraschenderweise unkompliziert vaginal entbunden, im Gegensatz dazu muss bei anderen Feten die vaginale Geburt aufgrund einer nicht-tragbaren fetalen Belastung sub partu abgebrochen werden (Abb. 40.1).

In der Diagnostik von Plazentationsstörungen ist neben der Klinik die Ultraschalluntersuchung essentiell. Eine Anbindung an ein Perinatalzentrum Level 1 ist zu empfehlen.

Literatur

Andraweera PH, Dekker GA, Roberts CT (2012) The vascular endothelial growth factor family in adverse pregnancy outcomes. Hum Reprod Update 18(4): 436–457

Baschat AA (2011) Neurodevelopment following fetal growth restriction and its relationship with antepartum parame-

ters of placental dysfunction. Ultrasound Obstet Gynecol 37(5): 501–514
Baschat AA, Gembruch U (2003) The cerebroplacental Doppler ratio revisited. Ultrasound Obstet Gynecol 21(2): 124–127
Burton GJ, Woods AW, Jauniaux E, Kingdom JCP (2009) Rheological and physiological consequences of conversion of the maternal spiral arteries for uteroplacental blood flow during human pregnancy. Placenta 30(6): 473–482
Flenady V, Frøen JF, Pinar H, Torabi R, Saastad E, Guyon G et al. (2009) An evaluation of classification systems for stillbirth. BMC Pregnancy Childbirth 9: 24
Hanna J, Goldman-Wohl D, Hamani Y, Avraham I, Greenfield C, Natanson-Yaron S et al. (2006) Decidual NK cells regulate key developmental processes at the human fetal-maternal interface. Nat Med 12(9): 1065–1074
Herraiz I, Dröge LA, Gómez-Montes E, Henrich W, Galindo A, Verlohren S (2014) Characterization of the soluble fms-like tyrosine kinase-1 to placental growth factor ratio in pregnancies complicated by fetal growth restriction. Obstet Gynecol 124(2): 265–273
Levine RJ, Maynard SE, Qian C, Lim K-H, England LJ, Yu KF et al. (2004) Circulating angiogenic factors and the risk of preeclampsia. N Engl J Med 350(7): 672–683
Maynard SE, Venkatesha S, Thadhani R, Karumanchi SA (2005) Soluble Fms-like tyrosine kinase 1 and endothelial dysfunction in the pathogenesis of preeclampsia. Pediatr Res 57(5 Pt 2): 1R–7R
Meekins JW, Pijnenborg R, Hanssens M, McFadyen IR (1994) A study of placental bed spiral arteries and trophoblast invasion in normal and severe pre-eclamptic pregnancies. Br J Obs Gynaecol 101(8): 669–674
Odibo AO, Riddick C, Pare E, Stamilio DM, Macones GA (2005) Cerebroplacental Doppler ratio and adverse perinatal outcomes in intrauterine growth restriction. J Ultrasound Med 24(9): 1223–1228
Ott W (1988) The diagnosis of altered fetal growth. Obstet Gynecol Clin North Am 15(2): 237–263
Ptacek I, Sebire NJ, Man JA, Brownbill P, Heazell AEP (2014) Systematic review of placental pathology reported in association with stillbirth. Placenta 35(8): 552–562
Verlohren S, Herraiz I, Lapaire O, Schlembach D, Moertl M, Zeisler H et al. (2012) The sFlt-1/PlGF ratio in different types of hypertensive pregnancy disorders and its prognostic potential in preeclamptic patients. Am J Obstet Gynecol 206(1): 58.e1–8

Management von Fehlbildungen und kindlichen Wachstumsstörungen mit erhöhtem Früh-, Fehl- und Totgeburtsrisiko

Esther Rieger-Fackeldey

41.1 Intrauterine Wachstumsretardierung – 312

41.2 Fetale Fehlbildungen bei Früh-, Fehl- und Totgeburten – 312

41.3 Fehlbildungen aufgrund von Chromosomenanomalien – 315

Literatur – 316

41.1 Intrauterine Wachstumsretardierung

Die intrauterine Wachstumsretardierung (IUGR) ist ein Zustand, bei dem der Fetus sein genetisches Wachstumspotenzial im Uterus nicht erreicht hat. Üblicherweise werden Feten unter der 10. Perzentile als IUGR-Kinder bezeichnet. Dabei wird unterschieden zwischen:
- **Symmetrische Form der IUGR:** Gleichförmige Beeinträchtigung von Körpergewicht, -länge und Kopfumfang (ca. 30%). Ursächlich können konstitutionell gesunde kleine Kinder sein, aber neben fetalen Erkrankungen auch eine Mangelernährung vor dem 3. Trimenon.
- **Asymmetrische Form der IUGR:** Ungleichförmige Beeinträchtigung der Körpermasse (70%). Hierbei sind Gewicht und häufig auch die Körperlänge beeinträchtigt, nicht jedoch der Kopfumfang (Jorch et al. 2010). Zugrunde liegt ein sog. „brain sparing", d.h. die primäre Versorgung des Gehirns mit Nährstoffen unter nahezu kompletter Aussparung der weiteren Körperteile. Häufigste Ursachen sind eine Mangelernährung im 3. Trimenon sowie eine Plazentainsuffizienz.

Insgesamt sind ca. 5–7% aller Schwangerschaften von einer IUGR betroffen. ◘ Tab. 41.1 gibt eine Übersicht über mögliche Ursachen.

Die pränatale Diagnostik umfasst:
- mütterliche Anamnese (Anorexie, Bulimie oder andere Essstörungen in der Anamnese)
- TORCH-Serologie (**T**oxoplasma, **O**thers (z.B. Lues, Parvo B19, VZV, Listerien), **R**ubella, **C**MV, **H**SV)
- Drogenscreening
- fetale Chromosomenanalyse
- ggf. maternale Blutgasanalyse
- sonografische Suche nach assoziierten fetalen Fehlbildungen

Eine spezifische Therapie gibt es nicht. Im Falle einer zugrundeliegenden mütterlichen Erkrankung sollte diese therapiert bzw. eine Essstörung behandelt werden. Zudem sollten Noxen ausgeschaltet und Stress reduziert werden (z.B. Immobilisation). Die Schwangerschaft muss engmaschig betreut und überwacht werden (einschließlich CTG, Kontrolle des fetalen Wachstums sowie Dopplersonografie).

Der Fetus muss sich intrauterin u.a. an Hypoxie, Hypertonus und diabetische Stoffwechsellage anpassen. Im Vergleich zu normalgewichtigen Neugeborenen ergeben sich daher für IUGR-Kinder eine Reihe von Risiken:
- Die IUGR ist verantwortlich für ein Viertel aller Totgeburten.
- Wegen der Plazentainsuffizienz muss der Fetus oft als Frühgeburt vorzeitig entbunden werden.
- Aufgrund einer geringeren Stresstoleranz besteht ein erhöhtes Risiko für eine perinatale Asphyxie.
- Postnatal besteht ein erhöhtes Letalitätsrisiko.
- Häufig besteht zunächst ein Wachstumsmangel, später ein erhöhtes Risiko für eine kindliche Adipositas.
- IUGR-Kinder haben ein erhöhtes Risiko für die Entwicklung von kardiovaskulären Erkrankungen und eines Typ 2 Diabetes (metabolisches Syndrom).
- Ferner besteht ein erhöhtes Risiko für neurologische Einschränkungen und Störungen der Sprachentwicklung.

41.2 Fetale Fehlbildungen bei Früh-, Fehl- und Totgeburten

41.2.1 VACTERL-Assoziation und isolierte Ösophagusatresie

Die VACTERL-Assoziation beinhaltet Fehlbildungen im Bereich folgender Organe:
- Vertebrae: Wirbeldefekte wie Halb- und Blockwirbel
- Anus: Analatresie
- kardial: Ventrikelseptumdefekt, Vorhofseptumdefekt
- tracheal: tracheoösophageale Fistel
- ösophageal: Ösophagusatresie
- renal: Dysplasie, Hydronephrose, vesicoureteraler Reflux
- Limb: Radiusaplasie, -dysplasie, Polydaktylie, Syndaktylie

Tab. 41.1 Ursachen der IUGR

fetal	maternal	plazentar
Infektionen: CMV, HSV, HIV, Röteln, Toxoplasmose	Unterernährung (Bulimie, Anorexie in der Anamnese)	Plazentationsstörung
Chromosomenanomalien: Trisomie 13, 18, 21, Triploidie	Substanzabusus (Tabak, Alkohol, Drogen)	Mehrlingsschwangerschaft
Fehlbildungen: – gastrointestinal (z.B. Ösophagusatresie) – kardial (z.B. M. Fallot) – renal (z.B. zystische Nierenerkrankungen) – ZNS (z.B. Hydrozephalus) – komplex (z.B. Osteochondrodysplasie)	Medikamente (Phenytoin, Glukokortikoide, Cyklosporin) mütterliche Erkrankungen: – Übergewicht – Diabetes mellitus – Thrombophilie – renale Erkrankungen – Hyperthyreose – immunologische Erkrankungen	Durchblutungsstörungen Präeklampsie Plazentaanomalie

Um die Diagnose einer VACTERL-Assoziation zu stellen, reichen drei Hauptsymptome aus. Zusätzliche seltenere Symptome sind Minderwuchs, Hernien, Genitalanomalien, Spina bifida, Darmstenosen, Lippen-Kiefer-Gaumenspalten und die Choanalatresie (Jorch et al. 2010).

Im Rahmen des Zweittrimesterscreenings können einzelne der zahlreichen Fehlbildungen festgestellt werden. Insbesondere die Darstellung der Niere und der fetalen Blase sowie die fetale Echokardiografie mit Darstellung z.B. des VSD ermöglicht eine frühzeitige Detektion.

Die Häufigkeit liegt bei 1,6/10.000 lebend geborenen Kindern mit Häufung beim männlichen Geschlecht. Die VACTERL-Assoziation tritt meist sporadisch auf. Bei familiärem Auftreten und bei VACTERL-H (s.u.) sollten eine molekulargenetische Untersuchung und eine genetische Beratung erfolgen. Eine autosomale oder an das X-Chromosom gebundene rezessive Mutation werden diskutiert. Die Fehlbildung entsteht durch eine Differenzierungsstörung des embryonalen Bindegewebes, des Mesenchyms.

Die Häufigkeit der isolierten Ösophagusatresie wird mit 1:3500 angegeben. Sie entsteht in der 8.–10. SSW. Als Ursache wird eine fehlende Differenzierung des Vorderdarms in Trachea und Ösophagus angenommen. Die isolierte Ösophagusatresie ist damit häufiger als eine VACTERL-Assoziation.

Etwa 12% aller totgeborenen Kinder kommen mit VACTERL-Assoziation auf die Welt, etwa 50% der VACTERL-Kinder sterben innerhalb des ersten Lebensjahres an ihren Fehlbildungen oder an Behandlungskomplikationen. Die überlebenden Kinder haben in aller Regel eine normale Intelligenz. Sind die Organfehlbildungen gut zu korrigieren, so haben diese Kinder nach derzeitigem Kenntnisstand keine Einschränkungen und eine etwa normale Lebenserwartung. Sehr selten kommt eine VACTERL-Assoziation mit einer Hirnfehlbildung vor (VACTERL-H): Hydrozephalus, Aquäduktstenose, Enzephalozele, zerebelläre Agenesie und Mikrozephalie können auftreten. Kinder mit VACTERL-H habe eine ungünstige Prognose und eine geringe Lebenserwartung (Neuhäuser für das Kindernetzwerk e.V. 2004).

41.2.2 Skelettdysplasie – thanatophore Dysplasie

Die thanatophore Dysplasie ist die häufigste letale Skelettdysplasie und tritt in zwei Formen auf, Typ I und Typ II. Der Name leitet sich von dem griechischen Wort „thanatophor" ab, „todbringend". Die thanatophore Dysplasie stellt eine schwere Wachstums- und Entwicklungsstörung des Knochen- und Knorpelgewebes dar, die in der Regel früh tödlich verläuft. Sie führt zu charakteristischen

Fehlbildungen mit den Hauptmerkmalen Makrozephalus, Thoraxdysplasie und rhizomel verkürzten Extremitäten.

Die Häufigkeit der thanatophoren Dysplasie (TD) beträgt 1:20.000–40.000. Die Vererbung erfolgt autosomal-dominant oder durch dominante Neumutationen. Sie wird durch eine Mutation des FGFR3-Rezeptors ausgelöst, der sich auf dem Chromosom 4 befindet (4 p.16.3). Die häufigsten Mutationen bei Typ I sind R248C und Y373C, bei Typ II K650E. Durch diese Mutationen erhalten die Knorpelzellen Signale, die ihr Wachstum hemmen; diese Hemmung führt zu einer Skelettfehlbildung.

Bereits in der Schwangerschaft wird die TD in aller Regel sonografisch aufgrund der charakteristischen Knochenveränderungen diagnostiziert. Es finden sich teilweise auch ein Polyhydramnion sowie eine verstärkte Nackentransparenz. Einige Schwangere berichten von verminderten Kindsbewegungen. Die Diagnose kann durch das charakteristische Aussehen der Feten mittels Pränataldiagnostik in der Regel im Rahmen des Zweittrimesterscreenings gestellt (Schild et al. 1996) und durch eine molekularbiologische Diagnostik prä- bzw. postnatal (Sequenzierung der Exons 7, 10, 13, 15, 16 und 19 mit angrenzenden Spleißstellen) verifiziert werden.

Der Körper von Kindern mit TD ist kleiner als es der Schwangerschaftswoche entspricht, er ist ferner dysproportioniert. So ist der Kopf im Verhältnis zum sonstigen Körper sehr groß, und die Fontanellen sind weit offen. Bei einigen Kindern finden sich zerebrale Fehlbildungen. Die Wirbelkörper sind in der Höhe vermindert und die langen Röhrenknochen verkürzt (Mikromelie). Bei Typ I sind die Femora telefonhörerartig verformt, bei Typ II hat der Kopf in der Regel eine Kleeblattform. Die Hände sind relativ kurz (Brachydaktylie). Aufgrund eines kleinen Thorax mit kurzen Rippen haben die Kinder eine Lungenhypoplasie, die zu einer respiratorischen Insuffizienz führt (Jorch et al. 2010).

Ein Teil der Kinder wird bereits tot geboren bzw. verstirbt meist wenige Stunden bis Tage nach der Geburt aufgrund einer respiratorischen Insuffizienz. In einzelnen Fällen ist die Thoraxdysplasie nicht so schwer ausgeprägt, und die Kinder werden mehrere Jahre alt (MacDonald et al. 1989).

41.2.3 Steißbeinteratom

Ein Teratom ist ein Tumor, der aus pluripotenten Stammzellen entsteht und Gewebe aus allen drei Keimblättern enthält. So kann er neben Haut und Schleimhaut auch aus Drüsengewebe, Muskulatur, Knochen, Haaren und Zähnen bestehen. Teratome bilden sich meist im Steißbeinbereich sowie in den Eierstöcken, Hoden und im Bereich des ZNS. Steißbeinteratome gehen von der Steißbeinoberfläche aus (Obladen 2006).

Das Steißbeinteratom ist die häufigste Manifestation von Keimzelltumoren im Neugeborenenalter. Die Häufigkeit beträgt 1:40.000, wobei Mädchen 3-fach häufiger betroffen sind. Die Fehlbildung entwickelt sich in der Embryonalphase während der Bildung des primären Streifens, der nicht vollständig zurückgebildet wird und einen „Monstertumor" am terminalen Ende des Embryos (Steißbein) bildet.

Ein Teratom wird meist pränatal im 2. Trimenon sonografisch diagnostiziert. Mittels fetaler Echokardiografie sowie Abdomensonogramm kann bei starker Vaskularisation des Tumors eine Herzinsuffizienz (Steal-Phänomen) frühzeitig erkannt werden.

90% aller Steißbeinteratome sind bei Geburt von außen deutlich sichtbar. Die Oberfläche kann von normaler Haut, aber auch hämangiomatös bedeckt sein. Steißbeinteratome können Kindskopfgröße erreichen, kleine Tumore werden häufig erst im Kleinkindalter bei z.B. Stuhlproblemen diagnostiziert.

Feten mit großen und stark vaskularisierten Steißbeinteratomen sind sowohl vom Risiko des intrauterinen Versterbens an einer Herzinsuffizienz wie auch von Frühgeburtlichkeit bedroht. Mittels fetaler Chirurgie kann bei starker Vaskularisation und drohender Herzinsuffizienz am Ende des 2. Trimenons der Verschluss eines großen Tumorgefäßes versucht werden, um die Durchblutung zu drosseln. Die Kinder müssen in der Regel per Sectio geboren werden, da das Teratom unter Wehentätigkeit rupturieren kann.

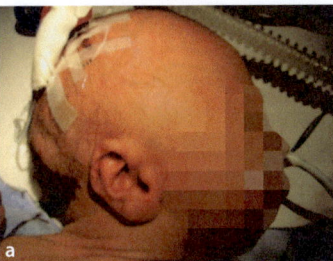 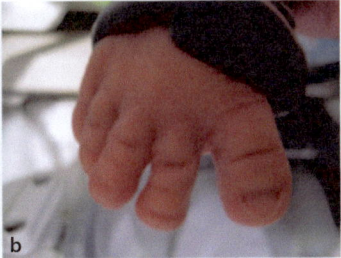 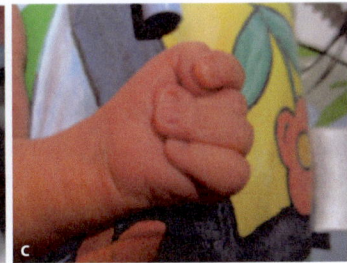

Abb. 41.1 Kind mit partieller Trisomie 18: kleines Gesicht, ausgeprägte Mikroretrogenie, Sandalenlücke und überkreuzender 2. und 4. Finger (5. Finger kreuzt unterhalb des 4. Fingers)

41.3 Fehlbildungen aufgrund von Chromosomenanomalien

41.3.1 Trisomie 18 (Edwards-Syndrom)

Bei der Trisomie 18 umfasst der Chromosomensatz 47 Chromosomen (47, XX+18 bzw. 47, XY+18). Das daraus resultierende Fehlbildungssyndrom wurde 1960 von John Hilton Edwards erstmals beschrieben (◘ Abb. 41.1). Das Risiko für ein Kind, mit Trisomie 18 geboren zu werden, ist eng mit dem Alter der Mutter verbunden: In der Literatur werden für die 12. SSW Häufigkeiten von 1:2.500 für 18-jährige vs. 1:180 für 40-jährige Mütter angegeben.

Da 80% der Kinder bereits während der Schwangerschaft versterben, liegt die Häufigkeit für überlebende Kinder mit Trisomie 18 niedriger. Mädchen sind häufiger betroffen als Jungen (Verhältnis 3:1). Als Ursache liegt meist bei der Bildung der Ei- oder Samenzellen eine Non-Disjunction in der Meiose vor. Dies resultiert in einer freien Trisomie 18 (ca. 95% aller Trisomie 18-Fälle).

Seltener treten eine disome und eine trisome Zelllinie zusammen auf, bedingt durch eine mitotische Non-Disjunction nach der Fertilisation. Derartige Kinder werden mit Mosaik-Trisomie 18 geboren. Sehr selten sind die partielle Trisomie 18, bei der ein Teil der 18er-Chromosomen verdoppelt ist, oder eine Translokations-Trisomie 18, bei der das Chromosom 18 an ein anderes Chromosom gebunden ist.

Vorgeburtliche sonografische Hinweiszeichen sind:
- IUGR
- Polyhydramnion
- Herzfehler (bei 80% der Kinder), v.a. Vorhofseptum- und Ventrikelseptumdefekte
- Plexuszysten
- Mikrozephalie mit kleinem Gesicht und ausladendem Hinterhaupt
- Holoprosenzephalie, Balkenagenesie, Hydrozephalie und große Cisterna magna
- verstärkte Nackentransparenz
- Hygroma colli
- 2. und 5. Finger überkreuzen 3. und 4. Finger
- Knochenfehlbildungen von Radius, Daumen und Fingern
- Tintenlöscherfüße
- Sandalenlücke
- Omphalozele und weitere abdominale Fehlbildungen
- Nieren- und Harntraktfehlbildungen
- singuläre Umbilikalarterie
- dopplersonografische Hinweise auf eine Plazentainsuffizienz

Im Triple-Test sind oft stark erniedrigte AFP-Werte zu verzeichnen. Manche Schwangere verspüren verminderte Kindsbewegungen. Die Diagnose wird mittels Chromosomenanalyse gestellt, die entweder invasiv durch Amniozentese bzw. Chorionzottenbiopsie geführt wird bzw. durch einen pränatalen Screeningtest auf Chromosomenstörungen, bei dem Genfragmente des Feten im mütterlichen Blut detektiert werden. Eine kausale Therapie gibt es nicht. Ziel ist es, die Kinder zu unterstützen bzw. bei schlechtem Allgemeinzustand palliativ zu versorgen.

80% der Feten mit einer Trisomie 18 sterben bereits vor der Geburt, lebend geborene Kinder versterben meist bis zum ersten Geburtstag. Nur wenige Kinder mit Trisomie 18 erreichen das Kleinkindalter, sehr wenige das junge Erwachsenenalter. Die Kinder versterben in aller Regel an einem Atem- oder Herzstillstand. Die Prognose hängt u.a. entscheidend von der Art und Schwere der Organfehlbildungen ab.

41.3.2 Trisomie 13 (Pätau-Syndrom)

Das Pätau-Syndrom wurde 1657 von Erasmus Bartholin erstmals beschrieben, den Zusammenhang mit der Chromosomenstörung entdeckte Klaus Pätau im Jahr 1960. Die Häufigkeit beträgt 1:4.000–15.000 und ist damit hinter den Trisomien 21 und 18 die dritthäufigste fetale Chromosomenstörung. Wie bei der Trisomie 18 unterscheidet man die am häufigsten vorkommende freie Trisomie 13 (meiotische Non-Disjunction) und die selteneren Formen der Mosaik-Trisomie 13 (mitotische Non-Disjunction), der partiellen Trisomie 13 und der Translokations-Trisomie 13.

Pränatal sind folgende Symptome zu sehen:
- IUGR
- Polyhydramnion
- Herzfehler (bei 80% der Kinder), v.a. Vorhofseptum- und Ventrikelseptumdefekte, Fallot'sche Tetralogie und linksventrikuläre Obstruktionen, „white spots" intrakardial
- Dextrocardie
- Mikrozephalie, Holoprosenzephalie, Balkenagenesie, große Cisterna magna
- Mikrophtalmie
- Nasenfehlbildung
- Lippen-, Kiefer-, Gaumenspalte, meist doppelseitig (bei 45% der Kinder)
- Polydaktylie
- Extremitätenfehlbildungen
- Tintenlöscherfüße, Sandalenlücke
- Spina bifida
- Nierenfehlbildungen
- Omphalozele
- verstärkte Nackentransparenz
- Hygroma colli

Bei Vorliegen einer Spina bifida findet sich eine erhöhte Konzentration von alpha-1-Fetoprotein im Blut der Schwangeren (Jorch et al. 2010).

Die Mehrzahl der Kinder mit Trisomie 13 wird tot geboren. Die Lebenserwartung überlebender Kinder ist herabgesetzt und hängt von der Art und Schwere der Organfehlbildungen ab. Die Prognose von Jungen ist ungünstiger als die von Mädchen. Nur in wenigen Einzelfällen wurde bisher von Kindern berichtet, die älter als zehn Jahre wurden, meist handelte es sich dabei um Mädchen (Sarimski 2003).

Literatur

Degenhardt P, Scholz M, Huppmann S, Weizsäcker K, Henrich W, Toubekies E, Heymann C, Berns M (2010) Darstellung des interdisziplinären Managements bei einem monströsen Steißbeinteratom. Z Geburtshilfe Neonatol 214: V16

Jorch G, Hübler A (2010) Neonatologie. Die Medizin des Früh- und Neugeborenen. Thieme, Stuttgart MacDonald IM, Hunter AG, MacLeod PM, MacMurray SB (1989) Growth and development in thanatophoric dysplasia. Am J Med Genet 33: 508–512

MacDonald IM, Hunter AG, MacLeod PM, MacMurray SB (1989) Growth and development in thanatophoric dysplasia. Am J Med Genet 33: 508–512

Neuhäuser G für das Kindernetzwerk e.V. (2004) VATER- oder VACTERL-Assoziation. Kindernetzwerk, Aschaffenburg

Obladen M, Maier RF (2006) Neugeborenenintensivmedizin. Springer, Heidelberg

Sarimski K (2003) Entwicklungspsychologie genetischer Syndrome. Hogrefe, Göttingen

Schild RL, Hunt GH, Fiore J, Davies H, Horwell DH (1996) Antenatal sonographic diagnosis of thanatophoric dysplasia: a report of 3 cases and a review of the literature with special emphasis on the differential diagnosis. Ultrasound Obstet Gynecol 8: 62–67

Speer R, Dudenhausen JW (2009) Diagnostik und Management bei intrauteriner Wachstumsrestriktion. Frauenarzt 50: 760–768

Staatz G, Honnef D, Piroth W, Radkow T (2007) Pareto-Reihe Radiologie: Kinderradiologie. Steißbeinteratom. Thieme, Stuttgart

Gerinnungsphysiologie bei Totgeburten

Michael K. Bohlmann

42.1 Einleitung – 318

42.2 Hereditäre Thrombophilien und intrauteriner Fruchttod – 318

42.3 Erworbene Thrombophilien und intrauteriner Fruchttod – 319

42.4 Prophylaxe – 320

Literatur – 321

42.1 Einleitung

Eine Reihe von Faktoren können zu einem intrauterinen Fruchttod (IUFT) führen, die sich grundsätzlich in die Kategorien „maternal", „plazentar/Nabelschnur-Komplikationen" und „fetal" eingruppieren lassen.

Zu den etablierten Risiken für einen IUFT zählen nach Silver (1997):
- mütterliche Infektionen, Alloimmun-Erkrankungen sowie weitere maternale Erkrankungen (z.B. unbehandelter Diabetes mellitus)
- Nabelschnurkomplikationen, vorzeitige Plazentalösungen und sonstige plazentare Pathologien
- kindliche Entwicklungsstörungen aufgrund von Chromosomenstörungen oder Fehlbildungen und Syndromen

Ein IUFT ist als Risikofaktor für das Auftreten erneuter Komplikationen in einer Folgegravidität etabliert. Durch eine suffiziente Abklärung sollen das Wiederholungsrisiko ermittelt und idealerweise mögliche Therapieoptionen eröffnet werden. Nach stattgehabtem IUFT unklarer Genese kann die Lebendgeburtrate in der folgenden Schwangerschaft gemäß einer amerikanischen Studie niedriger als 25% liegen (Frias et al. 2004). Trotz der extremen Belastungssituation sollten Eltern eines intrauterin verstorbenen Kindes darüber in Kenntnis gesetzt werden, dass bei der Abklärung eines IUFT sowohl die plazentaren Untersuchungen als auch die fetale Autopsie einen hohen Stellenwert einnehmen: Die Chance, einen möglichen Risikofaktor für den IUFT zu identifizieren, liegt sonst unter 50% (Rawlinson et al. 2008).

Gefäßthrombosierungen in der Plazenta kommt dabei allerdings keine alleinige pathognomonische Bedeutung zu (Beeksma et al. 2012).

Generell ist dabei zu beachten, dass in der Literatur unter dem Oberbegriff „Plazenta-vermittelte Komplikationen" nicht nur intrauterine Fruchttode, sondern auch weitere Pathologien wie Präklampsie, Geburt eines Kindes mit Wachstumsrestriktion (IUGR) und Fälle einer vorzeitigen Plazentalösung zusammengefasst werden (Hansen et al. 2015). Oftmals wird bei Kohorten- und gerade bei Interventionsstudien dann nicht mehr zwischen einzelnen Subgruppen unterschieden bzw. wenn dem so ist (Kupferminc et al. 2011), sind die Daten zur Prävention eines erneuten IUFT nicht ausreichend.

In Hinblick auf die Bedeutung maternaler Gerinnungsproblematiken ist es bemerkenswert, dass ein thrombo-embolisches Geschehen in der Eigenanamnese der Schwangeren das Risiko für die o.g. Komplikationen bereits signifikant erhöht (Hansen et al. 2015).[1] Somit kann die durch eine sorgfältige Anamneseerhebung gewonnene Kenntnis dieser Risikokonstellation zu einer besseren Betreuung der Schwangeren führen.

42.2 Hereditäre Thrombophilien und intrauteriner Fruchttod

Die von Rey et al. (2003) publizierte Metaanalyse von Fall-Kontroll-Studien wies signifikante Zusammenhänge zwischen dem Auftreten eines IUFT und einer maternalen Faktor-V-Leiden-Mutation auf. Ebenso zeigte sie signifikante Zusammenhänge zwischen einem maternalen Protein-S-Mangel und dem Auftreten eines IUFT (OR 7,39; CI 1,28–42,83). Robertson et al. (2006) postulierten ebenfalls Zusammenhänge zwischen einer maternalen Prothrombin-Mutation und dem Eintreten eines IUFT. Assoziationen zwischen einem maternalen Protein-C-Mangel sowie einem MTHFR-Polymorphismus (C677T) und einem IUFT konnten in einer ebenfalls älteren Metaanalyse nicht festgestellt werden (Alfirevic et al. 2002).

Insgesamt ist die Datenlage in Bezug auf das IUFT-Risiko jedoch als eher inkonsistent zu bezeichnen.

Zwar wurden auch in neueren Publikationen maternale Thrombophilien in bis zu 29% eines europäischen Kollektivs von Frauen mit Schwangerschafts-assoziierten Komplikationen (thrombo-embolische Ereignisse, Präklampsien, Früh- und Spätaborte einschließlich IUFT, IUGR-Kinder sowie Fälle einer vorzeitigen Plazentalösung) gefunden (Hvas et al. 2009), jedoch müssen diese Zahlen einer kritischen Analyse unterzogen werden. Neben einem Antiphospholipid-Syndrom als klassischem Beispiel einer autoimmunvermittelten, erworbenen

---

[1] Auf die Bedeutung, Häufigkeit, Komplikationen und mögliche Therapieoptionen bei Vorliegen einer maternalen Thrombophilie wurde bereits in ▶ Kap. 17 in Hinblick auf das Auftreten habitueller Frühaborte eingegangen.

Tab. 42.1 Definition des Antiphospholipid-Syndroms (nach Miyakis et al. 2006)

Laborchemische Befunde	Anamnese
mittel- bis hochtitrig erhöhte Antikörper gegen – ß2-Glykoprotein (IgG/IgM) oder – gegen Cardiolipin (IgG/IgM) oder – Vorhandensein des Lupus antikoagulanz, zweimal im Abstand von mehr als 12 Wochen gemessen, und	arterielle bzw. venöse Thrombose, oder
	mindestens drei Frühaborte vor der 10. SSW, bei Ausschluss fetaler und maternaler anatomischer bzw. hormoneller Auffälligkeiten sowie chromosomaler Ursachen beider Elternteilen, oder
	eine Fehlgeburt nach der 10. SSW (inkl. intrauteriner Fruchttod), bei Ausschluss morphologischer fetaler Auffälligkeiten, oder
	mindestens eine Frühgeburt vor der 34. Schwangerschaftswoche bei morphologisch normalem Feten und schwerer, ansonsten ungeklärter fetaler Wachstumsrestriktion (Plazentainsuffizienz), Präeklampsie oder Eklampsie

Thrombophilie liegen hereditäre Gerinnungsstörungen in nur etwa 16% der analysierten Fälle vor. Die Häufigkeit hereditärer Thrombophilien bei Frauen mit einem IUFT unterscheidet sich somit nicht wesentlich von der Prävalenz in der europäischen Normalbevölkerung und muss vor dem Hintergrund der Vielzahl an eingeschlossenen Komplikationen in Hinblick auf Zusammenhänge mit dem Auftreten eines IUFT zurückhaltend interpretiert werden. Auch sind Untersuchungen auf Thrombophilie-Prävalenzen bei Frauen mit Spätaborten oder IUFT dadurch von nur eingeschränkter Aussagekraft, dass oftmals zusätzliche Gen-Polymorphismen mit (geringfügigem) Einfluss auf das Gerinnungssystem aufgeführt werden (z.B. Mitic et al. 2010), über deren klinische Bedeutung Unklarheit herrscht. Selbst wenn solche Polymorphismen mit einem erhöhten Risiko für das Eintreten eines IUFT einhergehen, stellt sich immer noch die Frage nach der therapeutischen Konsequenz der erhobenen Befunde.

Über mögliche Assoziationen zwischen dem Auftreten eines IUFT und einem maternalen Faktor-XII-Mangel liegen keine Daten vor.

Aufgrund der insgesamt sehr geringen Prävalenz eines Antithrombin-Mangels in der Bevölkerung und der ebenfalls niedrigen Rate an IUFT ist die Datenlage bzgl. des Einflusses eines qualitativen oder quantitativen Mangels des Gerinnungsinhibitors nicht vollständig geklärt (Rogenhofer et al. 2014; Alfirevic et al. 2002). Wegen des hohen Risikos an Komplikationen in der Schwangerschaft (Rogenhofer et al. 2014) besteht allein aus maternaler Sicht jedoch eine Therapieindikation in einer Folgegravidität.

42.3 Erworbene Thrombophilien und intrauteriner Fruchttod

Ein intrauteriner Fruchttod zählt bei fehlenden strukturellen Auffälligkeiten des Kindes bzw. sonstigen maternalen Erkrankungen und gleichzeitigem Nachweis einer entsprechender serologischen Konstellation zu denjenigen Symptomen, die ein Antiphospholipid-Syndrom charakterisieren (Miyakis et al. 2006; Tab. 42.1).

Das relative Risiko für das Eintreten eines IUFTs wurde gemäß der Metaanalyse von Alfirevic et al. (2002) bei positiven Cardiolipin-Antikörpern mit 5,6 (CI 2,6–11,7) und bei Nachweis des Lupus antikoagulanz mit 3,2 (1,2–9) ermittelt.

Es liegen Hinweise auf Assoziationen zwischen dem anamnestischen Auftreten Plazenta-vermittelter Schwangerschaftskomplikationen wie u.a. einem IUFT und einer maternalen Faktor-VIII:c-Erhöhung vor (Rimon et al. 2012). Ob diese Erhöhung allerdings Ursache oder Folge des Fruchttodes ist, bleibt spekulativ. Es existieren zudem Hinweise auf erhöhte Raten an Faktor-XII-Autoantikörpern bei Patientinnen mit systemischen Lupus erythemathodes und eingetretenem IUFT (Bertolaccini et al. 2007).

Es finden sich ebenfalls signifikante Unterschiede (OR 3,36; CI 1,65–6,8) zwischen Frauen mit eingetretenem IUFT und Kontrollen in Hinblick auf die in der Studiengruppe erniedrigte Protein-Z-Konzentration zum Zeitpunkt des IUFT (Bretelle et al. 2005).

42.4 Prophylaxe

42.4.1 Hereditäre Thrombophilie und intrauteriner Fruchttod

Eine prophylaktische Heparinisierung bei Frauen mit anamnetischer Plazenta-vermittelter Schwangerschaftskomplikation ohne explizite Thrombophilie-Analyse zeigte keinen Vorteil für das Rezidivrisiko in der Folgegravidität im Vergleich zu einer nicht-behandelten Kontrolle (Martinelli et al. 2012). Im Gegensatz dazu profitierten Frauen mit bekannter Thrombophilie und anamnetischer Plazenta-vermittelter Schwangerschaftskomplikation im Hinblick auf die Lebendgeburtenrate von der Gabe von Heparin im Vergleich zu ASS bzw. einer unbehandelten Kontrolle (Mutlu et al. 2015). Dieser Benefit durch Gabe von Heparin wurde auch von einigen anderen unkontrollierten Studien bestätigt (Aracic et al. 2015). Daher wird Heparin von einigen Autoren (Ghidini 2014) zur Prophylaxe im Z.n. IUFT oder anderen Plazenta-vermittelten Schwangerschaftskomplikationen empfohlen, während andere Experten dieses Vorgehen aufgrund des Evidenzgrades der Studien derzeit nicht empfehlen (de Jong et al. 2013). Eine Metaanalyse aus dem Jahr 2014 konnte zwar für alle anderen Plazenta-vermittelten Schwangerschaftskomplikationen einen Benefit im Falle einer prophylaktischen Heparinisierung darstellen, wegen der geringen Fallzahl aber nicht für Frauen mit IUFT (p = 0.06; Rodger et al. 2014a). Aufgrund differierender Ergebnisse in Abhängigkeit vom verwendeten Heparin (z.B. fehlende Vorteile bei Dalteparin und maternaler Thrombophilie; Rodger et al. 2014b) erscheint eine Empfehlung zur generellen Prophylaxe mit Heparin verfrüht.

42.4.2 Erworbene Thrombophilie und intrauterine Fruchttode

Noch weniger eindeutig ist die aktuelle Datenlage bei Nachweis einer erworbenen maternalen Thrombophilie. Während für die Behandlung des Antiphospholipid-Syndroms zumindest bei Frauen mit RSA studienbasierte Empfehlungen zur Behandlung mittels einer Kombinationstherapie aus Heparin und (niedrigdosierter) Acetylsalicyl-Säure vorliegen (Rai et al. 1997), liegen solche Daten für Frauen mit IUFT bzw. für andere erworbene Thrombophilien wie die Faktor-VIII:-Erhöhung oder der Protein-Z-Mangel nicht vor.

42.4.3 Studienlage zu Hämophilien und intrauteriner Fruchttod

Die meisten prokoagulatorischen Gerinnungsfaktoren weisen in der Gravidität einen physiologischen Anstieg auf, so dass eine existente Hämophilie abgemildert werden kann. Die Datenlage zu maternalen Hämophilien und IUFT geht für die meisten Einzelfaktoren nicht über kasuistische Berichte hinaus. In der Regel dürfte bei den – normalerweise bereits präkonzeptionell symptomatischen Patientinnen – eine Substitution der spezifischen Gerinnungsfaktoren erfolgen (Kumar u. Mehta 1994). Eine Untersuchung des Schwangerschaftsverlaufes von mehr als 4.000 Frauen mit einem bekannten Von-Willebrand-Syndrom zeigte kein erhöhtes IUFT-Risiko (James u. Jamison 2007).

Literatur

Alfirevic Z, Roberts D, Martlew V (2002) How strong is the association between maternal thrombophilia and adverse pregnancy outcome? A systematic review Eur J Obstet Gynecol Reprod Biol 101: 6–14

Aracic N, Roje D, Drmic Hofman I, Capkun V, Stefanovic V (2015) Low molecular weight heparin treatment and impact of inherited thrombophilia type in pregnancies with previous adverse outcome. J Matern Fetal Neonatal Med 28: 306–310

Beeksma FA, Erwich JJ, Khong TY (2012) Placental fetal vascular thrombosis lesions and maternal thrombophilia. Pathology 44: 24–28

Bertolaccini ML, Mepani K, Sanna G, Hughes GR, Khamashta MA (2007) Factor XII autoantibodies as a novel marker for thrombosis and adverse obstetric history in patients with systemic lupus erythematosus. Ann Rheum Dis 66: 533–536

Bretelle F, Arnoux D, Shojai R, D'Ercole C, Sampol J, Dignat F, Camoin-Jau L (2005) Protein Z in patients with pregnancy complications. Am J Obstet Gynecol 193: 1698–1702

Frias AE Jr, Luikenaar RA, Sullivan AE, Lee RM, Porter TF, Branch DW, Silver RM (2004) Poor obstetric outcome in subsequent pregnancies in women with prior fetal death. Obstet Gynecol 104: 521–526

Ghidini A (2014) Overview of low molecular weight heparin for preventative treatment of adverse obstetric outcomes related to abnormal placentation. Prenat Diagn 34: 649–654

Hansen AT, Schmidt M, Horváth-Puhó E, Pedersen L, Rothman KJ, Hvas AM, Sørensen HT (2015) Preconception venous thromboembolism and placenta-mediated pregnancy complications. J Thromb Haemost 13: 1635–1641

Hvas AM, Ingerslev J, Salvig JD (2009) Thrombophilia risk factors are associated with intrauterine foetal death and pregnancy-related venous thromboembolism. Scand J Clin Lab Invest 69: 288–294

James AH, Jamison MG (2007) Bleeding events and other complications during pregnancy and childbirth in women with von Willebrand disease. J Thromb Haemost 5: 1165–1169

de Jong PG, Goddijn M, Middeldorp S (2013) Antithrombotic therapy for pregnancy loss. Hum Reprod Update 19: 656–673

Kumar M, Mehta P (1994) Congenital coagulopathies and pregnancy: report of four pregnancies in a factor X-deficient woman. Am J Hematol 46: 241–244

Kupferminc MJ, Rimon E, Many A, Sharon M, Lessing JB, Gamzu R (2011) Low molecular weight heparin treatment during subsequent pregnancies of women with inherited thrombophilia and previous severe pregnancy complications. J Matern Fetal Neonatal Med 24: 1042–1045

Martinelli I, Ruggenenti P, Cetin I, Pardi G, Perna A, Vergani P, Acaia B, Facchinetti F, La Sala GB, Bozzo M, Rampello S, Marozio L, Diadei O, Gherardi G, Carminati S, Remuzzi G, Mannucci PM (2012) Heparin in pregnant women with previous placenta-mediated pregnancy complications: a prospective, randomized, multicenter, controlled clinical trial. Blood 119: 3269–3275

Mitic G, Kovac M, Povazan L, Magic Z, Djordjevic V, Salatic I, Mitic I, Novakov-Mikic A (2010) Inherited thrombophilia is associated with pregnancy losses that occur after 12th gestational week in Serbian population. Clin Appl Thromb Hemost 16: 435–439

Miyakis S, Lockshin MD, Atsumi T, Branch DW, Brey RL, Cervera R, Derksen RH, De Groot PG, Koike T, Meroni PL, Reber G, Shoenfeld Y, Tincani A, Vlachoyiannopoulos PG, Krilis SA (2006) International consensus statement on an update of the classification criteria for definite antiphospholipid syndrome (APS). J Thromb Haemost 4: 295–306

Mutlu I, Mutlu MF, Biri A, Bulut B, Erdem M, Erdem A (2015) Effects of anticoagulant therapy on pregnancy outcomes in patients with thrombophilia and previous poor obstetric history. Blood Coagul Fibrinolysis 26: 267–273

Rai R, Cohen H, Dave M, Regan L (1997) Randomised controlled trial of aspirin and aspirin plus heparin in pregnant women with recurrent miscarriage associated with phospholipid antibodies (or antiphospholipid antibodies). BMJ 314: 253–257

Rawlinson WD, Hall B, Jones CA, Jeffery HE, Arbuckle SM, Graf N, Howard J, Morris JM (2008) Viruses and other infections in stillbirth: what is the evidence and what should we be doing? Pathology 40: 149–160

Rey E, Kahn SR, David M, Shrier I (2003) Thrombophilic disorders and fetal loss: a meta-analysis. Lancet 361: 901–908

Rimon E, Ascher-Landsberg J, Carmi N, Many A, Deutsch V, Kupferminc MJ (2012) Severe pregnancy complications are associated with elevated factor VIII plasma activity. Blood Coagul Fibrinolysis 23: 184–188

Robertson L, Wu O, Langhorne P, Twaddle S, Clark P, Lowe GD, Walker ID, Greaves M, Brenkel I, Regan L, Greer IA (2006) The Thrombosis: Risk and Economic Assessment of Thrombophilia Screening (TREATS) study. Thrombophilia in pregnancy: a systematic review. Br J Haematol 132: 171–196

Rodger MA, Carrier M, Le Gal G, Martinelli I, Perna A, Rey E, de Vries JI, Gris JC (2014) Meta-analysis of low-molecular-weight heparin to prevent recurrent placenta-mediated pregnancy complications. Blood 123: 822–828

Rodger MA, Hague WM, Kingdom J, Kahn SR, Karovitch A, Sermer M, Clement AM, Coat S, Chan WS, Said J, Rey E, Robinson S, Khurana R, Demers C, Kovacs MJ, Solymoss S, Hinshaw K, Dwyer J, Smith G, McDonald S, Newstead-Angel J, McLeod A, Khandelwal M, Silver RM, Le Gal G, Greer IA, Keely E, Rosene-Montella K, Walker M, Wells PS (2014) Antepartum dalteparin versus no antepartum dalteparin for the prevention of pregnancy complications in pregnant women with thrombophilia (TIPPS): a multinational open-label randomised trial. Lancet 384: 1673–1683

Rogenhofer N, Bohlmann MK, Beuter-Winkler P, Würfel W, Rank A, Thaler CJ, Toth B (2014) Prevention, management and extent of adverse pregnancy outcomes in women with hereditary Antithrombin deficiency. Ann Hematol 93: 385–392

Silver RM (2007) Fetal death. Obstet Gynecol 109: 153–167

Ethische Aspekte und Möglichkeiten der seelsorglichen Begleitung von Paaren mit tot geborenen Kindern

Martina Reiser

Die Frage nach einem bewussten Umgang mit dem Verlust eines Kindes, das während der Schwangerschaft stirbt, hat in den letzten Jahren auch in der seelsorglichen Begeitung an der Universitätsfrauenklinik Heidelberg deutlich zugenommen.

Für betroffene Eltern wird es zur Aufgabe, den plötzlichen und unfreiwilligen Abschied zu begreifen und zu gestalten, dem Kind einen Platz in ihrem Leben zu geben und den Verlust in die eigene Biografie zu integrieren.

Für viele Eltern ist ihr Kind von Anfang an – unabhängig von Gewicht und Größe – Individuum, Person, Mensch, zu ihrer Familie und ihrem Leben gehörend. Mit ihm verbinden sie Wünsche, Träume und Hoffnungen für ein gemeinsames Leben. Mit dem Kind, das sie verlieren bzw. verloren haben, verlieren sie auch die Wünsche, Träume und Hoffnungen, die sie mit diesem Kind verbunden haben. Wenig hilfreich sind Sätze wie: „Sie sind noch jung. Sie können noch weitere Kinder bekommen." Oder: „Es war ja noch so klein und hat nicht wirklich gelebt."

Für manche Eltern kommt der Verlust des Kindes aus heiterem Himmel, bei anderen ging bereits eine mehr oder weniger lange Phase des Hoffens und Bangens voraus. Doch für alle ist die Zeit der Geburt im Krankenhaus maximal schmerzhaft und belastend.

Manche wollen diese Stunden oder Tage in der Klinik möglichst schnell hinter sich bringen mit dem Gedanken, schnell nach Hause zu gehen, um alles ungeschehen zu machen. Sie nehmen Gesprächs-, Unterstützungs- und Informationsangebote eher nicht an.

Andere sind dankbar für Unterstützung in ihrer Hilflosigkeit oder in ihrem Suchen und Spüren, was für sie in dieser Situation gut und angemessen sein könnte.

Insbesondere bei Frauen mit einer Totgeburt geht es darum, das Kind so zur Welt zu bringen, dass das Erleben für die Mutter nicht als traumatisierend in Erinnerung bleibt. Im Vorhinein ist oft von den betroffenen Eltern zu hören, dass sie die Notwendigkeit einer normalen Geburt als sehr belastend erleben. Im Anschluss an die Geburt sagen allerdings viele Frauen, dass es zwar körperlich und seelisch schmerzhaft gewesen ist, es ihnen aber geholfen habe, zu begreifen, was fast nicht zu begreifen ist. Die Eltern haben so wenig, was ihnen von ihrem Kind bleibt. So erleben sie die Geburt als starke Erfahrung, die sie zusammen mit ihrem Kind haben.

Im Kontext der Geburt stellt sich den Eltern die Frage, ob sie ihr Kind sehen möchten. Viele haben Angst, dass es entstellt sein könnte. Sie haben Sorge, das Bild des toten Kindes immer vor sich zu sehen. Darüber zu reden und Ängste zu äußern hilft den Eltern oft, ihre Bedenken abzulegen. Letztendlich sind das Sehen, Berühren, Betasten, Riechen, auf die Hand oder in den Arm Nehmen weitere Schritte, das Unabänderliche zu begreifen. Und es ist ein implizites Willkommen-Heißen des Kindes, das zum Leben seiner Eltern dazu gehört.

Ein behutsames sich Annähern könnte so gestaltet werden:

Das Kind wird angezogen und in ein Körbchen gelegt. Falls die Eltern das Kind erst später sehen möchten, oder wenn sie es wieder sehen möchten, wird das Kind mit einem Tuch bedeckt zu den Eltern gebracht. Eltern können sich auf diese Weise vorsichtig herantasten. Möglicherweise zuerst einfach das Körbchen sehen, dieses auf den Arm nehmen, später das Tuch so verschieben, dass die Hände sichtbar werden, dann vielleicht noch mehr … Viele Eltern wollen ihr Kind dann von Kopf bis Fuß sehen und entdecken: „Es hat deine großen Zehen, die Ohren von meiner Mutter … " Und möglicherweise auch Missbildungen sehen, die deutlich machen, dass das Kind nicht leben konnte. Oder auch sehen, wie vollkommen das Kind gebildet war: „Was für ein schönes Kind. Es sieht aus, als ob es schlafen würde … " Und wie unversehrt es ist, wie unbegreiflich sein Tod ist. Zeit mit dem Kind zu haben, ist für Eltern oftmals sehr kostbar. Es sind Minuten, Stunden, Tage, die einzig und nicht wiederholbar sind.

Manche wollen ihr Kind einmal sehen, andere mehrere Male, manche im ganz kleinen Kreis, andere teilen ihre Zeit mit ihrem Kind mit weiteren Kindern, Großeltern, nahen Verwandten, Freundinnen, Freunden. Immer geht es auch darum, zu begreifen: Ist es wirklich wahr, was wir gerade erleben? Wird dieses Kind unvergesslich und einzig für uns sein?

Immer wieder bedauern Eltern Tage und Wochen nach der Geburt, ihr Kind nicht oder nicht lange genug gesehen zu haben, weil sie z.B. zu durcheinander und zu benommen von Vollnarkose und Schmerz waren. Dies spricht dafür, Eltern mehrmals, also auch am Tag danach und auch vor der Entlassung, anzusprechen, ob sie ihr Kind sehen möchten und ob sie dabei Unterstützung oder Begleitung in Anspruch nehmen möchten.

So vielfältig, wie Menschen sehen, begreifen, willkommen heißen und Abschied nehmen, so vielfältig gestalten sie dies auch mit ihrem Kind. Die Klinikseelsorge bietet oftmals ein Willkommens- und Abschiedsritual an, eine Segnung. Diese wird auch von Menschen mit geringer religiöser Sozialisation als hilfreich erlebt, weil es einen Rahmen für das nahezu Unbegreifliche bietet, einen Raum für das Begreifen schafft, und es Paare bzw. Familien zusammenführt. Sie können sich hineinnehmen lassen und auch Belastung und Anspannung abgeben. So individuell wie die Situationen und Menschen sind, so individuell werden diese Segensfeiern auch gestaltet.

Sie finden im Zimmer oder im Abschiedsraum statt. Für manche ist das Zimmer, das Bett der passende Rahmen, z.T. auch wegen der körperlichen Verfassung der Mutter. Für andere ist der Abschiedsraum der Raum, der hilfreich ist und der über die momentane Situation hinaus weist. Zunehmend gibt es in Kliniken einen Abschiedsraum, einen gestalteten, fast sakralen Raum zum Abschiednehmen von Verstorbenen.

Für manche Paare ist es wichtig, den Weg zum Abschiedsraum gemeinsam mit ihrem Kind im Körbchen auf dem Arm zu gehen. Manche nehmen bewusst im Raum Abschied und gehen ohne Kind zurück …

Für manche Paare ist es erst im Rahmen der Abschiedsfeier und Segnung möglich, ihr Kind anzusehen, zu berühren, zu küssen, zu ihm zu sprechen, zu weinen und sich als Familie zu begreifen.

In Worten ausgedrückt würde das so oder ähnlich heißen:

> Du, unser Kind, wir heißen dich willkommen, hier auf dieser Erde, in unserer Familie, in unserem Leben. Wir hätten so gerne mit dir gelebt. Unter Mühen versuchen wir zu begreifen, dass du tot bist. Nun verabschieden wir dich voller Trauer und Schmerz. Wir vertrauen Dich der bergenden Liebe Gottes an. In dieser Liebe bist du aufgehoben.

Regelmäßig ist es für Eltern eine Frage, ob Geschwisterkinder ihre tote Schwester oder ihren toten Bruder sehen sollen. Der Seelsorger (oftmals sind es weibliche Personen) bietet an, dabei zu sein und die Kinder vorzubereiten und zu unterstützen. Auch Geschwister brauchen eine Möglichkeit, zu begreifen.

Für betroffene Familien ist es ein gutes Fundament für das Realisieren, für die Trauer und das letztendliche Integrieren des Todes eines sehr früh verstorbenen Kindes, wenn sie ein gemeinsames Erleben haben: „Ich war auch dabei, als unser kleines Baby tot war." „Dann durfte ich unser kleines Baby auf die Hand nehmen." „Wir waren zusammen. Das war sehr traurig und sehr gut." Es kann die spätere Trauer erleichtern, über gemeinsam Erlebtes zu sprechen.

Oftmals sprechen Eltern, vor allem die Mütter, über ihre Schuldgefühle und die Frage, wie sie den Tod ihres Kindes hätten verhindern können: „Ich hätte meinen Stress reduzieren müssen." „Nicht mal das Natürlichste von der Welt, nämlich ein Kind gesund und lebend zur Welt zu bringen, schaffe ich." „Zuerst kam mir die Schwangerschaft völlig ungelegen, aber dann hatte ich mich doch auf das Kind gefreut, und jetzt das … "

Weitere Fragen und Themen kommen hinzu: „Wie im Familien- und Freundeskreis und auch im beruflichen Kontext damit umgehen?" „Schutz und Verständnis" „vermeintlich Tröstliches" und „unterschiedliche Trauerarbeit des Paares".

Im Kontext des stillgeborenen Kindes fällt die Wortwahl für die Benennung des toten Kindes sowohl den Ärzten, Hebammen, Pflegekräften und Seelsorgenden als auch den persönlich betroffenen Eltern schwer.

Es ist für die Eltern schmerzhaft, wenn in der Klinik jeweils der Fetus/das Kind gemeint ist und teilweise von „die Ausstoßung", „die Fehl*geburt*", „die Tot*geburt*" gesprochen wird. Betroffene Eltern sprechen z.B. von „Sternen-" oder „Schmetterlingskindern". Beiden Begriffsarten gemein ist, dass sie die Kinder entpersonalisieren.

Geeigneter wäre von „Kind" oder „stillgeborenem Kind" zu sprechen – nahezu unabhängig von Größe und Gewicht.

Das bisher Beschriebene zeigt: Trauer beim Tod eines Kindes während der Schwangerschaft ist angemessen und braucht einen Rahmen, in der sie gelebt werden kann.

Seit einigen Jahren wächst auch das Bewusstsein für das Angemessensein von Trauer über Kinder,

Laternen mit Namen und Todes- und Geburtsdatum zeugen davon.

Die Erfahrung in der Begleitung von Frauen und Paaren zeigt, wie wichtig es für die Trauer und die letztendliche Integration des Verlustes eines Kindes in der Schwangerschaft, dass es rund um die Geburt und die Verabschiedung eine gute Begleitung und Unterstützung gibt.

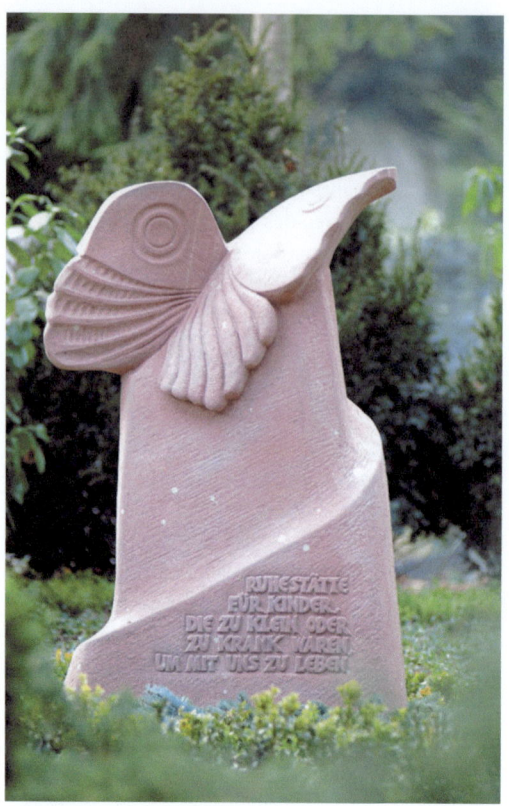

Abb. 43.1 Ruhestätte für stillgeborene Kinder, Bergfriedhof Heidelberg

die in der frühen Schwangerschaft (< 12. SSW) versterben, ebenso wie von Trauer über Kinder, die vor mehreren Jahrzehnten während der Schwangerschaft verstorben sind und deren Eltern oft nicht wissen, ob oder wie und wo sie bestattet sind.

Die Grabplätze zur Sammelbestattung still geborener Kinder nehmen zu, ebenso die Besucher der Trauerfeiern mit Bestattungen. Diese Rituale in Gemeinschaft lassen erleben, dass viele Paare in einer ähnlichen Situation sind.

Die Trauerfeier mit Bestattung ist ein weiterer Schritt des Abschiednehmens und der Vergewisserung, dass es dieses Kind wirklich gab und dass die erlebte Trauer angemessen ist. Sie ist ein würdevolles Ritual an einem würdevollen Ort.

Auch über die Bestattung hinaus sind diese Grabplätze Orte der Trauer und der Vergewisserung (◘ Abb. 43.1). Frische Blumen, Spielzeug, Steine oder

Psychosozialmedizinische Betreuung – Hilfestellung für Eltern und Angehörige

Christine Klapp

44.1 Einleitung – 328

44.2 Besonderheit der Situation – 328

44.3 Planung und Ablauf bei bekanntem oder zu erwartendem Tod des Kindes – 328

44.4 Krankschreibung oder Mutterschutz – 330

44.5 Geschwisterkinder einbeziehen – 330

44.6 Ausblick – 331

44.7 Zusammenfassung – 332

Literatur – 332

44.1 Einleitung

Wenn ein Kind im Mutterleib oder kurz nach der Geburt stirbt, wird Eltern oft viel zu wenig Anerkennung und Unterstützung in ihrer Trauer zuteil. Dabei kann strukturierte Unterstützung mit Hilfe eines an die Klinikstrukturen angepassten „good practice protocol" nicht nur notwendiger Bestandteil einer ganzheitlichen geburtshilflichen Betreuung sein, sondern auch einen wichtigen Beitrag zur Prävention von Folgeerkrankungen und zum körperlich und seelisch besseren Ausgang von Folgeschwangerschaften leisten (Woodruffe 2013; Mills 2015).

44.2 Besonderheit der Situation

Anders als bei einem Kind oder einem erwachsenen Menschen, mit dem man jahrelang gelebt hat, gibt es bei um die Geburt herum verstorbenen Kindern keine Erinnerungen, die man mit anderen teilen kann (Henley u. Schott 2008). Somit ist das Mitgefühl der Umgebung oft begrenzt. Verwaiste Eltern müssen sich darauf einstellen, dass hier oft hilflos versucht wird, zu trösten, in dem dieser Verlust letztlich – unbeabsichtigt – herabgewürdigt wird: „Das war doch noch gar kein richtiges Kind. Ihr seid ja noch jung. Am besten solltet ihr gleich wieder schwanger werden." Noch in den 90er-Jahren waren viele Geburtshelfer und manche Hebammen der Meinung, dass man ein (intrauterin) verstorbenes Kind am besten möglichst unauffällig verschwinden lassen sollte. Selbst heutzutage wird nicht selten die Meinung vertreten, dass man der Mutter Beruhigungsmittel geben und sie möglichst nicht mit dem Kind konfrontieren sollte, um sie zu schonen (Künzer-Riedel 2011).

Eine 55-jährige Krankenschwester aus dem Arbeitskreis „Stille Geburt" einer Klinik berichtet, dass ihr Kind vor mehr als 30 Jahren im fünften Monat tot zur Welt kam. Sie durfte es nicht sehen, weil die Ärzte dies für schädlich für sie hielten. Ihre beste Freundin war dabei und bestand darauf, das Kind zu sehen und in eine selbstgenähte Decke einzuwickeln. Noch heute, sagt die verwaiste Mutter, sei sie ihr dankbar und lasse sich immer wieder beschreiben, wie ihr kleines Mädchen ausgesehen habe.

Ab den späten 80er-Jahren gab es Initiativen von Eltern, die das Bedürfnis nach Abschiednehmen und anerkannter Trauer aufgriffen und auch für Klinikpersonal erste Anleitungen im Umgang mit verwaisten Eltern boten (z.B. ► www.initiative-regenbogen.de).

Gegenströmige Bewegungen aus den 90er-Jahren ließen Eltern allerdings auch keine Chance, ihren individuellen Weg zu gehen, sondern bauten Druck auf, in dem sie Nachteile für die psychische Verarbeitung postulierten, wenn Eltern ihr totes Baby nicht berührt oder im Arm gehalten haben (Hughes et al. 2002).

44.3 Planung und Ablauf bei bekanntem oder zu erwartendem Tod des Kindes

Das Betreuungsangebot beginnt in der Regel schon präpartal nach der Diagnosestellung, zunächst ggf. mit Konsilen weiterer Fachrichtungen (Kinderkardiologie, Kinderneurochirurgie u.v.a.m.), wenn ein Erreichen der prinzipiellen Lebensfähigkeit (Schwangerschaftsalter) gegeben ist, auch in Zusammenarbeit mit den Neonatologen, der mit ihnen verbundenen Elternberatung und der geburtshilflichen Psychosomatik und/oder Seelsorge. Hieran schließt sich die stationäre und ein Angebot für nachstationäre Trauerbegleitung betroffener Eltern an. Das Angebot der psychosozialen Beratung von verwaisten Eltern orientiert sich dabei an deren individuellen Bedürfnissen und reicht von pragmatischer Unterstützung in organisatorischen Fragen bis hin zu Begleitung bei ggf. mehrmaligen Verabschiedungen von ihrem verstorbenen Kind, supportiven und entlastenden Gesprächen und der Beratung zu Bestattungsmöglichkeiten (Garten et al. 2013).

44.3.1 Trauerbegleitung auf der geburtshilflichen Station

Wenn möglich wird der Partner oder eine andere unterstützende Person mit im Zimmer untergebracht. Da dies seit Jahren nicht mehr über die Krankenkassen möglich ist, wird sozusagen inoffiziell nur ein Bett hineingestellt. Die Verpflegung muss jedoch selber geregelt werden. Für die Frauen ist dies eine große Beruhigung. Für die Partner stellt es ein wichtiges Gefühl des Einbezogenseins dar, und es ermöglicht den Eltern auch für die spätere Trauerarbeit eine gemeinsame und ergänzende Erinnerung – und für das Pflegeteam ist es eine große Entlastung.

Die Eltern sollten nach der Geburt möglichst auf einer präpartalen Station weiter versorgt und durch Hebammen unterstützt werden. Sie bleiben meist nur ein bis zwei Tage.

Alle Eltern erhalten das Angebot, nach dem Tod eines Kindes rund um die Geburt, zusätzlich zu dem Beratungsgespräch auf der Station, auch nach der Entlassung ein persönliches Nachsorgegespräch mit den zuständigen geburtshilflichen Ärzten wie auch mit den geburtshilflich-psychosomatisch orientierten Ärzten oder Psychologen und/oder der Seelsorge zu führen. Hier werden u.a. ausstehende Befunde (z.B. ggf. genetische Untersuchungen, Plazentahistologie, Obduktionsbefund etc.) oder Fragen, die sich für die Eltern erst mit etwas Abstand ergeben haben (z.B. zum Krankheitsverlauf oder der Sterbesituation des Kindes) besprochen. Unabhängig von diesen neonatologischen/geburtshilflichen Nachsorgegesprächen erhalten alle Eltern, deren Kinder von einer genetisch bedingten Erkrankung betroffen waren, ein Beratungsangebot in einem Institut für Humangenetik.

44.3.2 Unterstützung

Die meisten Schwangeren können sich erst einmal nicht vorstellen, ein intrauterin verstorbenes Kind auf normalem (vaginalem) Weg zur Welt zu bringen. Meist wird ein operativer Vorgang mit Vollnarkose, oft sogar in Form eines Kaiserschnittes, erwartet. Der aufklärende Arzt kann hier nicht nur aus geburtshilflich-somatischer Sicht für einen (wo immer möglichen) naturnahen Geburtsvorgang plädieren, sondern auch aus psychosomatischer Erfahrung argumentieren, dass der aktive Prozess, dieses Kind auf die Welt zu bringen, eine für die Seele heilende Wirkung hat. Aus dem Brief einer verwaisten Mutter: „Eines möchte ich jedoch jetzt schon sagen, dass die stille Geburt, auch wenn es vorher als unvorstellbar erscheint, der richtige Weg ist. Ich bin stolz und auch ein bisschen glücklich, unsere Tochter auf diesem Wege auf die Welt gebracht zu haben."

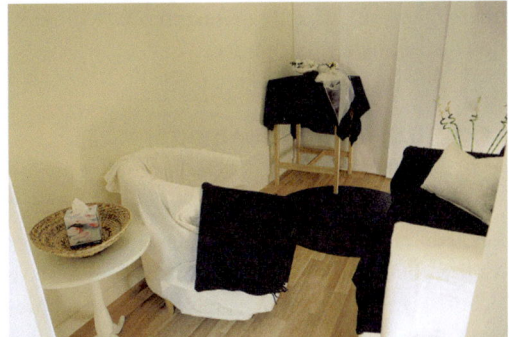

Abb. 44.1 Beispiel für einen mit bescheidenen Mitteln erstellten Abschiedsraum auf der Kreißsaalebene – mitten im Leben (6qm, keine Fenster, 2 Türen)

44.3.3 Abschied ermöglichen

Wenn möglich, sollten Eltern schon vor der stillen Geburt wissen, dass sie von ihrem Kind jederzeit und in den nächsten Tagen so oft sie wollen Abschied nehmen dürfen. Sehr häufig denken Mütter und Väter, dass dies „nicht erlaubt" oder „nicht gut" für sie sei. Die meisten haben noch nie einen toten Menschen gesehen und fürchten sich davor – gleichzeitig spüren sie oft eine große Sehnsucht, ihr Kind, das sie womöglich schon länger direkt oder indirekt gespürt haben, anzuschauen.

Es gibt gute Erfahrungen, das Körbchen mit dem verstorbenen Kind zunächst zugedeckt auf einen Tisch zu stellen, so dass die Eltern sich vorsichtig annähern können (◘ Abb. 44.1). Begleitung von Seelsorge oder Hebamme bei diesen ersten Schritten ist sehr hilfreich. Im weiteren Verlauf bleiben die Eltern dann mit ihrem Kind allein, aber es ist immer jemand rufbereit.

Eltern sollten ermutigt werden, Fotos zu machen oder von ehrenamtlichen professionellen Fotografen machen zu lassen (► http://dein-sternenkind.eu), von und gemeinsam mit ihrem Kind. In jedem Fall sollten Ärzte oder Hebammen liebevoll arrangierte Fotos vom Kind anfertigen, meist in einem Körbchen, manchmal auch mit Kleidung oder einer kleinen Decke, die die Eltern mitgebracht haben. Diese Fotos werden zusammen mit einer Geburtskarte, auf der das Datum und die Daten des Kindes eingetragen werden, oft versehen mit einem passenden Vers, den Eltern in einem Umschlag übergeben (Initiative Regenbogen e.V., Klinikaktion der Schmetterlingskinder).

44.4 Krankschreibung oder Mutterschutz

Bei Geburt eines lebenden Kindes gibt es immer Mutterschutz. Es ist wenig bekannt, dass es ab 500 g Geburtsgewicht auch bei einem nicht lebend geborenen Kind ein Recht auf Mutterschutz für die Dauer von (bis zu) zwölf Wochen, wie bei Frühgeborenen, gibt.

Im Gegensatz zur Situation mit einem lebenden Kind kann diese Zeit in Anspruch genommen werden, muss aber nicht. Dieser Mutterschutz kann auch in kleineren Zeiträumen genommen oder unterbrochen und dann ggf. wieder fortgesetzt werden.

Wenn das Geburtsgewicht des verstorbenen Feten unter 500 g beträgt, ist eine Krankschreibung durch den Frauenarzt über (zunächst) drei Wochen üblich. Der Hausarzt kann jeweils den Partner ähnlich lange und eventuell auch mit Fortsetzung krank schreiben. In dieser Zeit sollen die Betroffenen den Weg in den Alltag wieder finden und bewusst auch nach draußen gehen und Aktivitäten entwickeln.

44.5 Geschwisterkinder einbeziehen

Eltern möchten ihren Kindern oft gern allen Kummer ersparen und traurige Ereignisse von ihnen fernhalten. Nur schwer können sie sich dem Gedanken nähern, dass dies hier nicht möglich ist, denn Kinder spüren, dass etwas ganz und gar nicht in Ordnung ist. Dieses Gefühl verwirrt und beunruhigt sie zutiefst.

Kleinere Kinder beziehen das veränderte Verhalten der Eltern auf sich, fühlen sich weniger geliebt und fürchten, den veränderten Gefühlszustand der Eltern womöglich selbst verursacht zu haben. In der Folge entwickeln sie Verlustängste oder manchmal auch Ängste, selber sterben zu müssen.

Einfache und ehrliche Erklärungen auch schon für kleinere Kinder sind hier sehr hilfreich, wie z.B.: „Das Baby war schwer krank, so dass es nicht bei uns leben kann. Es ist gestorben, und wir sind sehr traurig. Wenn Mama jetzt manchmal weint, dann ist es deswegen. Wie gut, dass wir mit Dir ein so fröhliches und gesundes Kind haben."

Wenn ein Geschwisterkind das verstorbene Kind sehen möchte, sollte dies ermöglicht werden. Eine begleitende vertraute andere erwachsene Person kann dabei die Eltern entlasten.

Größere Kinder sind oft besonders bedrückt, wenn sie sich ausgeschlossen fühlen und entwickeln manchmal inadäquates Rollenverhalten, indem sie die Eltern trösten und entschädigen wollen. Sie haben nicht selten Angst, hinter dem Schatten des verstorbenen Kindes zu verschwinden. Es geht ihnen besser, wenn sie die Trauer der Eltern teilen können.

Kinder kommen, bei adäquatem Umgang der Eltern, letztlich mit einem solchen Verlust gut zurecht. Für alle ist es hilfreich, wenn das Umfeld (Kita, Schule) informiert ist, damit Erzieher und Lehrer ungewöhnliches Verhalten entsprechend einordnen können.

44.5.1 Der Trauer einen Platz im Leben zuweisen

Viele Eltern machen sich Sorgen, dass entweder die Trauer überhand nehmen und ihr Leben bestimmen könnte, aber auch umgekehrt, dass zu schnell wieder der Alltag einkehrt, das Kind aus dem Gedächtnis schwindet und seinen wichtigen Platz im Leben der Familie verlieren könnte.

Zu Anfang ist fast immer das Bedürfnis da, jeden Tag mit allen Gedanken und jeder Faser zu trauern. Zur oft notwendigen „Eingrenzung" hilft, sich dafür – möglichst gemeinsam mit dem Partner bzw. mit der Partnerin – regelmäßig Zeit zu nehmen. Das kann zu Anfang jeden Tag sein, dann vielleicht nur noch der Wochentag, an dem das Kind verstorben ist, schließlich der jeweilige Tag des Monats, zu dem die Betroffenen ganz nah mit ihren Gedanken bei diesem Kind und den damit einstmals verbundenen guten Gefühlen sind, um über den Schmerz und die (gute) Zeit hoffnungsvoller Erwartung zu sprechen oder gemeinsam zu schweigen.

44.5.2 Jeder trauert anders

Jeder Partner hat(te) eine eigene Beziehung zum Kind, deshalb kann die Trauer nicht nur eine gemeinsame, sondern muss über weite Strecken auch eine individuelle sein können (Wagner 2013). Entlastend wirkt die Vorstellung, dass dieses unterschiedliche Trauern auch sein Gutes haben kann, im Sinne gegenseitigen Auffangens: Einer kann schon eine stabile Schulter zum Anlehnen bieten und den Weg in den Alltag bahnen, und der Andere hilft, das emotionale Band zum Kind zu halten.

Frühzeitige Information um diese Tatsache und gemeinsame, zeitlich begrenzte Rituale können hier sehr stabilisierend sein.

44.5.3 Komplizierte Trauer, Abgrenzung zur Depression

Der Tod eines Kindes stürzt die zurückbleibenden Eltern fast immer in eine schwere Lebenskrise. Alle Eltern sollten über eine mögliche depressive Entwicklung und deren gute Behandlungsmöglichkeit, oft auch über eine dringende Behandlungsbedürftigkeit sowie über andere psychosomatisch-psychiatrische Begleitprobleme Bescheid wissen und entsprechende Beratung angeboten sowie Anlaufstellen benannt bekommen.

20–30% entwickeln eine prolongierte, manchmal „pathologisch" genannte Trauer, die durch Angst- und Panikstörungen, Posttraumatischen Belastungsstörungen (Christiansen et al. 2013; Wagner 2013), somatoforme Störungen, sexuelle Störungen, depressive Symptomatik bis zu Depression und Substanzabusus (vorwiegend Beruhigungsmittel) kompliziert werden kann.

Wenn Schlafstörungen nach einigen Wochen eher zunehmen, wenn das Gefühl von Traurigkeit in ein Gefühl der Leere und Sinnlosigkeit übergeht und wenn Lebensmüdigkeit hinzukommt, sollte in jedem Fall zur Abklärung psychosomatisch-psychiatrische Hilfe in Anspruch genommen werden – das gilt für die verwaiste Mutter genauso wie für den verwaisten Vater. Solche Symptome können eben auch beim Partner vorkommen und werden hier sehr oft nicht oder erst spät erkannt. Hier sind nicht selten emotionaler Rückzug, Isolation, erhöhter Alkoholkonsum oder sexuelle Probleme zu beobachten.

Eine 24-jährige Studentin erleidet in der 15. SSW einen Blasensprung mit nachfolgender Fehlgeburt. Die in der noch jungen, sehr leidenschaftlichen Beziehung schnell eingetretene Schwangerschaft war von beiden Partnern stark emotional besetzt und als Ausdruck ihrer besonderen Liebe und lebhaften Sexualität und als Zeichen idealer Partnerschaft (und damit letztlich auch sehr narzisstisch) bewertet worden. Sie hat sich vom Kind verabschiedet, er nicht. Kurze Zeit später meldet sie sich zur psychotherapeutischen Beratung wegen seiner neu aufgetretenen, erektilen Dysfunktion.

Während eines Aufenthaltes auf der neonatologischen Intensivstation sollten die behandelnden Ärzte, das Pflegeteam und im Idealfall das Team der Elternberatung auf die mütterliche/elterliche psychische Gesundheit und zu erwartende Belastungen achten und diese ansprechen. Bei der gynäkologischen Nachsorgeuntersuchung innerhalb 4–6 Wochen nach der Geburt sollte dies auch geschehen; es sollte sensibel nachgefragt und ggf. auch hier Weiterleitung angeboten werden.

44.6 Ausblick

Wenn von Elternseite bereits vorsichtig nach einer möglichen Folgeschwangerschaft gefragt wird, ist dies ein gutes Zeichen, denn das bedeutet: Das Paar gibt sich eine Zukunft und vertraut auf seine Fähigkeiten. Eine depressive Entwicklung danach wird seltener beobachtet.

Bei unkomplizierten stillen Geburten, Fehl- oder Frühgeburten gibt es keine festen Karenzzeiten, auch wenn 3–6 Monate immer wieder genannt werden (nach Sectio werden 1–1,5 Jahre empfohlen). Wenn nun doch vorher eine Schwangerschaft eintritt, sollte dies eher positiv konnotiert werden: Der Körper und wohl auch die Seele waren (schon wieder) bereit.

Es gibt Untersuchungen, die für Folgeschwangerschaften eine erhöhte Rate an Depression, Angst und Posttraumatischer Belastungsstörung für die Mütter aufzeigen (Giannandrea et al. 2013), doch wird vermutet, dass eine frühe gezielte ganzheitliche Betreuung um den Zeitpunkt des Verlustes, auch für und in der Folgeschwangerschaft, deutliche Entlastung bieten kann (Mills et al. 2014; Tschudin 2014).

In einem systematischen Review (Ellis et al. 2016), der die Erfahrungen von Eltern und medizinischem Team untersucht, wird u.a. beschrieben, dass die stille Geburt eine der am häufigsten vernachlässigten Bereiche von Public Health darstellt und betroffene Eltern sich mehr öffentliche Aufmerksamkeit wünschen.

Dass Verhalten und Handlungen des Teams bleibende Auswirkungen haben, wurde von Eltern und Betreuerteam hier gleichermaßen gesehen: So gibt es Hinweise, dass ein empathisches und fürsorgliches Pflegeteam die elterlichen Erinnerungen an das Kind positiv beeinflussen, wohingegen Diskrepanzen zwischen Eltern und medizinischem Personal bzgl. Empfindungen, Vorstellungen und Ablauf der stillen Geburt lang nachwirkende Verzweiflung zur Folge haben kann.

Eltern sind sehr zufrieden und dankbar, wenn man auf ihre individuellen Wünsche eingeht. Sie behalten positive Erinnerungen, wenn die schwere Nachricht mit Wärme und Empathie überbracht wurde und auch die weitere Begleitung davon geprägt ist (Henley u. Schott 2008). Inwieweit hierdurch Depressionen und andere psychische Erkrankungen verhindert werden, lässt sich aus bisherigen Untersuchungen noch nicht sicher erschließen (Hennegean 2015).

44.7 Zusammenfassung

Folgende Punkte sollten berücksichtigt und durchgeführt werden:
- frühzeitige Information der Schwangeren/des Paares über den zu erwartenden Ablauf der Geburt und die Situation des Feten bzw. des zu früh Geborenen
- Empathie und Verständnis
- Flyer/Info über den möglichen Ablauf aushändigen
- Beteiligung an Entscheidungen
- Mitaufnahme einer unterstützenden Bezugsperson zur Geburt
- gute Analgesie, möglichst keine Beruhigungsmittel (Ausnahmen: ggf. bei psychiatrischer Erkrankung)
- das Kind/Fetus beim Namen nennen
- Wertschätzung als werdende Eltern, Ritual einer Geburt anbieten
- wenn möglich, ab 14. SSW Geburt im Kreißsaal mit Hebammenbetreuung
- Bezeichnung als „stille Geburt" statt als „Ausstoßung" oder „Abort"
- Abschied ermöglichen, ggf. wiederholt
- Geschwisterkinder mit einbeziehen
- Erinnerungsstücke sichern
- Bestattungsmodus klären
- Recht auf Hebammenbetreuung mitteilen
- Mutterschutz (> 500 g oder lebend geboren) oder Krankschreibung anbieten
- psychosoziale Nachbetreuung anbieten bzw. organisieren (Selbsthilfegruppen)
- pathologische Trauer erkennen
- Aussicht auf Folgeschwangerschaften besprechen
- für Folgeschwangerschaften gezielte prägravide Beratung und Betreuung mit Berücksichtigung individueller Sorgen in Aussicht stellen

Unterstützung für Helfer Der respekt- und würdevolle Umgang mit diesen Familien und deren Kindern ist nicht nur notwendig, sondern hilft auch, der psychischen Belastung in den professionellen Teams entgegenzuwirken. Die Frage innerhalb des Teams nach einer stillen Geburt oder dem Tod eines Kindes (Wie geht es den Eltern? Was brauchen sie? Was hat ihnen geholfen?) unterstützt diesen Prozess. Fallbezogene Besprechungen, Mortalitäts- und Letalitätskonferenz sind für Hebammen, Pflegende und Ärzte auch zur Objektivierung der Geschehnisse besonders wichtig.

Literatur

Ellis A, Chebsey C, Storey C, Bradley S, Jackson S, Flenady V, Heazel A, Siassakos D (2016) Systematic review to understand and improve care after stillbirth: a review of parents' and healthcare professionals' experiences. BMC Pregnancy and Childbirth 16: 16 (open access)

Garten L, von der Hude K, Rösner B, Klapp C, Bührer C (2013) Familienzentrierte Sterbe- und individuelle Trauerbegleitung an einem Perinatalzentrum. Z Geburtshilfe Neonatol 217(03): 95–102

Giannandrea SAM, Cerulli C, Anson E, Chaudron LH (2013) Increased risk for postpartum psychiatric disorders among women with past pregnancy loss. Journal of Women's Health 22(9): 760–768

Henley A, Schott J (2008) The death of a baby before, during or shortly after birth: good practice from the parents' perspective. Seminars in Fetal and Neonatal Medicine 13: 325–328

Hennegan JM, Henderson J, Redshaw M (2015) Contact with the baby following stillbirth and parental mental health and well-being: a systematic review. BMJ Open 5: e008616

Hughes P, Hopper E, Evans CDH (2002) Assessment of guidelines for good practice in psychosocial care of mothers after a stillbirth: a cohort study. Lancet 360: 114–118

Künzer-Riedel B, Lutz G (2011) Nur ein Hauch von Leben. Eltern berichten vom Tod ihres Babys und von der Zeit ihrer Trauer. Kaufmann

Mills TA, Ricklesford C, Cooke A, Heazell AEP, Whitworth M, Lavendera T (2014) Parents' experiences and expectations of care in pregnancy after stillbirth or neonatal death: a metasynthesis. BJOG 121(8): 943–950

Tschudin S (2014) Beratung und Betreuung bei glückloser Schwangerschaft. In: Bitzer J, Hoefer H-W (Hrsg) Psychologie in der Gynäkologie. Pabst Science Publ., S 330 ff

Wagner B (2013) Komplizierte Trauer: Grundlagen, Diagnostik und Therapie. Springer, Heidelberg

Woodroffe I (2013) Supporting bereaved families through neonatal death and beyond. Seminars in Fetal and Neonatal Medicine 18: 99e104

Bestattung

Cordula Franz

Tab. 45.1 Übersicht über die aktuellen länderspezifischen Bestimmungen bei der Bestattung von Fehl- und Totgeburten

	Individuelle Bestattungspflicht für Fehl- und Totgeburten ab	Umgang mit Kindern aus Schwangerschaftsabbrüchen	
Baden-Württemberg	500 g	Grundsätzlich nicht bestattungspflichtig	§30 BestattG BW
Bayern	500 g	Grundsätzlich nicht bestattungspflichtig	Art. 6 BestG BY
Berlin	1.000 g	Grundsätzlich nicht bestattungspflichtig	§15 BestattG BE
Brandenburg	1.000 g	Grundsätzlich nicht bestattungspflichtig	§19 BbgBestG
Bremen	1.000 g	Grundsätzlich nicht bestattungspflichtig	§17 LeichenG BRE
Hamburg	1.000 g	Grundsätzlich nicht bestattungspflichtig	§10 BestattG HA
Hessen	Keine Gewichtsgrenze, Bestattungspflicht nach Ablauf des 6. SSM	Nicht definiert	§16 FBG HE
Mecklenburg-Vorpommern	1.000 g	Grundsätzlich nicht bestattungspflichtig	§9 BestattG M-V
Niedersachsen	500 g*	Bestattungspflichtig ab 500 g	§8 BestattG NI
Nordrhein-Westfalen	Grundsätzlich nicht bestattungspflichtig	Grundsätzlich nicht bestattungspflichtig	§14 BestG NRW
Rheinland-Pfalz	500 g	Grundsätzlich nicht bestattungspflichtig	§8 BestG RP
Saarland	500 g	Bestattungspflichtig ab 1.000 g, darunter auf Wunsch der Eltern Verzicht auf individuelle Bestattung möglich	§25 BestattG SL
Sachsen	500 g*	Grundsätzlich nicht bestattungspflichtig	§18 SächsBestG
Sachsen-Anhalt	500 g*	Grundsätzlich nicht bestattungspflichtig	§14 BestattG LSA
Schleswig-Holstein	500 g*	Grundsätzlich nicht bestattungspflichtig	§13 BestattG SH
Thüringen	500 g*	Grundsätzlich nicht bestattungspflichtig	§17 ThürBestG

*In Niedersachsen, Sachsen, Sachsen-Anhalt, Schleswig-Holstein und Thüringen wird in den entsprechenden Bestattungsgesetzen keine separate Gewichtsgrenze für die Beerdigungspflicht von Fehl- und Totgeburten festgelegt. Es ist jedoch festgeschrieben, dass eine Bestattungspflicht für menschliche Leichen besteht. Als Leiche gilt auch jedes totgeborene Kind ab 500 g. Gleiches gilt in Niedersachsen für den Umgang mit Kindern aus Schwangerschaftsabbrüchen.

Die Bestattung Fehl- und Totgeborener ist in Deutschland in den Bestattungsgesetzen geregelt und unterscheidet sich länderspezifisch. Lebendgeborene, postpartal verstorbene Neugeborene unterliegen stets einer Bestattungspflicht. Totgeborene Feten müssen nur unter bestimmten Bedingungen (meist ab einem definierten Gewicht) bestattet werden und können anderenfalls einer Sammelbestattung durch das Krankenhaus zugeführt werden. Neben der Bestattungspflicht besteht zudem ein Bestattungsrecht für Leibesfrüchte, die nach entsprechender Verordnung nicht bestattungspflichtig sind. Die Eltern werden durch die geburtsbegleitende Einrichtung über die entsprechenden geltenden Bestimmungen aufgeklärt.

Für Lebendgeborene sowie Totgeburten mit einem Geburtsgewicht > 500 g wird ein Totenschein ausgestellt. Soll ein Kind mit einem geringeren Geburtsgewicht bestattet werden, muss in der Regel eine formlose Bescheinigung ausgestellt werden, aus der, je nach Bundesland, Name und Anschrift der Mutter, das Geburtsdatum des Kindes und ggf. die Todesursache (z.B. Abort, Schwangerschaftsabbruch o.a.) hervorgehen und die zudem die ärztliche Unbedenklichkeit einer Bestattung gemäß dem Infektionsschutzgesetz bestätigt.

> **Bestattungsrecht ist Ländersache. Die Patientinnen über die geltenden Vorgaben zu informieren ist Aufgabe des entbindenden Krankenhauses/des betreuenden Geburtshelfers.**

Die meisten Krankenhäuser mit gynäkologischen Abteilungen unterhalten separate Grabfelder für sog. „Schmetterlings-" oder „Sternenkinder" auf den zugehörigen Friedhöfen, auf denen Sammelbestattungen der nicht bestattungspflichtigen Embryonen und Feten stattfinden. Meist erfolgt hierüber eine Information der betroffenen Elternpaare, sodass diese der Zeremonie auf Wunsch beiwohnen können.

Wird eine individuelle Bestattung durch die Eltern gewünscht, kann deren Verlauf durch die Eltern gestaltet werden. Bestatter stellen sich in der Regel auf individuelle Wünsche ein. So wird z.B. das Kind vom Bestatter gemeinsam mit den Eltern in den Sarg gelegt und es werden zahlreiche Gegenstände als Grabbeigaben dazugelegt.

Regional unterschiedlich besteht zudem die Möglichkeit, ein totgeborenes Kind für einen gewissen Zeitraum mit nach Hause zu nehmen. Da dies nicht in den Bestattungsgesetzen geregelt ist, kann auf die lokalen Details hier nicht näher eingegangen werden.

Die ◘ Tab. 45.1 biete eine Übersicht über die aktuellen länderspezifischen Bestimmungen bei der Bestattung von Fehl- und Totgeburten (◘ Tab. 45.1).

Vorgehen im Z.n. Totgeburt (Prävention)

Franziska Müller, Bettina Toth

46.1 Risikofaktoren – 340

46.2 Interkonzeptionelle Phase – 340

46.3 Mütterliche Erkrankungen und Störungen – 340

Literatur – 341

46.1 Risikofaktoren

Koopmans et al. (O'Connell et al. 2016) postulierten das folgende Vorgehen im Umgang mit Paaren nach Totgeburt: „deep respect for the individuality and diversity of grief, respect for the deceased child and recognition of the healing power and resilience of the human spirit".

Die Betreuung im Falle einer erneuten Schwangerschaft sollte zunächst im Sinne einer präkonzeptionellen Beratung beginnen (▶ Kap. 8), um mütterliche Risikofaktoren zu identifizieren und zu behandeln. Eine aktuelle Studie zeigt, dass die mütterliche Gewichtszunahme zwischen zwei Schwangerschaften ein Risikofaktor für das Auftreten von Totgeburten darstellt (Cnattingius u. Villamor 2016). Dabei wurde in Schweden zwischen 1992 und 2012 der BMI in der Frühschwangerschaft der ersten und zweiten Schwangerschaft und das Auftreten von Totgeburten in der zweiten Schwangerschaft analysiert. Es zeigte sich ein linearer Zusammenhang zwischen der Gewichtszunahme zwischen der ersten und zweiten Schwangerschaft und dem Risiko für Totgeburten (Cnattingius u. Villamor 2016). Ebenso scheinen Frauen mit einer „Prähypertension" (diastolischer Blutdruck 80–89 mmHg) ein erhöhtes Risiko für Totgeburten aufzuweisen (Wikstrom et al. 2016). Daher sind die präkonzeptionelle Beratung und die Motivation zur Gewichtsabnahme, zur regelmäßigen körperlichen Betätigung sowie zur gesunden Ernährung von zentraler Bedeutung.

Frauen im Z.n. Totgeburt haben ein 2- bis 10-fach erhöhtes Risiko für rezidivierende Totgeburten und andere geburtshilfliche Komplikationen wie geringes Geburtsgewicht und Frühgeburt (McPherson 2016; Lamont et al. 2015; Reddy 2007). Aufgrund der zu erwartenden starken psychischen Belastung der Mutter bei einer zweiten Schwangerschaft insbesondere in der Schwangerschaftswoche, in welcher die Totgeburt aufgetreten ist, sollte eine psychologische Betreuung bereits präkonzeptionell angeboten bzw. wieder aufgenommen werden.

46.2 Interkonzeptionelle Phase

Bezüglich des Zeitintervalls bis zur nächsten Schwangerschaft gibt es widersprüchliche Daten. Während einige Studien keine Assoziation zwischen dem zeitlichen Abstand zwischen zwei Schwangerschaften und Totgeburten zeigten (Getahun et al. 2009; DaVanzo et al. 2007), gibt es Hinweise, dass ein Intervall < 6 Monate mit einem erhöhten Risiko für Frühgeburten und Kindern mit geringem Geburtsgewicht assoziiert ist (Conde-Agudelo et al. 2006; Smith et al. 2003). Frauen mit einer kürzlich zurückgelegenen Totgeburt haben zudem ein höheres Risiko für Depressionen und Angststörungen insbesondere bei kurzer Schwangerschaftsabfolge (Hughes et al. 1999). Die interkonzeptionelle Phase richtet sich auch nach dem Entbindungsmodus bei Totgeburt und sollte im Falle einer Sectio parva zwölf Monate nicht unterschreiten.

Abhängig von den identifizierten Risikofaktoren kann im Falle einer neuen Schwangerschaft eine spezifische Therapie eingeleitet werden (◘ Abb. 46.1). Aufgrund der uneinheitlichen Studienkollektive und insgesamt geringen Studienzahl handelt es sich hierbei lediglich um Behandlungsoptionen ohne Vorliegen einer klaren Evidenz (siehe auch Guideline „Late Intrauterine Fetal Death and Stillbirth" des Royal College of Obstetrics and Gynecology).

46.3 Mütterliche Erkrankungen und Störungen

Eine mütterliche Erkrankung (Hypertonus, Adipositas, Schilddrüsendysfunktion) sollte bereits präkonzeptionell behandelt werden. Im Falle einer Corpusluteum-Insuffizienz gibt es bislang keine Empfehlung zur Lutealphasensubstitution mit Progesteron im Z.n. Totgeburt, so dass es sich hierbei um eine Einzelfallentscheidung in Abwägung der Risiken und Nebenwirkungen handelt.

Hinsichtlich der Notwendigkeit einer Gabe von niedermolekularen Heparinen (NMH) bei Vorliegen einer maternalen hereditären Thrombophilie ist die Datenlage uneinheitlich, weshalb primär aus mütterlicher und weniger aus fetaler Indikation eine Heparinisierung angedacht werden kann (▶ Kap. 17). Ebenso ist die Frage, inwieweit im Z.n. Plazentainsuffizienz die Gabe von NMH und/oder Aspirin einen Benefit darstellt, ungeklärt (Kist et al. 2008; Gonen et al. 2005). Dies gilt auch für die Dauer der Gabe von NMH (bis 20 SSW oder bis Partus).

Zustand nach Totgeburt

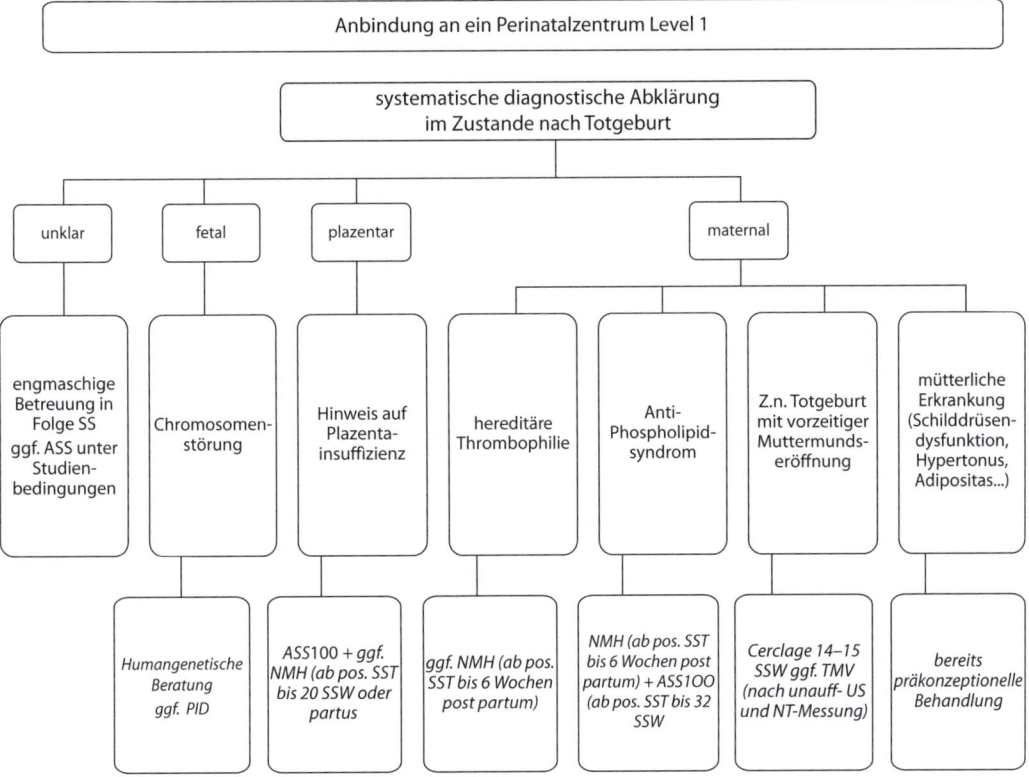

● **Abb. 46.1** Vorgehen im Z.n. Totgeburt in Abhängigkeit der identifizierten Ursache; NMH = niedermolekulares Heparin, ASS = Aspirin, SST = Schwangerschaftstest, SSW = Schwangerschaftswoche, TMV = totaler Muttermundverschluss, NT = Nackentransparenz, PID = Präimplantationsdiagnostik

Bei Detektion einer fetalen bzw. maternalen oder paternalen Chromosomenstörung sollte zunächst eine humangenetische Beratung erfolgen. Im Anschluss kann in Abhängigkeit des Befundes eine Präimplantationsdiagnostik angedacht werden. Allerdings muss das betroffene Paar zuvor ausführlich über die Notwendigkeit einer kontrollierten ovariellen Stimulation im Rahmen einer assistierten reproduktionsmedizinischen Behandlung aufgeklärt werden. Zudem müssen die Kosten dieser Behandlung dargelegt werden.

Ist die Totgeburt aufgrund einer Zervixinsuffizienz bzw. einer vorzeitigen Muttermundseröffnung eingetreten, sollte im Rahmen der nächsten Schwangerschaft eine Cerclage oder ein totaler Muttermundverschluss nach Abschluss der Pränataldiagnostik erfolgen.

Da die internationale Studienlage zum Thema Totgeburten insgesamt gering ist und die Risikofaktoren abhängig von den sozio-ökonomischen Bedingungen in den einzelnen Ländern stark divergieren, ist eine Intensivierung der Forschungsarbeit dringend notwendig.

Literatur

Cnattingius S, Villamor E (2016) Weight change between successive pregnancies and risks of stillbirth and infant mortality: a nationwide cohort study. Lancet 387(10018): 558–565

Conde-Agudelo A, Rosas-Bermudez A, Kafury-Goeta AC (2006) Birth spacing and risk of adverse perinatal outcomes: a meta-analysis. JAMA 295(15): 1809–1823

DaVanzo J et al. (2007) Effects of interpregnancy interval and outcome of the preceding pregnancy on pregnancy outcomes in Matlab, Bangladesh. BJOG 114(9): 1079–1087

Getahun D et al. (2009) The association between stillbirth in the first pregnancy and subsequent adverse perinatal outcomes. Am J Obstet Gynecol 201 (4): 378 e1–6

Gonen R et al. (2005) Absence of association of inherited thrombophilia with unexplained third-trimester intrauterine fetal death. Am J Obstet Gynecol 192(3): 742–746

Hughes PM, Turton P, Evans CD (1999) Stillbirth as risk factor for depression and anxiety in the subsequent pregnancy: cohort study. BMJ 318(7200): 1721–1724

Kist WJ et al. (2008) Thrombophilias and adverse pregnancy outcome - a confounded problem! Thromb Haemost 99(1): 77–85

Lamont K et al. (2015) Risk of recurrent stillbirth: systematic review and meta-analysis. BMJ 350: h3080

McPherson E (2016) Recurrence of stillbirth and second trimester pregnancy loss. Am J Med Genet A 170(5): 1174–1180

O'Connell O, Meaney S, O'Donoghue K (2016) Caring for parents at the time of stillbirth: How can we do better? Women Birth pii: 1871–5192(16)00006-8. doi: 10.1016/j.wombi.2016.01.003

Reddy UM (2007) Prediction and prevention of recurrent stillbirth. Obstet Gynecol 110(5): 1151–1164

Smith GC, Pell JP, Dobbie R (2003) Interpregnancy interval and risk of preterm birth and neonatal death: retrospective cohort study. BMJ 327(7410): 313

Wikstrom AK et al. (2016) Prehypertension in pregnancy and risks of small for gestational age infant and stillbirth. Hypertension 67(3): 640–646

Fallsammlung

Kapitel 47   Fälle Fehlgeburt und Totgeburt – 345
Franziska Müller, Frank Nawroth, Ruben Kuon, Bettina Toth

Fälle Fehlgeburt und Totgeburt

Franziska Müller, Frank Nawroth, Ruben Kuon, Bettina Toth

47.1 Einleitung – 346

47.2 Fallsammlung Fehlgeburt – 346

47.3 Fallsammlung Totgeburt – 350

47.1 Einleitung

Die nachfolgende Fallsammlung ist aus aktuellen Behandlungsverläufen von Frauen mit Fehl-, und Totgeburten zusammengesetzt, welche in der Abteilung für Gynäkologische Endokrinologie und Fertilitätsstörungen betreut wurden. Ein Fallbericht wurde von Prof. Frank Nawroth (Hamburg) zur Verfügung gestellt.

Unsere Routinediagnostik umfasst derzeit eine ausführliche Eigen- und Familienanamnese mit Zyklusgeschehen, eine detaillierte Darstellung der einzelnen Schwangerschaftsverläufe (wie in den Fallberichten dargestellt) sowie eine gynäkologische Untersuchung einschließlich bakteriologischem Abstrich und Vaginalsonographie. Anhand eines Fahrplanes werden dann in Abhängigkeit des Menstruationszyklus die weiteren nachfolgenden diagnostischen Schritte geplant:

– Zyklusmonitoring und endokrinologische Abklärung
– diagnostische Hysteroskopie mit Endometriumbiopsie
– immunologische Abklärung (gemeinsam mit der Transplantationsimmunologie der Universität Heidelberg, Prof. Volker Daniel)
– Hämostasiologie (Bestimmung von Antithrombin, APC-Resistenz und Prothrombin-(G20210A)-Mutation; Umfang zudem abhängig von Anamnese)
– Ausschluss chromosomaler Störungen des Paares
– ggf. Spermiogramm

Abschließend erfolgt eine ausführliche Befundbesprechung mit Darlegung möglicher therapeutischer Ansätze in Abhängigkeit der ermittelten potenziellen Risikofaktoren.

Insgesamt kommen auch Medikamente zur Anwendung, für die es derzeit keine klare Evidenz gibt bzw. die nicht in Leitlinien empfohlen werden. Solche „Off-Label"-Gaben besprechen wir ausführlich mit unseren Patientinnen und hinterlegen eine schriftliche Einverständniserklärung.

Verwendete Abkürzungen

ANA	antinukleäre Antikörper
AMH	Anti-Müller-Hormon
APS	Antiphospholipid-Syndrom
BMI	Body-Mass-Index
EUG	Extrauteringravidität
FBD	Fehlbildungsdiagnostik
G/P	Gravida/Para
HA	Herzaktion
Histo	Histologie
HSK	Hysteroskopie
IUFT	Intrauteriner Fruchttod
i.v.	intravenös
KW	Kinderwunsch
MM	Muttermund
MTHFR	Methylentetrahydrofolat-Reduktase
NMH	niedermolekulares Heparin
PAI-1	Plasminogen-Aktivator-Inhibitor-1
pNK	periphere Natürliche Killerzellen
RDS	Respiratory Distress Syndrome
RSA	rezidivierende Spontanaborte
SSW	Schwangerschaftswoche
SST	Schwangerschaftstest
SGA	Small for Gestational Age
SPP	Spontanpartus
uNK	uterine Natürliche Killerzellen
US	Ultraschall
V.a.	Verdacht auf
WT	Wehentätigkeit
Z.n.	Zustand nach

47.2 Fallsammlung Fehlgeburt

47.2.1 Fehlgeburt 1

- **Anamnese (◘ Tab. 47.1)**
- 35-jährige Patientin, 4 G/0P, Spontankonzeption, BMI 25 kg/m², Z.n. diagnostischer LSK bei V.a. EUG 2014; familiäre kardiovaskuläre Belastung: Vater Z.n. Myokardinfarkt, Hypertonie
- Lebenspartner: Eigen- und Familienanamnese sowie Spermiogramm unauffällig

- **Spezifische RSA-Diagnostik**

- **Diagnosen**
- primäre rezidivierende Aborte
- Hämostaseologie: heterozygote Prothrombin-Mutation (202 10 G > A)

47.2 · Fallsammlung Fehlgeburt

Tab. 47.1 Anamnese Fehlgeburt 1

Jahr	Gravida: 4 Jetziger Partner	KW-Behandlung	Para: 0 Geburt	Abort (SSW)	Details
2012	ja	nein	.	7	Missed abortion, keine HA, Kürettage
2013	ja	nein	.	5	Abortus completus
2013	ja	nein	.	5	Abortus incompletus, Kürettage
2014	ja	nein	.	8	Missed abortion, keine HA, Kürettage, keine Genetik, NMH ab pos. SS-Test

– immunologische Diagnostik (außerhalb): erhöhte pNK (26% der Gesamtlymphozyten)
– Genetik, Infektiologie, Anatomie: unauffällig
– Endokrinologie: V.a. Corpus-luteum-Insuffizienz, AMH 1,2 ng/ml
– Endometriumbiopsie: uNK unauffällig

- Therapie
– präkonzeptionell:
  – Folsäure
  – Low dose FSH (50 IE)-Stimulation: darunter multifolliculäres Wachstum, Rescue-IVF und PKD
– postkonzeptionell:
  – Decortin 5 mg bis pos. Herzaktion (e.m.)
  – NMH, Lutealsupport mit Progesteron

- Schwangerschaftsverlauf
– Schmierblutungen in der 12. SSW, Beschäftigungsverbot
– Spontanpartus 38. SSW, gesundes reifgeborenes Mädchen

47.2.2 Fehlgeburt 2

- Anamnese (Tab. 47.2)
– 34-jährige Patientin, 4 G/0P, Z.n. mehrfachen ICSI-Behandlungen, BMI 30 kg/m^2,
– Z.n. Salpingektomie re bei EUG 2012, Z.n. Re-Kürettage bei Plazentaresten 2013, Z.n. Nikotinabusus 10 Zigaretten/Tag, Migräne, Familienanamnese: TVT der Mutter mit 30 Jahren
– Lebenspartner: Eigen- und Familienanamnese unauffällig, Spermiogramm: OAT-Syndrom

Tab. 47.2 Anamnese Fehlgeburt 2

Jahr	Gravida: 4 Jetziger Partner	KW-Behandlung	Para: 0 Geburt	Abort (SSW)	Details
2012	ja	ICSI	.	.	biochemische Schwangerschaft
2012	ja	Kryozyklus	.	.	EUG; Salpingektomie re
2012	ja	Kryozyklus	.	.	biochemische Schwangerschaft
2013	ja	NC-ICSI	.	8	Missed abortion, keine Embryoanlage, Kürettage

- Spezifische RSA-Diagnostik

- - Diagnosen
- primäre rezidivierende Aborte
- Hämostaseologie: Lipoprotein a-Erhöhung
- Endokrinologie: nicht altersentsprechendes AMH (0,6 ng/ml), latente Hypothyreose
- Immunologie und Genetik: unauffällig
- Endometriumbiopsie: uNK erhöht, V.a. chronische Endometritis bei erhöhten Plasmazellen

- Behandlung
- präkonzeptionell:
    - Folsäure, L-Thyroxin, antibiotische Therapie mit Doxycyclin über 3 Wochen, Kontroll-HSK: unauffällig
    - Natural Cycle ICSI
- postkonzeptionell:
    - Intralipidinfusion (8 ml 20% in 250 ml NaCl 0,9%) alle 14 Tage bis zur 12. SSW
    - Progesteron bis zur 10. SSW
    - NMH ab positiven SST bis 6 Wochen postpartal

- Schwangerschaftsverlauf
- diätisch eingestellter Gestationsdiabetes
- primäre Sectio in 38+0 SSW, gesunder reifgeborener Junge

47.2.3 Fehlgeburt 3

- Anamnese (Tab. 47.3)
- 34-jährige Patientin, 5 G/0P, Spontankonzeption, unauffällige Eigen- und Familienanamnese
- Lebenspartner: Eigen- und Familienanamnese sowie Spermiogramm unauffällig

- Spezifische RSA-Diagnostik

- - Diagnose
- HSK: Uterus subseptus, Septumlänge ca. 3 cm
- Gerinnungsdiagnostik; genetische, immunologische und endokrinologische Diagnostik: unauffällig

- Therapie
- präkonzeptionell:
    - hysteroskopische Septumdissektion
    - Kontroll-Mikro-HSK: kein Restseptum, Adhäsiolyse

- Schwangerschaftsverlauf
- Spontankonzeption, unauffälliger SS-Verlauf
- Spontanpartus in der 36. SSW, gesunder Junge

Tab. 47.3 Anamnese Fehlgeburt 3

	Gravida: 5			Para: 0		
Jahr	Jetziger Partner	KW-Behandlung	Geburt	Abort (SSW)	Details	
2011	ja	nein	.	6	Abortus completus, keine HA,	
2011	ja	nein	.	11	Missed abortion, pos. HA, Kürettage	
2012	ja	nein	.	9	Missed abortion, keine HA, Kürettage	
2013	ja	nein	.	.	biochemische Schwangerschaft	
2014	ja	nein	.	.	biochemische Schwangerschaft	

Tab. 47.4 Anamnese Fehlgeburt 4

Jahr	Gravida: 7			Para: 3	
	Jetziger Partner	KW-Behandlung	Geburt	Abort (SSW)	Details
2003	nein	nein	spontan	.	Mädchen, gesund, 3.300 g
2005	nein	nein	spontan	.	Junge, gesund, 3.300 g
2008	ja	nein	spontan	.	Junge, gesund, 4.000 g, Schmierblutung in der 20. SSW
2013	ja	nein	.	12	Missed abortion, Kürettage
2014	ja	nein	.	7	Missed abortion, fehlende Embryonalanlage, Kürettage
2014	ja	nein	.	5	biochemische Schwangerschaft
2015	ja	nein	.	8	Abortus completus, kein US zuvor erfolgt

47.2.4 Fehlgeburt 4

- **Anamnese (Tab. 47.4)**
- 36-jährige Patientin, 7 G/3P, Spontankonzeption, BMI 21 kg/m², Asthma bronchiale, Allergien (Katzenhaar, Milben), Hypothyreose
- Lebenspartner: Eigenanamnese unauffällig, Bruder mit Down-Syndrom, Spermiogramm unauffällig

- **Spezifische RSA-Diagnostik**

- **Diagnose**
- sekundäre rezidivierende Aborte
- Hämostaseologie: homozygote PAI-1-Gen-Mutation (4 G/4 G) (e.m.)
- Immunologie: erhöhte pNK und erhöhte ANA (e.m.)
- Genetik und Endokrinologie: unauffällig
- Endometriumbiopsie: uNK erhöht

- **Therapie**
- präkonzeptionell:
  - Folsäure, L-Thyroxin, Intralipidinfusion (8 ml 20% in 250 ml NaCl 0,9%) alle 3 Monate
- postkonzeptionell:
  - ASS 100, Progesteron bis zur 10. SSW
  - Intralipidinfusion (8 ml 20% in 250 ml NaCl 0,9%) alle 14 Tage bis zur 12. SSW

- **Schwangerschaftsverlauf**
- aktuell 19. SSW, Wohlbefinden, bislang unauffälliger Verlauf

47.2.5 Fehlgeburt 5

- **Anamnese (Tab. 47.5)**
- 33-jährige Patientin, 4 G/1P, Spontankonzeption, Z.n. Sectio bei Plazentainsuffizienz 2009, Nikotinabusus: 5 Zigaretten/Tag, BMI 26 kg/m², Familienanamnese: Vater Myokardinfarkt mit 50 Jahren
- Lebenspartner: Eigen- und Familienanamnese sowie Spermiogramm unauffällig

- **Spezifische RSA-Diagnostik**

- **Diagnosen**
- sekundäre rezidivierende Aborte

Tab. 47.5 Anamnese Fehlgeburt 5

Jahr	Gravida: 4			Para: 1		
	Jetziger Partner	KW-Behandlung	Geburt	Abort (SSW)	Details	
2009	ja	nein	Sekundäre Sectio bei path. CTG	.	Mädchen, SGA, Plazentainsuffizienz, 2.400 g, 49 cm	
2012	ja	nein	.	10	HA pos., Missed abortion, Kürettage	
2013	ja	nein	.	5	Abortus completus	
2013	ja	nein	.	9	HA pos., Missed abortion, Kürettage, keine Genetik	

- endokrinologische Diagnostik: V.a. anovulatorische Zyklen
- hämostaseologische, immunologische und genetische Diagnostik: unauffällig
- HSK: breitbasige intrauterine Adhäsionen
- Endometriumbiopsie: erhöhte uNK

- **Therapie**
- präkonzeptionell:
  - operative HSK mit Adhäsiolyse
  - Folsäure
- postkonzeptionell:
  - Lipidinfusionen (8 ml 20% in 250 ml NaCl 0,9%) bis 12 SSW
  - Lutealsupport mit Progesteron

- **Schwangerschaftsverlauf**
- aktuell 16. SSW, keine fetalen oder maternalen Komplikationen

47.3 Fallsammlung Totgeburt

47.3.1 Totgeburt 1

- **Anamnese (Tab. 47.6)**
- 38-jährige Patientin, 3 G/3P, Spontankonzeption, BMI 18,5 kg/m²
- familiäre kardiovaskuläre Vorbelastung: Vater V.a. Aneurysma, Onkel Aneurysma
- Lebenspartner: Eigen- und Familienanamnese sowie Spermiogramm unauffällig

- **Spezifische RSA-Diagnostik**

- **Diagnose**
- sekundäre rezidivierende Totgeburten
- Hämostaseologie: heterozygote FSAP Marburg-Mutation, Lipoprotein a-Erhöhung, PAI-1-Gen Mutation homozygot (e.m.)

Tab. 47.6 Anamnese Totgeburt 1

Jahr	Gravida: 3			Para: 0			
	Jetziger Partner	KW-Behandlung	Geburt	Abort (SSW)	Details	Histo	
2009	ja	nein	Sectio	.	gesundes Mädchen, 3.500 g, 49 cm	.	
2012	ja	nein	Sectio parva	.	Totgeburt, 35. SSW	Plazenta: Endangiopathia obliterans	
2013	ja	nein	Sectio parva	.	Totgeburt, 31. SSW, vorz. Plazentalösung	Plazenta: Endangiopathia obliterans	

Tab. 47.7 Anamnese Totgeburt 2

Jahr	Gravida: 3		Para: 0		Details
	Jetziger Partner	KW-Behandlung	Geburt	Abort (SSW)	
2008	nein	nein	.	9	HA pos., Missed abortion, Kürettage
2008	nein	nein	.	24	IUFT, 19 cm, 400 g, Wachstumsretardierung ab der 22. SSW, Doppler A. uterina und FBD unauffällig, Histologie: Plazentainfarkte, Kürettage
2015	ja	nein	.	12	HA pos., Abortus incompletus, Histologie: plazentare Reifungsstörung, Kürettage

- Genetik, Infektiologie, Immunologie und Endokrinologie: unauffällig

- **Behandlung**
- präkonzeptionell:
  - Folsäure, Gewichtszunahme, psychologische Beratung
- postkonzeptionell:
  - NMH und ASS 50
  - Progesteron bis zur 10. SSW
  - Vorstellung alle 1–2 Wochen über den gesamten Verlauf der Schwangerschaft

- **Schwangerschaftsverlauf**
- starke mütterliche psychische Belastung ab der 31. SSW, RDS-Prophylaxe in der 31. SSW
- primäre Sectio 34+2 SSW bei mütterlicher Dekompensation, Beckenendlage, gesundes Mädchen, 1.870 g, 45 cm, unauffällige neuropädiatrische Entwicklung im ersten Lebensjahr

47.3.2 Totgeburt 2

- **Anamnese (Tab. 47.7)**
- 38-jährige Patientin, 3 G/0P, Spontankonzeption, BMI 23 kg/m², Anti-Phospholipidsyndrom (APS), V.a. Lupus erythematodes, Hypothyreose, Z.n. Lungenarterienembolie eine Woche nach Spätabort, familiäre Eisenspeicherkrankheit
- Lebenspartner: Eigen- und Familienanamnese sowie Spermiogramm unauffällig

- Spezifische RSA-Diagnostik

- **Diagnose**
- primäre rezidivierende Aborte
- Hämostaseologie: APS, erhöhter Faktor VIII, heterozygote MTHFR-Gen-Mutation (C677T)
- Immunologie: erhöhte ANA
- Endokrinologie: Hypothyreose, V.a. Corpus-luteum-Insuffizienz
- Genetik: unauffällig

- **Therapie**
- präkonzeptionell:
  - Folsäure, L-Thyroxin
- postkonzeptionell:
  - Progesteron bis zur 10. SSW
  - NMH und ASS 100 ab positivem Schwangerschaftstest (Fortsetzen des NMH im Wochenbett, ASS bis zur 32. SSW)
  - Kompressionsstrümpfe

- **Schwangerschaftsverlauf**
- aktuell 12. SSW, zeitgerecht entwickelter, unauffälliger Fetus

47.3.3 Totgeburt 3

- **Anamnese (Tab. 47.8)**
- 36-jährige Patientin, 4 G/2P, Spontankonzeption, BMI 31 kg/m², Endometriose, Uterus myomatosus, Z.n. Myomenukleation, Z.n. Linsenluxation

Tab. 47.8 Anamnese Totgeburt 3

Jahr	Gravida: 4			Para: 2	
	Jetziger Partner	KW-Behandlung	Geburt	Abort (SSW)	Details
2008	ja	nein	.	9	HA pos., Missed abortion, Kürettage
2010	ja	nein	.	11	HA pos., Missed abortion, Kürettage
2011	ja	nein	spontan	23	MM-Eröffnung, Fruchtblasenprolaps, Notfall-Cerclage, Blutungen, IUFT, Histologie: V.a. vorzeitige Plazentalösung, keine fetale Retardierung, keine Genetik
2015	ja	nein	spontan	33	IUFT, 1620 g, Retardierung, Doppler A. uterina pathologisch, vorzeitige Plazentalösung, keine Genetik

- Familienanamnese: TVT der Mutter mit 35 Jahren sowie des Onkels
- Lebenspartner: Nikotinabusus 15 Zigaretten/Tag, Eigen- und Familienanamnese sowie Spermiogramm unauffällig

- **Spezifische RSA-Diagnostik**

- **Befund**
- habituelle Abortneigung mit rezidivierenden Totgeburten
- Immunologie: erhöhte pNK
- Endokrinologie: Vitamin-D-Mangel, reduzierte Ovarreserve (AMH 0,79 ng/ml), latente Hypothyreose
- Hämostaseologie, Anatomie und Genetik: unauffällig

- **Behandlungskonzept**
- präkonzeptionell:
  - Beratung zur Gewichtsreduktion, Sport, Ernährung
  - L-Thyroxin, Vitamin D, Folsäure
  - Lipidinfusionen (8 ml 20% in 250 ml NaCl 0,9%) alle 3 Monate
- postkonzeptionell:
  - NMH und ASS100 im „off label"-Einsatz diskutiert
  - Lipidinfusionen (8 ml 20% in 250 ml NaCl 0,9%) alle 14 Tage bis zur 12. SSW

Eine erneute Schwangerschaft wird zeitnah angestrebt.

47.3.4 Totgeburt 4

- **Anamnese (Tab. 47.9)**
- 34-jährige Patientin, 3 G/0P, Spontankonzeption, BMI 22 kg/m², Nikotinabusus: 10 Zigaretten/Tag, Uterus bicornis, familiäre Vorbelastung: Vater KHK, Mutter DM Typ I
- Lebenspartner: Eigen- und Familienanamnese sowie Spermiogramm unauffällig

- **Spezifische RSA-Diagnostik**

- **Diagnose**
- primäre rezidivierende (Spät-)Aborte
- Uterus bicornis
- latente Hypothyreose
- Hämostaseologie, Genetik, Immunologie und Endokrinologie: unauffällig

- **Therapie**
- präkonzeptionell:
  - Folsäure, L-Thyroxin, Nikotinverzicht und Hygienemaßnahmen besprochen, vaginale Infektsanierung
- postkonzeptionell:

Tab. 47.9 Anamnese Totgeburt 4

Jahr	Gravida: 3		Para: 0		Details
	Jetziger Partner	KW-Behandlung	Geburt	Abort (SSW)	
2010	ja	nein	.	17	vaginale Blutungen, retrochoriales Hämatom in der 11. SSW, vorzeitige WT, Kind zuhause geboren, Kürettage
2011	ja	nein	.	11	HA positiv, Abortus incompletus, Kürettage
2012	ja	nein	.	19	vaginale Blutung in der 6. SSW, unhemmbare WT, starke Blutung, Spätabort, Kürettage

— engmaschige Anbindung mit Vorstellung alle 1-2 Wochen
— Cerclage

- **Schwangerschaftsverlauf**
— Antibiose bei Infektion mit Gardnerella vaginalis in der Frühschwangerschaft
— Cerclage in der 14. SSW, im Verlauf Trichterbildung der Zervix
— stationäre Aufnahme in der 21. SSW bei zunehmender Trichterbildung (Zervixlänge 1,5 cm) und starker Verunsicherung der Patientin
— Medikamente bei stationärem Aufenthalt: Progesteron, Magnesium, Antibiose
— sekundäre Sectio in der 28. SSW bei vorzeitiger WT, Muttermundseröffnung und prolabierter Fruchtblase (Fußlage)
— Mädchen, 1.190 g, Apnoe-Bradykardie-Syndrom, Mantelpneumothorax li., neuropädiatrische Untersuchung nach 10 Monaten zeigt altersgerechte unauffällige Entwicklung

47.3.5 Totgeburt 5

- **Anamnese (Tab. 47.10)**
— 25-jährige Patientin, 1 G/1P, BMI 24 kg/m², Z.n. LSK mit Endometriosechirurgie 2012
— Lebenspartner: Eigen- und Familienanamnese sowie Spermiogramm unauffällig

- **Spezifische RSA-Diagnostik**

- **Diagnosen**
— sekundäre Sterilität, Z.n. Totgeburt
— Endometriose
— rezidivierende vaginale Infektionen
— Portioektopie
— Immunologie, Genetik, Endokrinologie und Hämostaseologie: unauffällig

- **Therapie**
— präkonzeptionell:
  — Sanierung der vaginalen Infektion, Folsäure, psychologische Beratung

Tab. 47.10 Anamnese Totgeburt 5

Jahr	Gravida: 1		Para: 1			Details
	Jetziger Partner	KW-Behandlung	Geburt		Abort (SSW)	
2013	ja	nein	Spontanpartus		22	Totgeburt, vorzeitige MM-Eröffnung und Blasensprung

- postkonzeptionell:
    - Progesteron vaginal
    - regelmäßige Bestimmung des vaginalen pH
    - engmaschige Betreuung mit Vorstellung alle 1–2 Wochen

- **Schwangerschaftsverlauf**
- Immobilisation wg. vaginalen Blutung ab der 11. SSW (Thromboseprophylaxe)
- stationäre Aufnahme mit Pessareinlage wg. Zervixinsuffizienz 20. SSW
- RDS-Prophylaxe 22. SSW und 29. SSW
- Tokolyse bei zunehmender WT ab 24. SSW
- diätisch eingestellter Gestationsdiabetes
- Absetzen der Tokolyse in der 34. SSW bei zunehmender WT
- Spontanpartus 34 SSW, Junge, 2.490 g, 48 cm, eutroph, unauffällige neuropädiatrische Entwicklung im ersten Lebensjahr

Serviceteil

A Anhang: Vorlagen – 356

Stichwortverzeichnis – 363

A Anhang: Vorlagen

A.1 Frühe Schwangerschaftsverluste

■ Abb. A.1

A.2 Still geborene Kinder

■ Abb. A.2

A.3 Tod in der Schwangerschaft

■ Abb. A.3

A Anhang: Vorlagen

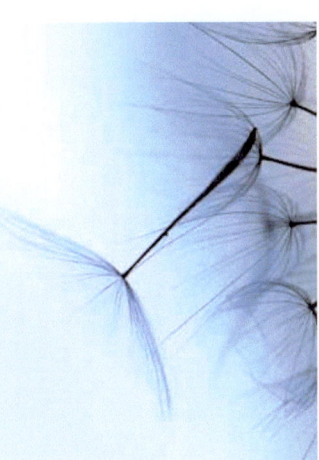

UniversitätsKlinikum Heidelberg

Frühe Schwangerschaftsverluste

ID19136, Medienzentrum, Universitätsklinikum Heidelberg

Bestattung

Wenn bei einer frühen Fehlgeburt kindliches Gewebe nachweisbar ist, wird dieses eingeäschert und im Rahmen einer Sammelbestattung im Grabfeld für still geborene Kinder auf dem Heidelberger Bergfriedhof beigesetzt.

Die Trauerfeier wird von den Klinikseelsorgerinnen gestaltet und erfolgt drei Mal jährlich.

Selbst wenn kein kindliches Gewebe mehr vorhanden sein sollte, kann es dennoch hilfreich für Sie sein, sich im Rahmen einer Trauerfeier zu verabschieden.

Termine für die Trauerfeier können Sie beim Personal oder der Klinikseelsorge erfragen bzw. abrufen unter:
www.klinikum.uni-heidelberg.de/frueher-abschied

Falls Sie eine Einladung zur Trauerfeier erhalten möchten füllen Sie bitte das beiliegende Blatt aus und geben es zur Weiterleitung an die Klinikseelsorge an der Pforte ab. Sie erhalten die Einladung ca. 8 Tage vor der Trauerfeier. Es entstehen Ihnen bei dieser Form der Bestattung keine Kosten.

Information, Begleitung, Beratung

www.familienplanung.de/schwangerschaft/frueherab-schied/ (Bundeszentrale für gesundheitliche Aufklärung)
www.initiative-regenbogen.de
www.veid.de
Schwangerenberatungsstellen
Ehe-, Familien- und Lebensberatungsstellen

Seelsorge

Abschiednehmen ist wichtig für die Trauerarbeit. Die Klinikseelsorgerinnen bieten Ihnen dabei ihre Hilfe an: Durch ein unterstützendes Gespräch in der Klinik, aber auch durch ein Gebet, eine Segnung oder ein Abschiedsritual.

Oft kommt auch erst Tage oder Wochen nach dem Verlust der Wunsch nach Begleitung und weiterführenden Beratungsangeboten auf. Bitte scheuen Sie sich nicht, anzurufen oder einen Termin für ein Gespräch zu vereinbaren.

Martina Reiser, kath. Klinikseelsorgerin
Tel.: 06221/56 3 65 95
E-Mail: Martina.Reiser@med.uni-heidelberg.de

Christiane Zimmermann-Schwarz, evang. Klinikpfarrerin
Tel.: 06221/56 3 68 26
Em-Mail: christiane.zimmermann@med.uni-heidelberg.de

Genetische Poliklinik
Im Neuenheimer Feld 440
69120 Heidelberg
Tel.: 06221/56 50 87

Universitäts-Frauenklinik
Im Neuenheimer Feld 440
69120 Heidelberg
Tel.: 06221/56 78 56

Pathologisches Institut, Abteilung für Allgemeine Pathologie und Pathologische Anatomie
Im Neuenheimer Feld 224, 69120 Heidelberg
Tel.: 06221/56 26 01

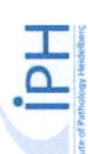

Abb. A.1 Frühe Schwangerschaftsverluste

Liebe Frauen, liebe Paare,

wir überreichen Ihnen heute einen Flyer, der für Sie wichtige Informationen zum Thema „Fehlgeburten" enthält. Er gibt Ihnen hoffentlich Antworten auf Fragen, die in den kommenden Tagen und Wochen aufkommen können.

Ein früher Schwangerschaftsverlust stellt für manche Frauen das jähe Ende eines lang gehegten Traumes dar. Sie berichten, dass „es schon zu Ende war, bevor es richtig angefangen hat". Ratlosigkeit, Angst vor einer Wiederholung des gerade Erlebten, aber auch Wut und Enttäuschung sind die Gefühle, von denen betroffene Frauen uns berichten.

Gemeinsam mit MitarbeiterInnen der Humangenetik, der Pathologie, und der katholischen und evangelischen Klinikseelsorge des Universitätsklinikums Heidelberg, haben wir die nachfolgenden Informationen für Sie zusammengestellt und sind bei weiteren Fragen gerne für Sie da.

Ihr Team der Universitäts-Frauenklinik Heidelberg

Ursachen

Ein früher Schwangerschaftsverlust (bis zur 12. Schwangerschaftswoche) stellt eine häufige Erfahrung im Leben einer Frau dar. Der Verlust einer im Ultraschall bereits erkannten Schwangerschaft tritt vor der 12. Schwangerschaftswoche bei 10-15 % der Schwangeren auf. Nur bei etwa 2-3 % der Paare mit Kinderwunsch kommt es zum vermehrten Auftreten von Fehlgeburten.

Schaut man nach den Ursachen für Fehlgeburten, so zeigen sich häufig eine Fehlverteilung der Chromosomen (s.u.). Des Weiteren zählen Auffälligkeiten im Bereich der Gebärmutter (wie z.B. Myome, Polypen, Septen), Störungen im Bereich des Gerinnungssystems oder des Hormonspiegels zu den Ursachen für Fehlgeburten.

Im Rahmen einer Spezialsprechstunde für Frauen mit vermehrten frühen Schwangerschaftsverlusten führen wir in der Regel ab zwei und mehr Fehlgeburten eine ausführliche Diagnostik durch. Sie können gerne unter 06221/56 79 34 (Abortsprechstunde) einen Termin vereinbaren:
Prof. Dr. Bettina Toth und Team, Abteilung für Gynäkologische Endokrinologie und Fertilitätsstörungen der Universitäts-Frauenklinik

Die Befunde der Humangenetik bzw. Pathologie können Sie in folgenden Ambulanzen der Universitäts-Frauenklinik mit den zuständigen ÄrztInnen besprechen (06221/56 79 34):

> Allgemeine Ambulanz (bei der ersten Fehlgeburt)
> Abortsprechstunde (bei zwei und mehr Fehlgeburten)

Genetische Untersuchung

Eine häufige Ursache von frühen Fehlgeburten sind Störungen der Chromosomen, der Träger des Erbmaterials. Gut 97 % der Schwangerschaften mit einer Chromosomenstörung des Embryos enden in einer Fehlgeburt. Die häufigste Ursache ist hierbei das Vorliegen eines überzähligen Chromosoms, eine sog. Trisomie. In der weit überwiegenden Mehrzahl sind diese Erbgutveränderungen beim Embryo neu entstanden und beruhen nicht auf einer Erbgutstörung der Eltern. In einigen Fällen kann jedoch eine Chromosomenstörung bei einem Elternteil vorliegen, die Anlass für wiederholte Fehlgeburten ist. Bei zwei oder mehr Fehlgeburten ohne bekannte Ursache, kann zur weiteren Abklärung anhand einer Blutprobe eine Chromosomenuntersuchung bei beiden Partnern durchgeführt werden.

Pathologische Untersuchung

Wird nach einer frühen Fehlgeburt durch eine Ausschabung Gewebe gewonnen, wird dieses im Pathologischen Institut mikroskopisch untersucht. Dadurch können sich evtl. Hinweise auf die Ursache der Fehlgeburt ergeben. Das durch die Ausschabung gewonnene Gewebe enthält Gebärmutterschleimhaut (Endometrium) sowie Plazentazotten. Kindliches Gewebe ist bei einer Fehlgeburt zu einem frühen Schwangerschaftszeitpunkt üblicherweise nicht nachweisbar. Sofern kindliches Gewebe vorhanden sein sollte, wird dieses der anonymen Bestattung zugeführt und im Befundbericht vermerkt. Die Untersuchung des Kindes durch eine Obduktion erfordert eine Mindestgröße, ist also in der Regel nicht bei einer frühen (bis 12. SSW), sondern erst bei einer späteren Fehlgeburt möglich und sinnvoll. Für eine Obduktion wird dann die Zustimmung der Mutter bzw. Eltern eingeholt.

Abb. A.1 Frühe Schwangerschaftsverluste: Fortsetzung

A Anhang: Vorlagen

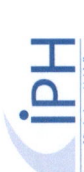

UniversitätsKlinikum Heidelberg

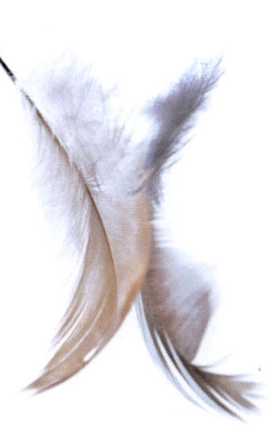

Still geborene Kinder

ID1417_„Unternehmenskommunikation/Medienzentrum Universitätsklinikum Heidelberg; Bildquelle: iStockphoto

Pathologische und Genetische Untersuchung

Wenn die Ursache für den frühen Tod Ihres Kindes unklar ist, kann eine **pathologische Untersuchung** (Obduktion) möglicherweise Antworten geben. Sie wird nur auf Ihren ausdrücklichen Wunsch durchgeführt und umfasst – ähnlich einer großen Operation – eine eingehende äußere und innere Untersuchung.

Sie wird von speziell ausgebildeten Ärzten, Pathologen, vorgenommen.

Die Organe werden zunächst mit bloßem Auge beurteilt, kleinere Gewebeproben werden dann für mikroskopische Untersuchungen entnommen.

Liegen Fehlbildungen vor? Bestehen Hinweise für Erbleiden, Stoffwechselerkrankungen, eine Infektion oder seltene, noch wenig erforschte Krankheiten? Diese Fragen können durch spezielle Untersuchungen beantwortet werden.

Bei der **genetischen Untersuchung** wird Ihr Kind äußerlich untersucht, um evtl. Hinweise für ein genetisches Krankheitsbild zu bekommen.

Mit Ihrem Einverständnis kann bei vorliegenden Hinweisen z. B. an einem kleinen Stück Nabelschnur, Eihaut oder fetaler Haut eine genetische Untersuchung vorgenommen werden.

Nach Abschluss der pathologischen und genetischen Untersuchungen (dies kann einige Wochen dauern) wird ein zusammenfassender schriftlicher Bericht erstellt und mit den behandelnden Ärzten diskutiert. Gerne erläutern Ihnen die Ärzte in der Allgemeinen Ambulanz (06221/56 79 34) oder der Abteilung für Pränataldiagnostik (06221/56 78 96) in der Frauenklinik bei einem Nachbesprechungstermin das Ergebnis.

Die gewonnenen Informationen und Erkenntnisse können für Ihre weitere Beratung sowie Familienplanung von Bedeutung und Interesse sein. Unser Ärzteteam der Fehlgeburtssprechstunde wird Sie bezüglich der Ergebnisse und ggf. zur weiteren Diagnostik gerne beraten. (06221/56 79 34)

Mutterschutz, Rückbildungsgymnastik

Nach dem Tod Ihres Kindes brauchen Sie als Mutter besonderen Schutz.

› Bei einem Geburtsgewicht ab 500 g darf Ihr Arbeitgeber Sie bis 8 Wochen nach der Entbindung nicht beschäftigen – außer Sie wünschen es ausdrücklich (mit ärztlichem Attest). Außerdem stehen Ihnen zusätzlich 6 Wochen Mutterschutz zu, falls Sie diese als „Schutzfrist vor der Entbindung" noch nicht in Anspruch genommen haben. Wenden Sie sich in dieser Frage an Ihre Krankenkasse.

› Auch wenn Ihr Kind weniger als 500 g wiegt: Ein Gespräch mit einer Hebamme sowie Rückbildungsgymnastik stehen Ihnen zu.

Information, Begleitung, Beratung

› www.familienplanung.de/schwangerschaft/fehlgeburt-totgeburt (Bundeszentrale für gesundheitliche Aufklärung)
› www.initiative-regenbogen.de
› www.veid.de
› Schwangerenberatungsstellen
› Ehe-, Familien- und Lebensberatungsstellen

Genetische Poliklinik
Im Neuenheimer Feld 440
69120 Heidelberg
Tel.: 06221/56 50 87

Universitäts-Frauenklinik
Im Neuenheimer Feld 440
69120 Heidelberg
Tel.: 06221/56 78 56

Pathologisches Institut, Abteilung für Allgemeine Pathologie und Pathologische Anatomie
Im Neuenheimer Feld 224, 69120 Heidelberg
Tel.: 06221/56 26 01

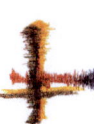

Abb. A.2 Still geborene Kinder

Still geborene Kinder

Liebe Mütter, liebe Eltern,

Sie haben vor, während oder nach der Geburt Ihres Kindes die Nachricht erhalten, dass Ihr Kind nicht leben kann oder verstorben ist.

In dieser schwierigen Situation möchten wir Sie unterstützen, einen guten und würdevollen Umgang mit Ihrem Kind zu finden.

Wenn Sie sich von Ihrem Kind verabschieden möchten, nehmen Sie sich ausreichend Zeit. Sprechen Sie mit dem Pflegepersonal, den Hebammen und den Klinikseelsorgerinnen, wenn Sie dabei Unterstützung brauchen.

Auf den folgenden Seiten finden Sie Informationen, die Ihnen helfen sollen, eine für Sie angemessene Form der Bestattung Ihres Kindes zu finden und Möglichkeiten der Beratung und Unterstützung kennenzulernen.

Außerdem möchten wir Sie mit der Möglichkeit vertraut machen, Ihr Kind untersuchen zu lassen, um Antworten auf die Frage nach Ursachen zu finden und um für Sie wichtige Erkenntnisse zu erhalten, die Ihre weitere Familienplanung betreffen.

Ihre Ärztinnen und Ärzte, Hebammen, Pflegenden und Klinikseelsorgerinnen

Abschiednehmen

Bewusst Abschied zu nehmen ist wichtig für Ihre Trauerarbeit und für den weiteren Umgang mit dem Tod Ihres Kindes. Nehmen Sie sich genügend Zeit dazu – es ist die einzige Zeit, die Sie jetzt noch gemeinsam mit Ihrem Kind haben.

Bitte informieren Sie die Hebammen oder Pflegenden, wenn Sie evtl. später Ihr Kind (nochmals) sehen wollen.

Die Klinikseelsorgerinnen bieten Ihnen gerne Begleitung und Unterstützung in der Zeit vor oder nach der Geburt an. Auch ein Gebet, eine Segnung oder eine Abschiedsfeier können hilfreich sein.

Manchmal ist auch Tage oder Wochen nach der Geburt und dem Tod eines Kindes der Bedarf nach einem Gespräch da. Bitte scheuen Sie sich nicht, anzurufen und/oder einen Termin zum Gespräch zu vereinbaren.

Ihre Klinikseelsorgerinnen:

› Martina Reiser, kath. Klinikseelsorgerin
  Tel.: 06221/56 3 65 95
  Mail: Martina.Reiser@med.uni-heidelberg.de
› Christiane Zimmermann-Schwarz, evang. Klinikpfarrerin
  Tel.: 06221/56 3 68 26
  Mail: christiane.zimmermann@med.uni-heidelberg.de

In dringenden Fällen erreichen Sie nachts und an den Wochenenden ein Mitglied des Seelsorgeteams über die Pforte (Tel.: 06221/56 78 56).

Beurkundung, Bescheinigung

› Falls Ihr Kind nach seiner Geburt Lebenszeichen zeigt(e), werden eine Geburts- und eine Sterbeurkunde ausgestellt.
› Wenn Ihr Kind tot geboren wird und über 500 g wiegt, können Sie beim Standesamt eine Geburtsurkunde beantragen.
› Wenn Ihr Kind unter 500 g wiegt, können Sie beim Standesamt eine Bescheinigung über die Geburt Ihres Kindes ausstellen lassen. Dafür genügen ein Mutterpass, wenn daraus hervor geht, dass Sie Ihr Kind verloren haben, oder Sie können auf Anfrage eine Bescheinigung der Klinik erhalten, in der die Geburt Ihres Kindes dokumentiert ist.
› Von den Hebammen oder von den Pflegenden erhalten Sie eine Erinnerungskarte.

Bestattung

Alle in der Frauenklinik verstorbenen Kinder werden in die Pathologie des Universitätsklinikums gebracht und verbleiben dort bis zur Bestattung.

Individuelle Bestattung:

› Kinder, die mehr als 500 g wiegen oder nach der Geburt Lebenszeichen zeigten, *müssen* individuell bestattet werden.
› Kinder, die weniger als 500 g wiegen, *können* individuell bestattet werden.
› Wenn Sie Ihr Kind in Ihrem Heimatort in einem Familiengrab oder einem Kindergrab bestatten lassen möchten, dann setzen Sie sich mit einem örtlichen Bestattungsunternehmer Ihres Heimatortes in Verbindung. Er wird Ihr Kind abholen und alles Weitere veranlassen. Er gibt Ihnen auch über die dabei anfallenden Kosten Auskunft.

Anonyme Sammelbestattung:

› Wenn Sie Ihr Kind nicht individuell bestatten lassen möchten oder können, wird Ihr Kind anonym und gemeinschaftlich bestattet. Alle Kinder, die in den Heidelberger Kliniken tot zur Welt kommen und von ihren Eltern nicht individuell bestattet werden, werden gemeinsam eingeäschert. Die Beisetzung auf dem Heidelberger Bergfriedhof erfolgt drei Mal jährlich im Rahmen einer Trauerfeier, die von den Klinikseelsorgerinnen gestaltet wird. Ein anonymes Grabfeld, das als Grabstätte der still geborenen Kinder ausgewiesen ist, steht dafür zur Verfügung.
› Termine für die Trauerfeier können Sie beim Personal oder der Klinikseelsorge erfragen bzw. abrufen unter www.klinikum.uni-heidelberg.de/frueher-abschied
  Eine Einladung erhalten Sie ca. 8 Tage vor der Trauerfeier. Kosten entstehen Ihnen bei der anonymen Sammelbestattung keine.
› Mittlerweile gibt es auch auf einigen Friedhöfen in der Umgebung Begräbnisplätze für still geborene Kinder. Falls Sie Ihr Kind gerne heimatnah in solch einem Grab bestatten möchten, können Sie Näheres über die Klinikseelsorgerinnen erfahren.

Abb. A.2 Still geborene Kinder: Fortsetzung

A Anhang: Vorlagen

UniversitätsKlinikum Heidelberg
Evangelische und katholische Klinikseelsorge an der Frauenklinik

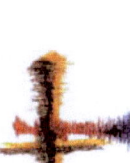

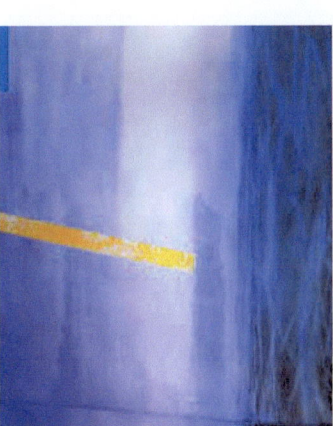

Foto: Abschiedsraum Kinder- und Frauenklinik. Glaskunst: Raphael Seitz

Liebe Mütter, liebe Paare,

immer wieder hören wir von Frauen und Paaren, dass sie vom plötzlichen Tod ihres Kindes während der Schwangerschaft völlig überrollt werden. Sie fühlen sich überfordert und wollen nur noch schnell nach Hause. Dort zeigen sich Trauer, Hilflosigkeit und Fragen.

Eine betroffene Mutter hat diesen Flyer erstellt, den wir Ihnen gerne empfehlen.

Wir hoffen, dass er hilfreich für Sie ist.
*Ihre Klinikseelsorgerinnen
Martina Reiser und Christiane Zimmermann-Schwarz*

Websiten und Internetforen

www.familienplanung.de/schwangerschaft/fehlgeburt-totgeburt
Von der Bundeszentrale für gesundheitliche Aufklärung

www.land-der-sternenkinder.de
Mit Gedichten, Tipps für Angehörige u.v.m.

www.schmetterlingskinder.de
Umfangreiche Website mit Flyer zum Herunterladen

www.kindergrab.de
Website eines Klinikseelsorgers

www.sternchenmamis.de.vu
Sehr aktives Forum

www.engelskinder.ch
Website samt Forum, teilweise auf schwyzerdütsch

www.eltern.de/foren/fehlgeburt
Forum für Frauen nach einer Fehlgeburt

www.nachabtreibung.de
Forum mit einem extra Teil für Frauen nach einem medizinisch indizierten Schwangerschaftsabbruch

www.miscarriageassociation.org.uk
Info zur Fehlgeburt, Erfahrungsberichte (auf Englisch)

www.uk-sands.org
Unterstützung nach Totgeburt oder Tod kurz nach der Geburt (auf Englisch)

Tipps für Familien und Freunde
Tipps für Angehörige finden Sie in einigen der aufgelisteten Bücher und Websites, insbesondere:
www.land-der-sternenkinder.de/mitmenschen.html
www.sternchen-info.de.vu (Liebe Angehörige)

Kontaktliste

www.initiative-regenbogen.de
Website des Dachverbandes von Eltern, die ein Kind kurz vor, bei oder nach der Geburt verloren haben. Dort können Sie auch nach einer Selbsthilfegruppe oder Ansprechpartnerinnen in Ihrer Nähe suchen.

Sternenkinder (Selbsthilfegruppe)
Kontaktperson: Dorothee Gassenferth
Tel: 06204 602 559 (Viernheim)
E-Mail: viernheimer_hospizverein@web.de

www.schmetterlingskinder-mosbach.de

www.regenbogen-karlsruhe.de

Martina Reiser (kath. Klinikseelsorgerin)
Tel: 06221 56-365 95
E-Mail: martina.reiser@med.uni-heidelberg.de

Christiane Zimmermann-Schwarz (ev. Klinikpfarrerin)
Tel: 06221 56-368 26
E-Mail: christiane.zimmermann@med.uni-heidelberg.de

www.efl.kath-hd.de
Psychologische Beratungsstelle für Ehe-, Familien- und Lebensfragen
Albert-Saur-Str. 4, 69124 Heidelberg (Kirchheim)
Tel: 06221 24 171, E-Mail: efl@kath-hd.de

www.profamilia-heidelberg.de
Pro Familia
Hauptstr. 79, 69117 Heidelberg
Tel: 06221 184 440, E-Mail: heidelberg@profamilia.de

www.ifz-heidelberg.de
Internationales Frauen- und Familienzentrum Heidelberg e.V.
Theaterstr. 16, 69117 Heidelberg
Tel: 06221 182 334, E-Mail: ifz.hd@t-online.de

Schwangerenberatungsstellen der Caritas, Diakonie, donum vitae und Sozialdienst katholischer Frauen vor Ort beraten auch in der Trauer.

Vielleicht möchten Sie sich an eine Hebamme wenden, die Unterstützung und medizinische Begleitung anbieten kann. Diese Leistung wird von der Krankenkasse bezahlt.

Abb. A.3 Tod in der Schwangerschaft

„Ich finde keinen Herzton mehr".
Diese Worte werde ich nie vergessen. Unser Baby war tot.

Als ich zwei Tage später aus dem Krankenhaus entlassen wurde, war für die Ärzte schon alles vorbei – aber für mich fing es erst an. Mein Bauch war leer, mein Baby war tot – mein erstes Kind, auf das mein Mann und ich uns so gefreut hatten. Meine Welt brach zusammen.

Die Sonne schien, die Welt drehte sich, für alle anderen ging das Leben weiter – nur für mich nicht. Sogar für meinen Mann war unser Verlust schnell abgehakt; scheinbar hatten alle mein Baby vergessen – nur ich nicht.

Immer wieder brach ich in Tränen aus, ich war überempfindlich und verletzlich. Plötzlich sah ich überall Babybäuche und Kinderwagen. Die einfachsten alltäglichen Entscheidungen überforderten mich völlig. Meine Arbeit schien mir gänzlich unwichtig angesichts der Tatsache, dass mein Baby tot war. Nach der Arbeit marschierte ich stundenlang durch den Wald, als könnte ich die Verzweiflung, die Wut aus mir herauslaufen.

„Ihr seid noch jung, ihr könntet weitere Kinder haben.." „Es passiert vielen Frauen." Gut gemeinte Trostworte von Familie und Freunden klangen leer und verletzend. Mein Umfeld wünschte sich, ich würde mich „normal" oder „rational" verhalten. Nur wusste ich nicht mehr, was „normal" war. Ich dachte selber, ich würde verrückt.

Nach sechs Wochen hielt ich es allein nicht mehr aus und meldete mich bei einer Selbsthilfegruppe an. Dort fühlte ich mich gleich verstanden, da jede(r) wusste, wie schmerzhaft es ist, ein Kind zu verlieren und welche Probleme dadurch im eigenen Umfeld entstehen können. Manchmal bekam ich Tipps, aber oft hat es einfach geholfen, nicht alleine zu sein.

Auch die Klinikseelsorgerin war eine große Stütze und hat mir dann eine Trauerbegleiterin empfohlen. Diese Therapeutin bat mir Raum für meine Trauer an, gab mir Denkanstöße und versicherte mir manchmal einfach, ich sei normal und nicht verrückt. Ich ging jedes Mal heraus und dachte „die Zeit bis zum nächsten Termin schaffe ich jetzt allein." Und das tat ich.

Und jetzt haben auch Sie Ihr Kind verloren …

Manche Frauen kommen schnell mit dem Verlust klar. Für andere ist die Trauer überwältigend und langwierig. Auch das ist normal.

Ich möchte Sie ermutigen, sich wenn nötig Unterstützung zu holen. Hilfreich kann sein, offen mit Familie und Freunden über den Verlust und die Trauer zu reden. Ein Buch mit den Erfahrungen anderer kann eine Stütze sein. Mag sein, dass der Austausch mit ebenfalls Betroffenen in einem Internetforum Ihnen hilft. Einen noch persönlicheren Austausch bietet eine Selbsthilfegruppe an. Zudem kann professionelle Unterstützung sehr hilfreich sein.

Wichtig ist zu wissen, dass es absolut normal und berechtigt ist, um ein verlorenes Kind zu trauern, auch wenn das Kind bereits in den ersten Tagen oder Wochen der Schwangerschaft stirbt. Dass die Trauer viel länger anhalten kann, als Sie vielleicht erwarten, dass es aber mit der Zeit weniger schmerzhaft wird. Und: dass Sie es nicht allein schaffen müssen.

Dreifach betroffene Mutter (17., 10., 14. Schwangerschaftswoche), mittlerweile auch Mutter von zwei lebenden Kindern

Hilfreiche Rituale

- An der Trauerfeier teilnehmen (siehe separater Flyer)
- Dem Kind einen Namen geben und ihm seinen Platz in der Familie geben
- Erinnerungen wie (Ultraschall-)Bilder oder Fußabdrücke aufbewahren, ein Tagebuch oder Babyalbum anlegen
- Symbole schaffen – eine Kerze gestalten oder ein Bäumchen pflanzen. Ein Schmuckstück anschaffen, eventuell mit dem Geburtsdatum des Kindes gravieren lassen
- Dem Kind einen Brief schreiben
- Am 2. Sonntag im Dezember („Worldwide Candle Lighting") werden weltweit um 19 Uhr Kerzen in Erinnerung an verstorbene Kinder jeden Alters angezündet. So wandert innerhalb eines Tages das Licht rund um den Globus. In manchen Kirchen gibt es Gedenkgottesdienste.

Bücher

Gute Hoffnung – jähes Ende: Fehlgeburt, Totgeburt und Verluste in der frühen Lebenszeit. Begleitung und neue Hoffnung für Eltern
von Hannah Lothrop
ISBN 978-3-466-34389-8

Tief im Herzen und fest an der Hand
von Anna Jakob, Sigrid Frank und Klara Lenzen
ISBN 978-3837045253

Ein Stern, der nicht leuchten konnte: das Buch für Eltern, deren Kind zu früh starb
von Bruder Klaus Schäfer
ISBN 3-451-05510-4

Nur ein Hauch von Leben: Eltern berichten vom Tod ihres Babys und von der Zeit ihrer Trauer
von Barbara Künzer-Riebel und Gottfried Lutz
ISBN 978-3780609519
Siehe auch: www.initiative-regenbogen.de

Trauern hat seine Zeit: Abschiedsrituale beim frühen Tod eines Kindes
von Michaela Nijs
ISBN 978-3807718084

Erinnerungen an Dich: Sternenkinder-Gedenkbuch
von Klara Lenzen
ISBN 978-3868580037
Ein Gedenkbuch für Ihr Kind, zum Selbergestalten.

Unendlich ist der Schmerz: Eltern trauern um ihr Kind
von Julie Fritsch und Ilse Sherokee
ISBN 978-3466343362
Gedichte und Plastiken zum Thema Kindesverlust

Himmelskind
von Julia Ruß. SCM R. Brockhaus
ISBN 978-3417260984
Ein Buch für Geschwisterkinder

Siehe auch die Empfehlungen auf den aufgelisteten Websites.

Abb. A.3 Tod in der Schwangerschaft: Fortsetzung

Stichwortverzeichnis

A

Abklärung, diagnostische 223
Abnabeln, spätes 282, 288
Abnabelung, verzögerte 289
Abnabelzeitpunkt 288
Abort, habitueller 4
Abort, imminenter 177
Abort, inkompletter 184
Abort, präklinischer 80
Abort, verhaltener 184
Abortgeschehen 4
Aborthäufigkeit 5
Abortinduktion, medikamentöse 184
Abortneigung 90
Abortprophylaxe 113
Abortrate 5
Abortrisiko, erhöhtes 112
Abortwahrscheinlichkeit 113
Abschied 324, 329
Abschiednehmen 325, 328
Abschiedsraum 325
Abschiedsritual 73, 325
Abstoßung 31
Abstoßungsreaktion, immunologische 46
Abusus 57
Adhäsionsbildung 224
Adipositas 57, 82, 300, 340
Akupunktur 164
Alkohol 22, 57, 82
Alloimmunität 49
Alter der Mutter 81, 315
Alter, mütterliches 154, 200, 292
Altersbestimmung, pränatale 20
Amnioninfektionssyndrom 120, 232
Anästhesie, rückenmarksnahe 281
Aneuploidie 80
Angst 67
Ängstlichkeit 70
Annähern, behutsames 324
Anomalie der Nieren 105
Anomalie, anatomische 222, 302
Anomalie, urologische 222
Anomalie, uterine 102, 222
Anomalie, zytogenetische 154
Antibiotikatherapie 131, 204
Antigen, paternales 31, 47
Antiinflammation 175
Antikörper 47
Antikörper, anti-nukleärer 143
Antikörperbestimmung 214

Antiphospholipid-Syndrom 82, 142, 319
Arabin-Pessar 230
Array-Analyse 93
Arznei, blutbewegende 170
Arzneimitteltherapie, chinesische 170
Aspirin 145, 156
Aszension 120
Atosiban 267
Aufklärungspflicht 205
Ausmelken 282
Ausschabung 184, 188
Ausstoßung 184
Auswirkung, psychologische 70
Autoimmunerkrankung 31
Autopsie, fetale 303

B

Barriere, natürliche 120
Befundinterpretation 104
Begleitung, psychologische 60
Begreifen des Verlusts 325
Behandlung, antibiotische 124
Behandlung, psychotherapeutische 67
Behandlungsfehler 205
Behinderung 200
Belastung, psychische 332, 340
Belastungssituation 57
Belastungsstörung, posttraumatische 72
Beratung, humangenetische 94, 341
Beratung, interdisziplinäre 279
Beratung, präkonzeptionelle 54, 340
Beratung, psychosoziale 328
Beratungsgespräch 279, 293
Bestattung 336
Bestattungsgesetz 336
Bestattungspflicht 336
Bestattungsrecht 336
Betamimetika 246, 267
Bethametason 272
Betreuerteam 332
Betreuung, interdisziplinäre 67
Betreuung, psychologische 340
Betreuungsangebot 328
Bettruhe 245
Bettruhe, therapeutische 72
Binge-Eating-Störung 66
Blasensprung, früher vorzeitiger 247
Blasensprung, vorzeitiger 120, 252

Blastozyste 20
Blockierungsfaktor, Progesteron-induzierter 40
Blut 164
Blut, mütterliches 26
Blutungsneigung 137
Blutvolumen 288
Bulimie 66

C

Cerclage 230, 245, 260
Cerclage, abdominale 231
Cerclage, prophylaktische 230
Cerclage, vaginale 231
Cerclage-Komplikation 230
Chlamydia trachomatis 216
Chlamydieninfektion 216
Chorioamnionitis 247, 254, 286
Chorion-Gonadotropin, humanes 157
Choriongewebe 91
Chromosomenaberration, strukturelle 90
Chromosomenanalyse 90
Chromosomenanomalie 315
Chromosomenanomalie, numerische 81, 90
Chromosomenfehlverteilung 93
Chromosomensatz, unbalancierter 91
Chromosomenstörung 316, 341
Chromosomenstörung, familiäre 90
Chromosomenuntersuchung des Abortgewebes 91
Chromosomenuntersuchung, elterliche 91
Clomifen 113
Corpus luteum-Insuffizienz 116
Corticotropin-Releasing-Hormon 39
CRH-Produktion, plazentare 236
CTG-Schreibung, antenale 208

D

D-Dimer 137
Depression 67, 331
Depressivität 70
Dexamethason 272
Dezidua 14
Diabetes mellitus 112
Diagnostik, immunologische 142

Diagnostik, pränatale 312
Diagnostik, vorgeburtliche 94
Disharmonie 164
Dokumentation 206
Dopplersonografie 308
Drillinge 242
Droge 57
Dysplasie, thanatophore 313

E

Edwards-Syndrom 315
Eizellspende 36
Ektosom 16
Eltern, verwaiste 328
Eltern-Kind-Beziehung 72
Embryoblast 20
Embryonalperiode 20
Embryonenspende 36
Endometriose 104
Endometritis, chronische 130
Endometriumbiopsie 131
Entbindung 123
Entbindung, vaginal operative 281
Entbindung, vaginale 278
Entbindung, vorzeitige 120
Entbindungsmodus 208
Entbindungsort 278
Entbindungszeitpunkt 278
Entlastung 331
Entpersonalisierung 325
Entwicklungsstadium 20
Entwicklungsverzögerung 292
Entzündungsreaktion 41
Epiblast 22
Erinnerung 328
Erkrankung, chronische 58
Erkrankung, monogene 95
Erkrankung, X-chromosomale 95
Erleben, gemeinsames 325
Ernährungsempfehlung 56
Erreger 120
Erstversorgung, neonatologische 278
Essstörung 66
Extremitätenbewegung 23

F

Faktor, allogener 143
Faktor, angiogener 309
Faktor, autoimmuner 142
Faktor-V-Leiden-Mutation 135
Faszien 175
Fehlbildung, fetale 312

Fehlgeburt 4
Fehlgeburtensprechstunde 61
Fertilisation 20
Fertilität 188
Fetalperiode 20
Fetozid, selektiver 248
Fibronektin 243
Fibronektin, fetales 260
Folgeschwangerschaft 331
Folsäure 158
Folsäuresubstitution 56
Förderung 294
Foto 329
Frau, euthyreote 114
Frauenheilkunde, chinesische 164
Fremdkörper 46
Fruchtblase, intakte 120
Fruchtblasenverschluss, spontaner 123
Fruchttod, intrauteriner 214, 318
Fruchtwasserabgang 120
Frühabort 4
Frühentwicklung, menschliche 20
Frühgeborenes 292
Frühgeburt 4, 120, 194
Frühgeburtenrate 222
Frühgeburtlichkeit 5, 252, 260, 272
Frühgeburtlichkeit, frühe 200
Frühgeburtprädiktion 243
Frühgeburtsprävention 260
Frühgeburtsprävention, nicht-medikamentöse 230
Frühgeburtsrisiko 66
Frühgeburtsrisikofaktor 260
Frühgeburtsursache 260
Frühgeburtsvorhersage 260
Frühgeburtswahrscheinlichkeit 222

G

Gabe, repetitive 274
Galektine 38
Ganglien 176
GBA-Richtlinie 194
Geburt eines toten Kindes 324
Geburt, stille 329
Geburtenrate 292
Geburtshelfer 278
Geburtskarte 329
Geburtsmodus 279
Geburtsort, richtiger 194
Geburtsschmerzkontrolle 281
Geburtsvorgang, naturnaher 329
Gefäß 164
Gerinnung 318
Gerinnungsaktivierung 134

Gerinnungsdiagnostik 302
Gerinnungsfaktor 320
Gerinnungsneigung 134
Gerinnungsstörung 82, 134, 319
Geschlecht, männliches 95
Geschlechtsbestimmung 23
Geschlechtsorgan 23
Geschwister 325
Geschwisterkind 330
Gestagen 116
Gestationsalter 278
Gesundheit, psychische 331
Gesundheitsförderung 54
Gesundheitsrisiko 54
Gewebemerkmal 46
Gewichtsabnahme 66
Gewichtsoptimierung 57
Gewichtsreduktion 57
Gewichtszunahme 340
Glukokortikoid 147
Glukokortikoidgabe, antenatale 272
Glukokortikoidgabe, pränatale 273
Glycodelin A 37
Grabplatz 326
Granulocyte-Colony Stimulating Factor 147, 157
Grenzschicht, fetale 14
Grenzwert 225
Größenwachstum 23

H

H-Y-Antikörper 48
Hämophilie 137, 320
Haupthistokompatibilitätskomplex 46
hCG-Anstieg 155
hCG-Spiegel 80
HELLP-Syndrom 36
Heparin 82, 138, 145, 156, 320
Heparinisierung 340
Heparinisierung, prophylaktische 320
Herzaktion 22
Herzfrequenz 23
Herzinsuffizienz 314
Hinweiszeichen, sonographisches 315
Hirnblutung 269, 272
Hirnblutung, periventrikuläre 286
Hirnregion 286
Hirnschädigung 286
HLA Klasse I 27
HLA-Expression 26
HLA-Merkmal 46
HLA-Übereinstimmung 143
Hormon 272

Stichwortverzeichnis

HSK, operative 104
Humanembryologie 20
Hydrozephalus 298
Hyperprolaktinämie 115
Hyperthyreose 113
Hypertonie 298, 340
Hypoplasie, pulmonale 253
Hypothyreose 81, 114
Hysteroskopie 81, 131

I

Immunantwort 26, 36, 47
Immunarchitektur 29
Immunglobulin 145
Immunhistochemie 131
Immunität 26
Immunität, zelluläre 41
Immunmodulation 26
Immunsuppression 46
Immunsystem, fetales 31
Immuntoleranz 29
Immunzelle 15
Impfung 58
Implantation 20, 31
Indolamin-2,3-Dioxygenase 28
Indomethazin 269
Infektion 36, 58, 120, 212, 254
Infektion, bakterielle 120, 212
Infektion, intrauterine 120
Infektion, kongenitale 214
Infektion, uterine 15
Infektion, vaginale 81, 121
Infektion, virale 213
Infektionsquelle 215
Infektionsscreening 302
Informationspflicht 196
Injektion 174
Injektion, uterusnahe 178
Injektionsstelle 177
Injektionstechnik 175
Insuffizienz, luteale 115
Insuffizienz, respiratorische 314
Insulin-binding protein 1, phosphoryliertes 261
Insulinresistenz 112
Integrieren des Todes 325
Intensivtherapie 200
Interphase, feto-maternale 37
Intervention, operative 105
Interventionsgrenze 200
Intralipid 148
Inzidenz 5
IUGR 312
IUGR-Kind 312

K

Kaffee 82
Kaiserschnittentbindung 279
Kalziumantagonisten 267
Karenzzeit 331
Karyotyp 91, 154
Karyotypanomalie 154
Karyotypisierung, molekulare 93
Keimscheibe 22
Keimzellmosaik 93
Killerzelle 37
Killerzelle, Natürliche 15, 46, 144
Kind, stillgeborenes 325
Klasse-I-Antigen 46
Klasse-II-Antigen 46
Klinikseelsorge 325
Knochen 23
Kombinationstherapie 158
Komplikation, Plazenta-vermittelte 318
Komponente, genetische 252
Kontaktstelle 26
Kortikosteroid 247, 272
Krankschreibung 330
Kreislaufbeschwerden 179
Kürettage 184, 188

L

Langzeitergebnis 293
Laparoskopie 105
Late Preterm 292
Lebendgeburt 4
Lebengeburtrate 156
Lebenserhaltung 202
Lebenserwartung 316
Lebensfähigkeit 266, 273
Lebensgewohnheit, gesundheitsschädigende 57
Lebenskrise 331
Lebensmüdigkeit 331
Lebenssituation 54
Leitlinie 194
Letalität 95
Leukomalazie, periventrikuläre 286
Leukozyten 15, 38
Lidocain 178
Logistik 278
Lokalanästhetikum 174
Lungenentwicklung 272
Lungenreifeinduktion 204, 247
Lungenreifeinduktion, fetale 266
Lutealphase 115
Lutealphaseninsuffizienz 116

Lymphozyten 29, 131, 144
Lymphozytenimmunisierung, allogene 147

M

Magersucht 66
Magnesium 286
Magnesiumsulfat 269, 286
Makrophagen 38
Malformation, fetale 80
Management, expektatives 254
Management, initiales 253
Mangelernährung 312
Marker, biochemischer 155, 225, 263
Maßnahme, präkonzeptionelle 56
Matrix, germinale 286
Mehrling 242
Mehrlingsgeburt 242
Mehrlingskind 292
Mehrlingsreduktion, selektive 247
Mehrlingsschwangerschaft 72
Menstruation 170
Mepivacain 178
Metformin 113
Metroplastie, abdominale 223
Metroplastik 105
microRNA 16
Mikrochimärismus 47
Mikroorganismus 120
Mikrovesikel 16
Minor Histokompatibilitätsantigen 47
Misoprostol 184
Missed abortion 184
Mitgefühl 328
Molekül, kostimulatorisches 28
Monosomie X 90
Morbiditätsrisiko 293
Mortalitätsrisiko 293
Moxibustion 164
MRT, fetales 303
Mutation 314
Muttermundverschluss, totaler 230
Mutterschaftsvorsorge 212
Mutterschutz 330
Myom, submuköses 224

N

Nabelschnur 282
Nabelschnurkompression 252
Nabelschnurvorfall 252
Nachbetreuung 73
Nachsorgegespräch 329
Nahrungsergänzungsstoff 56

Nebenwirkung 205, 238, 267
Neonatologe 278
Neonatologie 291
Nervensystem, vegetatives 175
Neuralrohr 22
Neuraltherapie 174
Neuroprotektion 285
Niere 164
Nierenschwäche 165
Nifedipin 267
Nikotin 57
Nikotinabusus 300
Nitroglycerin-Pflaster 268
NK-Zelle 144
NO-Donoren 268
Non-Disjunction 315
Notfall-Cerclage 230, 246

O

Off-Label-Einsatz 238
Off-Label-Use 205, 269
Oligohydramnion 252
Ontogenese, humane 20
OP-Indikation 107
Operation, zervikale 224
Operationsvorbereitung 189
Organsystem, harnableitendes 222
Ovar-Syndrom, polycystisches 82, 112
Oxytozinantagonisten 267

P

Paarberatung 60
Parvovirus B19-Infektion 213
Pätau-Syndrom 316
patient-centered care 73, 159
Patientenaufklärung 188
Periduralanästhesie 281
Perinatalzentrum 194, 208, 293
periZert® 197
Personenstandsgesetz 4
Pessar 232, 246
Phase, interkonzeptionelle 340
placental alpha microglobulin-1 262
Plazenta 15
Plazentainsuffizienz 308, 312
Plazentalösung 304
Plazentalösung, vorzeitige 254, 308
Plazentapathologie 308
Plazentaschranke 15, 212
Plazentation, fehlerhafte 308
Plazentationsstörung 309
Pleiotrophie, pharmakologische 175
Polkörperdiagnostik 95

Polymorphismus 319
Polypen 108
PPROM 247, 252
Präeklampsie 15, 36, 308
Präembryonalperiode 20
Prähypertension 340
Präimplantationsdiagnostik 95
Primärinfektion, maternale 214
Primitivgrube 22
Procain 174
Progesteron 40, 115, 145, 157, 233, 236, 243
Progesteronentzug, funktioneller 236
Progesterontherapie 237–238
Prolaktin 115
PROM 252
Prostaglandin 236
Prostaglandinsynthesehemmer 269
Protein-S-Mangel 135
Prothrombin-Mutation 135
Protokoll, schriftliches 279

Q

Qi-Transformation 164
Quaddel 175
Quaddelserie 178
Qualitätskultur, nachhaltige 197

R

Rauchen 82
RDS-Prophylaxe 272
Reaktion, inflammatorische 16
Realisieren des Todes 325
ReCoDe-Klassifikation 300
Regeneration, mütterliche 169
Rhesusfaktor 302
Rhesusinkompatibilität 302
Risikoeinschätzung, präpartale 279
Risikofaktor 120, 298, 318
Risikofaktor, psychosozialer 70, 72
Risikoneugeborenes 194
Risikoprofil 195
Risikoschwangere 194
Risikoschwangerschaft 222
Risikosprechstunde 62
Risikoverhalten 67
Ritual 331
Robertson'sche Translokation 90
Röntgenaufnahme, fetale 304
Röteln 213
RPL 4
RSA 4
Rückfallrisiko 66

S

Sammelbestattung 326, 337
Schilddrüse 174
Schilddrüsenantikörper 114, 143
Schilddrüsendysfunktion 340
Schilddrüsenfunktionsstörung 114
Schilddrüsenhormon 115
Schilddrüsenhormonspiegel 113
Schmerzausschaltung 175
Schmetterlingskind 337
Schnittentbindung 278
Schuldgefühl 71, 325
Schutz, immunologischer 31
Schutzimpfung 58
Schwäche 165
Schwangerschaft, vitale 80
Schwangerschaftsalter 254
Schwangerschaftserkrankung, Plazenta-induzierte 308
Schwangerschaftskomplikation 105, 196
Schwangerschaftsplanung 58
Schwangerschaftsverlängerung 208, 266
Schwangerschaftsverlauf 4, 60
Schwangerschaftsverlust, früher 112
Segensfeier 325
Segment 177
Segnung des tot geborenen Kindes 325
Selbstwertgefühl 72
Sepsis, neonatale 272, 288
Septumresektion, hysteroskopische 223
sFlt-1/PlGF-Quotient 41, 308
Skelettdysplasie 313
Skelettfehlbildung 314
3D-Sonografie 104
Spätabnabeln 282
Spätabort 4, 80
Spätfolge 214
Spinalanästhesie 281
Spontanabort, idiopathischer 154
Spontanabort, idiopathischer rezidivierender 155
Spontanabort, rezidivierender 154
Spontanabort, sporadischer 80
Sprechstunde, spezielle 61
Steißbeinteratom 314
Sterbebegleitung 202
Sterilität 113
Sternenkind 337
Steroid 147
Steroidgabe 272
Steroidprophylaxe, antenatale 272

Stickstoffmonoxid 268
Störfeld 176
Störung, autoimmune 114
Störung, chromosomale 80
Störung, hormonelle 112
Stress 66, 70
Stufenkonzept 195
Substanzabusus 331
Suchtverhalten 58
Suchtvermeidung 58
supportive care 71, 158
Synzythiotrophoblast 14
Syphilis 217
Syphilis, angeborene 217
Syphilis, erworbene 217
Syphilisinfektion 219

T

T-Zelle 37
T-Zelle, regulatorische 144
tender loving care 70, 158
Teratom 314
Testverfahren, biochemisches 260
TH1-Zelle 144
TH2-Zelle 144
Therapie, immunmodulierende 145
Therapie, medikamentöse 188
Therapie, operative 188
Therapie, segmentale 178
Therapie, tokolytische 246
Therapieplan 200
Therapieziel 202
Thrombophilie 82, 156
Thrombophilie, erworbene 137
Thrombophilie, hereditäre 95, 134
Thrombophilie, maternale 318
Thromboserisiko 134
TNF-Inhibitor 148
TNF-Superfamilie 28
Todesursache 200
Tokolyse 204, 266
Tokolysekonzept, medikamentöses 206
Toleranz 46
Totenschein 336
Totgeburt 4, 298
Totgeburt, ungeklärte 300
Translokation, balancierte reziproke 90
Transplantat, allogenetisches 36
Transplantatabstoßung 27
Transplantation 46
Trauer 70, 325
Trauer, anerkannte 328
Trauer, gemeinsame 330

Trauer, individuelle 330
Trauer, komplizierte 70, 331
Trauer, pathologische 71
Trauer, prolongierte 70, 331
Trauerbegleitung 328
Trauerfeier mit Bestattung 326
Trauerprozess 71
Trauerrituale in Gemeinschaft 326
Trauerverarbeitung 60
Treg 48
Treg-Zelle 37
Trennung 292
Triggerpunkt 179
Triploidie 90
Trisomie 154
Trisomie 13 316
Trisomie 16 90
Trisomie 18 315
Trisomie 22 90
Trophoblast 20
Trophoblast, extravillöser 15
Trophoblast, fetaler 26
Trophoblastpartikel 48
Trophoblastzelle 14, 26
TSH-Wert 82, 114
Tumor 314

U

Übergewicht 57, 82
Überkorrektur 223
Überlebenschance 266
Überlebensrate 200
Übertragung, postnatale 214
Ungeborenes 4
Untergewicht 57
Unterstützung der Eltern 324
Unterstützung, emotionale 159
Unterstützung, psychologische 158
Untersuchung, endokrinologische 302
Untersuchung, gynäkologische 302
Untersuchung, infektiologische 212
Uterus myomatosus 224
Uterusanomalie 222
Uterusfehlbildung 102
Uterusperforation 188

V

VACTERL-Assoziation 312
Vaginalseptum 107
Vaginose, bakterielle 215
Vakuumentbindung 281
VCUAM-Klassifikation 102
Verarbeitung, psychische 328

Verarbeitungsmuster, depressives 71
Vererbung 314
Verhalten, abwartendes 188
Verhältnis, cerebro-plazentares 308
Verlegung 196, 208
Verlust eines Kindes 324
Verlustgefühl 71
Versorgung, perinatologische 195
Versorgungskompetenz 208
Versorgungsstufe, perinatale 195
Versterben, intrauterines 300
Vesikel 16
Vesikel, extrazellulärer 16
Vesikel, trophoblastärer extrazellulärer 16
Vitaminsubstitution 56
Vollnarkose 281
Vorgehen, abwartendes 257

W

Wachstumsretardierung 274
Wachstumsretardierung, fetale 308
Wachstumsretardierung, intrauterine 36, 312
Wachstumsstörung 313
Wehenfreiheit 266
Wehenhemmung 238
Wehenhemmung, medikamentöse 266
Weheninduktion 185
Wehentätigkeit, vorzeitige 120
Wiederholungsrisiko 93
Wigglesworth-Klassifikation 300

Y

Yang 164
Yin 164

Z

Zange, geburtshilfliche 281
Zeitintervall 340
Zelle, fetale 47
Zerebralparese, infantile 286
Zertifizierung 197
Zertifizierungsverfahren 197
Zervixinsuffizienz 223
Zervixlängenmessung 223, 237, 243
Zervixverkürzung 225, 237
Zöliakie 143
Zotte 14
Zugang, postpartaler 282

Zwillinge 242, 281
Zyklusmonitoring 302
Zyklusregulierung 170
Zytokin 147
Zytokine 36
Zytomegalievirus, humanes 214
Zytotrophoblast 26
Zytotrophoblastzelle 14

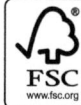

MIX
Papier aus verantwortungsvollen Quellen
Paper from responsible sources
FSC® C105338

If you have any concerns about our products,
you can contact us on
ProductSafety@springernature.com

In case Publisher is established outside the EU,
the EU authorized representative is:
**Springer Nature Customer Service Center GmbH
Europaplatz 3, 69115 Heidelberg, Germany**

Printed by Libri Plureos GmbH
in Hamburg, Germany